KB261285

자연을 담은

건강 꽃차 · 한방 약차

자연을 담은 **건강 꽃차 · 한방 약차**

초판인쇄 | 2015년 11월 23일
초판발행 | 2015년 11월 27일

지 은 이 | 곽준수 · 김영아
펴 낸 이 | 고명흠
펴 낸 곳 | 푸른행복

출판등록 | 2010년 1월 22일 제312-2010-000007호
주   소 | 경기도 고양시 덕양구 통일로 140(동산동)
          삼송테크노밸리 B동 329호
전   화 | (02)3216-8401 / FAX (02)3216-8404
E-Mail | munyei21@hanmail.net
홈페이지 | www.munyei.com

ISBN 979-11-5637-031-4 (13500)

자연을 담은

건강 꽃차 · 한방 약차

곽준수 · 김영아 지음

푸른행복

꽃의 기능과 이용

계절이 바뀌면 우리 인체에도 변화가 찾아오기 마련이다. 그것은 새롭게 다가오는 계절을 준비하라는 지극히 자연스러운 현상이며, 이런 생리 생태적 신호를 통하여 미리 건강을 챙길 수 있다는 것은 축복이다. 어디 그뿐인가. 몸의 변화에 못지않게 우리 마음의 변화를 통하여 보다 성숙한 자아를 완성하도록 도와준다.

마음을 주고받을 수 있는 가까운 사람들과 맛있는 차 한 잔을 사이에 두고 일상의 소소한 것에서부터 마음속의 크고 작은 변화들을 털어놓고 진솔하게 얘기를 나눌 수 있다면 이 또한 얼마나 큰 축복인가.

과거, 의식주가 여유롭지 못한 시절에 차는 부유층이나 특수한 계층의 사람들만이 누릴 수 있는 특별한 것으로 치부되었었다. 그러나 먹고사는 문제가 해결되고, 의학의 발달로 수명이 길어지고, 인간의 손으로 해야 했던 많은 일들이 기계에게 맡겨지면서 한결 많은 시간을 갖게 된 인간은 더 많은 생각할 시간적 여유와 함께 또 다른 삶의 여유와 멋을 추구할 수 있게 되었다.

과거에는 가족들의 영양원을 공급해 주거나 부수적인 수입의 방안으로 기르던 가축들이 반려동물이라는 새로운 형태로 우리 곁에 자리를 틀게 되었고, 우리의 생활공간에 더 많은 꽃과 예쁜 식물들이 들어오게 되었으며, 다양한 취미 활동과 함께 이러한 식물들은 단순한 관상이나 약용의 대상에서, 육체적 또는 정신적 건강장수를 위한 기능적 역할로까지 확대되고 있다.

다양한 매체를 통하여 수없이 많은 건강식품들이 소개되는 가운데 식용 꽃이나 약초를 이용한 기능성 건강 차에 대한 넘치는 정보들이 연일 소개되고 있으며, 경제 성장과 함께 건강장수를 추구하는 국민들의 관심 또한 나날이 높아 가고 있는 실정이다. 이러한 식물들은 차는 물론 술, 효소, 식품 등 다양한 형태로 우리에게 소개되고 있으며, 가히 홍수라고 할 만큼 너무 많은 정보들이 쏟아지고 있는 현실에서 이들에 대한 문제점들은 없는지, 부작용은 없는지, 한번쯤 신중한 검토가 필요한 시점에 이르렀다고 생각한다.

예를 들면 '소나무재선충'이나 '솔껍질깍지벌레' 등의 방제를 위하여 피해목을 절단하여 쌓아놓고 피복을 한 다음 맹독성 훈증제를 처리하여 둔 주변에서 산나물이나 차의 원료를 채취하고, 어떤 꽃을 차로 우려마시면 건강에 좋다고 하니까 각종 살충제나 살균제를 살포하여 관상용으로 재배한 꽃들을 채취하여 차의 원료로 이용하는가 하면, 자동차 배출가스의 중금속으로 범벅이 된 도로변의 약초를 채취하고, 때로는 독성이나 부작용이 우려되는 생약재를 그대로 차나 건강식품의 원료로 이용하기도 한다. 이러한 무분별한 사례들을 보면서 필자들은 보다 정확한 정보를 제공하여 국민건강에 일조해야겠다는 의도에서 집필을 결심하게 되었다.

　이 책은 편의상 '꽃차' 와 '약차' 의 두 개 분야로 이루어져 있다. 물론 식물체 중 약성을 갖지 않는 식물이 없다는 점을 고려한다면 이러한 분류는 사실별 의미가 없다. 그러나 편의상 꽃을 주재료로 활용하여 차를 만들 수 있는 것들은 '꽃차' 로 분류하였고, 생활주변에서 많이 발견할 수 있는 식물들 중에서 기능성 식품이나 생약재로 이용되는 식물들 중에서 차로 이용할 수 있는 것들은 한방 '약차' 로 정리하였다.

　이용의 편의를 위하여 식물명의 가나다순으로 정리하였고, 각각의 식물들에 대하여 학명과 이명, 생약명, 개화 시기 등등 기본적인 식물학적 내용을 서두에 요약 정리하였으며, 효능과 주치에서는 차로 이용하는 각 부위별 주요 성분과 성미, 귀경들을 정리하였다. 또한 차의 원료로서 사용 부위를 채취하는 방법과 채취 후의 가공 처리 및 저장법, 차 만들기와 음용 방법, 차로 마신 뒤의 이용 방법 등을 이해하기 쉽게 풀어 썼고, 특히 개별 식물들의 특성을 고려하여 사용상의 주의사항을 기술하였으며, 차 이외의 응용 방법에 대해서도 간략하게 정리하였다.

　누구나 쉽게 사용할 수 있도록 전문적인 용어들은 가능한 쉽게 풀어썼고, 이해에 도움이 될 꼭 필요한 용어들은 설명을 앞세우고 괄호 속에 한자를 병기하였다. 또한 향후 산업적 측면에서 어떤 방식으로 이용할 수 있을지 도움을 드리고자 특허출원 또는 등록 내용을 검색하여 참고 자료로 게재하였다.

　의약의 발전과 의료기술의 진보는 100세 시대를 구가하게 되었고, 과학기기의 발명으로 우리의 손발은 훨씬 자유롭게 되었다. 문제는 이러한 자유를 보다 인간답게 사는 본질적 문제를 고민하고, 기계가 할 수 없는 일을 끊

임없이 연구해 내지 않는다면 우리 인류는 결국 기계로 인하여 자유를 얻는 게 아니라, 기계에게 인간의 일자리만 내주는 불행한 결과를 초래하게 될 것이다. 고속 경제 성장이 불러온 일자리 부족은 이러한 현상의 한 단면이라 생각한다.

오늘부터 단순하고 위험하고 힘든 일들은 기계에게 맡겨 두고, 보다 고급스럽고 가치 있는 삶을 위한 행복한 고민에 깊숙이 빠져 보자.

여기에 좋은 '차 한 잔'이 빠져서야 되겠는가….

이 시대 진정한 자유인이 되기를 원하는 어머니 아버지들에게, 입시에서 취업까지 인생의 황금기를 오롯이 저당 잡히고 고생하는 우리 학생들과 젊은 이들에게, 그리고 멀리 걸어온 인생을 새로운 시각으로 관조하고자 하시는 어르신들을 위하여 조금이나마 도움이 되기를 기도한다.

이 같은 간절한 기원에도 불구하고, 많은 오류와 부족함이 있을 것이나 항상 함께하는 독자들의 애정 어린 조언과 질타가 보다 더 좋은 책을 만들 것임을 믿기에, 부족한 부분은 지속적으로 수정 보완하여 독자들의 성원에 보답해 나갈 것을 약속드린다.

끝으로 어려운 여건 속에서도 좋은 책을 만들자고 흔쾌히 수락하신 도서출판 푸른행복의 대표님과 디자인에서 편집 교정에 이르기까지 함께 수고하신 편집장 이하 직원 여러분께도 감사의 말씀을 올린다.

2015년 만추(晩秋)에 저자 올림

2부 | 약차

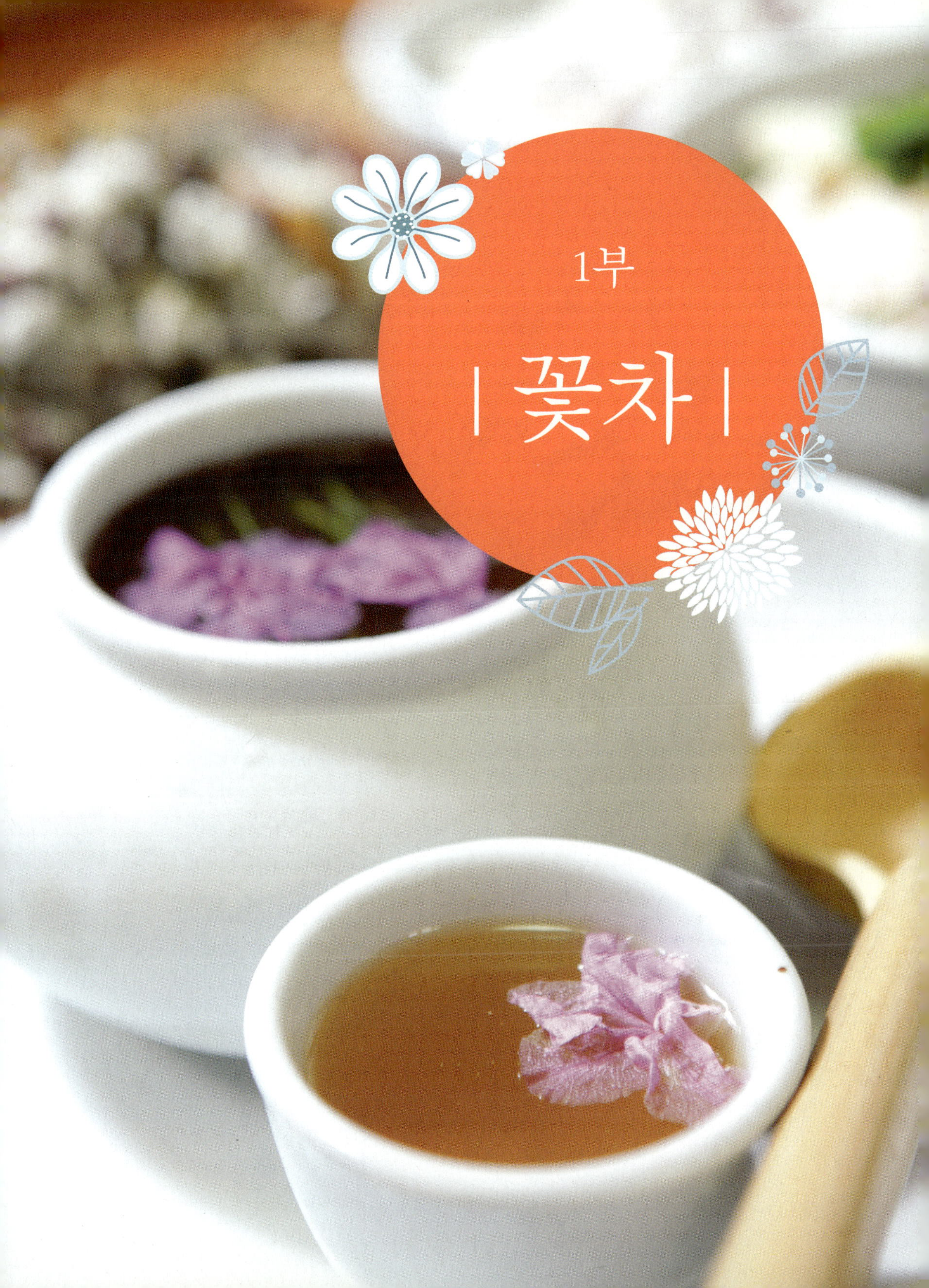
1부
꽃차

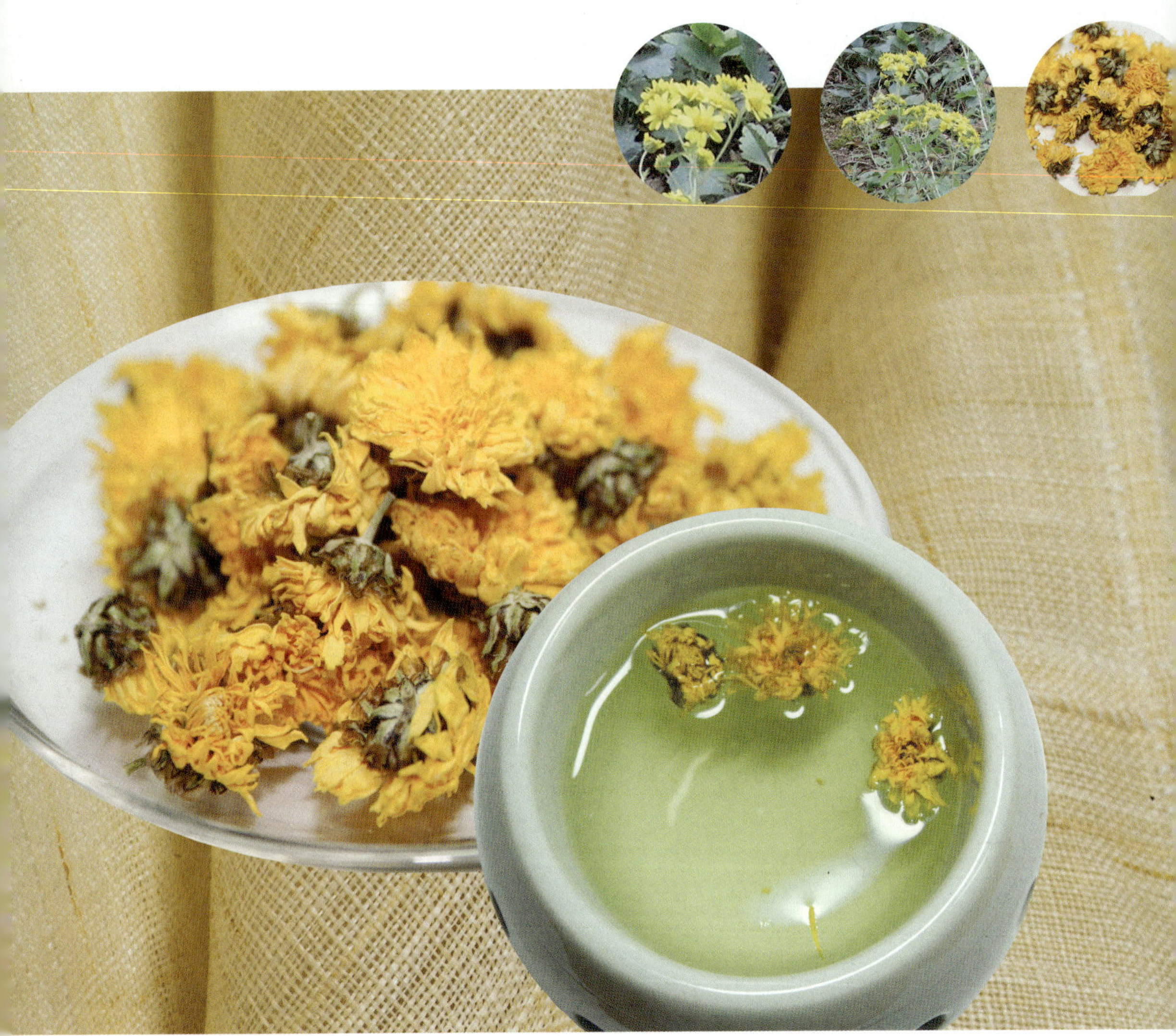

감국꽃차

| 꽃말 | 장애물, 상쾌, 가을의 향기

| 학명 | *Dendranthema indicum* (L.) Des Moul. | 영명 | Indian Chrysanthemum

| 이명 | 산국, 개국화, 나는개국화, 들국, 단국화 | 과명 | 국화과 | 원산지 | 한국

| 생육상 | 여러해살이풀 | 꽃색 | 노란색 | 번식방법 | 삽목, 종자 | 개화시기 | 9~10월

간장을 보하고 눈을 밝게 하며, 감기, 두통, 폐렴, 기관지염 등에 효과

『본초강목』에는 감국꽃차가 '오랫동안 복용하면 혈기에 좋고 몸을 가볍게 하며 쉬 늙지 않는다. 위장을 평안케 하고 오장을 도우며 사지를 고르게 하고 감기, 두통, 현기증에 유효하다.'고 기록되어 있다.

감국꽃차는 예로부터 불로장수의 차로 전해 오고 있으며, 특히 간장을 보하고 눈을 밝게 하며 머리를 좋게 한다. 또 신경통, 두통, 기침 등에 유효하고 피부를 좋게 하는 성분이 들어 있다. 열감기, 몸살, 폐렴, 두통, 기관지염에 좋으며 위염, 장염, 종기, 고혈압에도 좋다. 감국의 일반적인 성분으로는 콜린, 스타키드린, 프린, 베타인, 아데닌, 비타민 A, 비타민 B$_1$ 등이 있다.

차색은 연한 갈색이나 노란빛이 우러나온다. 향은 풀향이 약간 나며 맛은 구수한 맛이 난다.

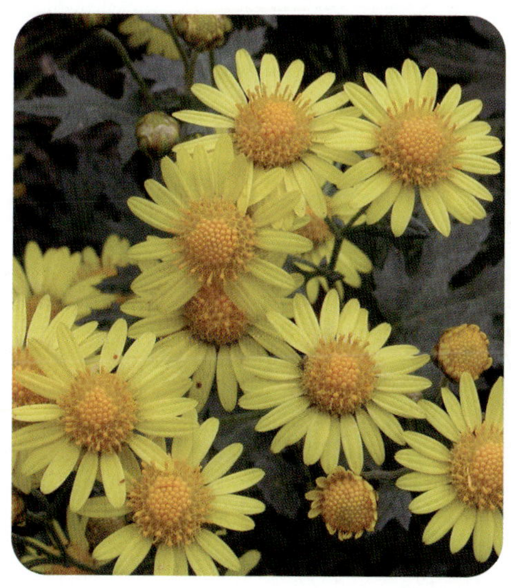

감국꽃

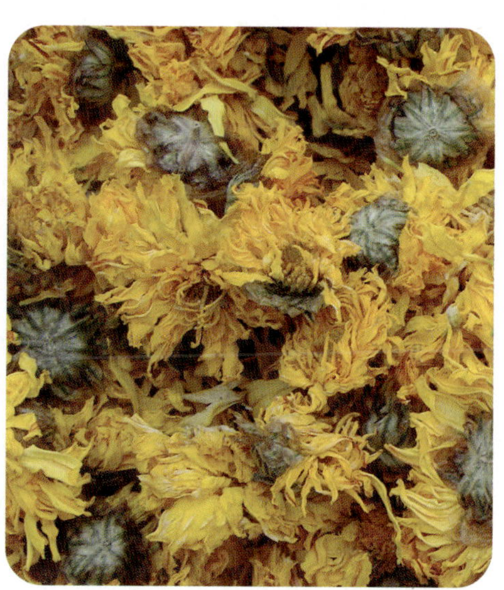

건조한 감국꽃

| 채취 방법 |

꽃향기가 진하며 가을에 꽃을 말려서 차를 만들어 마신다.

산국과 비슷하나 감국은 꽃의 크기가 조금 크며 줄기가 검은 편이고 잎이 짙은 녹색으로 윤기가 있어 보인다. 그러나 구별이 쉽지 않다. 산국도 꽃을 말려 차를 만들기도 하나 감국이 더 좋다. 잎도 동시에 말려 두고 베갯속으로 사용하여도 좋다.

| 꽃차 만드는 방법 |

① 가을 이슬이 내릴 때 감국꽃을 따서 말린다.

② 마른 감국꽃을 깨끗하게 손질하여 꿀과 고루 섞어서 재어 용기에 넣고 밀봉하여 습기 없는 곳에 3~4주 보관한다.

③ 찻잔에 넣고 끓는 물을 부어 마신다.

④ 감국꽃 얼음을 만들어 두었다가 냉차로 마신다.

| 차로 마신 후 꽃 이용법 |

재건조하여 재탕하여 마신다. 다시 말린 꽃과 잎을 섞어서 베갯속을 만들어 사용하면 방 안에 향기가 가득하고 청량한 느낌이 든다.

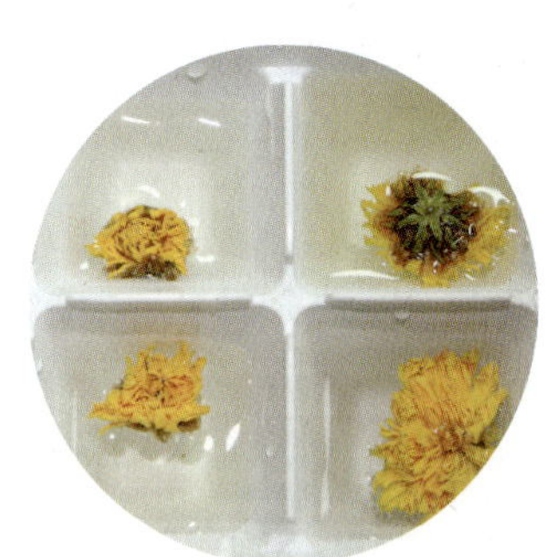

감국꽃 얼음

더 알아보기

감국주도 좋아요

두통이나 현기증, 자주 피로할 때 마시면 좋다.

① 용기에 감국꽃을 넣고 소주와 설탕을 넣는다.

② 뚜껑을 닫고 시원한 곳에서 2개월 숙성시킨다.

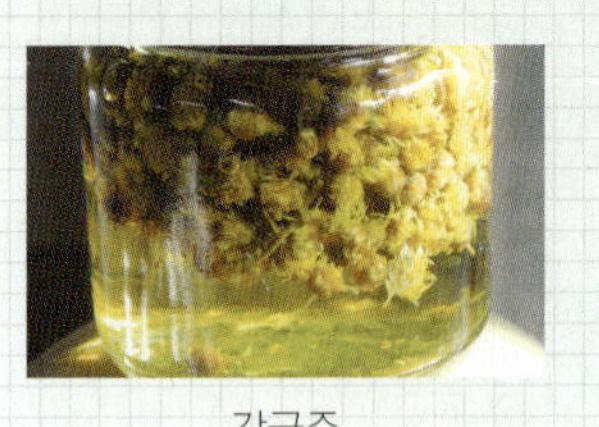

감국주

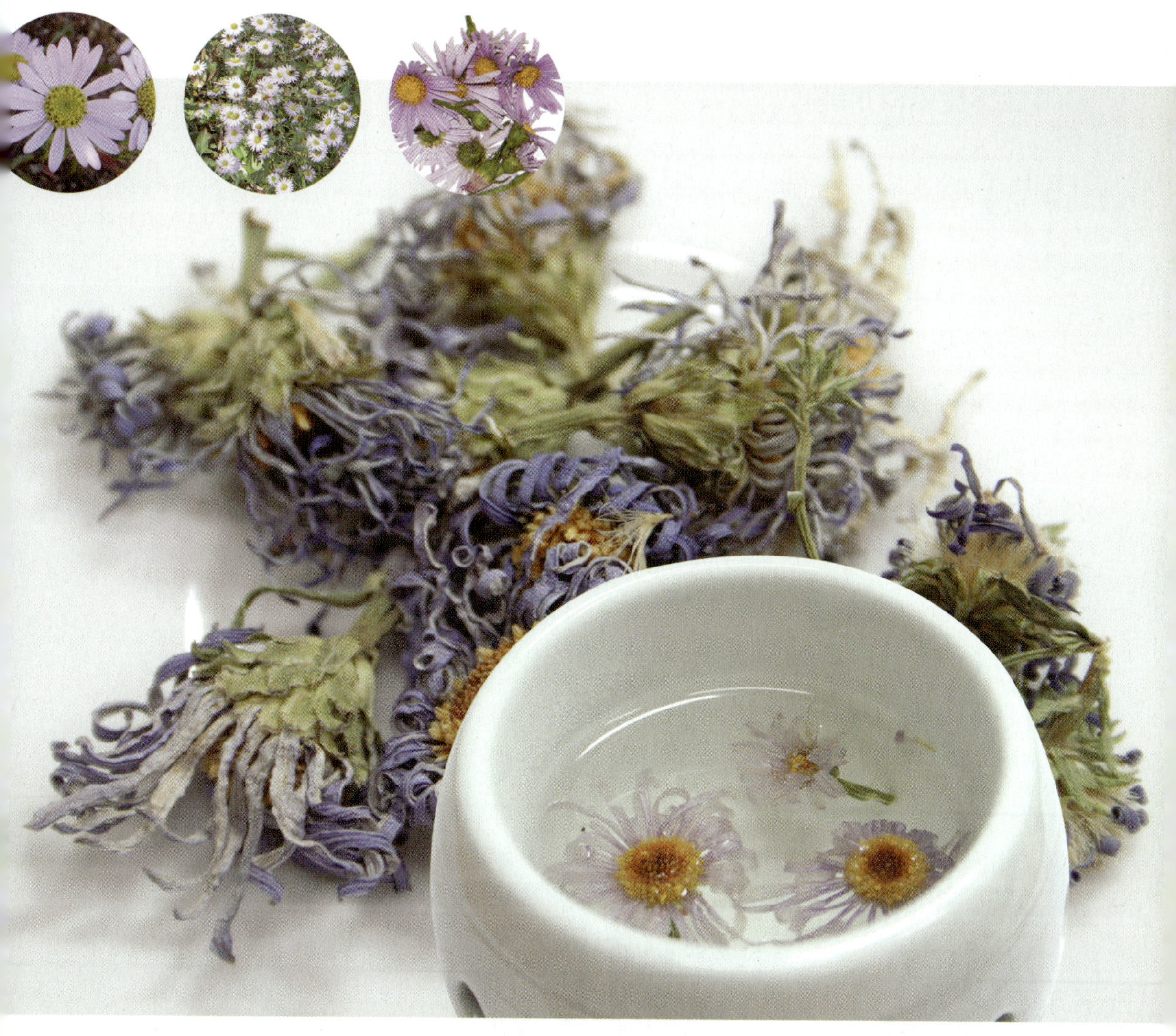

개쑥부쟁이꽃차

| 꽃말 | 그리움, 옛사랑　| 학명 | *Aster meyendorfii* (Regel & Maack) Voss

| 일명 | Yamajinogiku　| 이명 | 구계쑥부쟁이, 들쑥부쟁이, 묵국화, 흰개쑥부장이

| 과명 | 국화과　| 원산지 | 한국　| 생육상 | 여러해살이풀　| 꽃색 | 보라색

| 번식방법 | 종자　| 개화시기 | 7~8월

15

풍을 제거하고 해열, 해독하며 담을 제거하고 기침을 멎게 함. 풍열로 인한 감기, 편도선염, 기관지염, 종독, 뱀에 물린 상처, 벌에게 쏘인 상처를 치료

개쑥부쟁이는 봄, 여름에 연한 잎과 줄기를 삶아서 말려 두고 나물로 먹는다. 우리나라 전역에 분포하며 개쑥부쟁이, 큰쑥부쟁이, 까실쑥부쟁이, 가는쑥부쟁이, 단양쑥부쟁이 등 일반인이 구분하기 힘든 여러 종류가 있는데, 6월부터 늦가을까지 계속 꽃을 피운다. 이른 봄에 어린 싹을 따서 나물로 하거나 국에 넣어 먹는다. 불쟁이(대장장이) 딸이 쑥을 캐러 다니는 데서 쑥부쟁이 이름이 붙여졌다는 유래가 있다.

차 맛은 향긋하며 국화차와 비슷한 느낌이다. 말랐던 꽃이 물을 넣자마자 피는 것이 아주 아름답다. 열에 안정적이어서 투명한 보랏빛을 그대로 유지한다.

전초는 캠페롤(kaempferol), 퀘르세틴(quercetin), 람노사이드(rhamnoside), 퀘르세틴 글루코사이드(quercetin glucoside), 퀘르세틴 글루코람노사이드(quercetin glucorhamnoside), 캠페롤-3-글루코람노사이드(kaempferol-3-glucorhamnoside) 등의

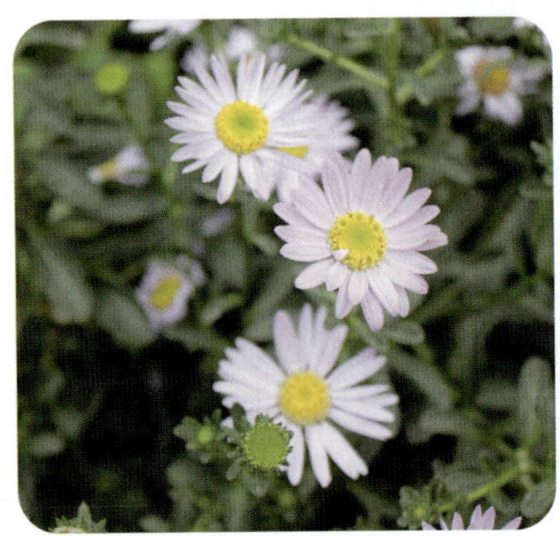

개쑥부쟁이 지상부

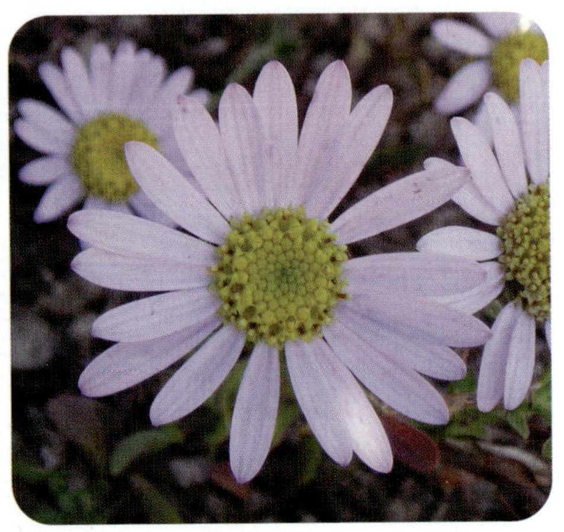

활짝 핀 개쑥부쟁이꽃

플라보놀(flavonol) 화합물이 함유되어 있다. 캠페롤(kaempferol)과 쿼르세틴(quercetin)은 해수를 멎게 하고 담을 삭이는 효과가 상당히 좋으며, 쿼르세틴은 독성이 적고 안전성이 높다. 임상에서 일차적으로 유효성이 검증되었다. 또 사포닌류 및 탄수화물, 에스테르류, 타닌, 단백질, 아미노산, 엽록소 등도 함유되어 있다.

뿌리는 주로 사포닌류(주로 스테로이드형 사포닌)가 함유되어 있으며 플라보노이드류는 함유되어 있지 않다. 줄기와 잎은 주로 플라보노이드를 함유하고 사포닌은 없다. 사포닌류는 담을 제거하는 작용이 좋고, 플라보노이드는 기침을 멎게 하는 작용이 있기 때문에 일반적으로 뿌리가 붙은 전초를 약용한다.

| 채취 방법 |

① 봉오리에서 바로 핀 꽃을 선택한다.
② 개쑥부쟁이는 여름, 가을에 채취하여 신선한 것을 쓰거나 햇볕에 말린다.

| 꽃차 만드는 방법 |

① 봉오리에서 막 핀 꽃을 따서 깨끗이 손질하여 씻은 다음 그늘에서 말린다.

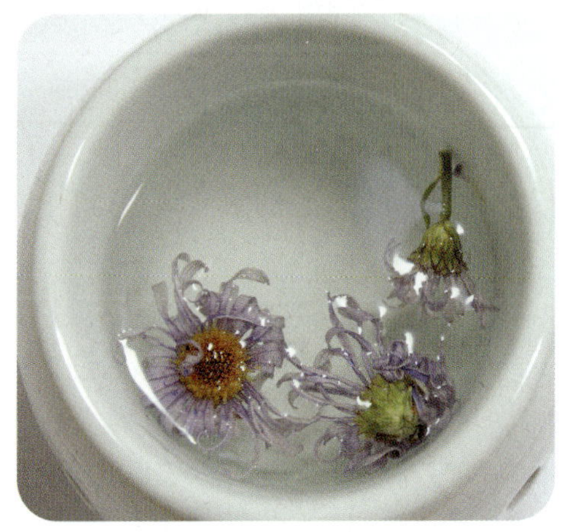

개쑥부쟁이꽃차(뜨거운 물을 부은 직후의 모습)

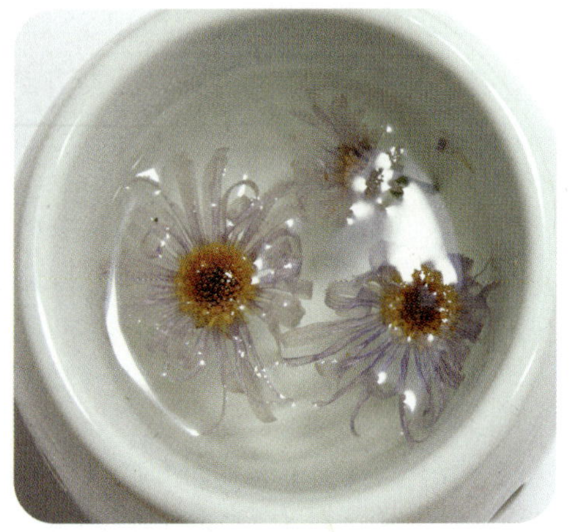

개쑥부쟁이꽃차(뜨거운 물을 부은 지 1분 후 모습)

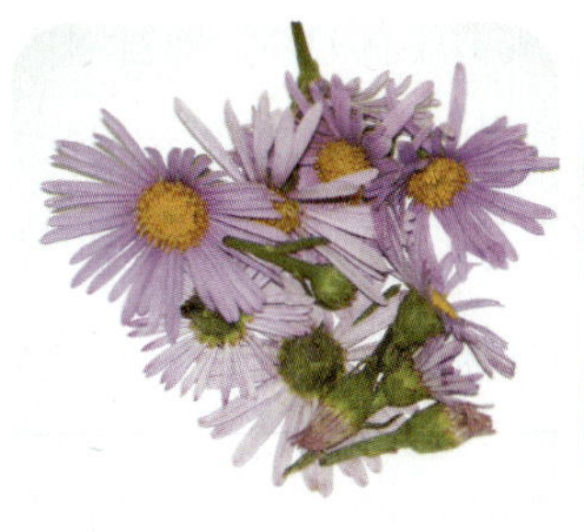

채취한 개쑥부쟁이꽃

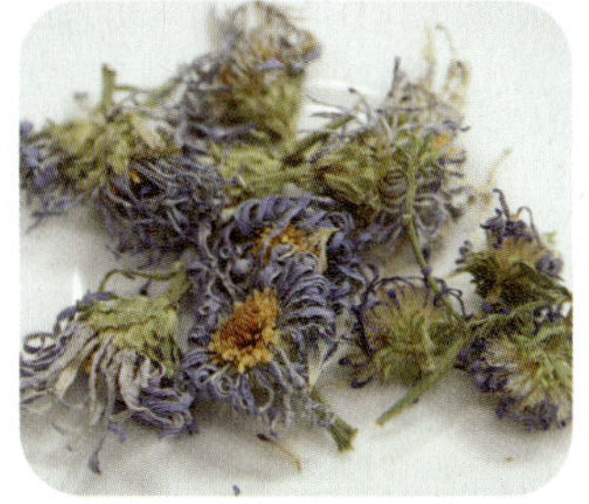

건조한 개쑥부쟁이꽃

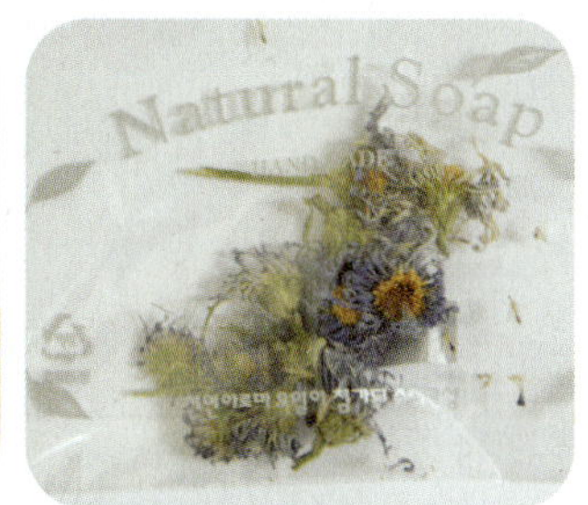

보관 중인 개쑥부쟁이꽃

② 밀폐 용기에 보관한다.

③ 말린 꽃 3~5송이를 찻잔에 넣고 뜨거운 물을 부어 마신다.

| 차로 마신 후 꽃 이용법 |

① 재탕하여 마신다.

② 건조한 후 화전을 부치는 데 사용한다.

③ 재건조한 것은 베갯속으로 이용한다.

④ 목욕할 때 사용한다.

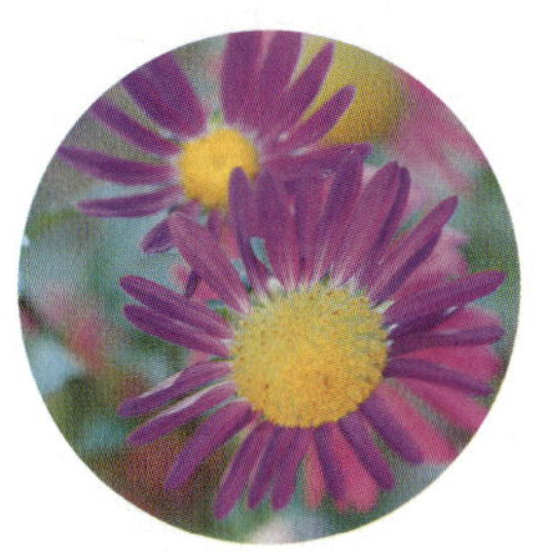

더 알아보기

쑥부쟁이 전설

가난한 대장장이 집안의 큰딸은 병든 어머니와 11명의 동생을 돌보며 산과 들로 쑥을 캐러 다녔다. 그러던 어느 날 함정에 빠진 사냥꾼 청년을 구해 주고 그 청년과 사랑에 빠졌다. 하지만 이듬해 만나기로 하고 떠난 청년은 돌아오지 않고 오매불망 청년을 그리워하다 절벽에서 발을 헛디더 죽게 된다. 쑥부쟁이가 죽은 자리에서 예쁜 꽃이 피어나고 사람들은 그 꽃을 '쑥부쟁이' 라 부르게 되었다.

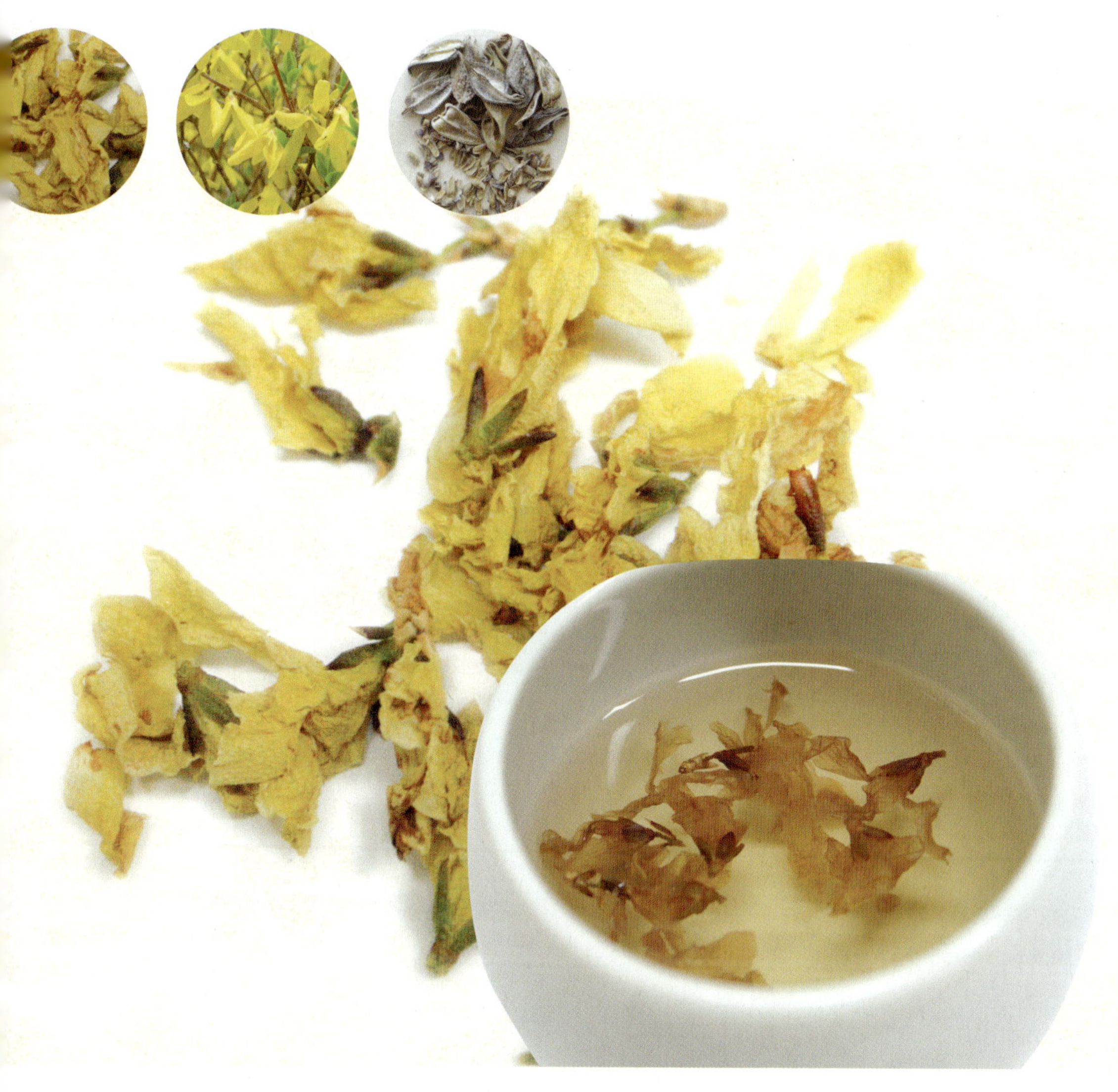

개나리꽃차

| 꽃말 | 희망 | 학명 | *Forsythia koreana* | 영명 | Golden Bell

| 이명 | 어리자나무, 어라리나무, 신리화 | 과명 | 물푸레나무과 | 원산지 | 한국

| 생육상 | 낙엽관목 | 꽃색 | 노란색 | 번식방법 | 삽목

| 개화시기 | 4월, 이른 봄. 요즈음에는 가을에 꽃이 피는 것도 관찰된다.

> 당뇨의 예방 및 치료, 소염, 해열, 항균, 항염증 작용

개나리꽃차는 당뇨에 효과가 있으며 이뇨 작용이 있다. 찻잔에 뜨거운 물을 부으면 꽃의 모양이 바로 드러난다. 차색이 노란빛을 띤 갈색이다. 당뇨 예방 및 치료를 위해서는 '만드는 방법Ⅱ'로 차를 마시는 것이 좋다. 또한 소염, 해열 작용이 있으며 항균, 항염증 작용도 있다.

개나리는 지방에 따라서 어리자나무 또는 어라리나무라고 하며 신리화란 이름도 있다. 한편, 서양에서는 개나리를 두고 골든 벨(Golden Bell), 즉 황금종이라는 예쁜 이름으로 부른다. 개나리는 약용으로 쓰기도 한다. 특히 의성 지방에서는 약용으로 중국 원산의 의성개나리를 키우고 있다. 열매를 약으로 쓰는데 생약명이 연교 또는 왕수단이며 해열, 해독, 소염, 이뇨, 소종 등에 효능이 있어 오한이나 열이 날 때, 신장염이나 림프샘염 또는 각종 종기나 습진의 치료약으로 쓴다.

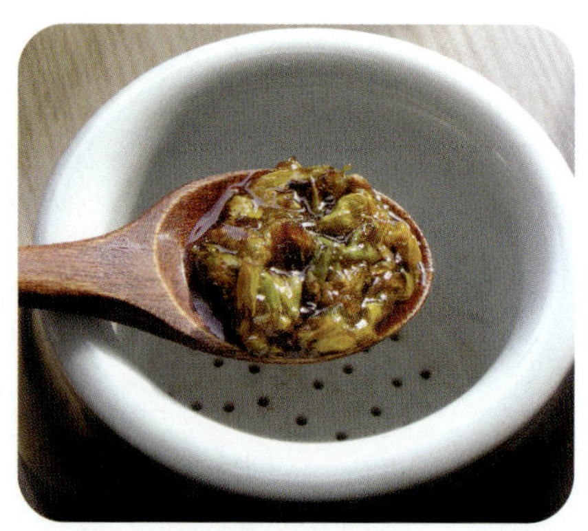

꿀에 재어 둔 개나리

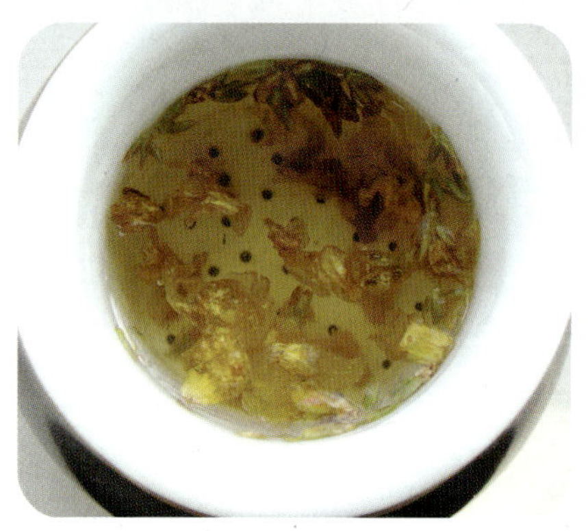

개나리꽃차 우려내는 모습

| 채취 시기와 방법 |

① 시기: 이른 봄에 핀 것을 아침에 수확하면 색과 향이 좋다. 너무 피어 시들기 직

전의 꽃은 건조하였을 때 색이 갈색으로 변하며 향도 약하다. 따라서 봉오리 시기에서 바로 핀 꽃을 선택하여 말린다. 가을에 피는 개나리도 이용 가능하다.

② 방법 : 공기가 깨끗한 곳에서 채취하는 것이 좋다. 도로변은 피한다. 꽃잎에 벌레가 있는지 잘 확인하고 깨끗이 씻어 사용한다. 작은 벌레가 있으면 종이를 깔고 펼쳐 놓으면 몇 시간 후 벌레들이 사라진다.

| 꽃차 만들기 |

만드는 방법 I

① 개나리를 깨끗이 씻은 다음 물기가 어느 정도 사라지면 보관할 용기에 꽃잎을 담고 꿀 또는 설탕에 겹겹이 재어 놓는다.

② 15일 정도 지나면 차로 이용할 수 있다.

③ 냉장 보관한다.

④ 찻잔에 재어 둔 꽃 한 스푼(약 15g)을 넣고 뜨거운 물을 부어 우려내어 마신다.

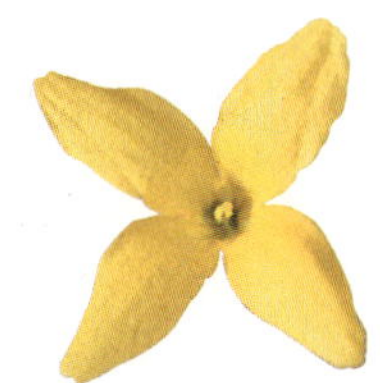

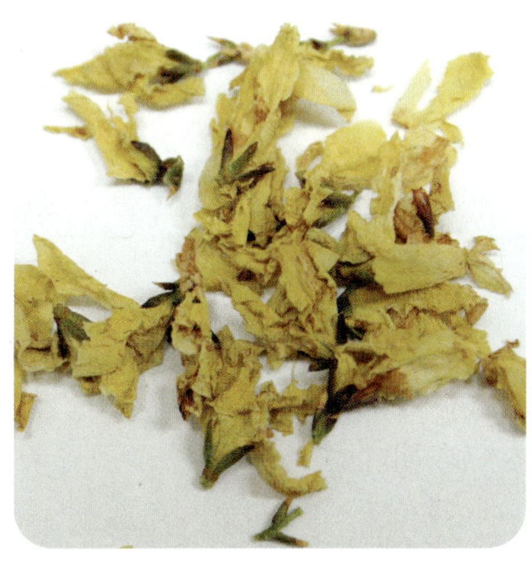

말린 개나리꽃

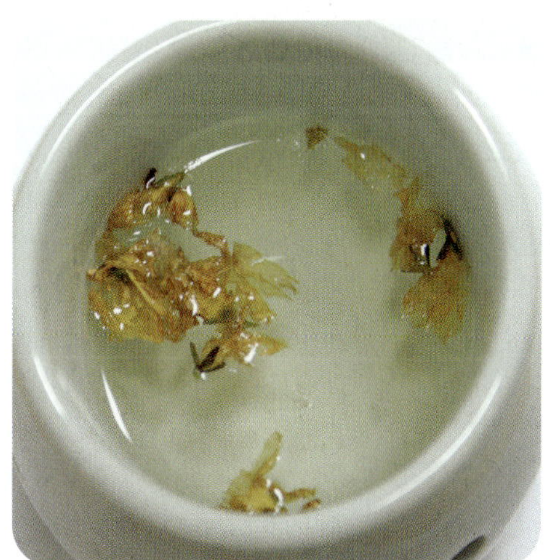

개나리꽃차

① 깨끗이 손질한 개나리를 바람이 잘 통하는 곳에서 말려 사용한다.

② 말린 꽃 한 스푼을 찻잔에 넣고 뜨거운 물을 부어 우려내어 마신다.

| 차로 마신 후 꽃 이용법 |

① 차로 마시고 남은 개나리 꽃잎을 다시 건조하여 두었다가 목욕 시 그물망에 담아 목욕물에 넣어 목욕하면 피부 염증 치료와 해열 효과가 있다.

② 개나리꽃 얼음을 만들어 두었다가 냉차로 마셔도 좋다.

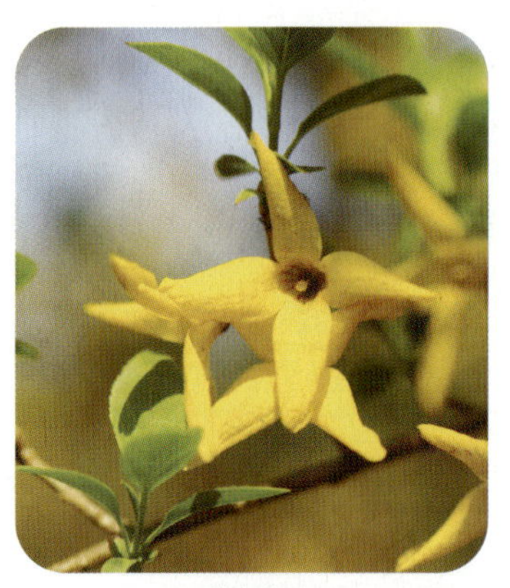

개나리꽃

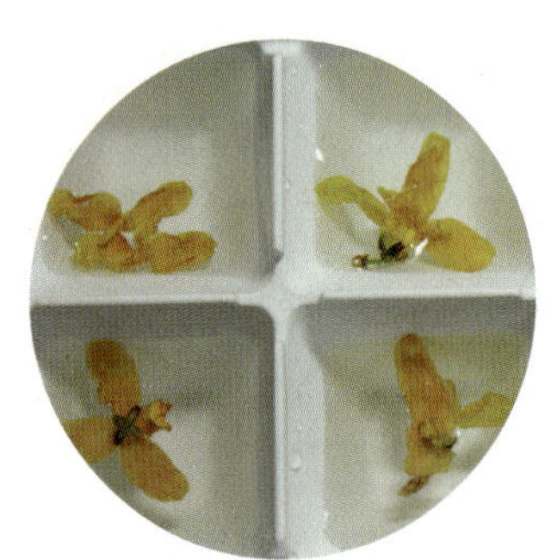

개나리꽃 얼음

더 알아보기

겨울에도 꽃이 피는 개나리의 비밀

이따금 겨울에 노란 개나리꽃을 볼 수 있다. 겨울이 겨울답지 않게 따뜻한 날씨로 이어질 때 나타나는 현상이며, 개나리의 생리적인 특성 때문이기도 하다. 동물들이 겨울잠을 자듯 식물도 겨울에 잠을 자야 하는데, 식물에서는 이것을 휴면(dormancy)이라고 한다. 휴면을 일으키는 호르몬인 ABA(Abscisic Acid)가 점차 사라지고 휴면을 없애는 호르몬인 지베렐린(gibberellin) 등이 생성되어 꽃을 피우게 되는 것이다.

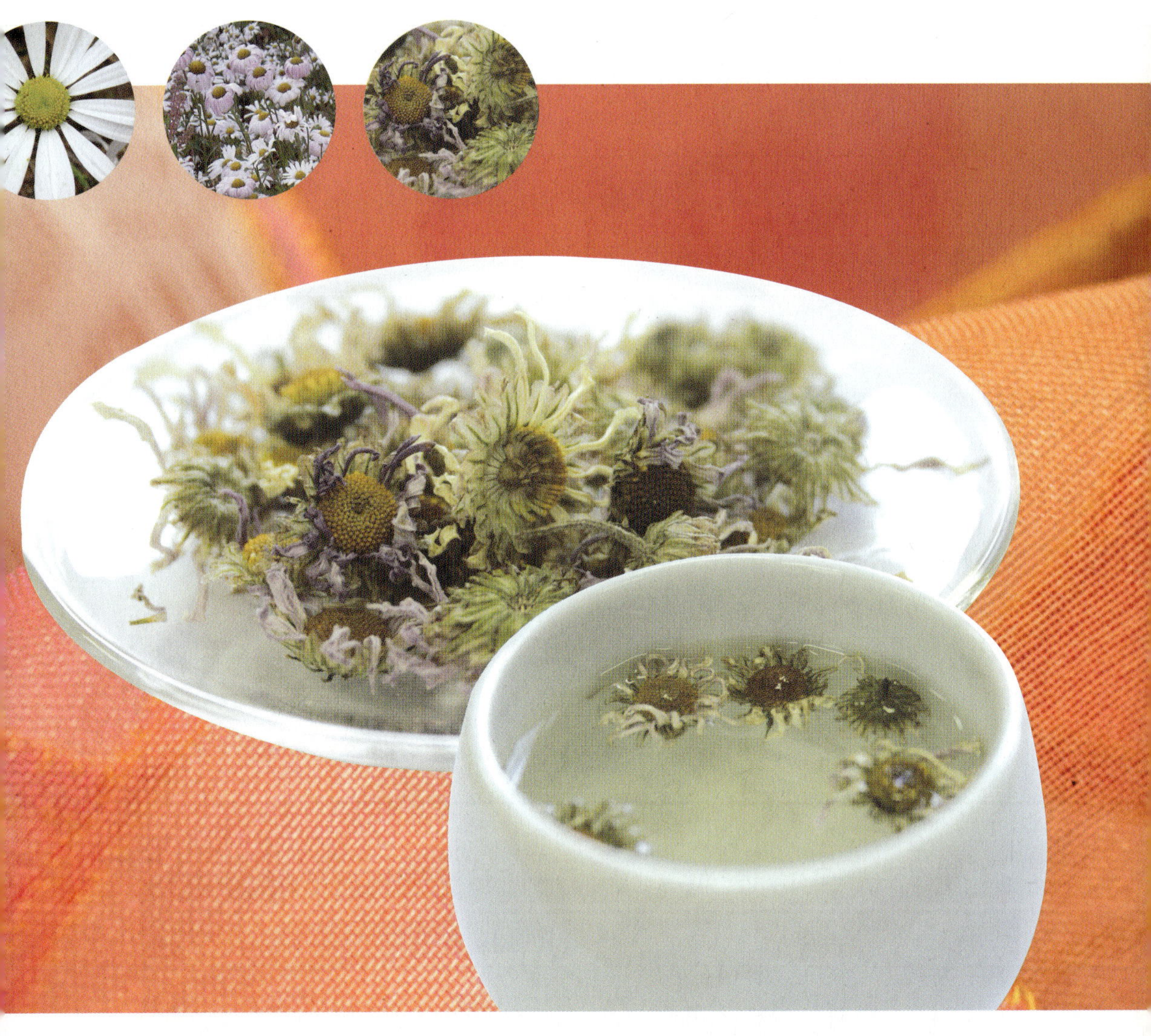

구절초꽃차

| 꽃말 | 고상함, 밝음, 순수, 우아한 자태, 어머니의 사랑

| 학명 | *Dendranthema zawadskii* var. Latilobum (Maxim.) Kitam.　| 영명 | Bleeding Heart

| 이명 | 서흥구절초, 넓은잎구절초, 낙동구절초, 선모초, 큰구절초, 한라구절초　| 과명 | 국화과

| 원산지 | 한국　| 생육상 | 여러해살이풀　| 꽃색 | 흰색　| 번식방법 | 땅속줄기, 종자

| 개화시기 | 9~10월

전초를 구절초라고 하며 온중, 조경, 소화의 효능. 월경불순, 자궁냉증, 불임증, 위냉, 소화불량 등을 치료

들국화의 대표적인 꽃인 구절초는 음력 5월 5일(단오) 즈음에 줄기 마디가 다섯 마디로 자라고 음력 9월 9일(중양절)에 줄기 마디가 아홉 마디 정도가 된다. 중양절에 채취한 것이 가장 약효가 좋다 하여 그 이름을 구절초라고 했다.

한방 및 민간에서는 선모초라 하여 건위, 신경통, 정혈, 식욕촉진, 중풍, 강장, 부인병, 보온 등에 다른 약재와 같이 처방하여 쓰며, 예로부터 부인병과 보온에 구절초를 달여서 먹기도 했다.

꽃을 말려서 술에 적당히 넣고 약 1개월이 지난 후에 먹으면 은은한 국향과 더불어 강장제, 식욕촉진제가 된다.

구절초꽃차는 차향이 좋으며 구수한 맛이 난다. 차색은 약한 노란색이지만 투명함에 가깝다. 뜨거운 물을 부어도 색이 변하지 않아 열에 안정적이다.

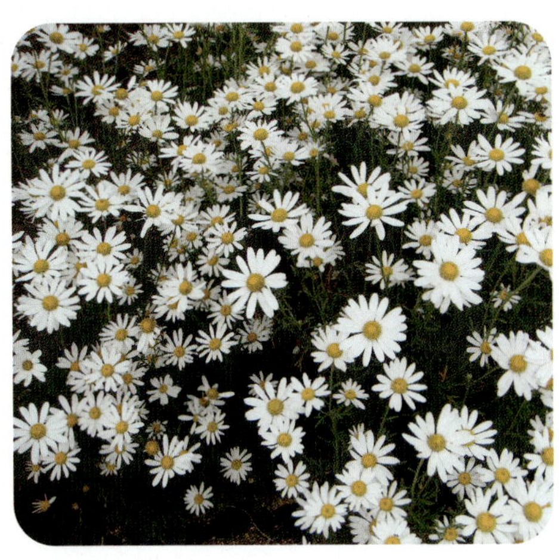

구절초꽃

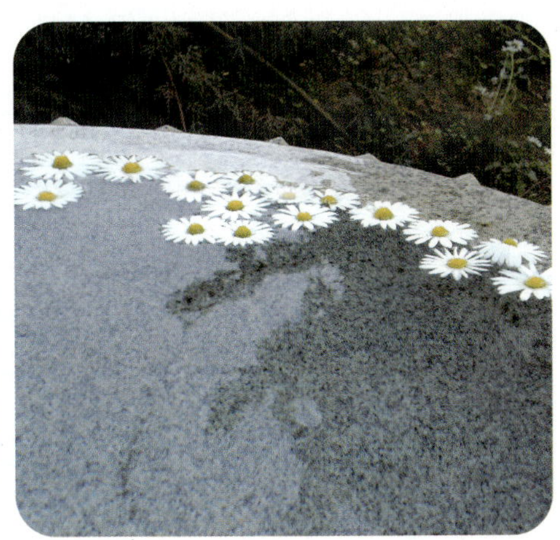

물 위의 구절초꽃

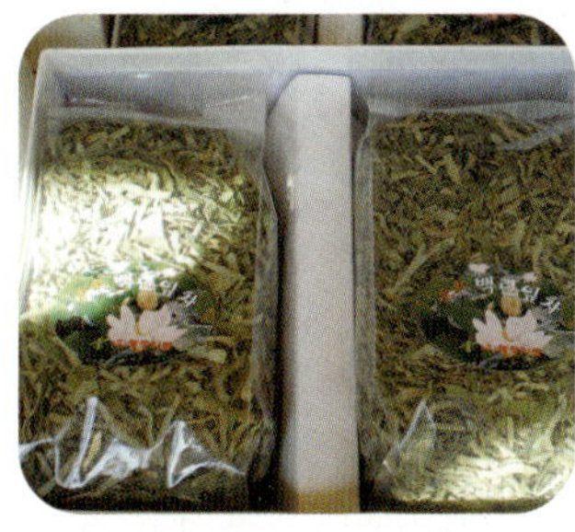
건조 포장된 구절초꽃

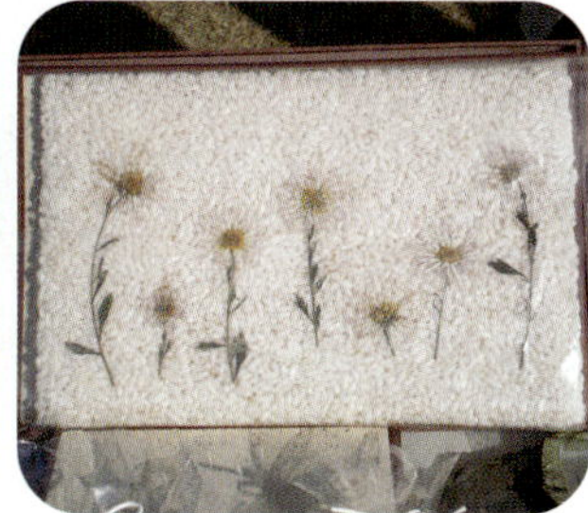
한과 재료로 쓰인 구절초

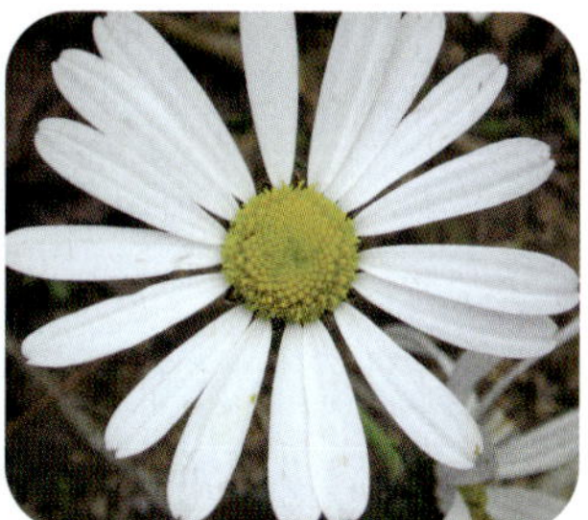
구절초꽃

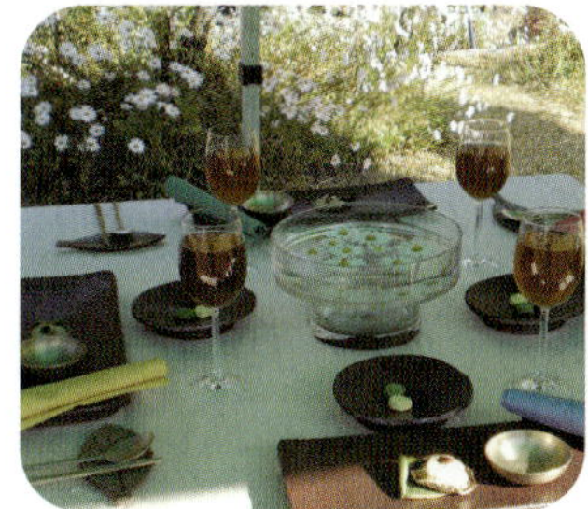
시판되는 꽃차

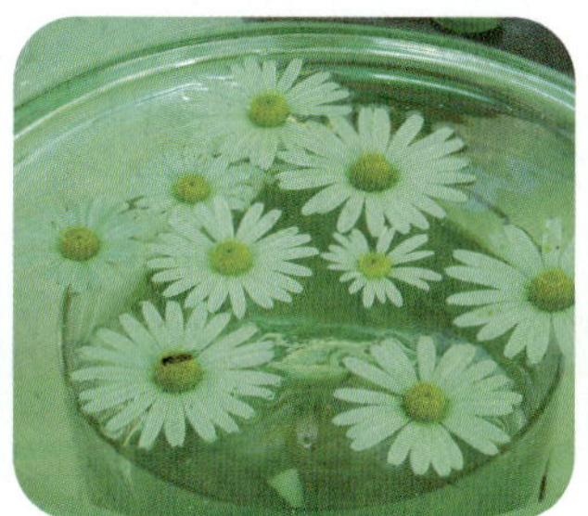
산사의 구절초꽃

| 채취 방법 |

봉오리에서 바로 핀 꽃을 선택한다.

| 꽃차 만드는 방법 |

① 꽃을 따서 깨끗이 씻어 그늘에서 말린다.

② 밀폐 용기에 넣어 냉장 보관한다.

③ 말린 꽃 3~5송이 정도를 찻잔에 넣고 뜨거운 물을 부어 마신다.

| 차로 마신 후 꽃 이용법 |

① 재건조하여 목욕제로 사용한다.

② 백설기를 만들 때 다른 재료와 섞어서 찐다.

③ 재건조하여 포푸리를 만든다.

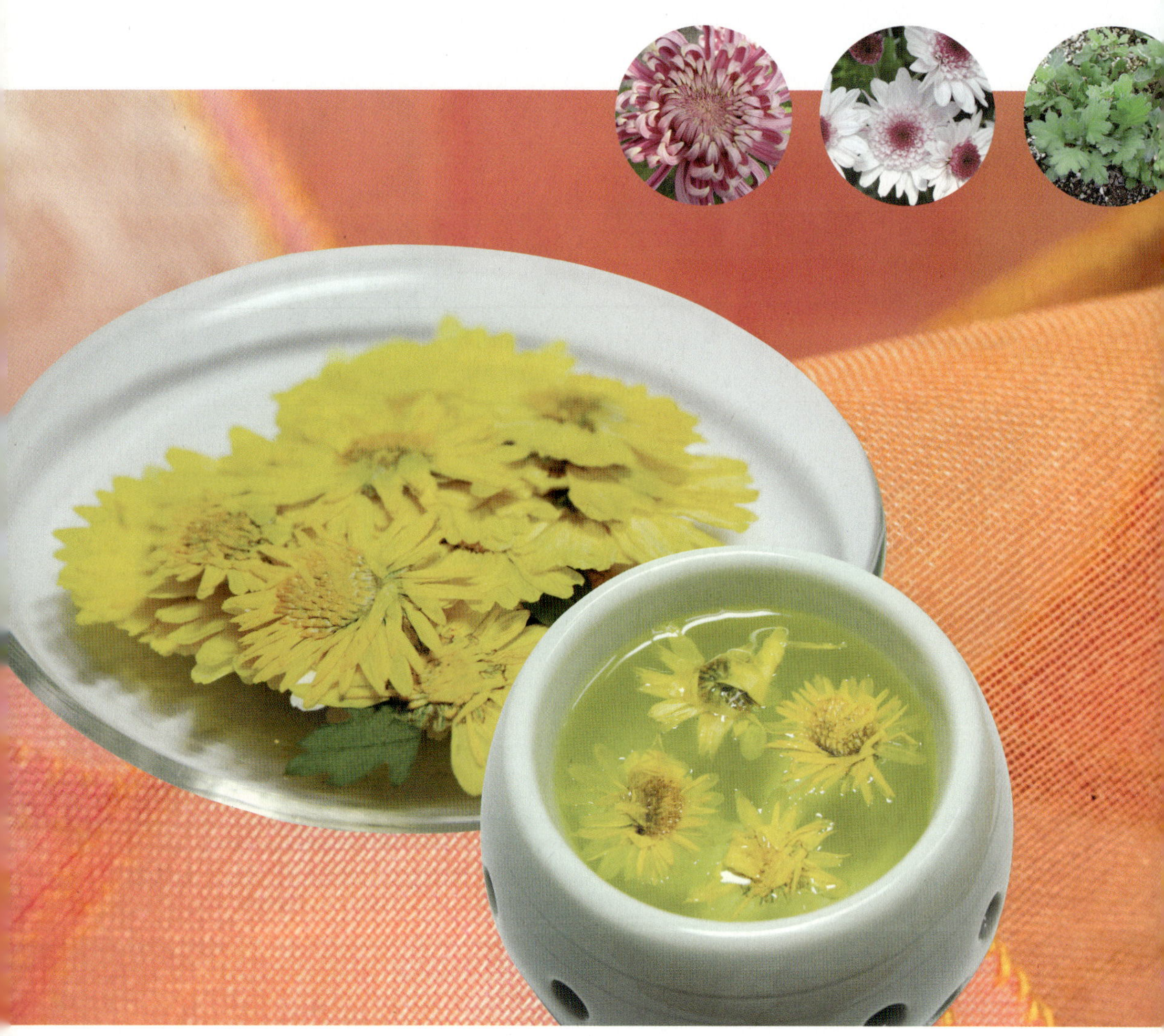

국화꽃차

| 꽃말 | 정열, 굳은 절개

| 학명 | *Chrysanthemum morifolium* Ram. | 영명 | Chrysanthemum

| 과명 | 국화과 | 원산지 | 중국, 한국 | 생육상 | 여러해살이풀 | 꽃색 | 노란색, 흰색, 보라색

| 번식방법 | 삽목, 종자 | 개화시기 | 9~11월

> 해열, 해독, 감기로 인한 두통, 현기증, 귀울림, 눈의 충혈, 종기 등을 해소하는 데 효과

국화에는 쿠산테논과 같은 정유와 아데닌, 프린, 베타인, 황색 색소인 크리사세민 등이 함유되어 있는데, 이들 성분이 해열, 해독, 감기로 인한 두통, 현기증, 귀울림, 눈의 충혈, 종기 등을 해소하는 데 효과적이다.

국화를 이용한 음식으로는 국화잎을 섞은 찹쌀반죽에 꽃잎을 얹어 지져 내는 국화전이 있으며, 국화를 고아 낸 즙에 누룩이나 술밥을 섞어 빚거나 국화꽃을 명주 주머니에 넣고 술독 안에 매달아 향기가 배도록 하는 국화주를 함께 즐겼다. 국화즙으로 만든 국화주는 중풍 치료에도 효과적이다.

또 녹말을 묻힌 국화 꽃잎을 끓는 물에 살짝 데쳐서 바로 찬물에 넣었다가 오미자 즙에 띄워 마시는 음료인 국화면(菊花麵)이 있으며, 잘 말린 들국화 꽃잎에 녹두 녹말을 묻힌 다음, 뜨거운 물에 잠깐 데쳐서 꿀을 타 마시는 국화차는 불로 장수의 차로

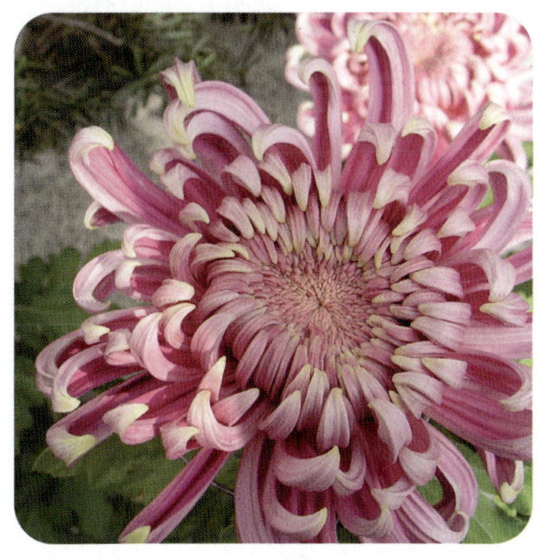

대륜계 국화(스탠다드 계통)

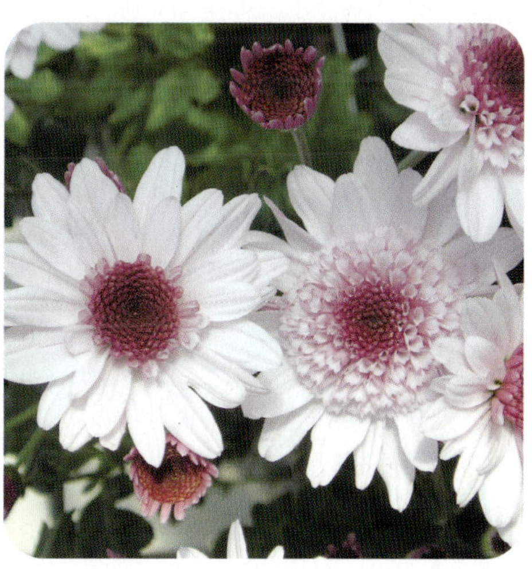

소륜계 국화(스프레이 계통)

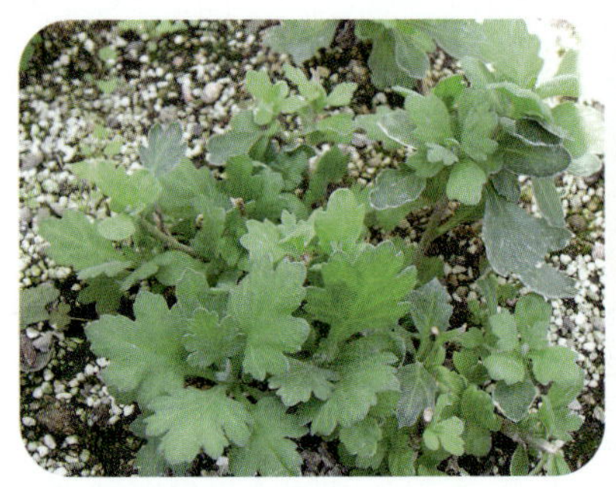
모주(지난해 뿌리에서 싹이 나온 국화)

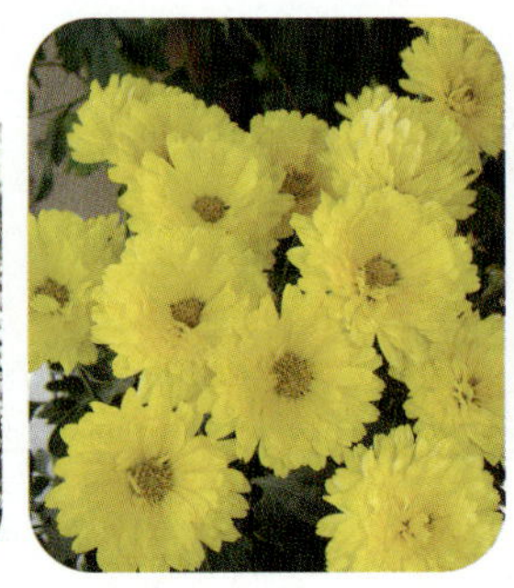
노랑국화꽃

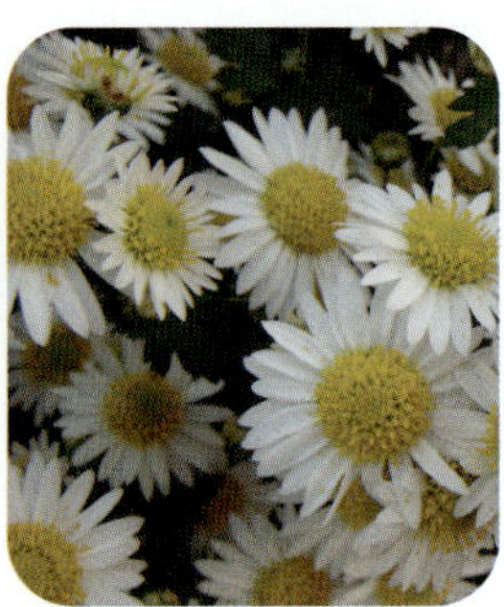
흰국화꽃

전해지고 있다. 또 국화 잎으로는 부각(튀겨 먹는 것)을 만들어 먹기도 했는데, 감국 잎에 찹쌀풀을 발라 말렸다가 튀긴 것으로, 주로 반찬으로 먹었다. 꽃잎을 곱게 말려 베갯속을 넣으면 머리가 맑아지고 두통에도 좋다고 하며, 고혈압과 눈의 피로에도 좋아 몸이 피곤하다 싶을 때는 국화꽃을 꽂아 두고 그 향기를 즐기는 방법도 좋을 것이다.

흰색 꽃은 연한 갈색, 노란색 꽃은 노란색, 붉은색 꽃은 붉은색의 차색이 난다. 맛은 씁쓸하면서도 구수하다. 뜨거운 물을 부으면 꽃이 예쁘게 피어오른다.

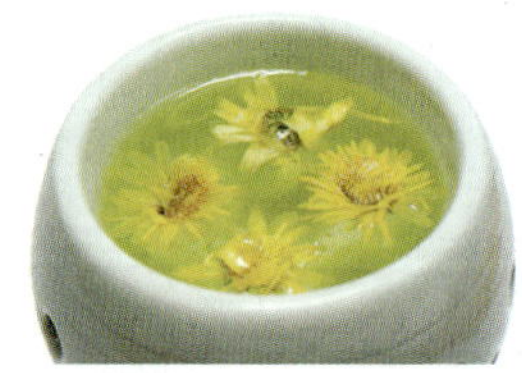

| 채취 방법 | 봉오리에서 바로 핀 꽃을 선택한다.

| 꽃차 만드는 방법 |

① 국화 꽃잎만을 훑어 내어 소금을 약간 넣은 끓는 물에 살짝 데친다.

② 채반에 밭친 다음 찬물로 헹구고 물기를 뺀다.

③ 그늘에 말려 방습제를 넣은 통에 보관하여 두고 이용한다.

④ 말린 국화 꽃잎을 찻잔에 담는다.

⑤ 끓는 물을 붓고 1~2분이 지난 후 마신다.

⑥ 꿀이나 설탕을 조금 타면 맛이 더욱 좋으며, 수시로 마시도록 한다.

| 차로 마신 후 꽃 이용법 |

① 재탕하여 마신다.

② 재건조하여 베갯속으로 이용한다.

③ 국화 화전을 부쳐 먹는다.

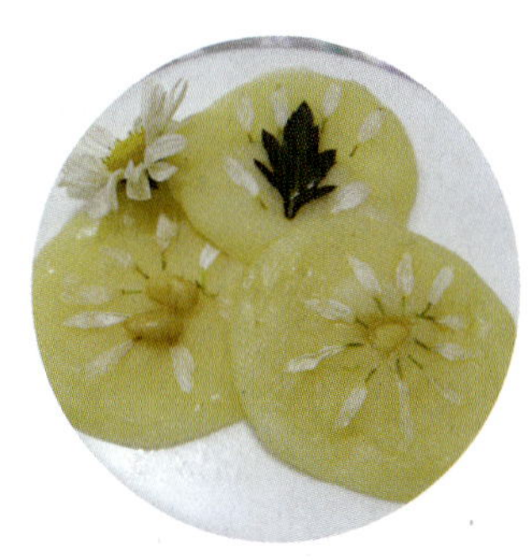

국화 화전

| 국화꽃을 오랫동안 감상하려면 |

국화꽃을 오랫동안 감상하기 위한 방법은 여러 가지가 있는데, 꽃을 자를 때의 상태가 좋아야 한다. 예를 들어 병충해 피해가 없고, 줄기도 두꺼워야 하며 잎도 진한 녹색을 띠고 있어야 꽃이 오래간다. 수확 후 물 속에서 줄기 아랫부분을 재절단하고 아랫잎을 제거한 후 병에 꽂는다. 농가에서 많이 사용하는 방법으로는 열탕처리가 있는데, 이는 줄기 아래쪽 10cm 정도를 끓는 물에 담가 두었다가 꺼내어 그 부분을 자르고 물에 꽂는 것이다. 이렇게 하면 수명이 10일인 것이 20일 이상 시들지 않는다. 좀더 꽃을 피우게 하고 수명을 길게 하기 위해서는 1L 그릇에 사이다를 200mL 정도 넣고 나머지를 물로 채운 다음 락스를 1mL 정도 넣는다. 이렇게 하면 꽃이 완전히 공처럼 둥그렇게 되고 개화도 30일 이상 유지된다.

더 알아보기

국화는 꺾꽂이를 하여 번식하는 식물이다. 꺾꽂이는 어떻게 하는 것일까? 또 꺾꽂이는 무엇 때문에 하는 것일까?

꺾꽂이는 식물의 줄기, 뿌리, 잎 따위를 자르거나 꺾어서 흙속에 꽂아 뿌리가 내리게 하여 완전한 새 그루의 식물을 만드는 번식법이다. 국화는 일반적으로 봄철에 줄기를 10cm 정도로 잘라서 흙속에 꽂아 두면 일주일 후 뿌리가 내린다. 뿌리가 내리고 새로운 잎이 나오면 화분에 옮겨 심어 가을에 꽃을 감상한다. 꺾꽂이를 하는 이유는 원래의 식물과 동일한 것을 만들기 위해서이다. 씨를 뿌리면 동일하지 않은 국화가 나오나 꺾꽂이를 하면 똑같은 국화가 나온다.

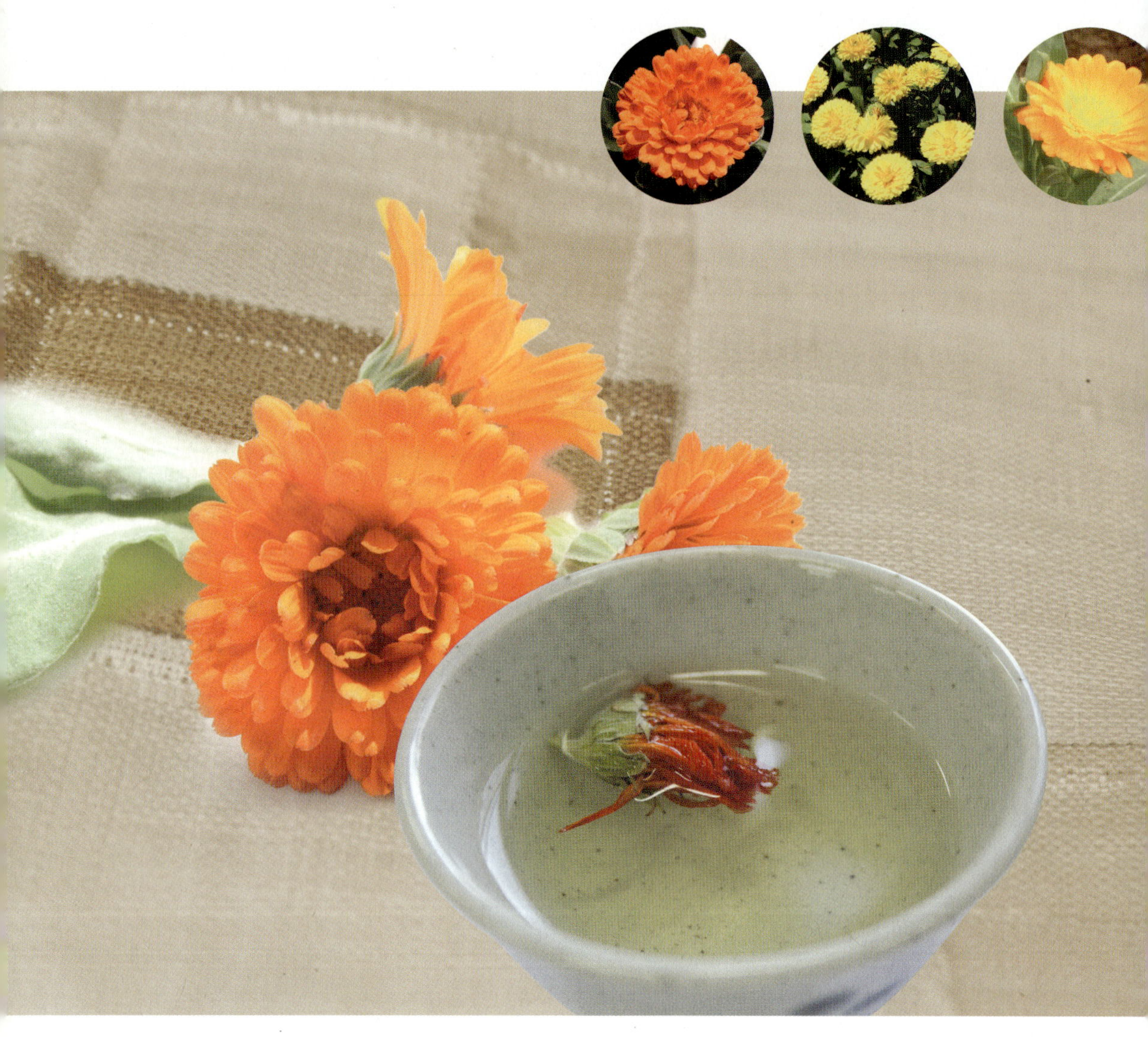

금잔화꽃차

| 꽃말 | 겸손, 인내 | 학명 | *Calendula aruensis* | 영명 | Pot Marigold

| 이명 | 금송화, 장준화 | 과명 | 제비꽃과 | 원산지 | 유럽

| 생육상 | 한해살이풀 | 꽃색 | 주황색, 노란색 | 번식방법 | 종자 | 개화시기 | 6~8월

발진, 습진(아토피 피부염), 외상, 화상(심하지 않은 화상 및 일광 화상), 찰과상, 여드름, 피부의 트고 갈라진 곳, 위궤양, 결막염과 같은 증상에 사용

금잔화는 북아메리카, 유럽, 호주 등지에서 자라는 식물로 고대부터 치료용으로 사용되어 왔다. 금잔화가 자연항생 물질로 항생 작용과 항바이러스 작용을 하는 까닭은 금잔화에 함유된 플라보노이드 트리터펜 사포닌(Flavonoids triterpene saponins)이라는 물질이 염증 완화 작용을 하기 때문이다.

또한 예로부터 여성의 여러 증상에 효과가 있다고 하는데, 화상이나 햇빛에 그을리거나 습진 등의 외용약으로 애용되고 있다. 금잔화의 오렌지색은 뇌를 흥분시켜 서서히 몸을 따뜻하게 해 준다. 오렌지색이나 노란색 꽃은 식욕을 증진시켜 무의식중에 음식을 잘 먹게 되기 때문에 감기를 이겨 낼 수 있는 체력을 만들어 준다.

꽃잎의 색이 잘 우러나므로 육류 요리 소스를 만들거나 빵을 굽는 등 다양한 요리법에 이용하고 있다.

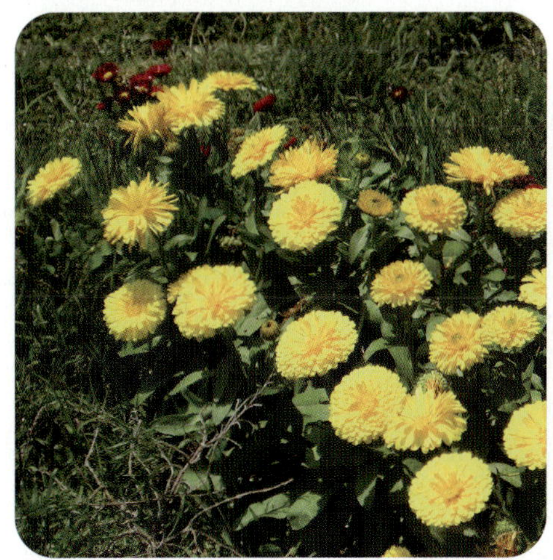

금잔화 지상부

꽃샐러드로 이용되는 금잔화꽃

꽃은 진한 노란색이며, 차맛은 약간 쓴맛이 난다. 차색은 마치 귤차색과 같이 노란빛이 난다.

쿠키를 만들거나 잼을 만들면 색이 예쁘다. 비교적 열에 안정적인 꽃차이다.

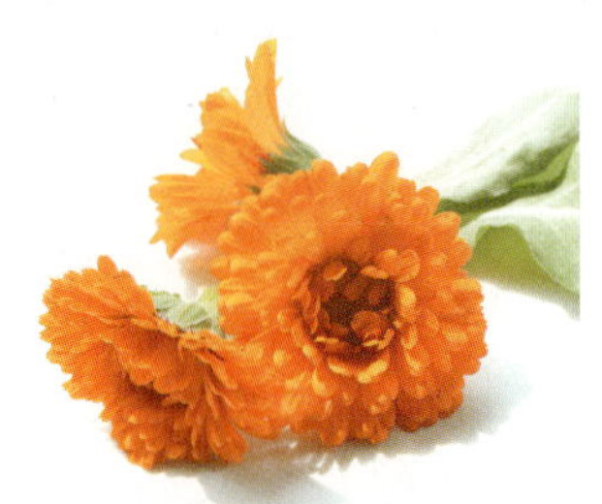

| 채취 방법 | 봉오리에서 바로 핀 꽃을 선택한다.

| 꽃차 만드는 방법 |

① 봉오리에서 막 핀 꽃을 채취하여 깨끗하게 씻는다.

② 그늘에서 말려 밀폐 용기에 보관하여 이용한다.

③ 꽃잎을 찻잔에 넣고 뜨거운 물을 부어 마신다.

④ 분말로 이용할 때는 반 스푼 정도가 적당하다.

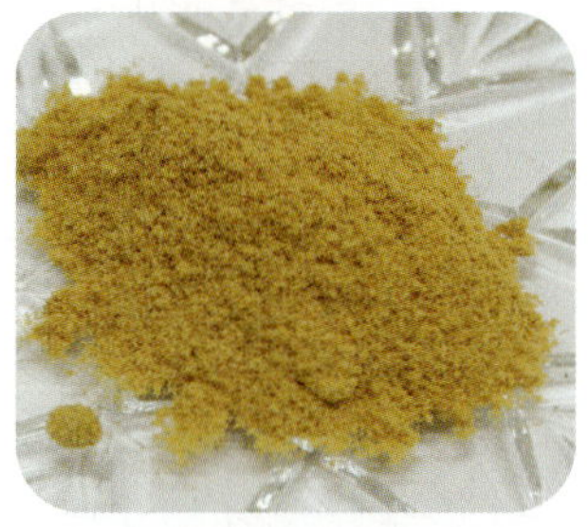

건조 후 만든 꽃 분말

| 차로 마신 후 꽃 이용법 |

① 재탕하여 마신다.

② 백설기를 만들 때 이용한다.

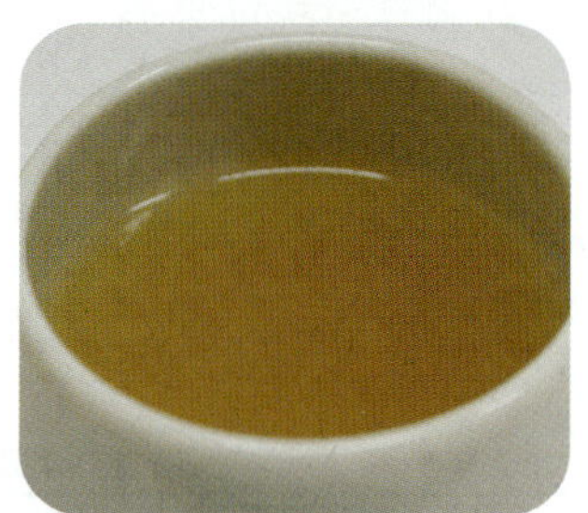

금잔화차

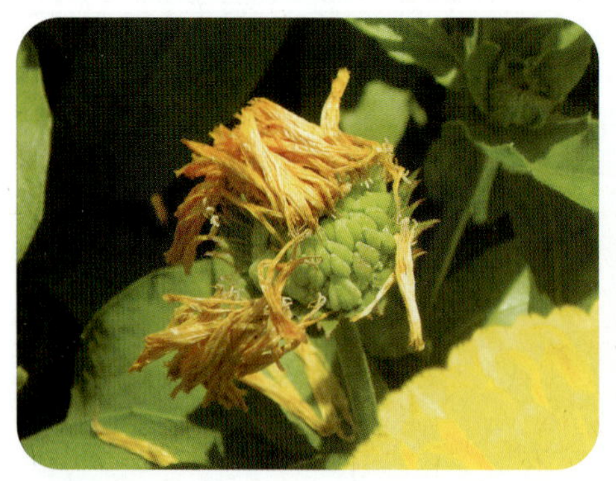

꽃이 시든 모습

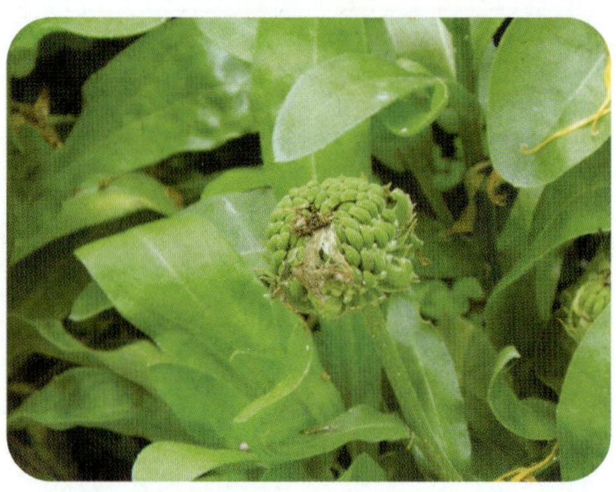

성숙한 금잔화 종자

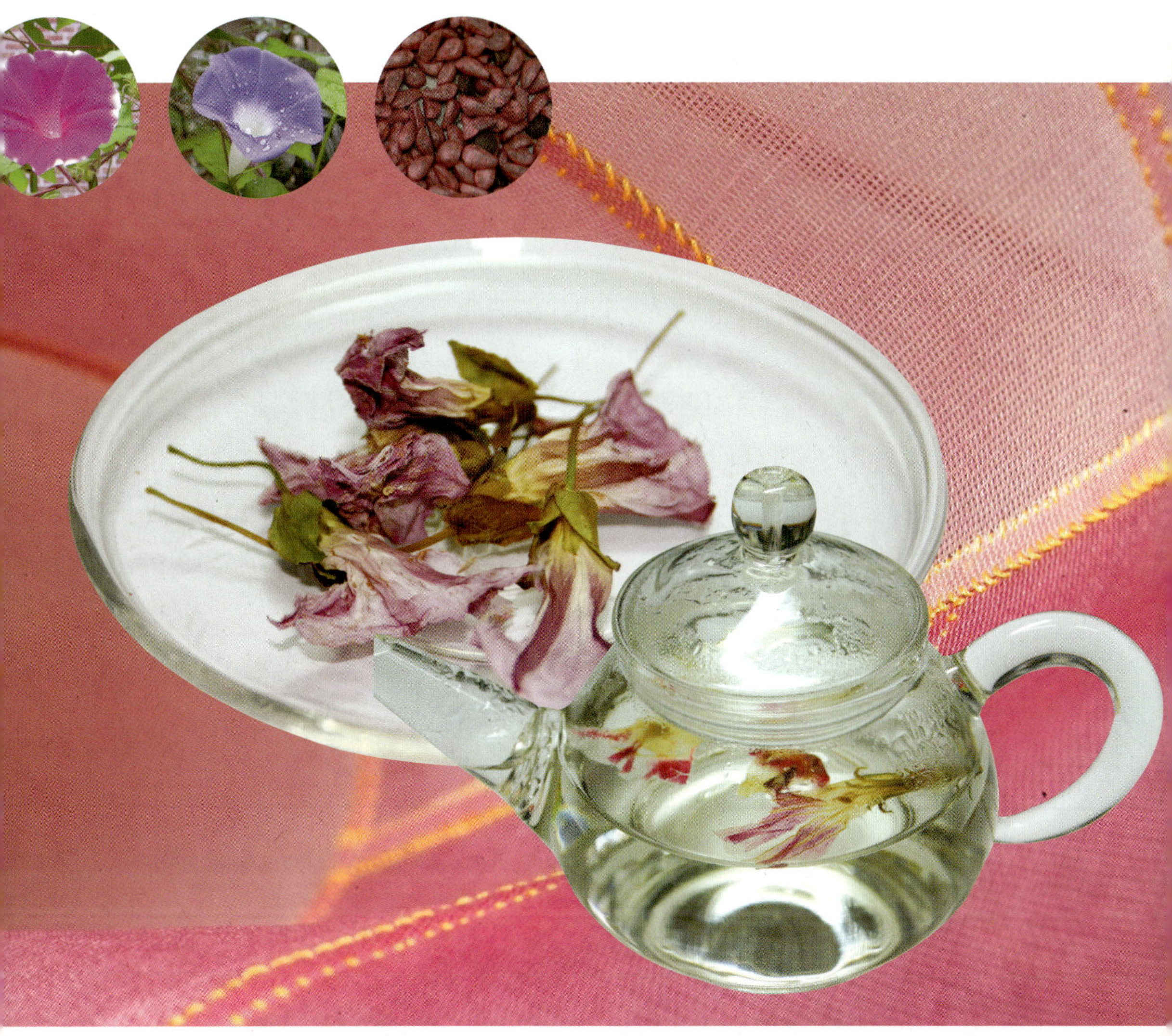

나팔꽃차

| 꽃말 | 결속, 기쁨, 허무한 사랑, 덧없는 사랑 | 학명 | *Pharbitis nil* (L.) Choisy
| 영명 | Morning Glory | 이명 | 털잎나팔꽃, 견우화
| 과명 | 메꽃과 | 원산지 | 아시아 | 생육상 | 한해살이풀 | 꽃색 | 분홍, 보라, 흰색, 자주
| 번식방법 | 종자 | 개화시기 | 9~10월

> 간경화증의 복수, 극심한 변비, 설사, 이뇨로 몸 속의 독소를 풀어 주고 기생충을 제거하는 효과

　나팔꽃은 오존이나 이산화황 등 대기 오염 물질에 민감하게 반응하기 때문에 대기 오염 정도를 나타내는 지표로 사용된다. 나팔꽃잎은 심한 대기 오염에 노출되면 표면에 붉은 반점이 생긴다. 그리고 반점이 생긴 잎 위에 또 정상적인 잎이 나온다.

　동상에 걸렸을 때나 벌에 쏘였을 때 나팔꽃과 잎을 넣고 끓인 물로 환부를 찜질하면 효과가 있다. 나팔꽃 종자는 약용으로 황달에 사용한다. 관상용으로 심고, 한방에서는 종자를 부종, 사하제, 수종, 이뇨제, 낙태, 요통 등의 약재로 쓴다.

　차색은 연한 갈색이며 투명함에 가깝다. 차의 향기는 거의 없다. 차맛은 순하며 꽃잎이 얇아서인지 찻잔 속에서 투명해진다.

| 채취 방법 |

　낮에는 꽃이 오므라들어서 신선한 것을 구분하기가 힘들다. 따라서 꽃이 피어나는 오전에 채취한다.

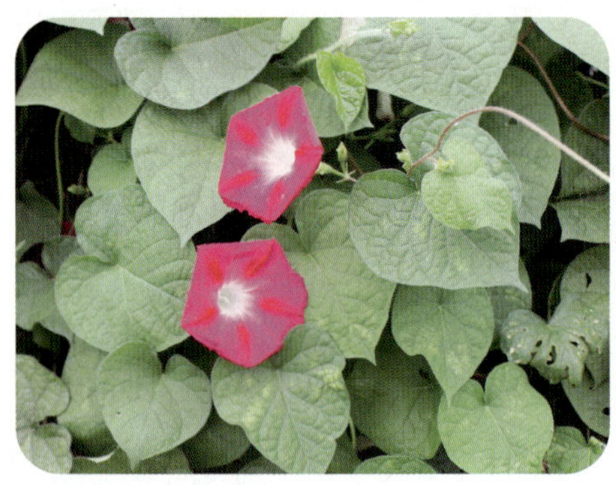

붉은색 나팔꽃 지상부

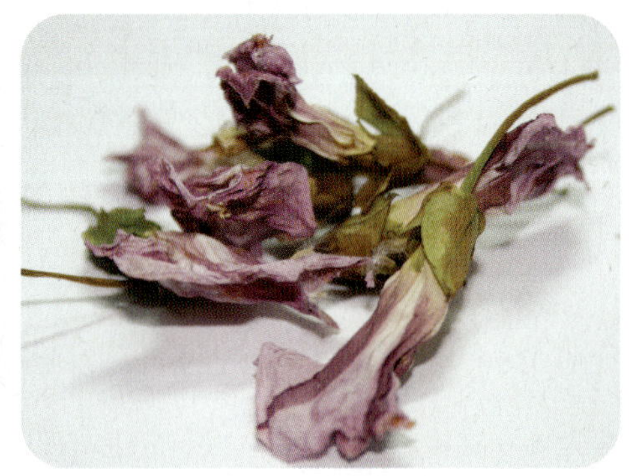

건조한 나팔꽃

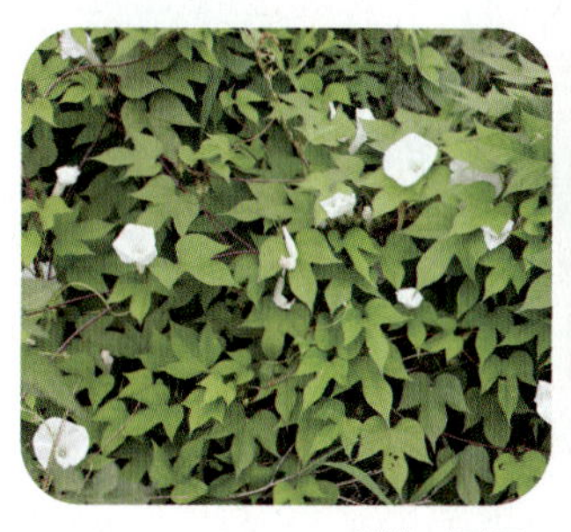
흰색 나팔꽃

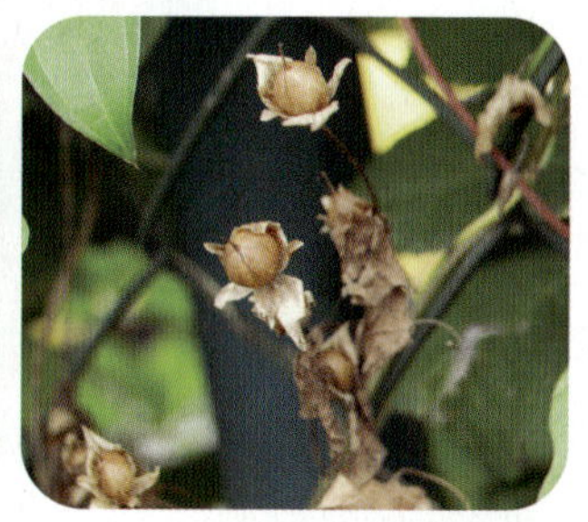
꽃이 지고 열매가 성숙된 모습

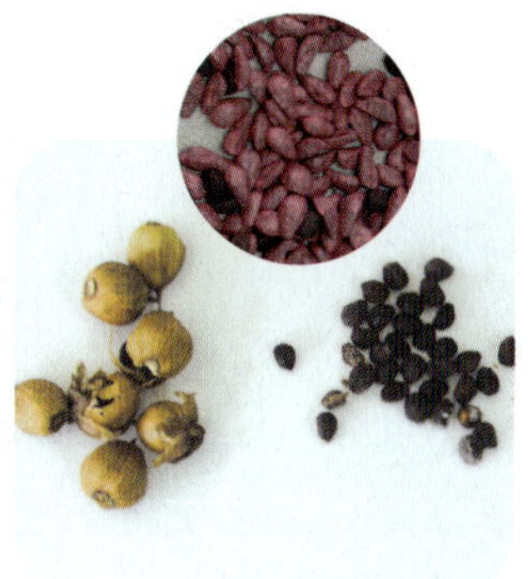
채취한 열매와 종자

꽃차 만드는 방법

① 꽃을 그늘에서 1주일 정도 말린다.

② 밀폐 용기에 보관한다.

③ 말린 나팔꽃 2~3개를 찻잔에 넣고 끓는 물을 부어 1~2분간 우려서 마신다.

차로 마신 후 꽃 이용법

재탕하여 마신다.

더 알아보기

나팔꽃은 덩굴식물이다. 덩굴식물은 막대나 다른 나무 등을 감으면서 뻗어 나가는 식물이다. 덩굴식물은 대체로 덩굴손이 있으며, 이 덩굴손은 잎이 변하여 된 것과 줄기가 변해서 된 덩굴손이 있다. 그러나 나팔꽃은 덩굴손이 없으며, 나팔꽃이 받침대를 감아 올라가는 것은 줄기이다. 즉 나팔꽃은 줄기가 덩굴이다. 이 점이 덩굴손이 있는 식물과 가장 큰 차이점이다. 나팔꽃은 가는 막대나 줄 등 만을 감고 올라가며, 두꺼운 나무판자 등은 감고 올라갈 수가 없다.

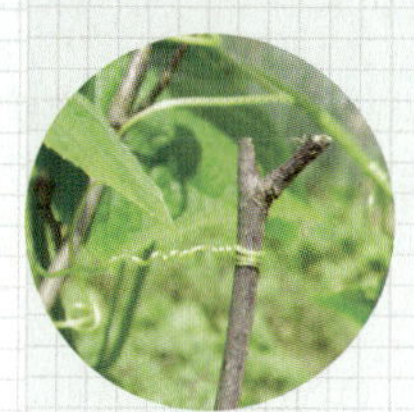
오이 덩굴손

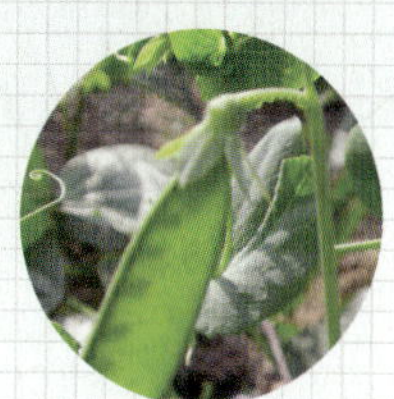
완두콩 덩굴손

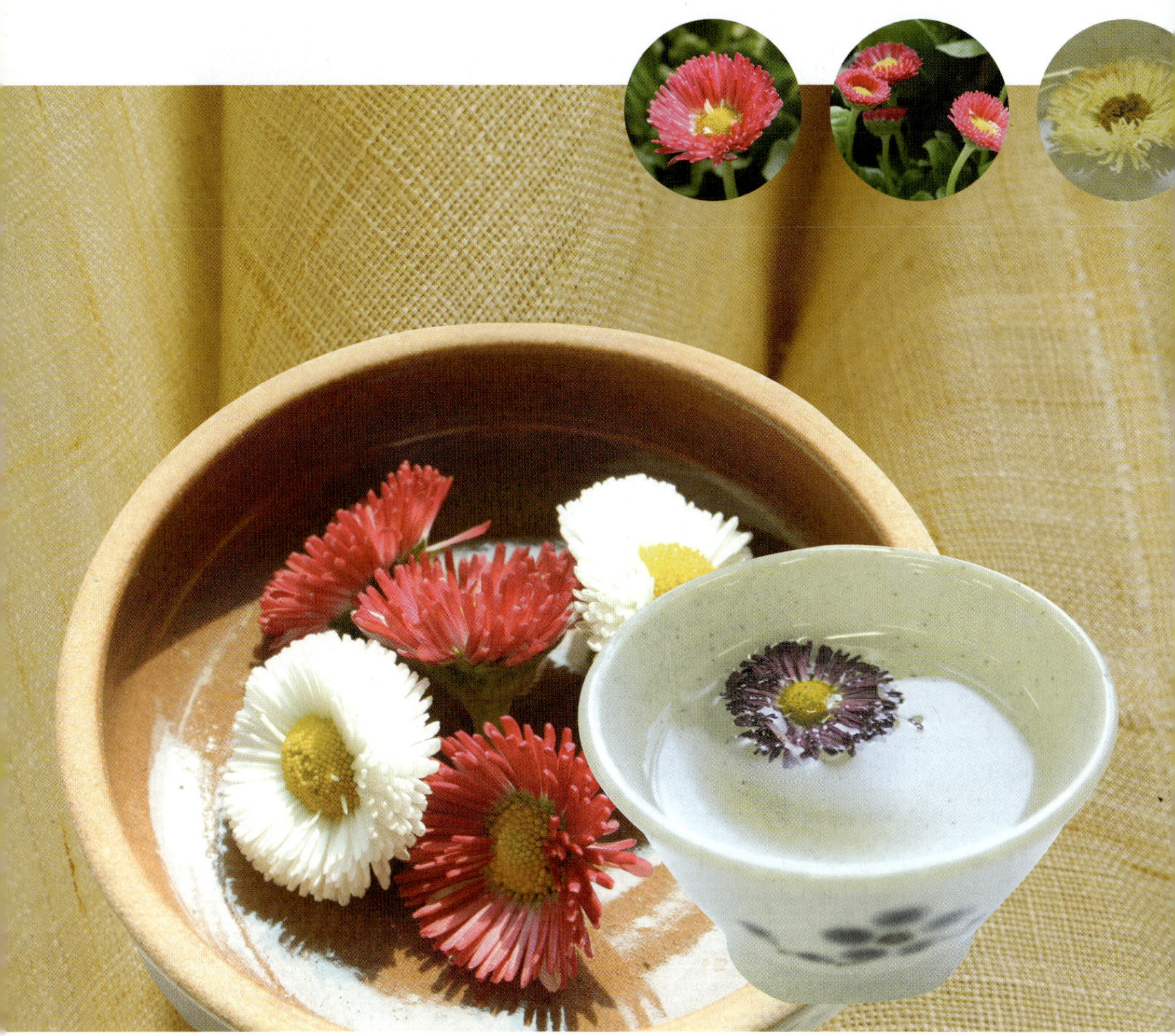

데이지꽃차

| 꽃말 | 겸손한 아름다움, 천진난만함

| 학명 | *Bellis perennis* L.　　| 영명 | Bellis, English Daisy

| 이명 | 마가렛　| 과명 | 제비꽃과　| 원산지 | 유럽

| 생육상 | 한해살이풀　| 꽃색 | 흰색, 분홍색　| 번식방법 | 종자　| 개화시기 | 4~5월

간장 질환, 기관지 질환, 변비, 상처 치료에 이용

데이지는 유럽, 아메리카, 뉴질랜드 등 세계 각지의 숲이나 목장, 풀밭에서 자생한다. 이눌린이라는 다당류, 안토시아닌, 안톨류신의 성분들이 함유되어 있다. 꽃잎은 샐러드나 수프에 넣어 먹어도 되고, 샌드위치나 쌈, 음료수 등에 띄워 먹어도 좋다. 채소로 만든 어떤 요리와도 잘 어울린다. 꽃잎을 먹어 보면 단맛이 있고 아삭아삭한 씹는 맛이 있다.

차색은 연한 갈색이며 꽃이 피는 모습이 예쁘다. 차맛은 순하며 열에 안정적이어서 붉은빛의 꽃색이 그대로 유지된다.

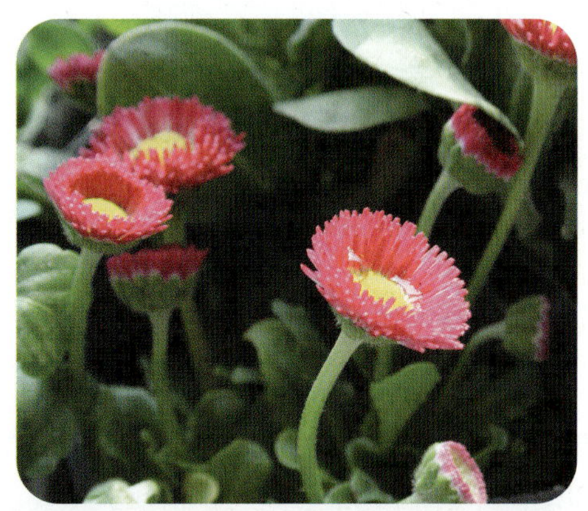

데이지 홑꽃

| 채취 방법 |

봉오리에서 바로 핀 꽃을 선택한다.

| 꽃차 만드는 방법 |

① 봉오리에서 막 핀 꽃을 채취한다.
② 그늘에서 말려 밀폐 용기에 보관하여 두고 이용한다.
③ 말린 꽃잎을 찻잔에 담고 뜨거운 물을 부어 마신다.

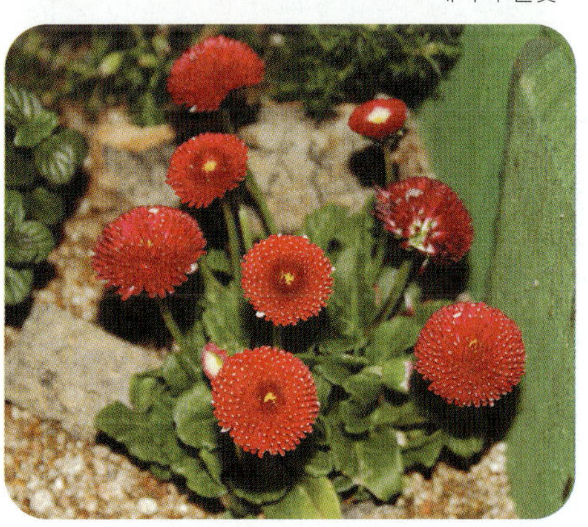

데이지 겹꽃

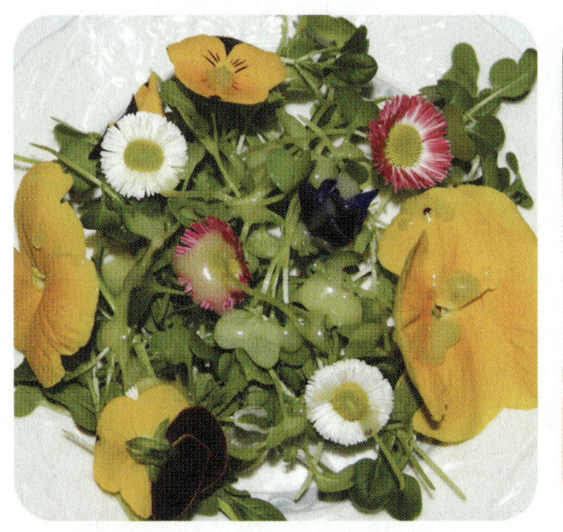

데이지꽃 샐러드

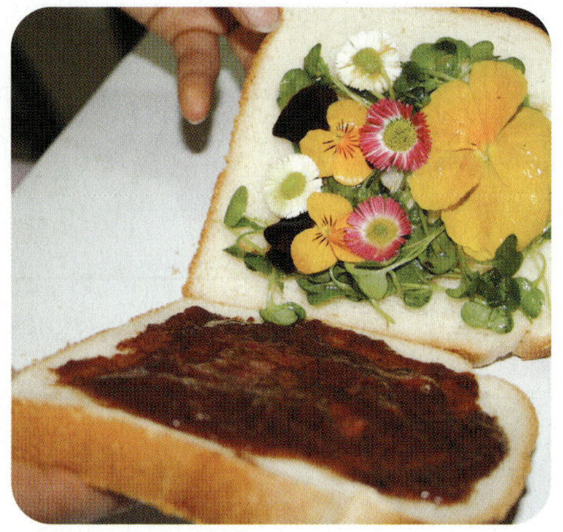

데이지꽃 샌드위치

| 차로 마신 후 꽃 이용법 |

재탕하여 마신다.

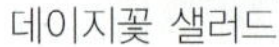
더 알아보기

데이지가 너무 많아요

데이지란 이름이 붙는 식물이 의외로 많다. 그러나 이러한 식물들은 각기 다른 학명을 가졌으며 꽃의 모양 및 특징도 다르다. 특히 여름에서 가을에 피는 구절초처럼 생긴 큰 키의 여러해살이인 사스타데이지(Shasta Daisy: *Chrysanthemum maximum*)는 일반적인 한해살이 식물인 데이지(English Daisy)와 차이가 있다. 일반적인 잉글리시데이지는 화장품의 아스트린젠트의 원료로 사용되며 전통적으로 약용 식물로 이용되어 왔다. 이외에도 데이지라는 이름이 붙는 식물로는 아프리칸데이지(African daisy; *Arctotis hybrids*), 달버그데이지(Dahlberg daisy; *Dyssodia tenuiloba*), 글로리오사데이지(Glriosa daisy; *Rudbeckia hirta*), 캐이프데이지(Cape daisy; South African daisy; *Osteospermum hyoseroides*)가 있다.

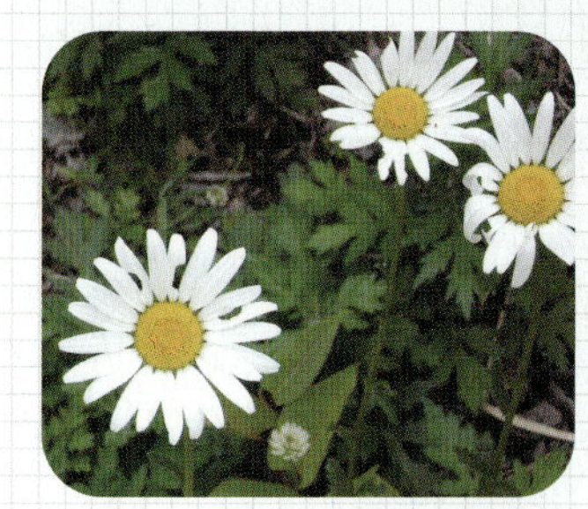

사스타데이지

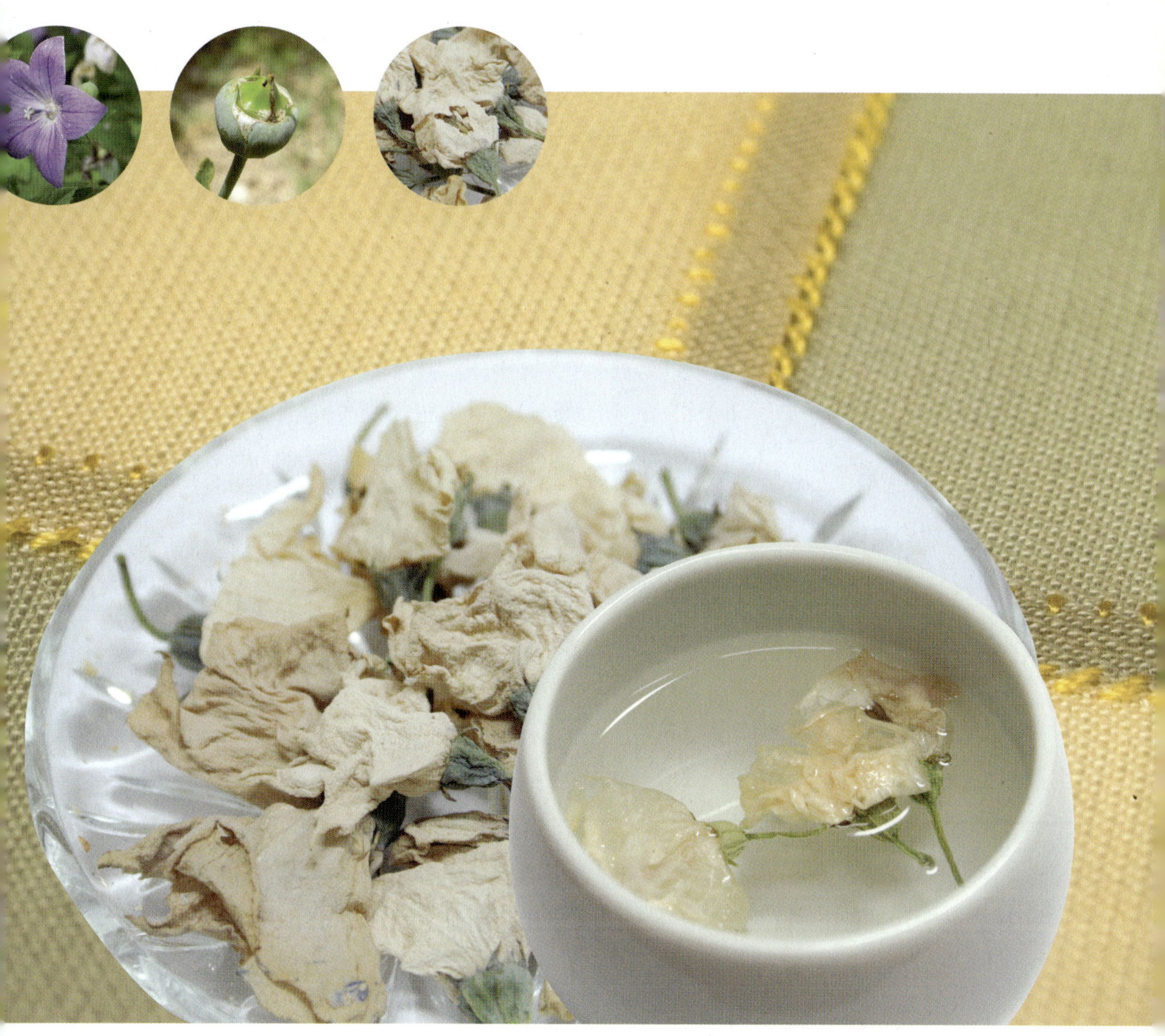

도라지꽃차

| 꽃말 | 열심, 영원한 사랑 | 학명 | *Platycodon grandiflorum* (Jacq.) A.DC.
| 영명 | Chinese Bellflower | 이명 | 길경, 약도라지 | 과명 | 초롱꽃과 | 원산지 | 한국
| 생육상 | 여러해살이풀 | 꽃색 | 보라색, 흰색 | 번식방법 | 종자 | 개화시기 | 7~8월

> 뿌리는 해열 및 기침에 효과

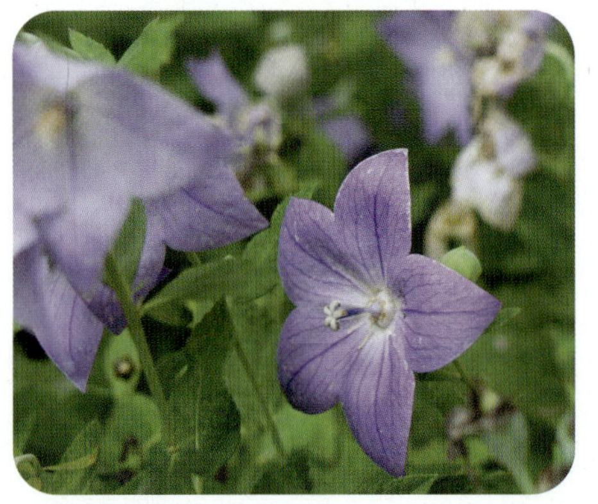

도라지꽃

꽃차 맛이 순하며, 찻물을 부으면 말랐던 꽃이 예쁘게 피어오른다. 보랏빛 꽃차의 경우는 열에 안정적이어서 뜨거운 물을 부어도 색이 유지된다. 따라서 건조할 때 되도록 색이 보존될 수 있도록 잘 건조하는 것이 좋겠다. 차색은 약간 갈색이다.

| 채취 방법 |

봉오리에서 바로 핀 꽃을 선택한다.
도라지꽃 봉오리 터뜨리기는 아이들과 같이 하면 신나는 놀이가 될 수 있다.

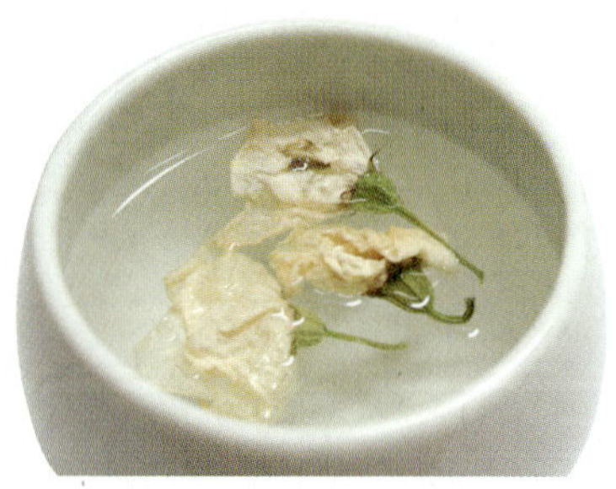

| 꽃차 만드는 방법 |

① 꽃봉오리와 꽃을 채취하여 깨끗하게 손질하여 말린다.
② 말린 꽃 3송이 정도를 찻잔에 넣고 뜨거운 물을 부어 마신다.

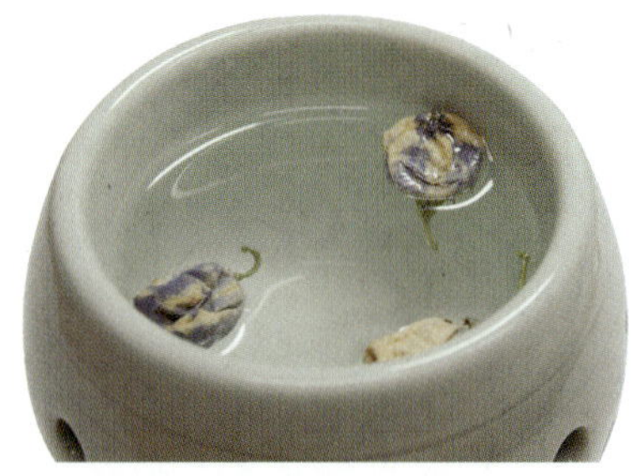

도라지꽃차

재탕하여 마신다.

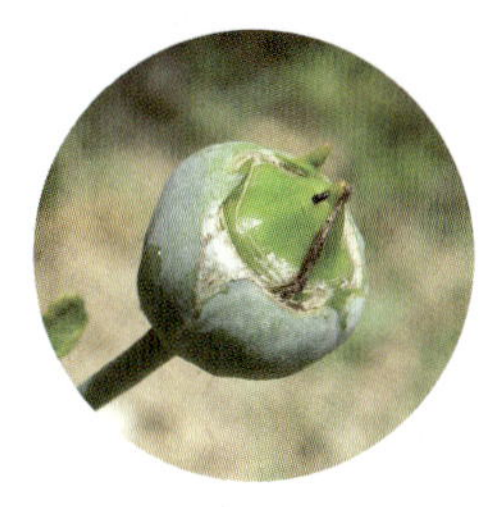

도라지 열매

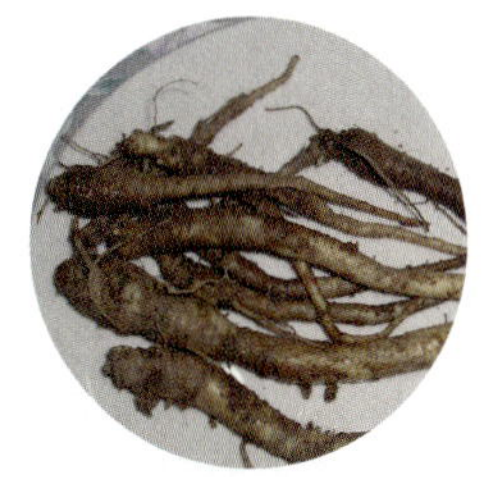

약재로 이용되는 도라지 뿌리

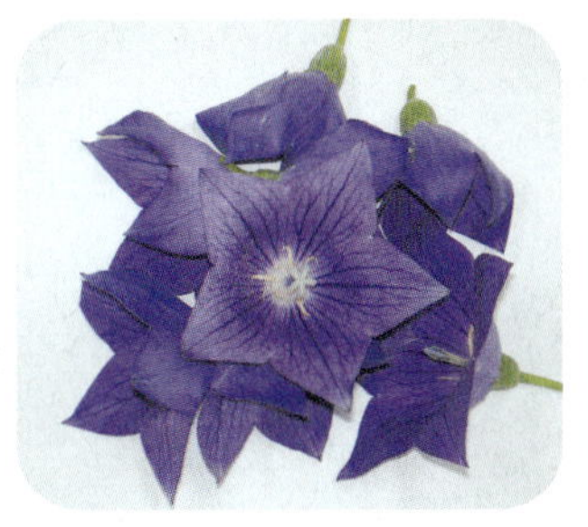

채취한 도라지꽃

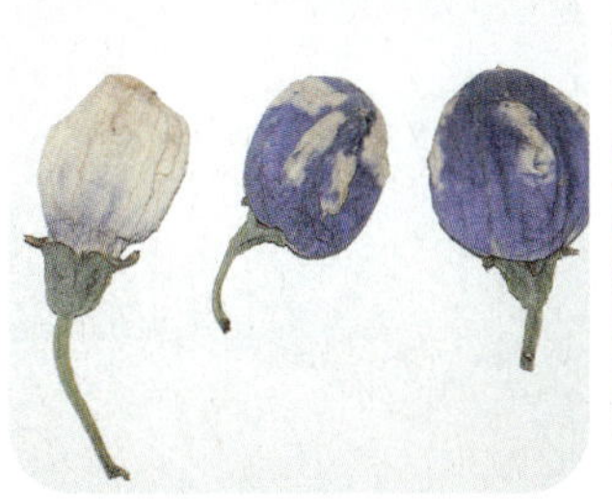

건조한 도라지 꽃봉오리

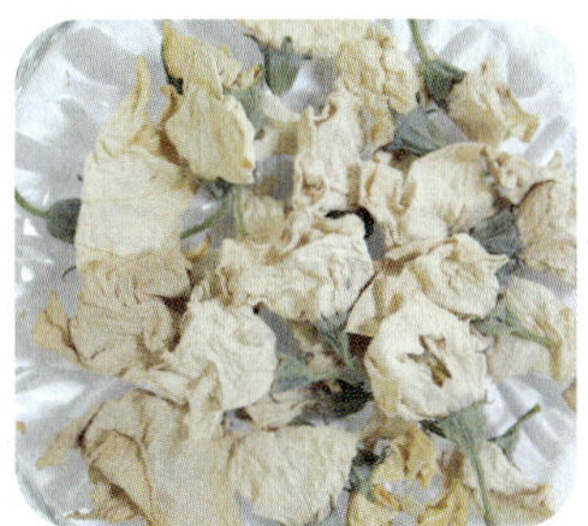

건조한 도라지 꽃잎

더 알아보기

도라지 화전

재료

밀가루 100g, 찹쌀가루 50g, 통도라지 50g, 잣가루 2Ts, 분유 1Ts, 물 적당량, 도라지꽃

만드는 법

1. 밀가루, 찹쌀가루, 분유를 섞어 체에 내린다.
2. 잣은 고깔을 떼고 곱게 다져 놓는다.
3. 굵은 소금으로 깨끗이 씻어 놓은 통도라지에 물을 넣고 갈아 놓는다.
4. 1+2+3을 섞고 물로 농도를 맞춰 반죽을 준비한다.
5. 달군 팬에 포도씨유와 참기름을 섞어서 두르고 4의 반죽을 한 수저씩 떠서 도라지 꽃을 올리고 노릇하게 지져 낸다.
6. 설탕을 뿌려 놓은 접시에 전을 담아 낸다.

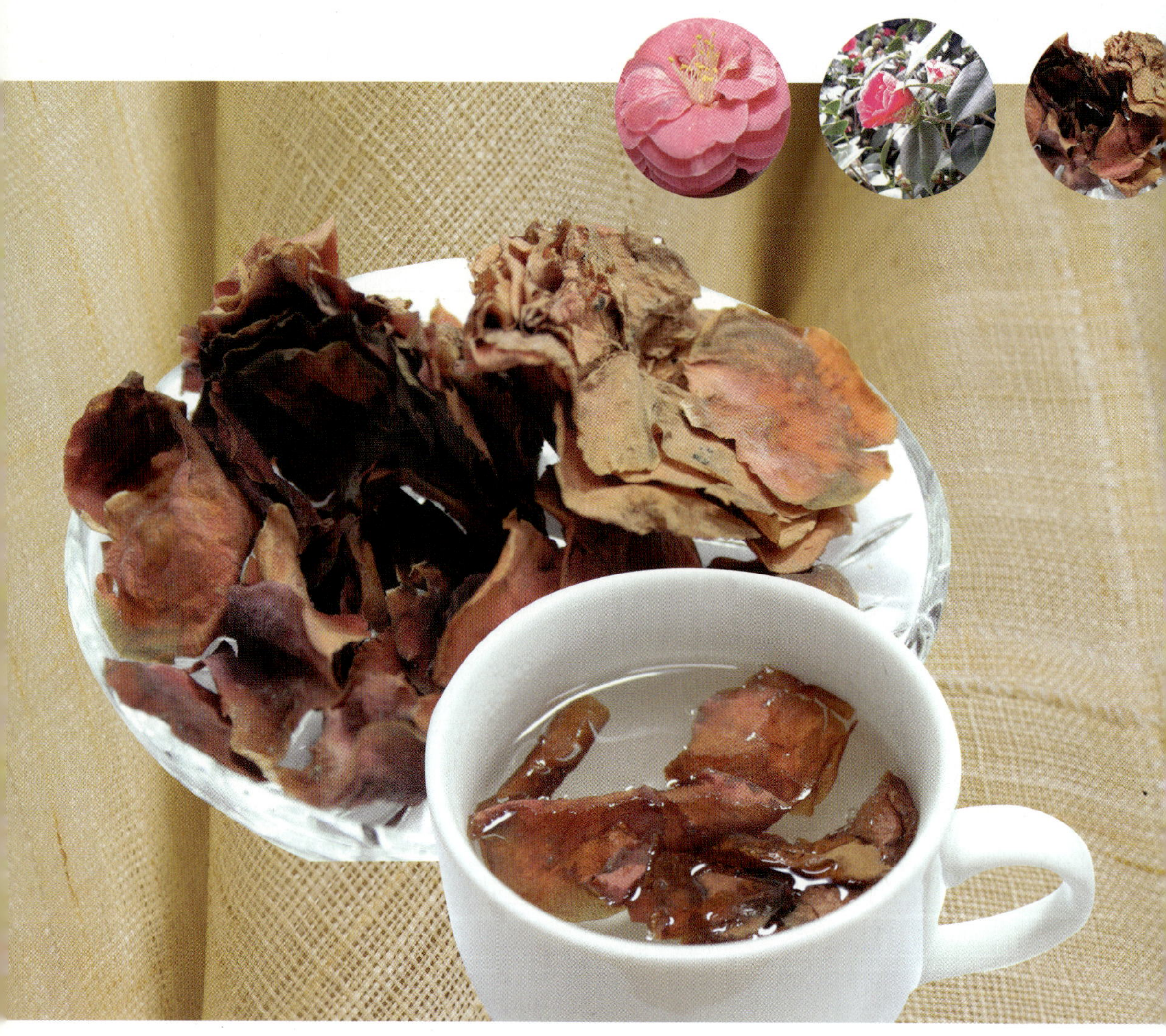

동백꽃차

| 꽃말 | 겸손한 아름다움, 매력

| 학명 | *Camellia japonica*　　| 영명 | Camellia　　| 이명 | 여심화

| 과명 | 차나무과　　| 원산지 | 한국, 중국, 일본　　| 생육상 | 상록소교목

| 꽃색 | 빨간색, 분홍색, 흰색　　| 번식방법 | 삽목　　| 개화시기 | 12~4월

> 자양강장제, 양혈, 지혈, 산어, 소종의 효능. 토혈, 혈붕, 장풍하혈, 혈리,
> 화상을 치료. 장출혈의 구급약

　이른 봄에 절에 가 보면 주변에 동백나무가 많이 심어져 있는 것을 볼 수 있다. 사찰 주변에 동백나무를 많이 심는 것은 화려함의 극치를 이루던 꽃이 한 순간에 떨어지는 모습을 보며 무상을 깨닫기 위함이라고 한다. 꽃이 시들지 않고 통째로 떨어지기 때문에 동백꽃은 절조와 굳은 의지를 상징하기도 한다. 조선시대 선비들은 동백차를 만들어 마셨고, 귀인을 맞이할 때에는 동백꽃으로 꽃꽂이를 해 놓았다고 한다.

　꽃을 산다화라고 하며 양혈, 지혈, 산어, 소종의 효능이 있고 토혈, 혈붕, 장풍하혈, 혈리, 화상을 치료한다. 꽃에는 지혈 작용이 있으므로 토혈, 멍든 피, 피가 나는 상처, 코피, 혈변, 자궁출혈, 월경과다, 산후 출혈이 계속될 때, 혈액순환이 좋지 않아 피가 맺혀 있을 때 약용하면 효과가 있으며, 특히 장출혈의 구급약으로 쓰인다. 꽃에 항암 작용이 있으며 강심 작용도 있다. 『산야초 동의보감』에서 '동백꽃차는 자양강장제가

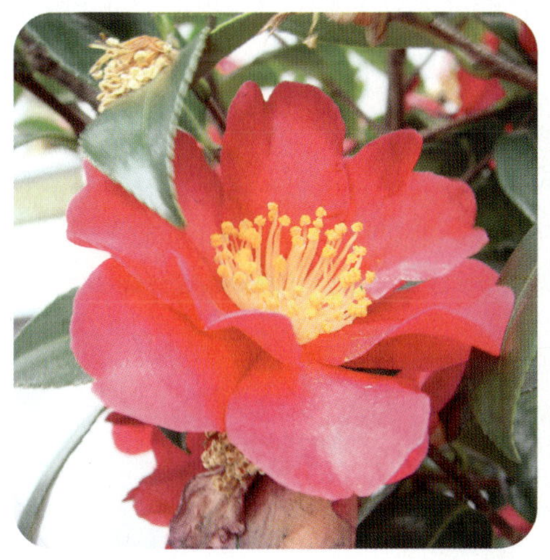

동백꽃

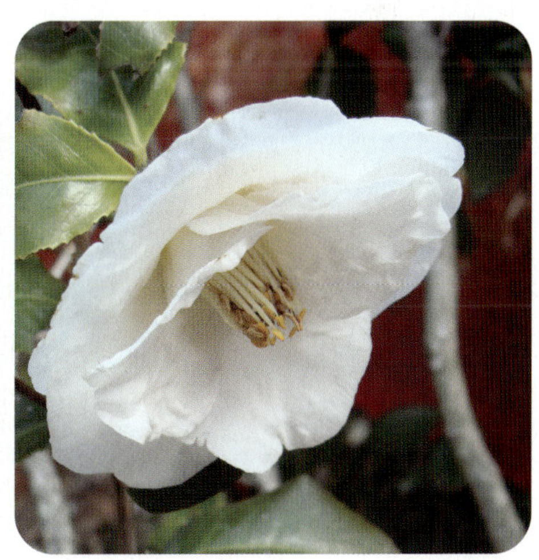

흰동백꽃

43

되며 여러 가지 출혈을 멈추어 준다.' 고 밝히고 있다. 외용에는 식용유와 섞어 환부에 바른다. 동백꽃에는 루코안토시아닌(leucoanthocyanin), 안토시아닌(anthocyanin), 카멜린(camellin), 수바키사포닌(tsubakisaponin), 카멜리아게닌(camelliagenin) A, B, C 등이 함유되어 있다. 약간 단맛이 나며, 절반 정도 핀 꽃은 튀김으로 하고 데쳐서 무침으로 먹어도 되며, 신선한 꽃 한 두 송이는 음식 곁에 장식으로 놓아도 좋다.

차색은 붉은빛이 도는 갈색이며, 동백꽃의 꽃잎을 하나씩 떼어 말려 놓은 것은 마치 장미꽃차의 모습과 비슷하다.

| 채취 시기와 방법 |

① 시기 : 늦겨울이나 초봄에 꽃이 피기 직전의 꽃봉오리를 채취한다.

② 방법 : 차의 재료로 쓸 때는 향이나 맛이 더 부드러운 겹동백을 쓰는 것이 좋으며, 꽃봉오리를 따서 꽃잎만 떼어 낸다.

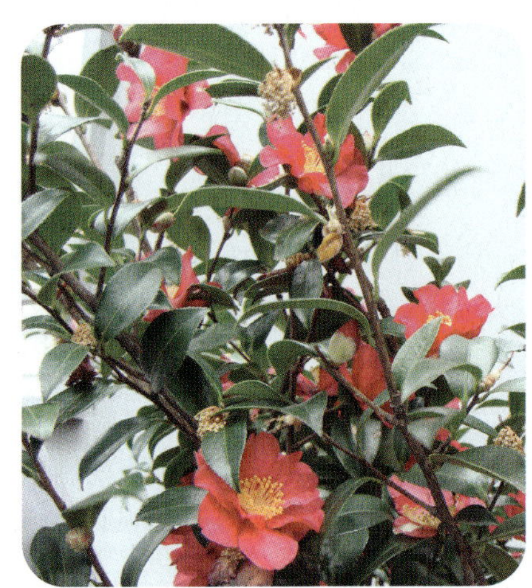

동백나무 지상부

| 꽃차 만드는 방법 |

만드는 방법 I

① 동백꽃은 점액질이 많아 잘 마르지 않는다. 그늘에서 7~10일간 잘 말린 뒤 밀폐 용기에 넣어 보관한다.

② 찻잔에 말린 꽃잎 3~4개를 넣고 뜨거운 물을 부어 1~2분간 우려내어 마신다.

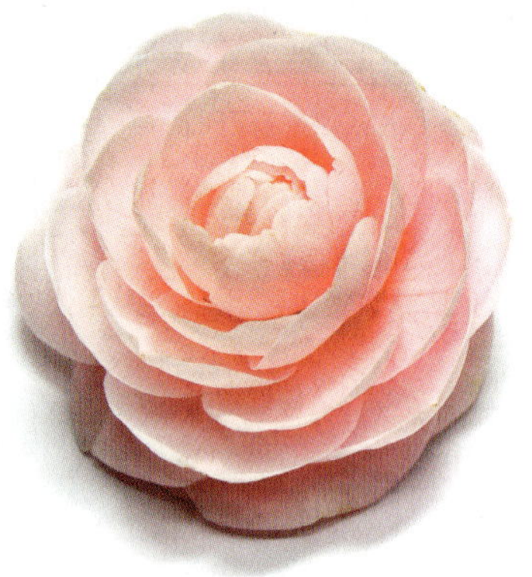

겹동백

만드는 방법 Ⅱ

① 꽃잎을 따서 같은 양의 꿀이나 설탕에 재
  어 꽃잎이 저며진 것 같으면 차로 마실 수
  있다.
② 재어 둔 꽃잎은 냉장 보관한다.
③ 재어 둔 꽃잎 한 스푼 정도를 찻잔에 넣고
  뜨거운 물을 부어 우려내어 마신다.

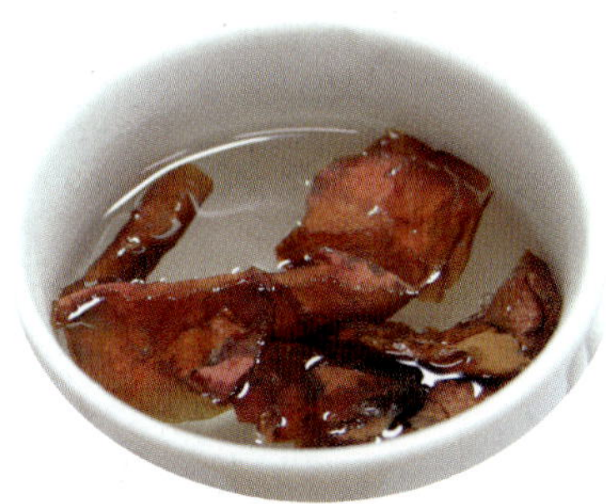

동백꽃차

| 차로 마신 후 꽃 이용법 |

① 돌돌 말아서 건조하여 두었다가 코피가 날
  때 꺼내어 콧구멍을 막아 준다.
② 얇게 펴서 말려 두었다가 손을 베었을 때
  상처 부위에 한두 겹 대어 놓았다가 처치
  를 한다.
③ 가루를 내어 피가 나는 상처에 뿌린다.

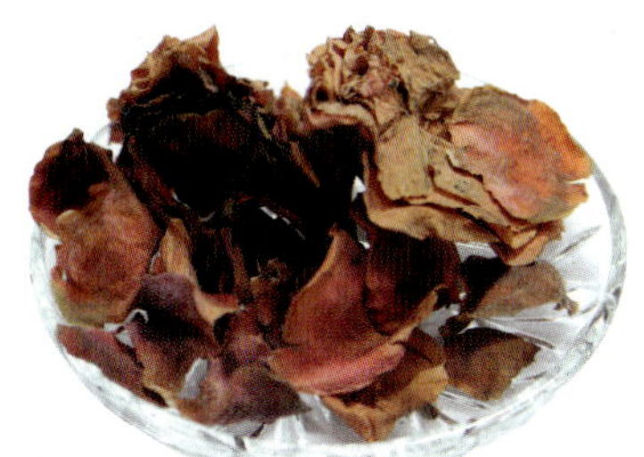

건조한 동백꽃

| 동백꽃 인형 만들기 |

  개화되지 않은 꽃봉오리를 따서 꽃잎을 한 잎
씩 뒤집으면서 치마를 만들고, 동그란 모양이 남
으면 꽃잎에 그림을 그려 춤추는 인형을 완성한
다. 아이들과 함께 만들면 아주 좋아한다.

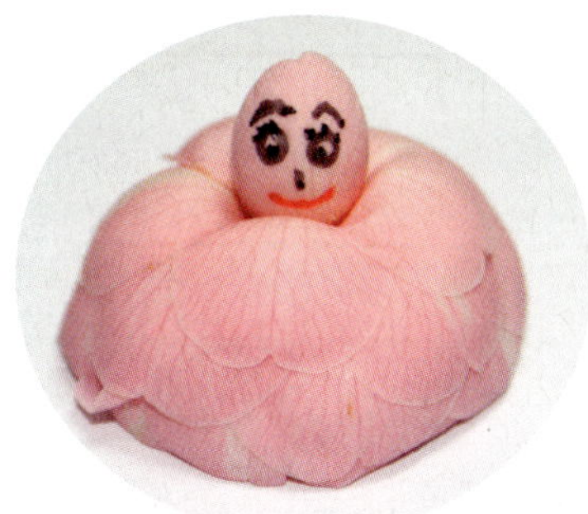

동백꽃을 이용해 만든 인형

더 알아보기

지혈 작용에 효과가 있는 또 다른 식물

아까시꽃, 쑥, 엉겅퀴 잎, 부들 꽃가루, 가는기린초 전체

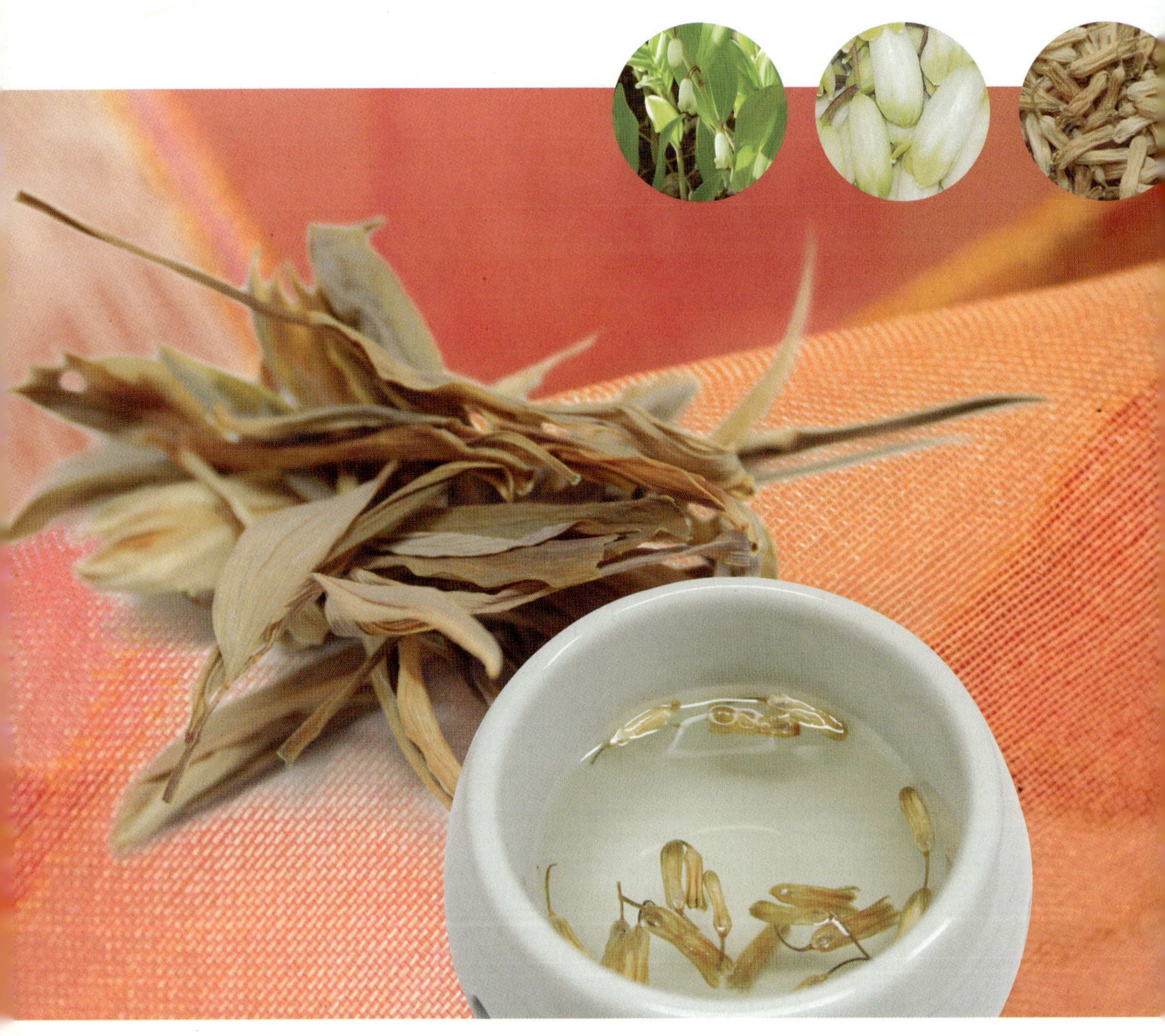

둥굴레꽃차

| 꽃말 | 고귀한 봉사　　| 학명 | *Polygonatum odoratum* var. pluriflorum (Miq.) Ohwi

| 영명 | Solomon's Seal　　| 과명 | 백합과

| 이명 | 맥도둥굴레, 애기둥굴레, 좀둥굴레, 제주둥굴레, 감야로, 옥죽, 황정　　| 원산지 | 한국

| 꽃색 | 흰색, 푸른빛을 띤 흰색　　| 번식방법 | 지하경, 종자　　| 개화시기 | 6~7월

혈압 강하 작용, 항당뇨 작용, 해열 작용, 입이 마르는 증상에 효과

예로부터 어린순과 꽃을 데쳐서 나물로 무치거나 튀김, 기름에 볶아서 먹었다.

찻잔에 뜨거운 물을 넣자마자 구수한 향이 풍겨 기분이 저절로 좋아진다.

건조되었을 때에는 갈색이었던 꽃이 뜨거운 물속에서는 끝부분의 녹색 부분이 보이면서 오히려 색이 선명해진다. 평소 꽃에 관심 없던 사람도 꽃차를 마시면서는 꽃을 관찰하게 되며, 조금씩 피어나는 꽃을 기다리면서 마음이 정돈되는 것을 느낀다. 맛은 순하고 차색은 갈색이다.

| 채취 시기와 방법 |

① 시기 : 4월 초에 채취한다. 녹색을 띤 꽃이 핀 것이 눈에 금방 띄지 않으므로 2~3일에 한 번씩은 꽃이 피었나 살펴본다.

② 방법 : 둥굴레꽃을 아침에 하나씩 떼어서 말린다.

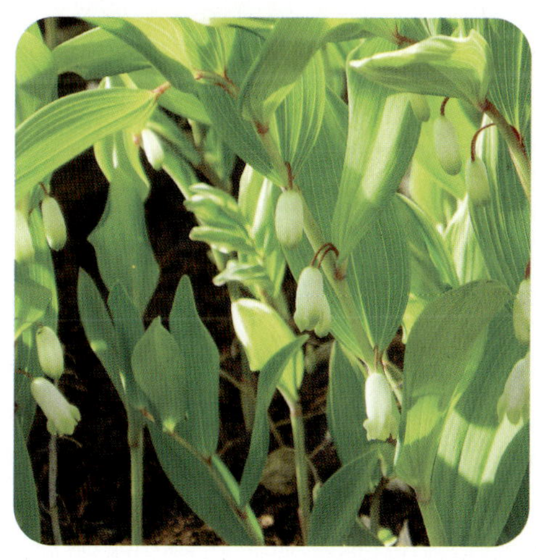

둥굴레 지상부

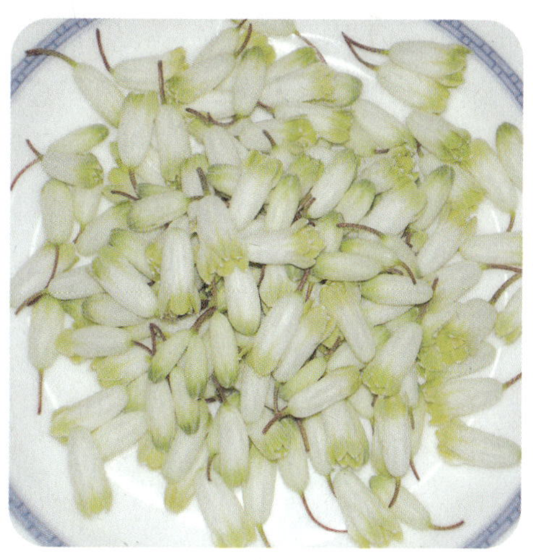

채취한 둥굴레꽃(샐러드로 이용 가능함.)

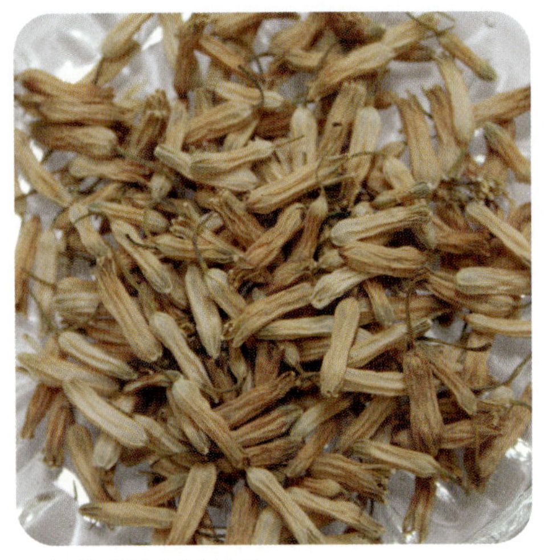

건조한 둥굴레 꽃봉오리

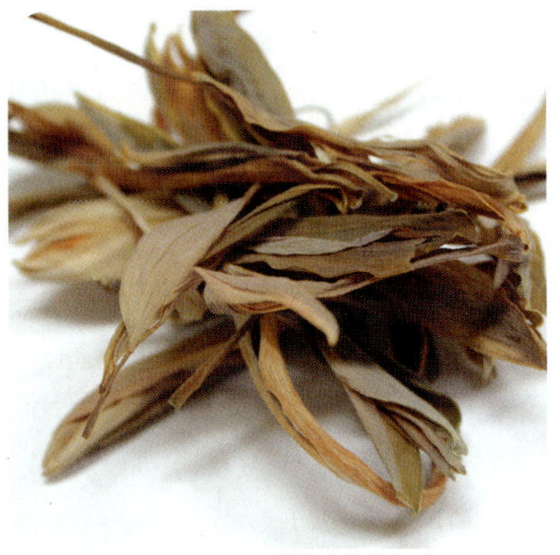

건조한 둥굴레 잎

| 꽃차 만드는 방법 |

① 증기로 말리거나 바람이 잘 통하는 그늘에서 말
   린다. 꽃잎이 두꺼워서 쉽게 마르지 않아 10일 이
   상 걸린다.

② 말린 둥굴레꽃 10송이 정도를 찻잔에 넣고 뜨거
   운 물을 부어 우려내어 마신다.

③ 둥굴레꽃 얼음을 만들어 차게 마신다.

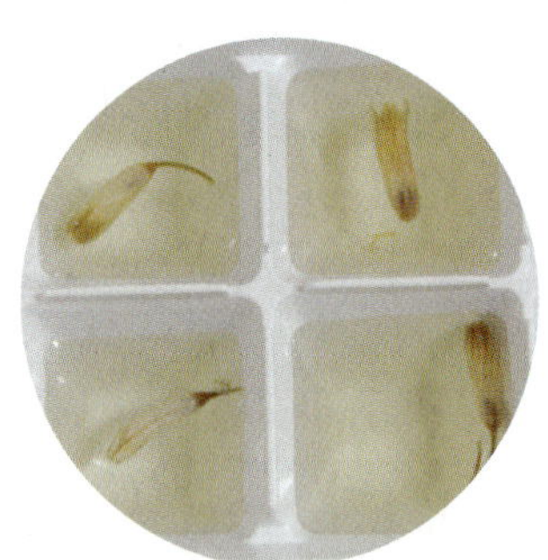

둥굴레꽃 얼음

| 차로 마신 후 꽃 이용법 |

① 건조해 두었다가 재탕해서 마신다.

② 둥굴레 뿌리를 갈아 찹쌀가루와 섞어 전을
   부치고 그 위에 둥굴레꽃을 올린다.

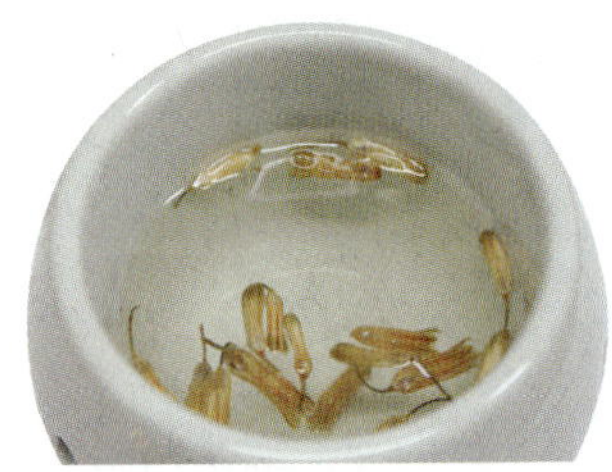

둥굴레꽃차

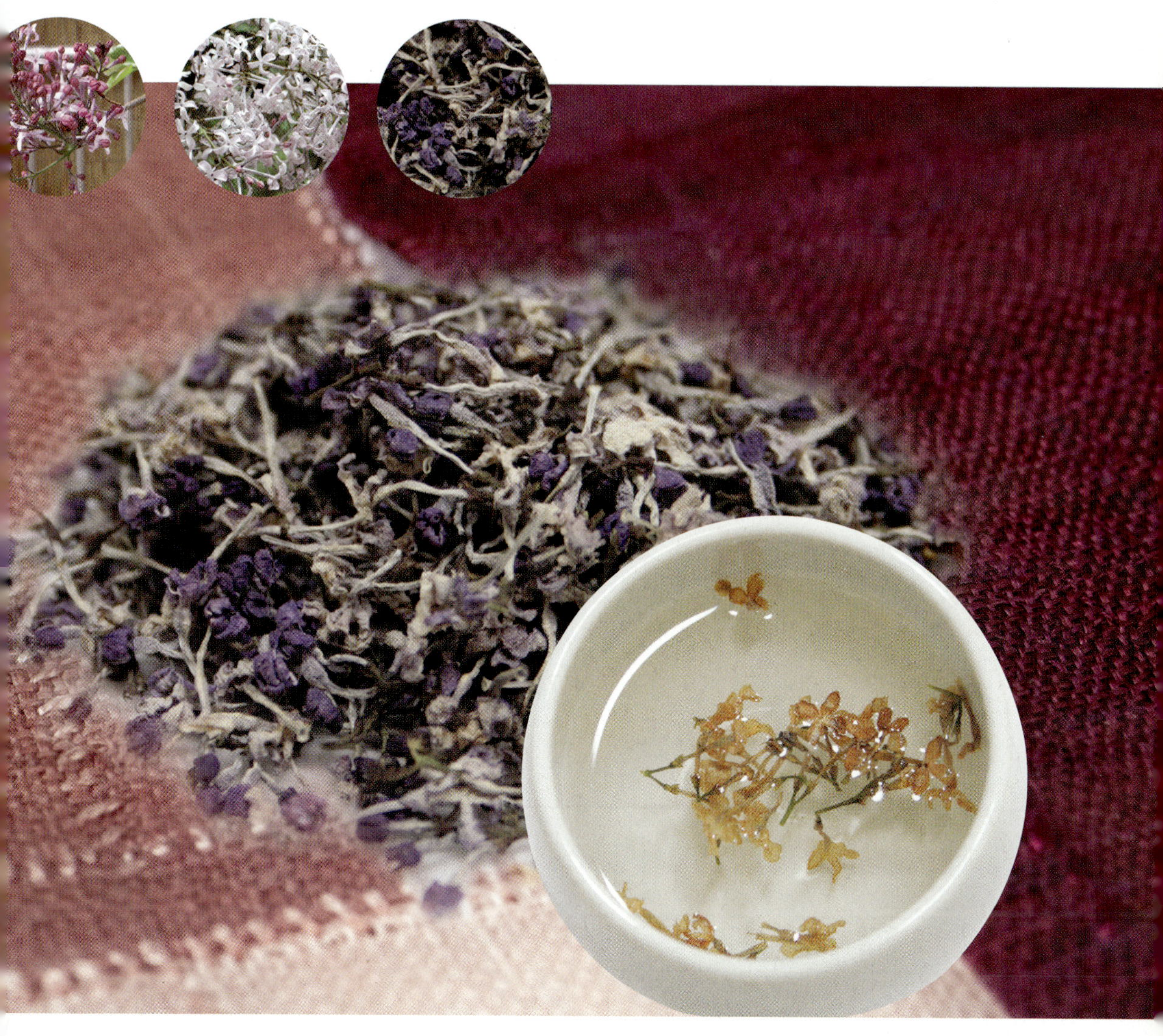

라일락꽃차

| 꽃말 | 첫사랑의 감동, 젊은날의 추억, 사랑의 싹

| 학명 | *Syringa dilatata* | 영명 | Lilac | 이명 | 수수꽃다리

| 과명 | 물푸레나무과 | 원산지 | 유럽 발칸반도 | 생육상 | 낙엽관목 | 꽃색 | 보라색

| 번식방법 | 종자, 삽목, 접목 | 개화시기 | 4~5월

49

이질을 치료, 향이 좋아 향수의 재료로 사용

꽃차의 맛이 좋다. 꽃잎은 쓴맛이 나지만 우러난 맛은 그리 쓰지 않다. 뜨거운 찻물을 부어 라일락꽃의 모양이 완전히 퍼지면 아주 예쁘다. 열에 불안정해 보라색 꽃이 갈색 꽃으로 변한다. 차색은 갈색이다.

| 채취 시기와 방법 |

① 시기: 5월에 꽃이 활짝 피기 전에 채취한다.

② 방법: 가지의 끝자락에 매달려 있는 꽃을 따고 화서에서 꽃을 하나씩 딴다. 아래쪽 꽃은 이미 피어 있어도 위쪽으로 가면 아주 작은 봉오리가 있다.

| 꽃차 만드는 방법 |

① 떼어 낸 꽃은 꽃잎이 그다지 두껍지 않아 3일 정도면 마른다.

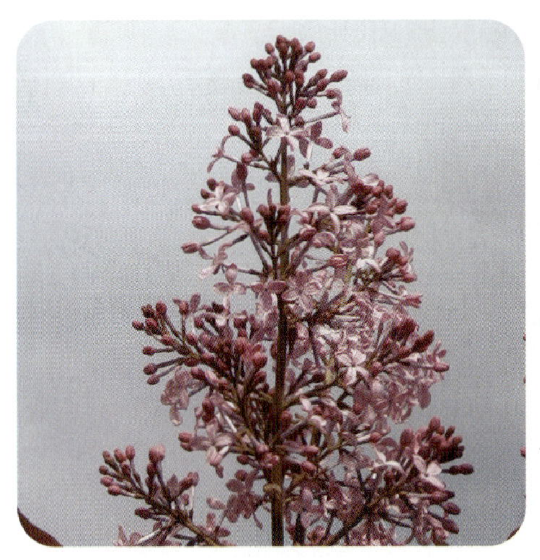

가지 끝에 매달린 라일락 꽃줄기

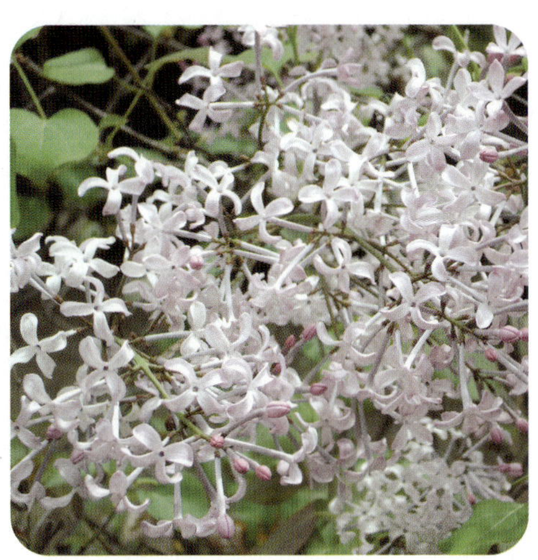

활짝 개화한 라일락꽃

② 말린 꽃은 지퍼백에 싸서 밀폐 용기에 잘 보관한다.

③ 말린 꽃을 10개 정도 찻잔에 넣고 뜨거운 물을 부어 우려내어 마신다.

④ 쓴맛이 싫으면 살짝 우려내어 마시고, 써도 좋으면 약간 두었다가 마신다.

차로 마신 후 꽃 이용법

① 모아 두었다가 한꺼번에 재탕한다.

② 재건조한 꽃잎을 모아 향 베개를 만든다.

③ 라일락꽃 얼음을 만들어 두었다가 냉차로 마신다.

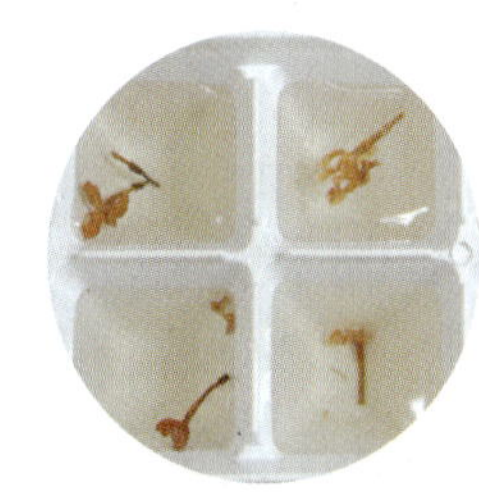
라일락꽃 얼음

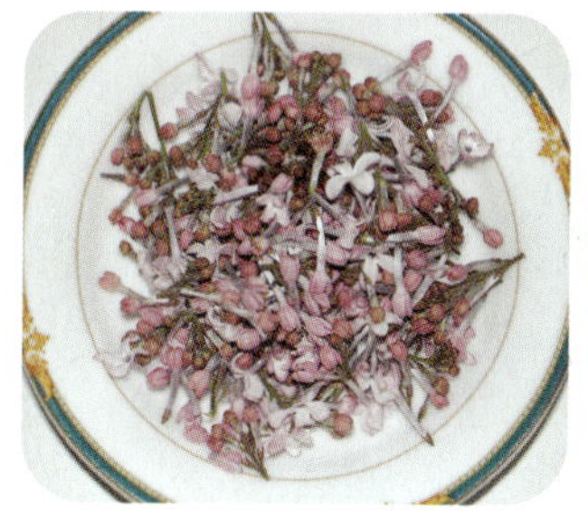
꽃은 하나씩 떼어 말린다

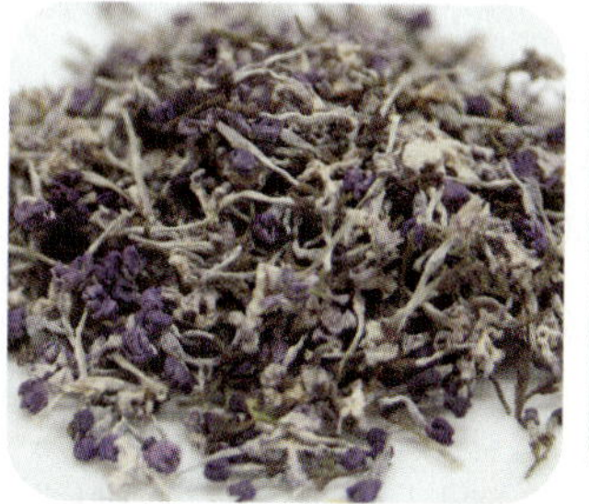
건조한 라일락꽃

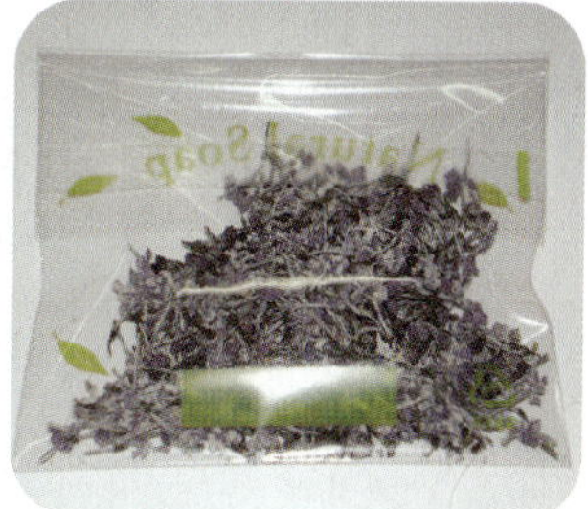
건조한 라일락꽃 보관

더 알아보기

라일락=수수꽃다리=정향나무(?)

영어권에서는 라일락(lilac)이라 부르고, 프랑스에서는 리라(lilas)라고 한다. 사실 라일락은 중국에 자라는 수수꽃다리 종류를 유럽 사람들이 가져다가 개량한 것을 우리가 다시 수입하여 꽃의 구분이 크게 다르지 않다. 수수꽃다리의 고향은 추운 북쪽 지방의 석회암 지대이나, 우리나라 어디에나 옮겨 심어도 까다롭게 굴지 않고 잘 자란다. 수수꽃다리를 닮은 나무들이 여럿 있다. 정향나무, 개회나무, 털개회나무, 꽃개회나무 등이 그것이다. 정향나무는 오래 전부터 향료와 약재로 널리 알려져 있다. 우리나라 북부 지방에 자라는 수수꽃다리와 가까운 혈족 관계에 있는 정향나무는 꽃에 향기가 있다는 것 때문에 같은 이름을 쓰게 되었다.

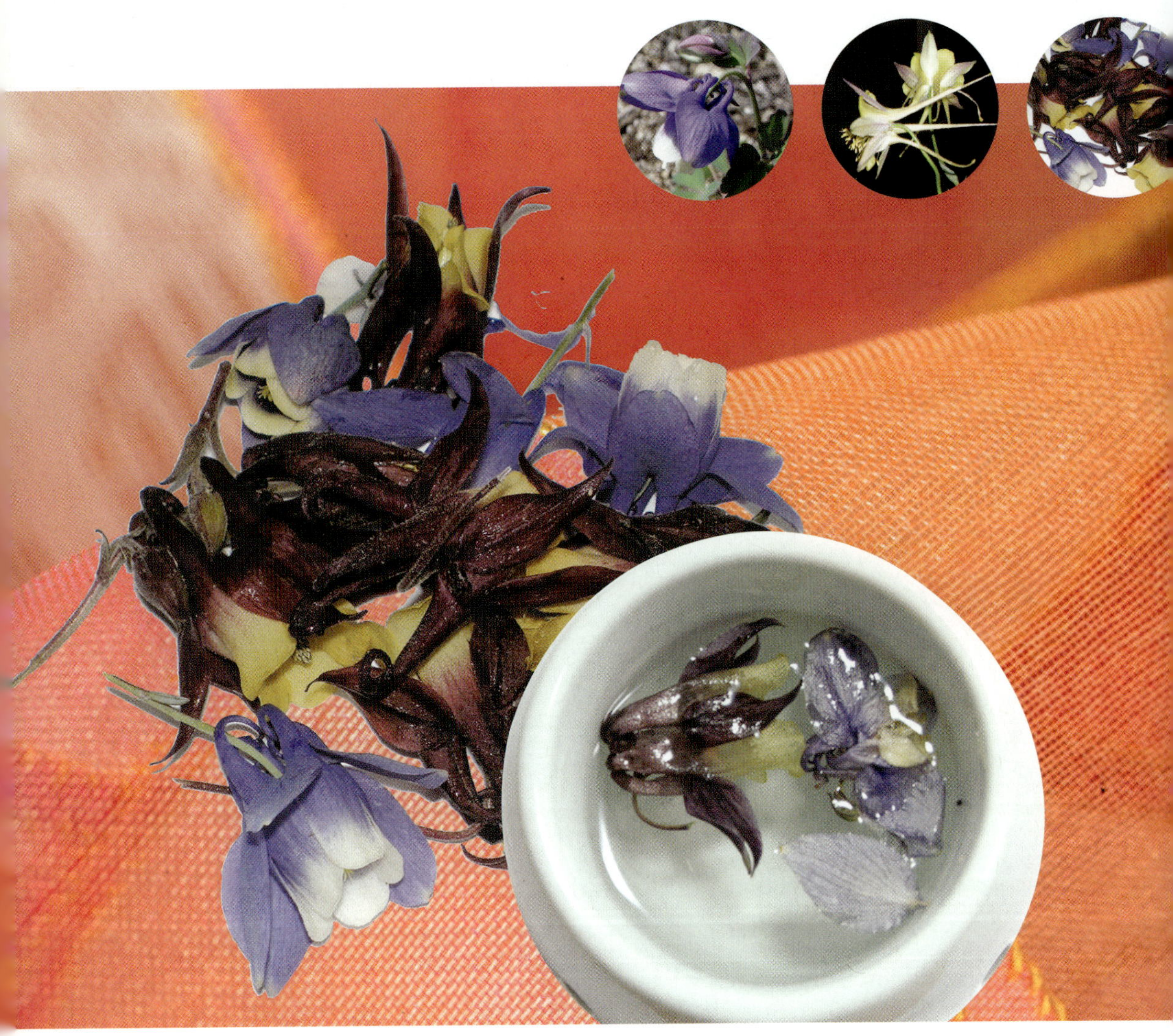

매발톱꽃차

| 꽃말 | 어리석음, 근심

| 학명 | *Aquilegia buergeriana* var. Oxysepala (Trautv. & Meyer) Kitam.

| 영명 | Columbine | 이명 | 노랑매발톱꽃, 노랑매발톱풀, 누두채 | 과명 | 미나리아재비과

| 원산지 | 한국 | 꽃색 | 보라색, 파란색, 흰색, 분홍색 | 번식방법 | 종자 | 개화시기 | 6~7월

통경, 활혈의 효능이 있고 월경불순 등 부인병을 치료

전초를 누두채라고 한다. 꽃에는 아네모닌(anemonine), 플라보노이드(flavonoid)계 성분이 함유되어 있다. 들에 핀 꽃을 따서 먹으면 달고 아삭하다. 맛이 좋아 꽃샐러드의 재료로도 매우 좋다. 양상추에 아주 잘 어울리는 샐러드 재료이다. 꽃차 맛이 순하며, 차로 마실 때면 말랐던 꽃이 예쁘게 피어오른다. 열에 안정적이어서 보랏빛을 그대로 유지한다.

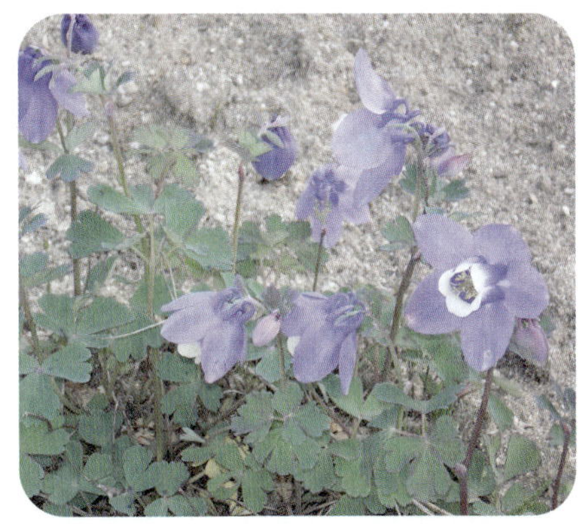

재배한 매발톱꽃

꽃잎 뒤쪽에 '꽃뿔' 이라는 꿀주머니가 있는데, 매의 발톱처럼 안으로 굽은 모양이다. 속명인 아킬레지아(*Aquilegia*)도 '독수리' 를 의미하는 라틴어 아킬라(aquila)에서 비롯되었다고 한다. 서양에서는 꽃 모양이 피에로의 모자를 닮았다고 해서 '피에로의 달' 이라고도 부른다.

하늘매발톱은 높은 산의 석회암 지대에서 자라지만, 매발톱꽃은 햇볕이 잘 드는 계곡에서 자란다. 하늘과 가까운 높은 지역에서 자라기 때문에 이름에 '하늘' 이 붙은 하늘매발톱은 매발톱꽃보다 키가 작고, 꽃은 크고

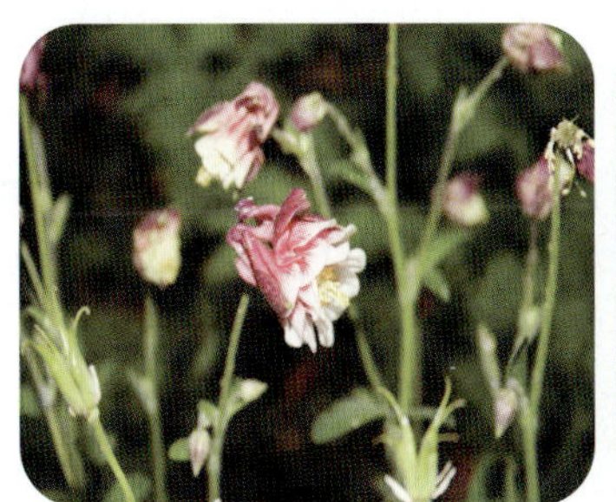 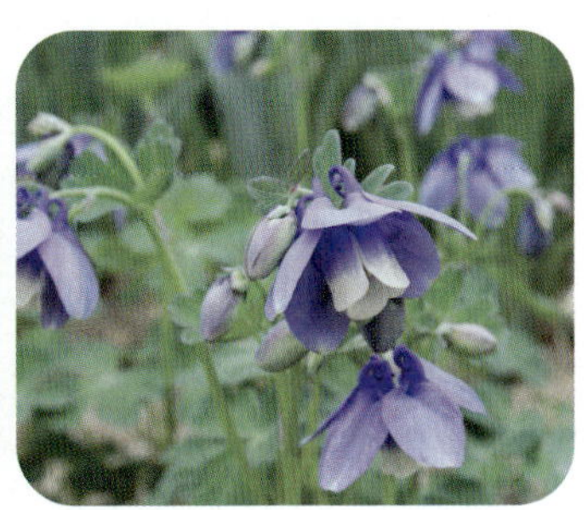

원예종으로 개발된 매발톱꽃

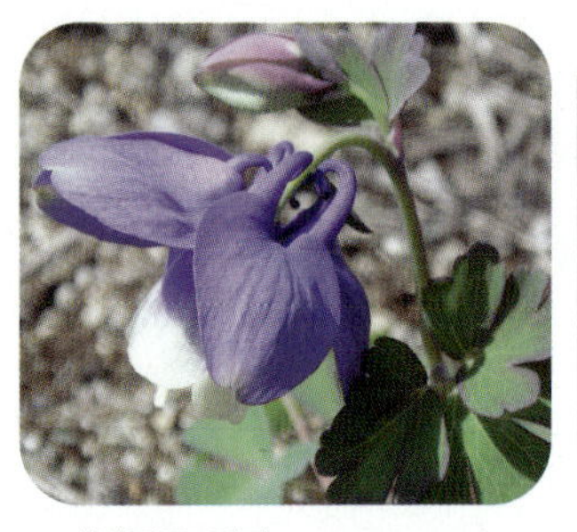

매발톱꽃 뒷면

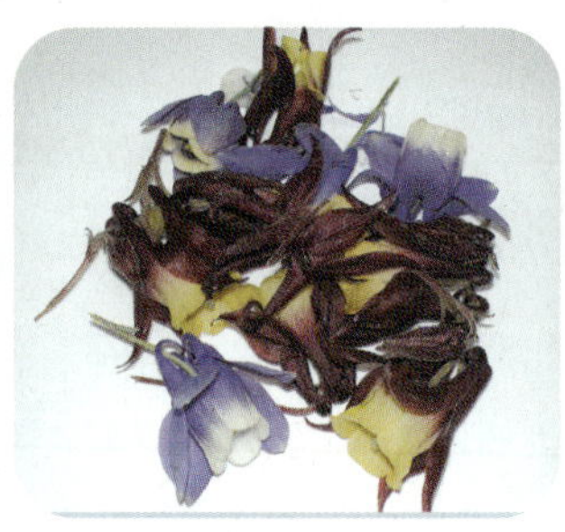

채취한 매발톱꽃

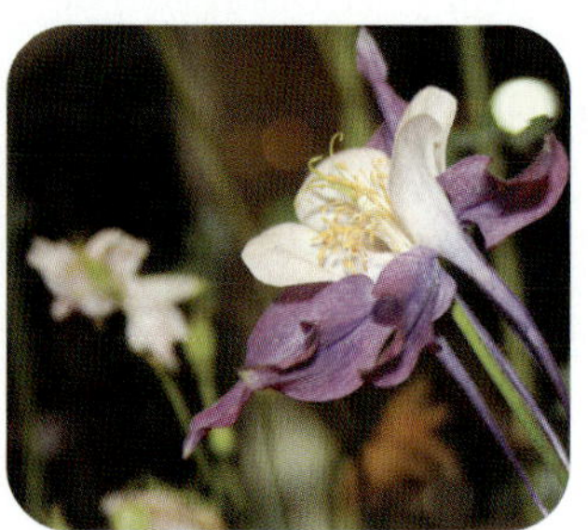

매발톱꽃 송이

푸른색을 띠며, 안쪽은 노란색이다. 시중에서는 안쪽이 흰색인 꽃을 원예종으로 개발하여 하늘매발톱이라고 부르고 있는데, 이는 진짜 하늘매발톱이 아니다.

| 채취 시기와 방법 |

① 시기 : 6~7월에 봉오리에서 바로 핀 꽃을 선택한다.

② 방법 : 꽃봉오리째 채취한다. 어느 종류의 매발톱꽃도 상관없이 사용할 수 있다.

| 꽃차 만드는 방법 |

① 그늘에서 잘 말려 프라이팬에 살짝 볶아 낸다.

② 밀폐 용기에 담아 보관한다.

③ 말린 꽃 한 송이를 찻잔에 넣고 끓는 물을 부어 1분 정도 우려내어 마신다.

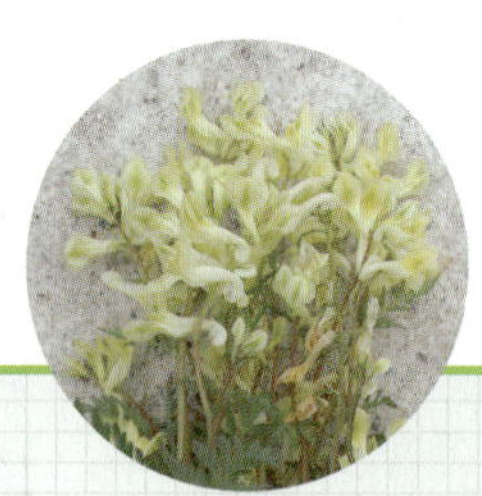

산괴불주머니

더 알아보기

생리불순에 효과가 있는 또 다른 식물

산괴불주머니, 당귀, 달맞이꽃, 인진쑥, 장구채, 홍화, 부처손

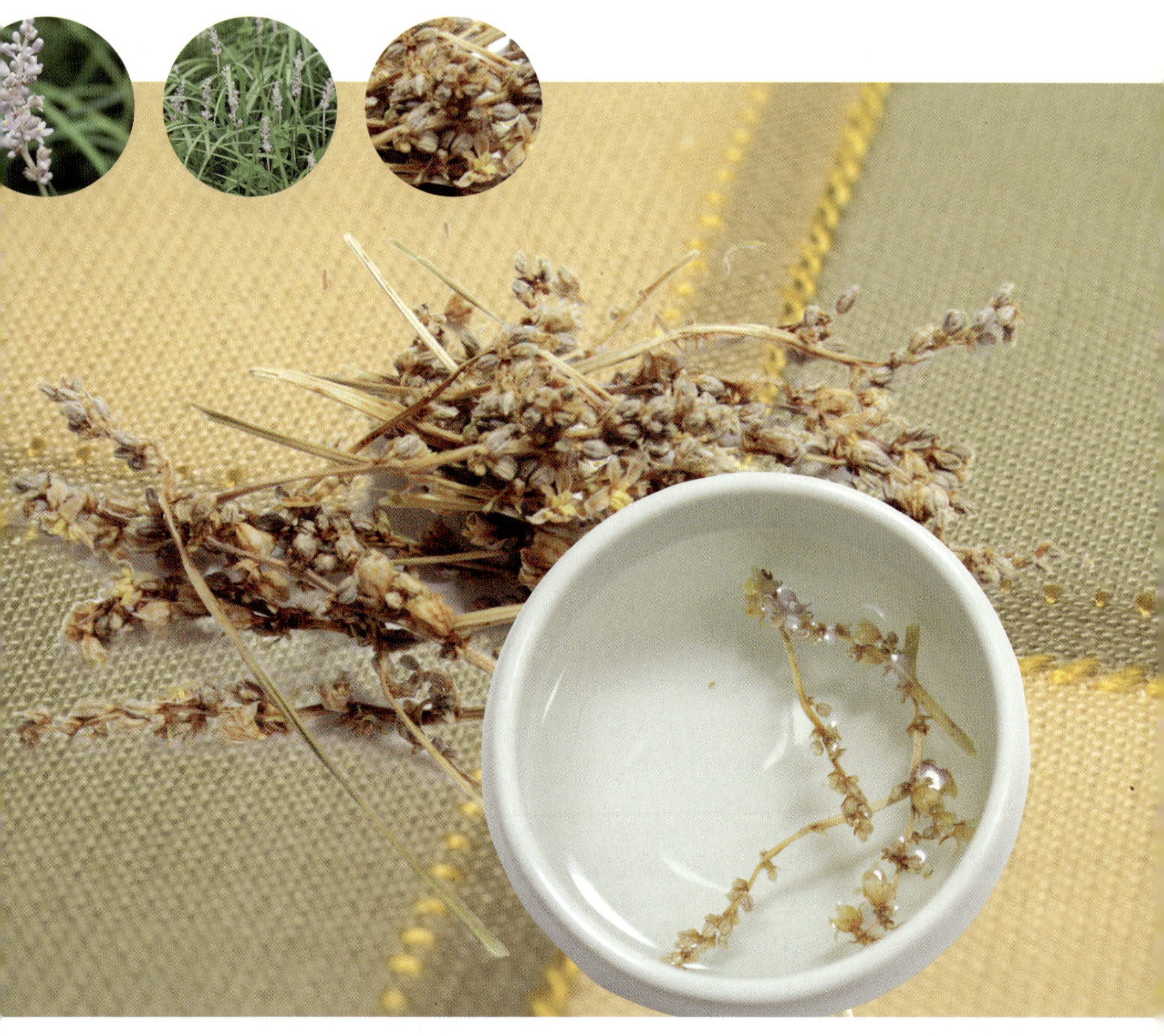

맥문동꽃차

| 꽃말 | 인내　| 학명 | *Liriope platyphylla* Wang et Tang

| 영명 | Broadleaf Liriope　| 이명 | 알꽃맥문동, 넓은잎맥문동

| 과명 | 백합과　| 원산지 | 한국　| 생육상 | 여러해살이풀　| 꽃색 | 보라색

| 번식방법 | 종자　| 개화시기 | 5~6월

55

> 맥문동 전초는 해열 등에 약효가 있고 폐결핵, 만성기관지염, 만성인후염
> 등에 효과

맥문동 뿌리는 보리와 비슷하고, 잎은 겨울에도 시들지 않는다고 하여 맥문동(麥門冬)이라 이름 지어졌다고 한다. 해열 등에 약효가 있고 폐결핵, 만성기관지염, 만성인후염 등에도 효과가 있다.

둥굴레차 맛과 비슷하며, 꽃줄기에 꽃이 졸망졸망 맺힌 것이 아주 귀엽다. 꽃을 관찰하면서 마실 수 있어 더욱 좋은 차이다. 차색은 투명한 연한 노란색이다. 향은 별로 없고 맛은 쑵쓸한 맛이며, 꽃색은 뜨거운 물을 부어도 빠져 나오지 않는다.

| 채취 방법 |

봉오리에서 바로 핀 꽃을 선택한다.

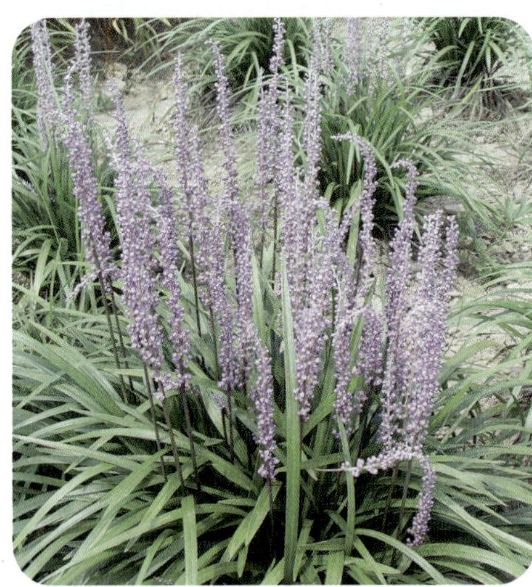

맥문동꽃

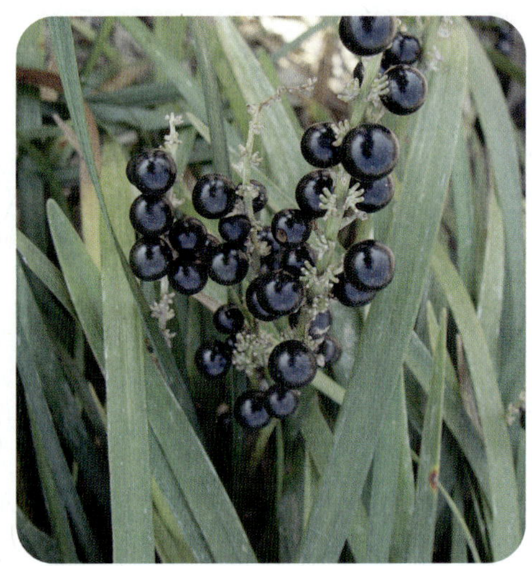

맥문동 열매

| 꽃차 만드는 방법 |

① 꽃을 그늘에서 1주일 정도 말린다.

② 건조 후 밀폐 용기에 보관한다.

③ 말린 꽃줄기 2~3개를 찻잔에 넣고 끓는 물을
   부어 1~2분간 우려 마신다.

| 차로 마신 후 꽃 이용법 |

재탕하여 마신다.

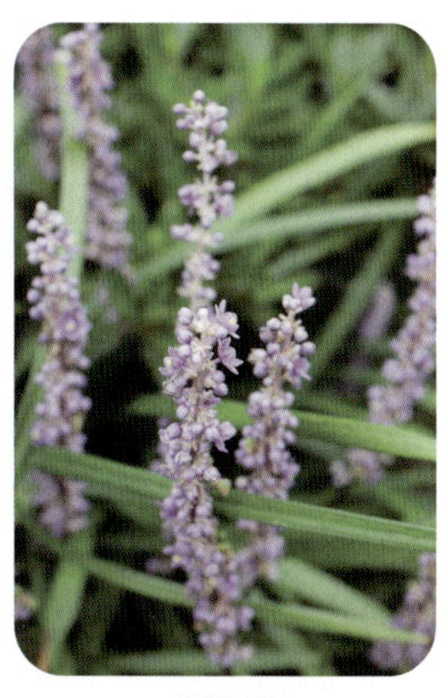

맥문동꽃

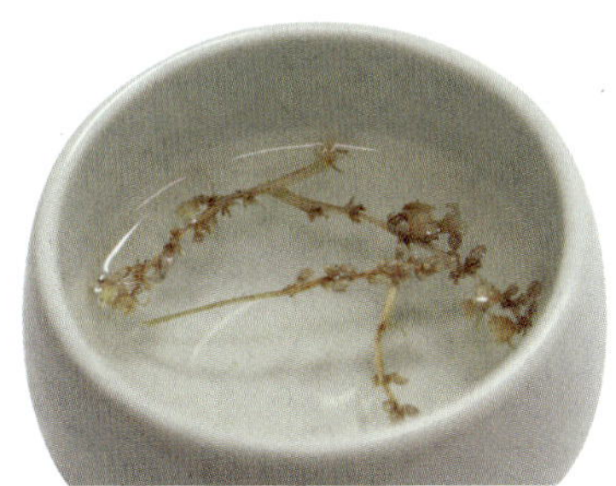

맥문동꽃차

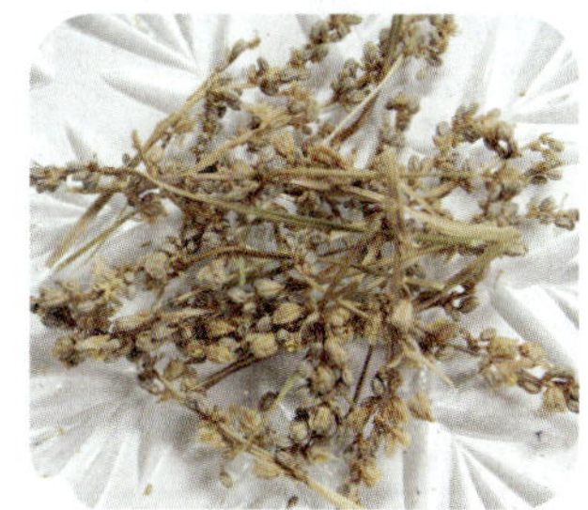

건조한 맥문동꽃

더 알아보기

전국에서 가장 아름다운 가로수 길 중의 하나로 꼽히는 전남 담양 메타세쿼이아 가로수 길에 맥문동이 심어져 있어 8월 중순에 이 길을 찾으면 만개한 맥문동꽃을 볼 수 있다. 이 시기에는 무더위가 한풀 꺾이면서 데이트하는 연인들과 관광객들이 몰려 자주색 꽃을 배경으로 사진을 찍거나 손을 꼭 잡고 오가는 모습을 볼 수 있다. 맥문동은 백합과에 속하는 여러해살이풀로, 가뭄과 추위에 잘 견뎌 겨울에도 잎이 지지 않고 푸른색을 그대로 지닌다.

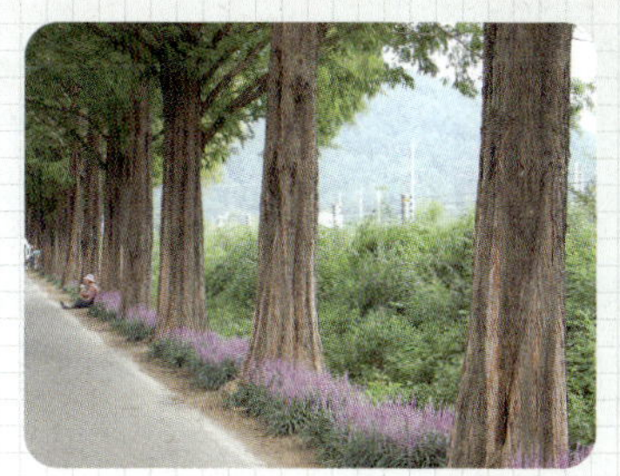

메타세쿼이아 길의 맥문동꽃

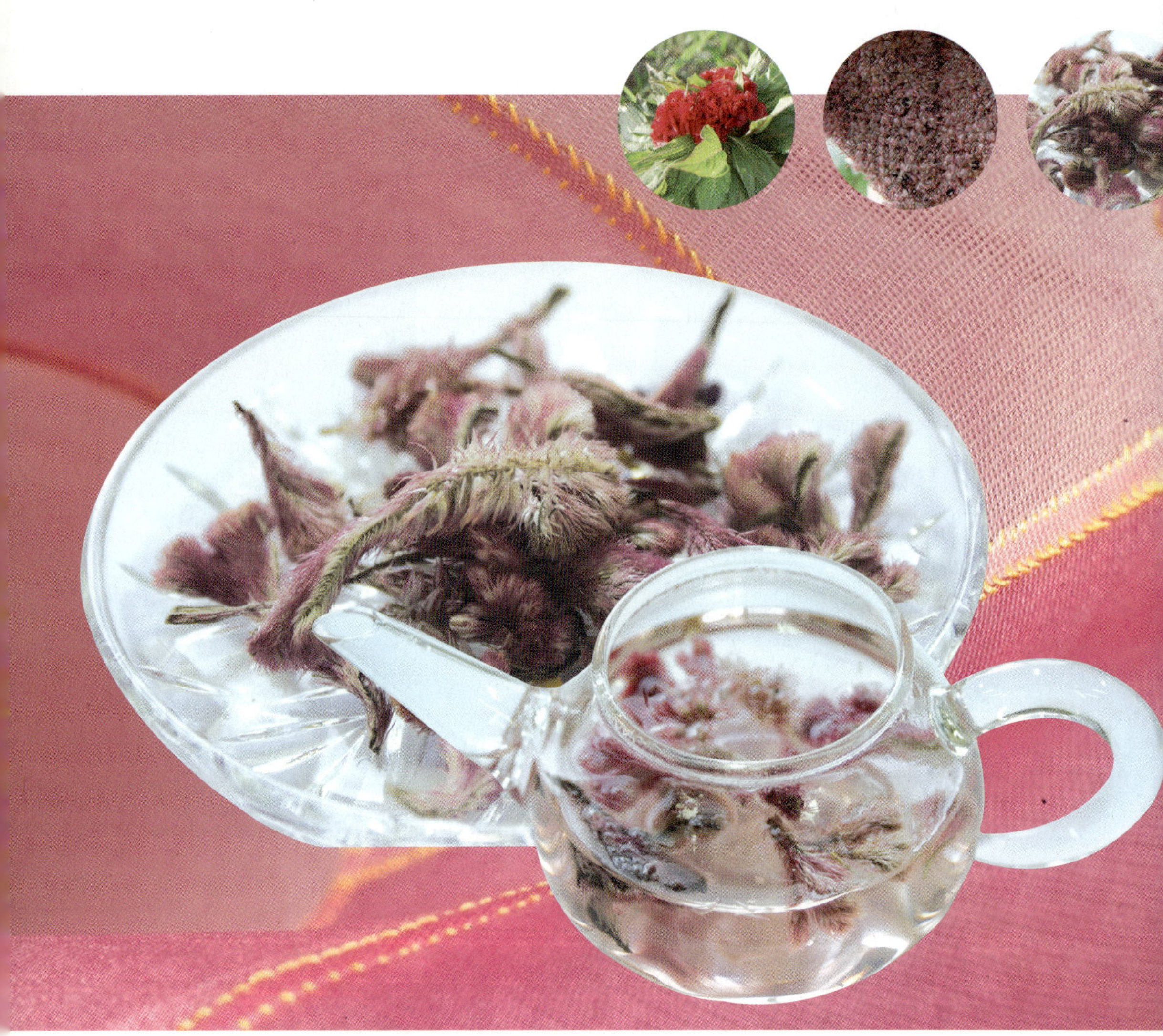

맨드라미꽃차

| 꽃말 | 열정 | 학명 | *Celosia cristata* |

| 영명 | Cockscomb | 이명 | 계관화(鷄冠花), 맨도라미, 긴잎맨드라미 |

| 과명 | 비름과 | 원산지 | 인도 | 생육상 | 한해살이풀 |

| 꽃색 | 빨간색, 노란색, 주황색 | 번식방법 | 종자 | 개화시기 | 7~8월 |

맨드라미꽃은 지사제로 약용하거나 관상용으로 이용한다. 예로부터 맨드라미꽃을 말려서 달이거나 가루를 내어 설사약으로 사용했다. 치루로 인한 하혈, 적백리, 토혈, 해혈, 적백대하를 치료한다. 외용에는 짓찧어서 환부에 바른다.

맨드라미꽃의 모양이 마치 닭벼슬처럼 생겨서 계관화(鷄冠花)라고도 하며, 두툼한 줄기 끝에 꽃들이 모여 핀다. 속명 셀로시아(celosia)는 그리스어로 '불타오르다(burning)'는 뜻으로, 꽃색이 불타오르는 것과 같은 적색에서 기인한 것이다. 종명 크리스타타(cristata)는 라틴어로 닭의 볏(crest)를 뜻하는데, 이것은 식물의 꽃 모양을 표현한 것이다.

맨드라미는 영어로 'Cockscomb'인데, 영명 역시 수탉의 볏이라는 의미로 'cock's head'라고도 한다. 한방과 민간에서는 맨드라미 씨를 계관자라 하고 꽃을 계관화라 하며 토혈, 요혈, 모든 출혈, 하리, 구토, 거담, 설사, 자궁염, 적백리 등에 다른 약재와 같이 처방한다.

맨드라미꽃의 붉은 색소는 떡, 부침개를 할 때 즙을 짜서 붉게 물들이면 좋다.

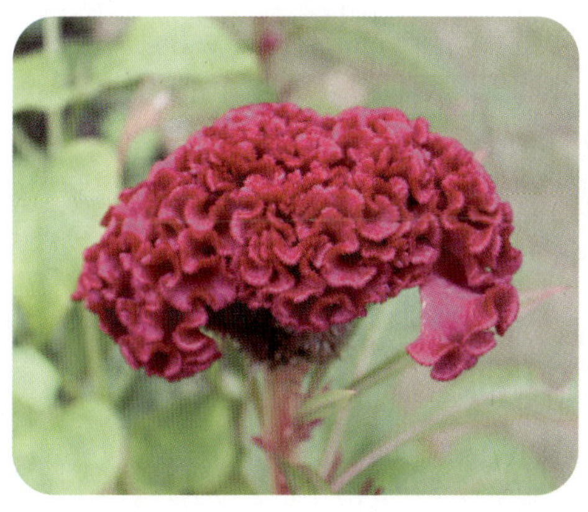

맨드라미꽃

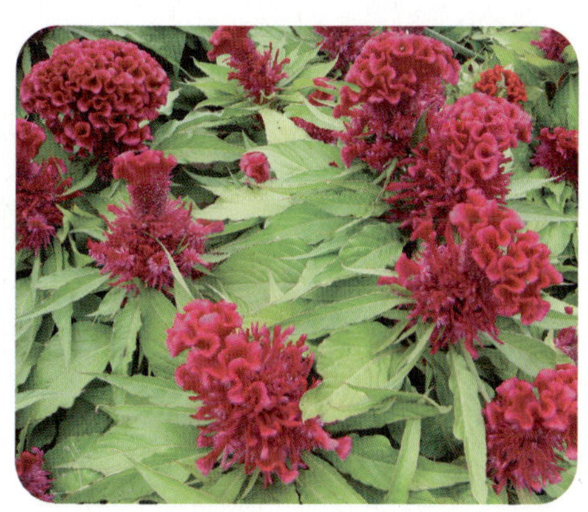

활짝 핀 맨드라미 무리

차색이 처음에는 약간 붉다. 뜨거운 물을 부으면 처음에는 그대로 있다가 나중에는 꽃덩어리의 붉은빛이 빠지면서 하얀색으로 변한다. 맛은 순한 편이다.

| 채취 방법 |

봉오리에서 바로 핀 꽃을 선택한다.

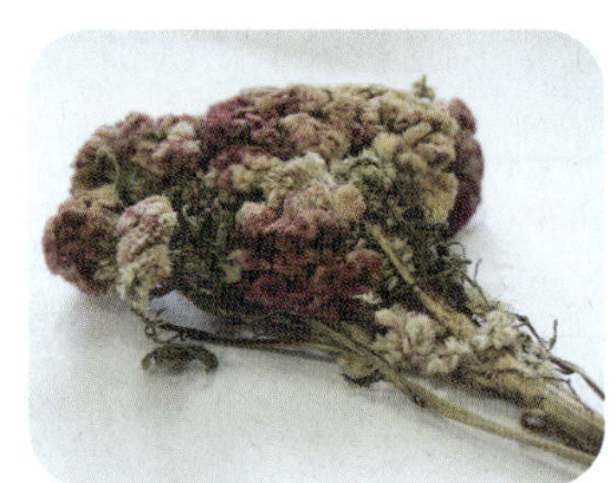

맨드라미 꽃줄기 전체를 건조한 모습

| 꽃차 만드는 방법 |

① 꽃송이를 따서 깨끗이 씻는다.

② 꽃송이를 적당히 떼어서 소쿠리에 담아 그늘
   에서 말린다.

③ 밀폐 용기에 담아 냉장 보관한다.

④ 찻잔에 말린 꽃을 넣고 뜨거운 물을 부어 우려내어 마신다.

| 차로 마신 후 꽃 이용법 |

① 재탕하여 마신다.

② 재건조하여 목욕제로 이용한다.

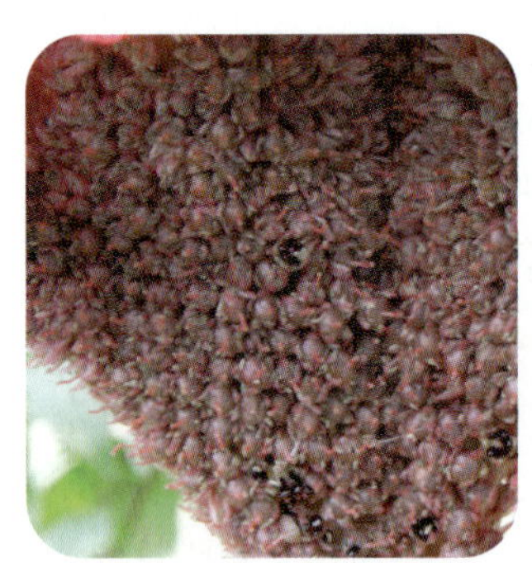

맨드라미 씨앗

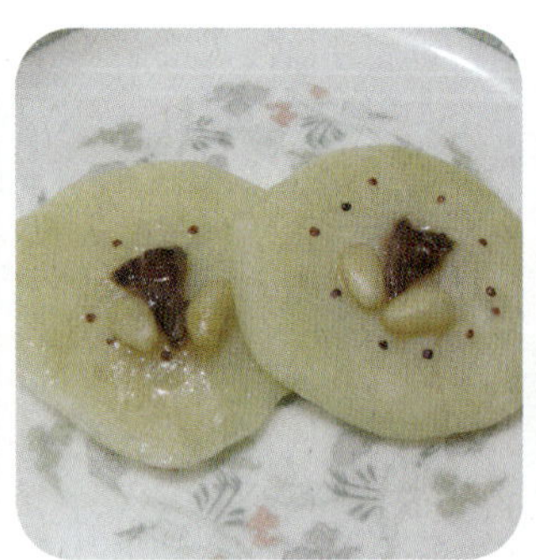

맨드라미 화전

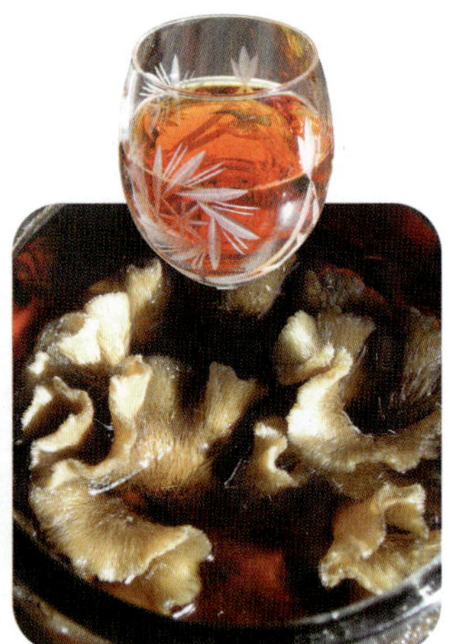

맨드라미술

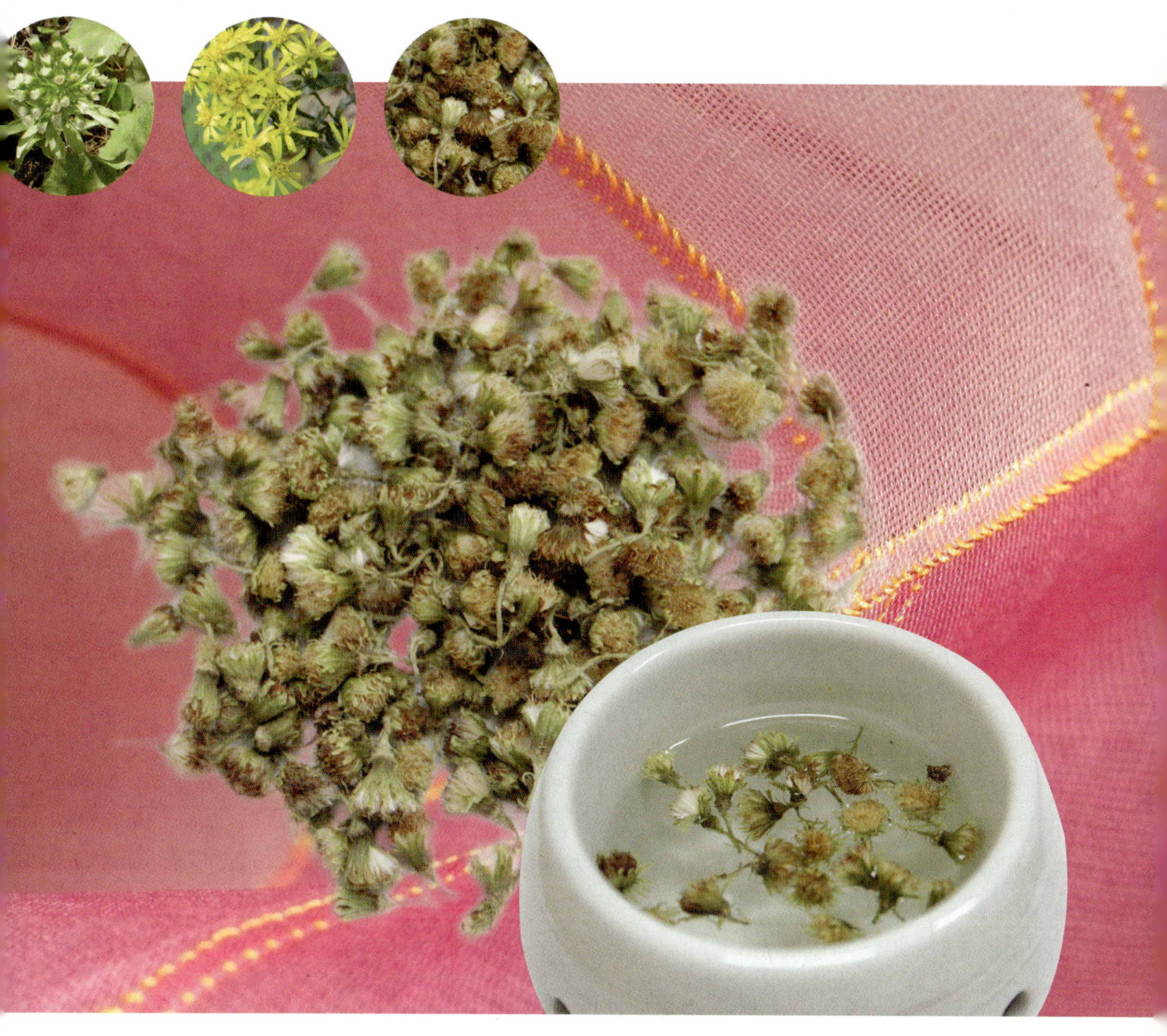

머위꽃차

| 꽃말 | 공평 　 | 학명 | *Petasites japonicus* (Siebold & Zucc.) Maxim.

| 영명 | Sweet-scented Tussilage, Japanese Butterbur

| 이명 | 머구, 봉즙채, 사두초, 봉두채, 관동화 　 | 과명 | 국화과 　 | 원산지 | 한국

| 꽃색 | 암꽃은 흰색, 수꽃은 연노랑색 　 | 번식방법 | 포기나누기 　 | 개화시기 | 4~5월

예로부터 꽃이삭을 건위, 진해, 해열, 화상에 약으로 써 왔고 해독 작용이
뛰어남. 암을 예방, 천식을 개선하고 식욕증진 효과

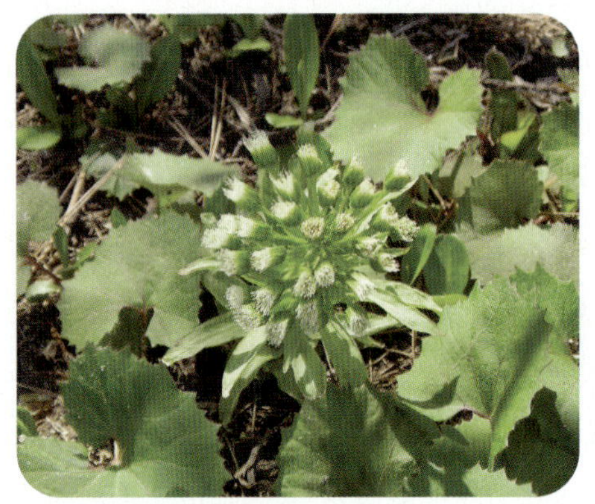

머위꽃

봄철에 덩어리로 뭉쳐 갓 자라는 머위
꽃은 날것을 된장에 박아 장아찌를 만들
거나 조림을 하면 맛이 아주 좋다. 줄기나
잎보다는 꽃을 튀김하면 일품으로 치는
데, 만날 수 있는 시기가 짧아 아쉽다.

차맛은 순하다. 약간 코끝이 찡한 느낌
은 있지만 독한 느낌은 없다. 찻잔에서 꽃
이 무더기로 피는 모습이 아름답다. 차로
우리면 말린 꽃은 4배 정도 커진다. 차색

이 연녹색으로, 두면 둘수록 계속 쓴맛이 우러난다. 재탕을 해서 먹으면 좋을 차 재료
이다. 머위는 3월 말부터 땅에 바짝 붙어 핀다. 처음에는 눈에 띄지 않지만 자세히 들
여다보면 작은 꽃들이 뭉쳐서 피어 있다. 습한 곳에서 잘 자란다.

| 채취 방법 | 봉오리에서 바로 핀 꽃을 선택한다.

덩어리로 건조 시
잘 마르지 않음.

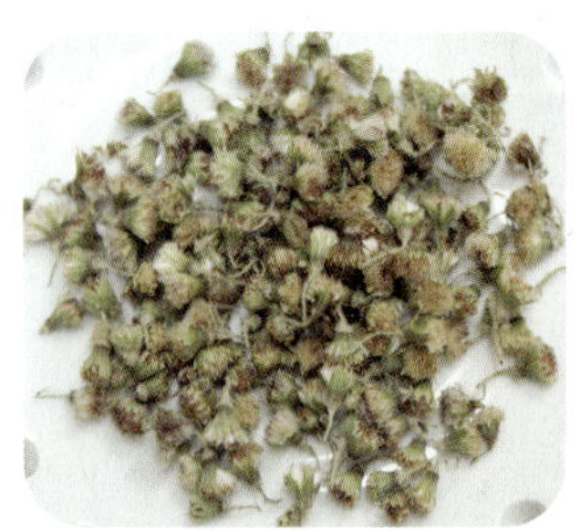

건조한 머위꽃

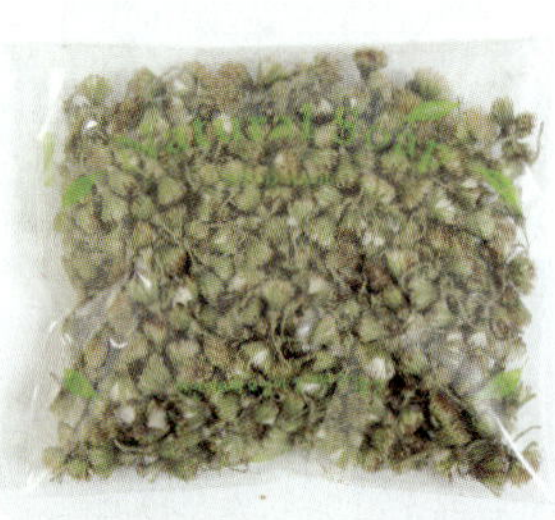

건조 보관 중인 머위 꽃봉오리

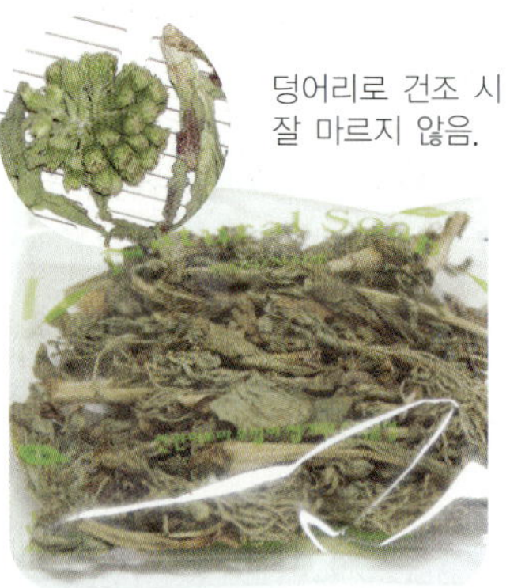

차로 이용하는 머위 잎과 줄기 포장

| 꽃차 만드는 방법 |

① 머위꽃을 하나씩 떼어 내어 그늘에서 말린다.

② 밀폐 용기에 담아 두고 사용한다.

③ 말린 작은 꽃봉오리를 7~8송이 찻잔에 담고 뜨거운 물을 부어 우려내어 마신다.

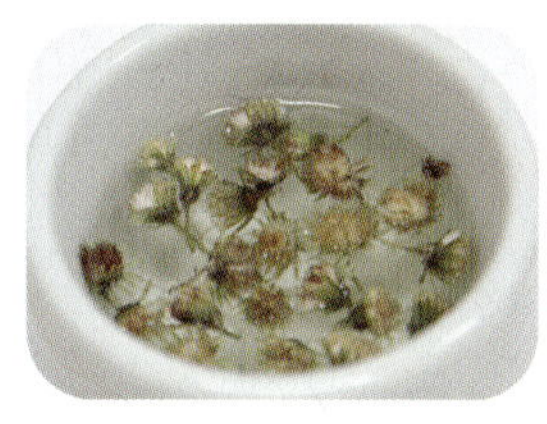

머위꽃차

| 차로 마신 후 꽃 이용법 |

① 모아서 말려 두었다가 재탕해서 마신다.

② 떡이나 만두를 찔 때 물속에 넣어 훈증을 하면 향기도 좋고 보관을 오래할 수 있다.

③ 된장에 박아 먹는다.

④ 머위꽃 얼음을 만들어 두었다가 냉차로 마신다.

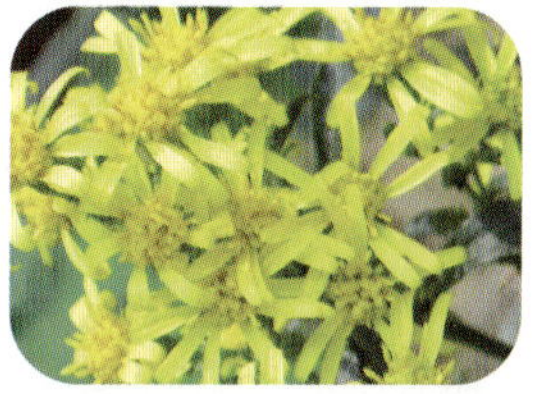

털머위꽃

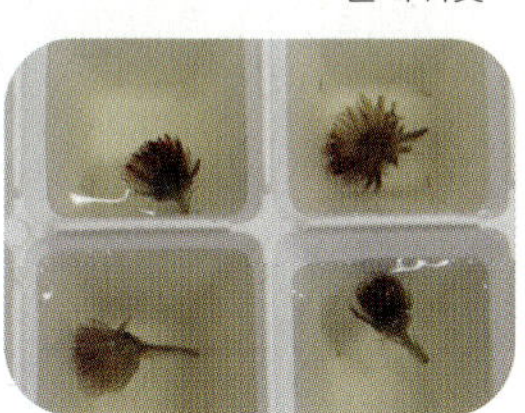

머위꽃 얼음

더 알아보기

머위는 독일, 스위스, 프랑스 같은 유럽에서 가장 탁월한 암 치료약으로 인정받고 있다. 스위스의 자연요법 의사 알프레드 포겔 박사는 머위야말로 독성이 없으면서도 강력한 항암 작용이 있는 식물이라고 했다. 그는 머위의 항암 효과에 대해서 『포겔 박사에게 물어 보세요』라는 책에서 이렇게 썼다.

"여러 해 동안 페타시테스(머위)를 암 환자에게 투여해서 좋은 결과를 얻었기 때문에 연구가들은 이 실험을 계속하고 있다. 미래를 보장할 수 없는 절망적인 암 환자가 페타시테스의 도움을 얻어 결국에는 회복이 가능할지도 모르며, 이러한 가능성은 우리에게 희망과 가능성을 안겨 준다. 화제를 일으키며 언론에 보도되었던 많은 암 치료제들은 대부분은 갑자기 나타난 속도만큼이나 빨리 사라져 갔다. 그러나 페타시테스 추출물이 갖고 있는 치료 효과에 대한 관찰은 이 식물이 암의 전반적인 성장에 특정한 영향을 미친다는 사실을 수십 년에 걸쳐 변함없이 보여 주고 있다."

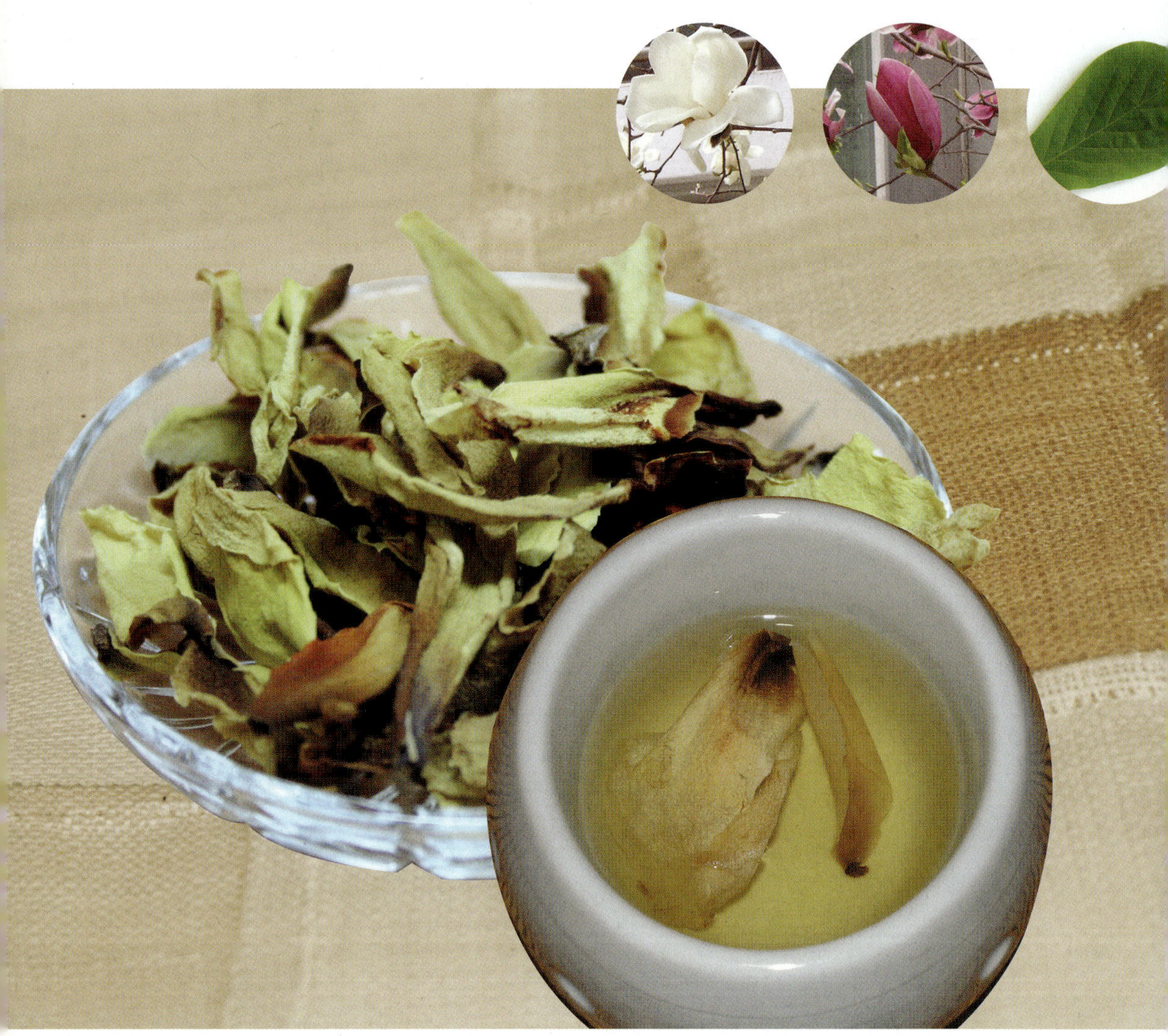

목련꽃차

| 꽃말 | 자연에의 사랑

| 학명 | *Magnolia kobus* | 영명 | Kobus Magnolia

| 이명 | 북향화, 옥수옥, 목필 | 과명 | 목련과 | 원산지 | 중국 | 생육상 | 낙엽교목

| 꽃색 | 흰색, 자주색 | 번식방법 | 실생, 분주, 삽목, 접목 | 개화시기 | 3~4월

소염, 익폐화기, 월경 전의 복통과 불임, 비염, 축농증, 코막힘, 치통을 치료

해마다 4월이면 '4월의 꽃' 인 목련이 공원이나 정원을 환하게 밝힌다. 이처럼 화사하고 풍성하게 봄기운을 안기는 우리가 흔히 보는 목련은 중국에서 오래 전 들여온 백목련이다.

자주색 꽃이 탐스러운 자목련도 중국 원산이다. 조경수로 많이 심는 일본목련은 일본 원산으로 일제 강점기에 들여왔다.

목련은 1억 년 전부터 화석에 밝혀진 교목성 꽃나무로 매혹적인 향기를 지녔다. 지구상에 150여 종으로, 북쪽을 향해 꽃이 피는 것이 특이하다. 꽃봉오리를 신이라 하며 거풍, 통규의 효능이 있고 두통, 축농증, 코막힘, 치통을 치료한다.

꽃을 옥란화라고 하며 소염, 익폐화기의 효능이 있고, 월경 전의 복통과 불임을 치료한다. 또한 집중력이 떨어지는 것을 예방하는 효과가 있다. 2000년 전부터 꽃을 약으로 썼다. 콧병에 효과적이다. 목련 꽃봉오리는 폐, 기관지 등에 작용하여 코막힘을

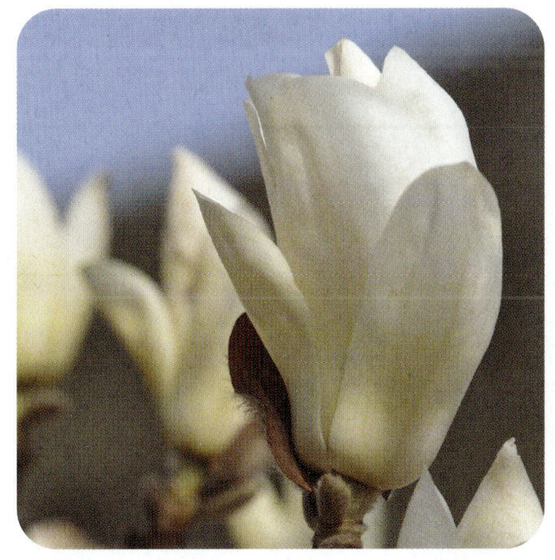

백목련꽃

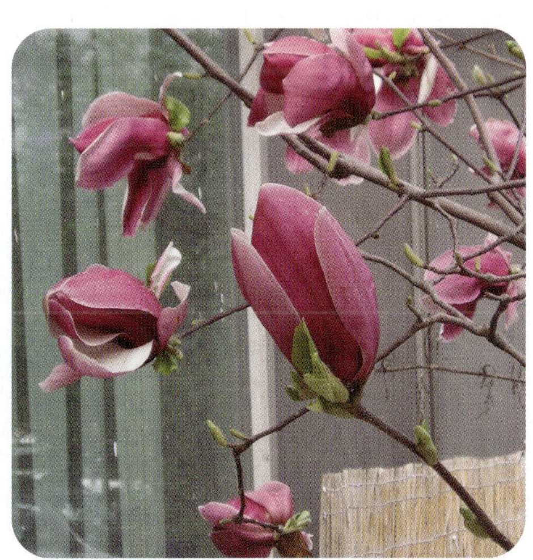

자목련꽃

뚫어 주고, 찬 기운을 발산시키는 작용이 있어 비염, 축
농증 등에 차로 장기간 마시면 효과를 볼 수 있다.

목련꽃차는 한방에서 '신이화차'라고 한다. 꽃에는
마그놀올(magnolol), 호노키올(honokiol) 성분이 함유되
어 있다. 꽃은 향수로 이용되며 씨앗, 뿌리, 나무껍질은
가려움증 치료에 사용된다. 맛이 그윽하고 은은하여 차
의 재료로 아주 좋다. 차의 색은 갈색이며 차맛은 약간
매운 느낌이 난다.

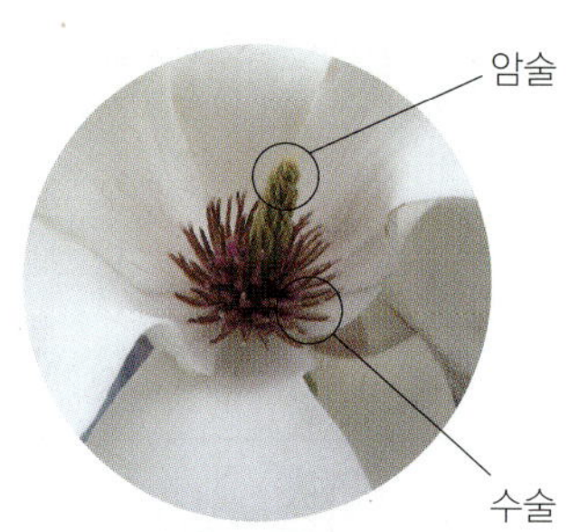

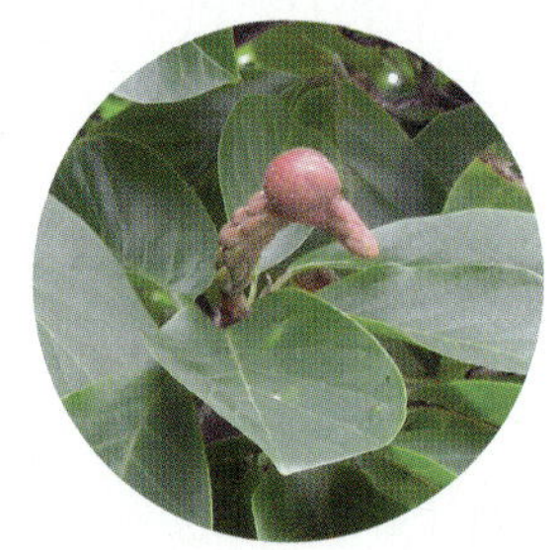

목련 열매

| 채취 시기와 방법 |

① 시기: 3~4월에 채취한다. 꽃봉오리나 흰색의 꽃
   이 1cm 이상 꽃받침에서 튀어올라 왔을 때가 가
   장 좋으며, 꽃이 핀 것도 상관없다.

② 방법: 봉오리 안에 꿀이 많아 끈적끈적하여 쉽게 건
   조되지 않으므로 암술, 수술, 씨방을 잘 떼어 낸다.
   꽃에 상처가 생기지 않도록 조심해서 손질한다.

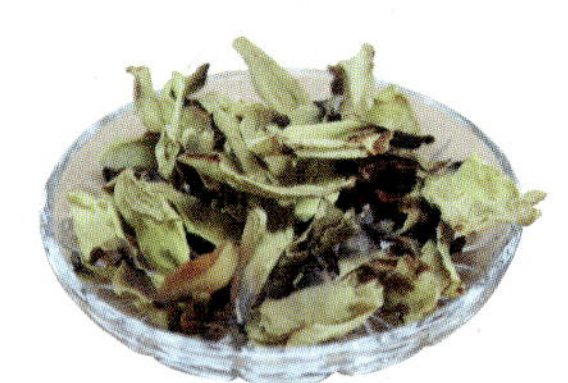

건조한 목련 꽃봉오리

| 꽃차 만드는 방법 |

만드는 방법 I

① 목련꽃을 따서 봉오리를 깨끗이 손질하여 설탕에 겹겹이 잰다.

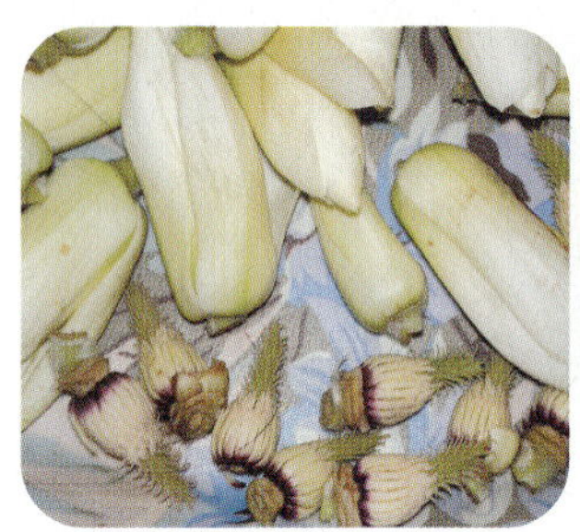

건조 중인 목련꽃

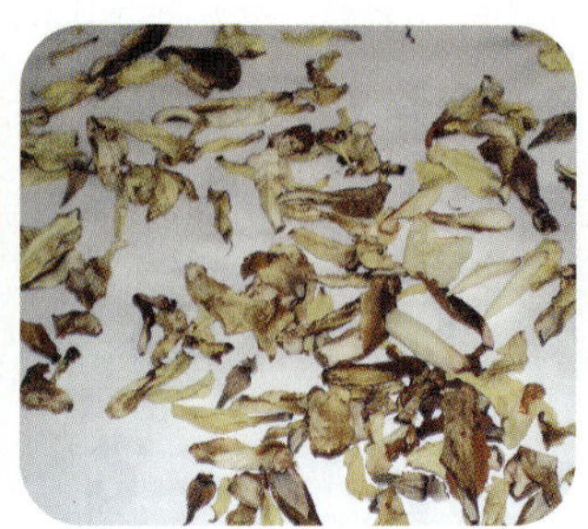

건조한 목련꽃

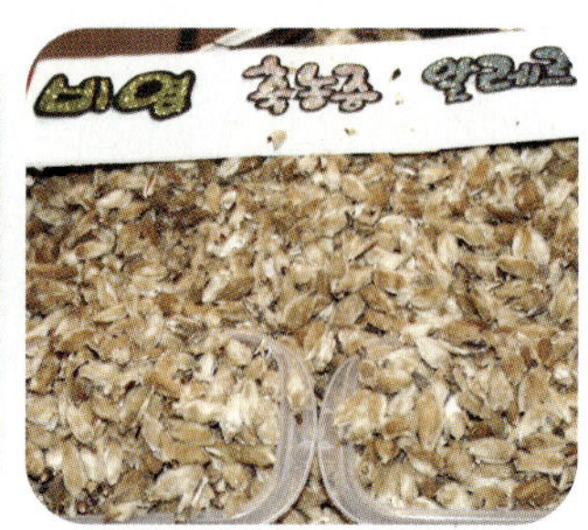

시중에 유통되는 신이(꽃봉오리)

② 사람의 체온이 닿으면 꽃의 색이 갈색으로 변하므로 주의한다.

③ 약 15일 정도 지나면 마실 수 있다.

만드는 방법 Ⅱ

① 목련꽃 봉오리를 깨끗이 손질하여 소금물에 겉을 살짝 담갔다가
   물기를 닦고 말린다.

② 살짝 쪄서 말리면 더 좋다.

③ 찻잔에 꽃잎 1~2장(5~7g)을 넣고 끓는 물(200mL)을 부어 우려내어 마신다.

④ 여러 번 계속 우려내어 마신다.

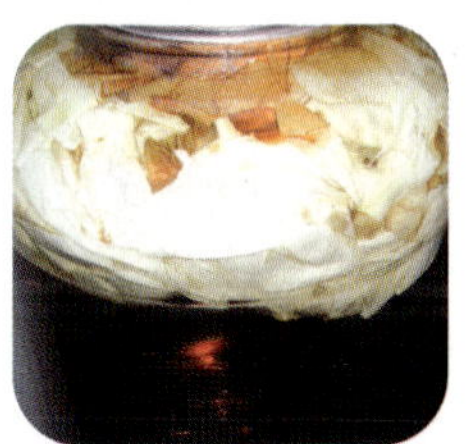

목련차

| 차로 마신 후 꽃 이용법 |

① 한 번 달인 차는 2~3첩을 모아서 재탕하여 마신다.

② 향기가 좋으므로 목욕 시 이용한다.

주의할 점 : 보관에 주의하여야 한다. 밀폐가 되지 않으면 금방 눅눅해지고 갈색으로 변한다. 백목련을 꿀에 2주 정도 재어 뜨거운 물에 타서 마실 수도 있다.

| 목련꽃 술 |

"목련주는 두통, 진통, 콧속이 헐었을 때 효과가 있다."고 한방에서 전하고 있으며, 향화주(香花酒)라고도 하며 반주로 마신다.

목련주

더 알아보기

목련은 살아 있는 화석이다. 지구상에 가장 먼저 출현한 꽃이 목련꽃이었을 것으로 추정되고 있다. 개량된 목련이 전세계의 정원에서 사랑받고 있지만, 야생 목련은 멸종 위기에 놓였다. 국제식물원보전기구(BGCI) 등이 최근 발표한 자료를 보면, 세계 245종의 야생 목련 가운데 절반이 넘는 131종이 멸종 위협을 받고 있다. '마그놀리아 시니카'란 중국 목련은 운남 지역 고산지대에 10그루 미만이 살아남았음이 2005년 국제 조사에서 밝혀졌다. 콜롬비아의 한 야생 목련은 커피 플랜테이션에 둘러싸인 작은 숲에서 어른나무 세 그루와 어린나무 두 그루가 살아 있음이 지난해 발견되기도 했다.

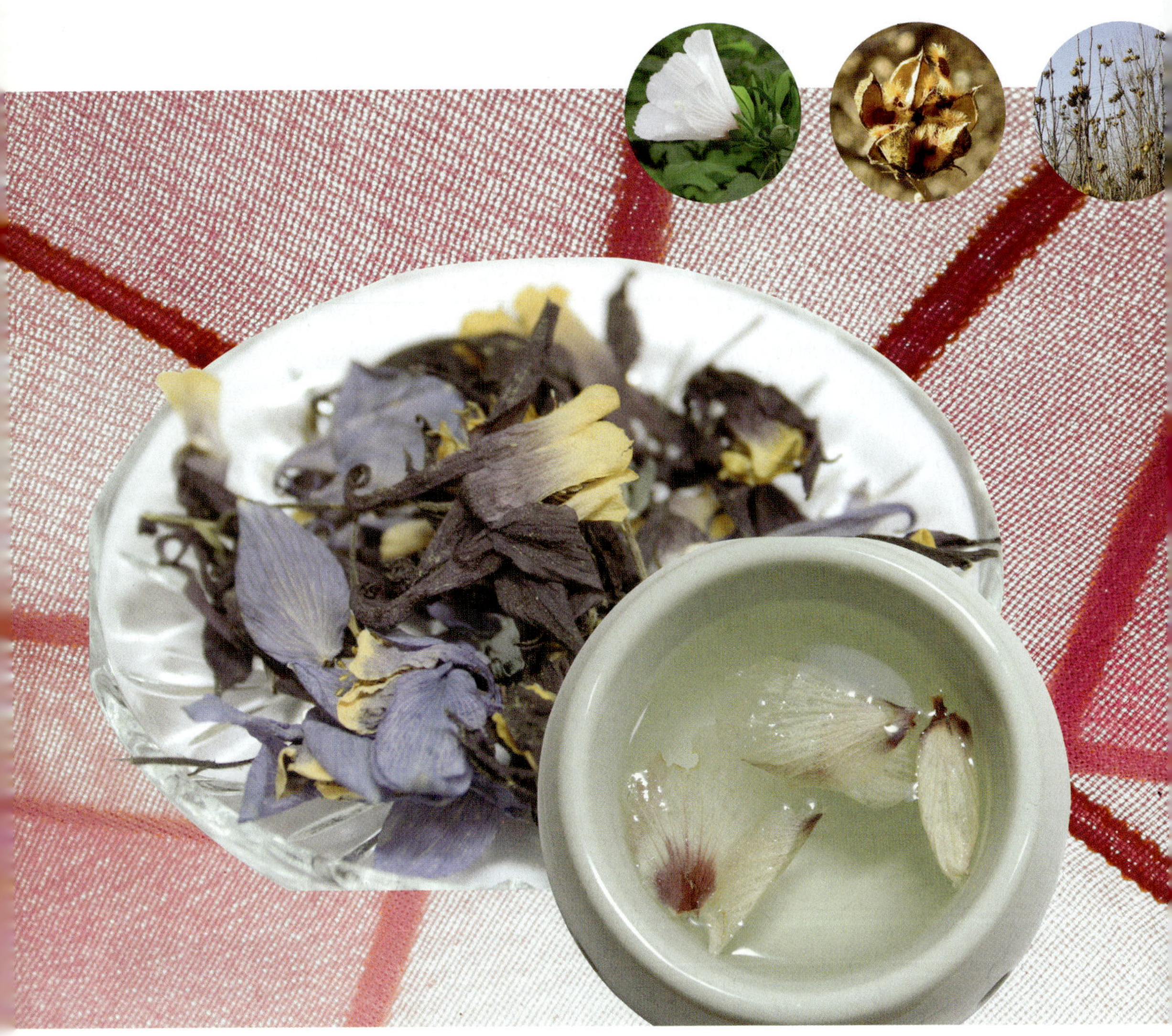

무궁화꽃차

| 꽃말 | 일편단심, 섬세한 아름다움, 미묘한 아름다움

| 학명 | *Hibiscus syriacus* L.　　| 영명 | Shrubby Althaea, Rose of Sharon

| 이명 | 목근, 순화, 부용수, 목근화　　| 과명 | 아욱과　　| 원산지 | 중국, 인도　　| 생육상 | 낙엽교목

| 꽃색 | 흰색, 분홍색, 보라색　　| 번식방법 | 삽목, 종자　　| 개화시기 | 8~9월

위장염, 급만성대장염, 이질, 설사, 무좀, 옴, 탈항, 구토와 목마름을 없애고 독성을 풀어 주는 효과

꽃차 맛은 순하다. 찻물을 넣어도 말랐던 꽃잎의 모양이 그대로 유지된다.

보랏빛 무궁화는 열에 안정적이어서 뜨거운 물을 부어도 색을 유지한다. 흰꽃은 투명한 차색을 띠고, 보랏빛 꽃은 보랏빛을 띤다. 구수한 맛이 나는 순한 차이다.

| 채취 방법 |

꽃이 피어나기 시작할 즈음에 또는 꽃이 덜 피어났을 무렵에 꽃을 따서 말린다.

| 꽃차 만드는 방법 |

만드는 방법 I

① 꽃송이를 따서 암술, 수술은 떼어 내고 흐르는 물에 씻어 말린다.

② 찻잔에 말린 꽃을 넣고 뜨거운 물을 부어 3분 정도 우려 마신다.

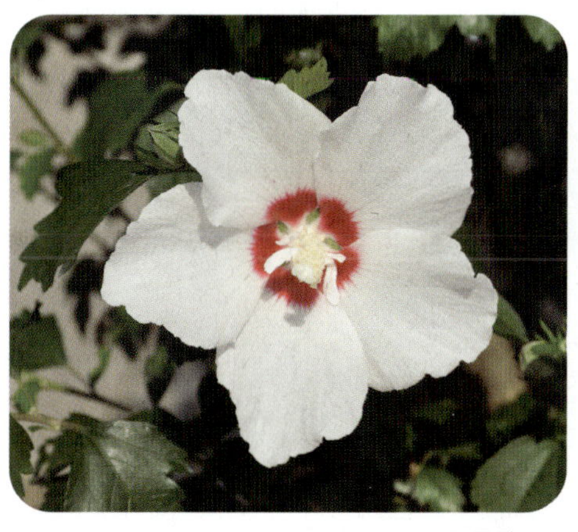

무궁화꽃

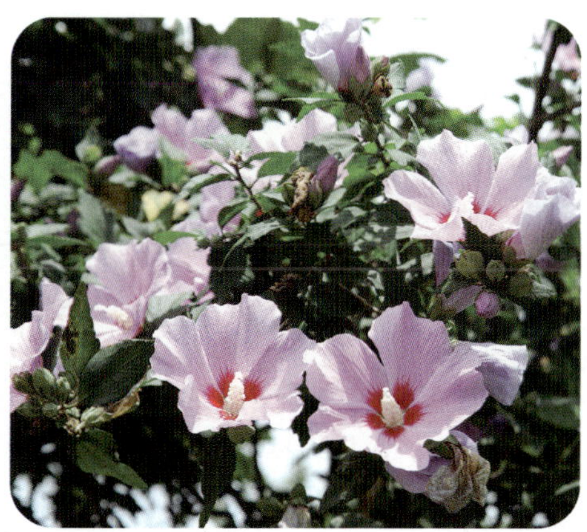

무궁화 지상부

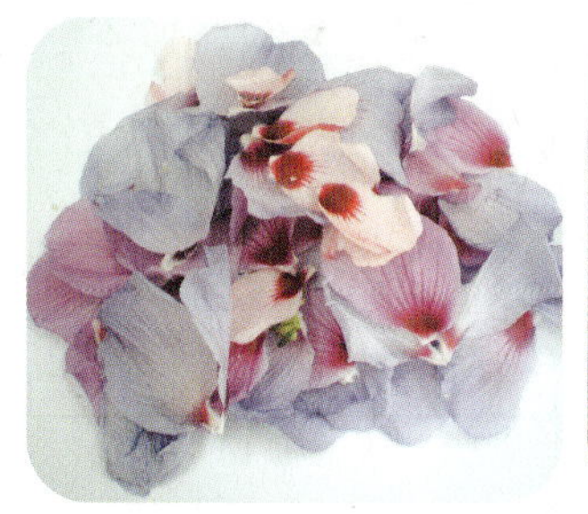
채취한 무궁화 꽃잎

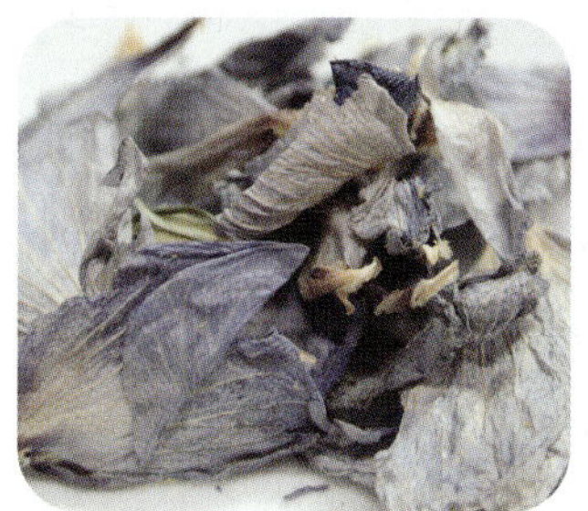
건조한 보라색 꽃잎

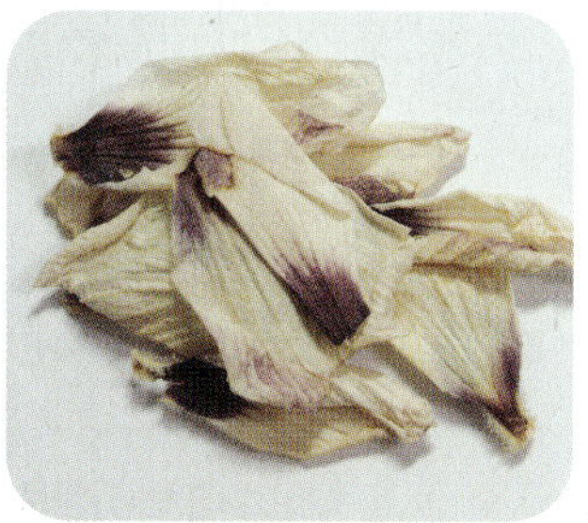
건조한 흰색 꽃잎

만드는 방법 Ⅱ

① 꽃송이를 따서 암술, 수술은 떼어 낸다.

② 찜솥에 보자기를 깔고 무궁화를 살짝 쪄낸다.

③ 소쿠리에 꽃송이를 한 송이씩 떼어서 펼쳐 그늘에서 말린다.

④ 냉장 보관한다.

⑤ 찻잔에 말린 꽃을 넣고 뜨거운 물을 부어 3

분 정도 우려 마신다.

차로 마신 후 꽃 이용법

재탕하여 마신다.

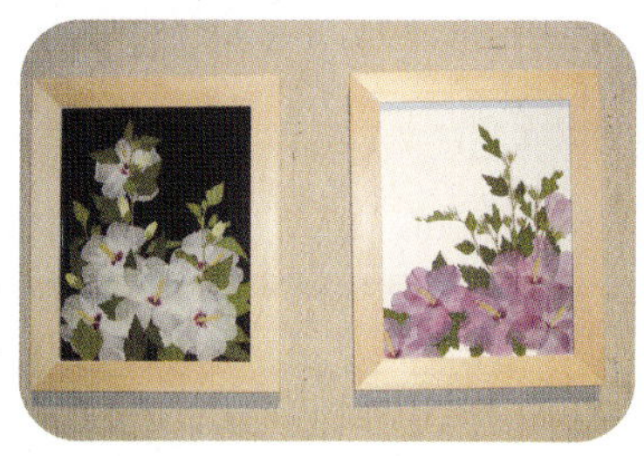
무궁화 꽃잎을 이용한 압화 작품

더 알아보기

하와이무궁화(*Hibiscus rosasinensis*)는 바누아투, 말레이시아의 국화이며 하와이주의 주화이다. 잎의 표면은 광택이 있는 진녹색이며, 꽃의 지름은 10~15cm로 넓은 깔때기 모양이고, 수술대는 길게 적색으로 나와 그 상부에 꽃밥이 많이 붙어 있다. 암술대는 수술대보다 길게 나와 있고 연중 계속 개화한다. 어린순으로 히비스커스 차를 만든다.

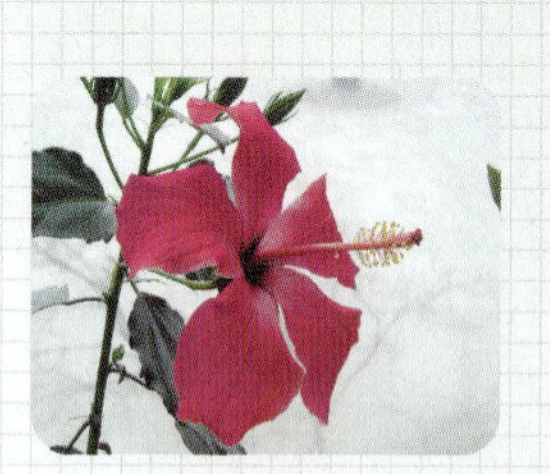
하와이무궁화

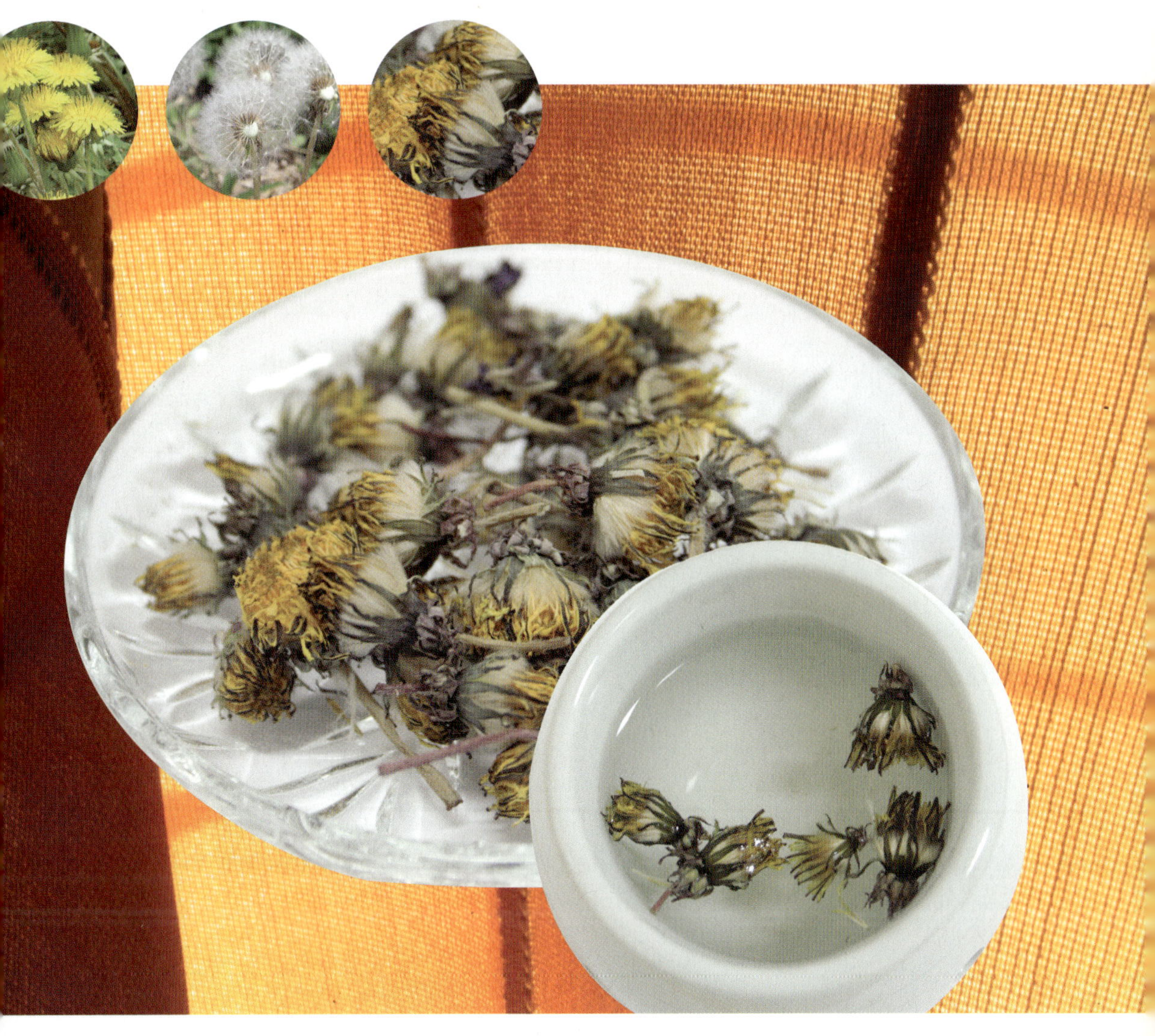

민들레꽃차

| 꽃말 | 감사하는 마음　| 학명 | *Taraxacum platycarpum*

| 영명 | Dandelion　| 이명 | 안질방이, 포공영　| 과명 | 국화과

| 원산지 | 세계의 온대와 한대 지방　| 생육상 | 여러해살이풀　| 꽃색 | 노란색

| 번식방법 | 종자, 포기나누기　| 개화시기 | 3~5월

위통, 위장허약, 위염, 소화불량, 설사, 변비에 효능

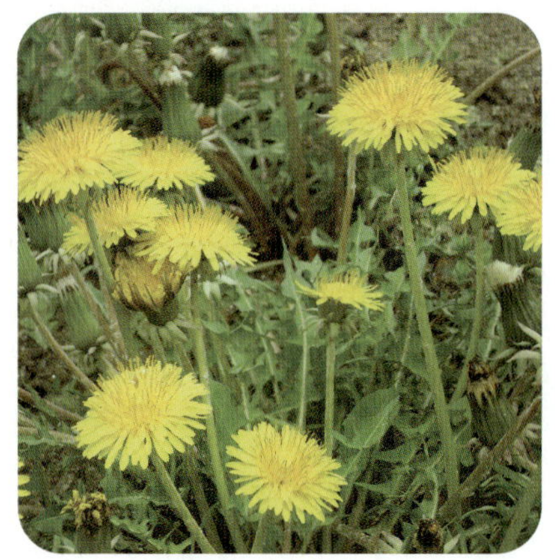

무리지어 피어 있는 민들레꽃

민들레는 버릴 게 없다. 잎은 비타민, 미네랄이 풍부한 건강식품으로 무침이나 생잎쌈으로도 좋고 살짝 데쳐서 된장과 버무려 무쳐 먹으면 아주 맛이 있다. 잎에 함유된 β-카로틴은 유해산소를 제거하여 노화와 성인병을 막아 주는 항산화 물질이다. 민간에서는 사마귀, 검버섯을 제거하는 데도 잎을 썼다.

민들레꽃은 우려 마시거나 끓여 마시기도 한다. 꽃을 모아 술을 담가서 약 한 달 후 꽃은 건져서 버리고 그늘에 숙성 보관해 두었다가 약술로 소주잔 한 잔씩 마시면 위장 질환 개선에 효과가 있다.

민들레 전초에는 플라보노이드인 코스모시인, 루테올린, 글루코시드, 타락사스테롤, 콜린, 이눌린 및 펙틴 등이 함유되어 있다. 꽃에는 아르니디올, 프라보산딘 및 루테인 등이 함유되어 있다. 꽃가루에는 시토스테롤, 스티크마스트, 엽산 및 비타민 C

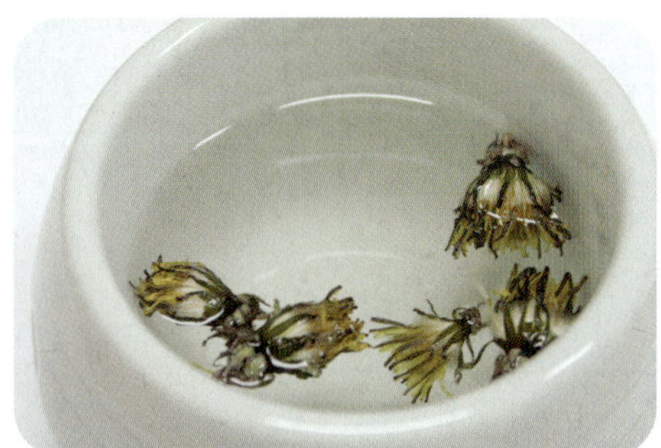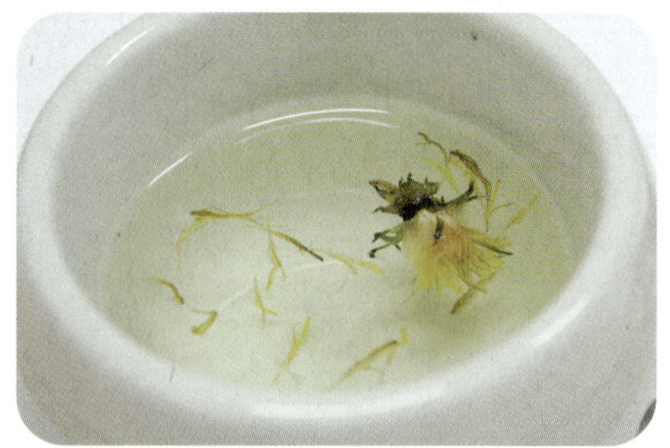

민들레 꽃차

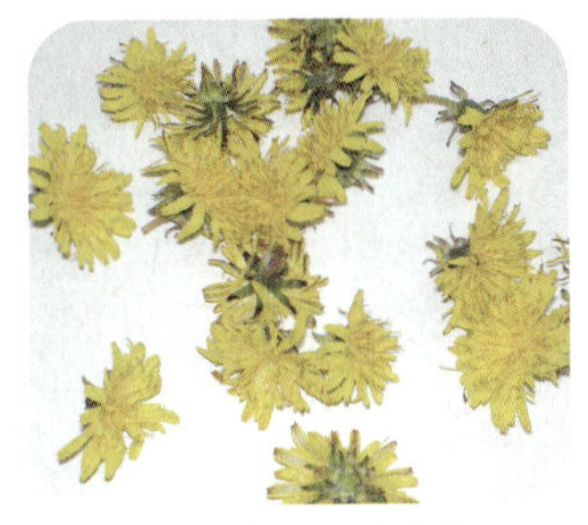
민들레꽃을 채취해 말리는 중

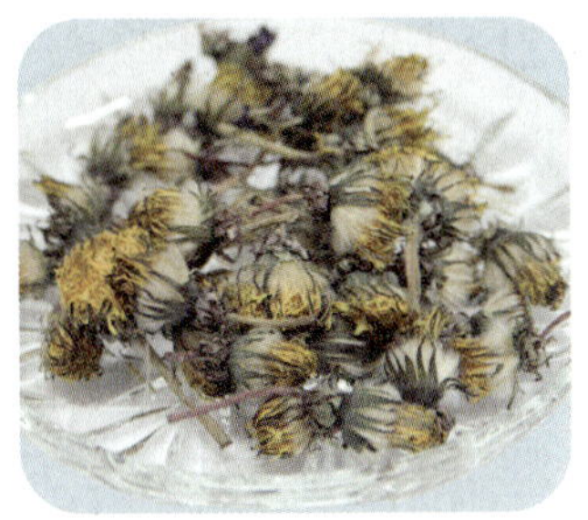
건조한 민들레꽃

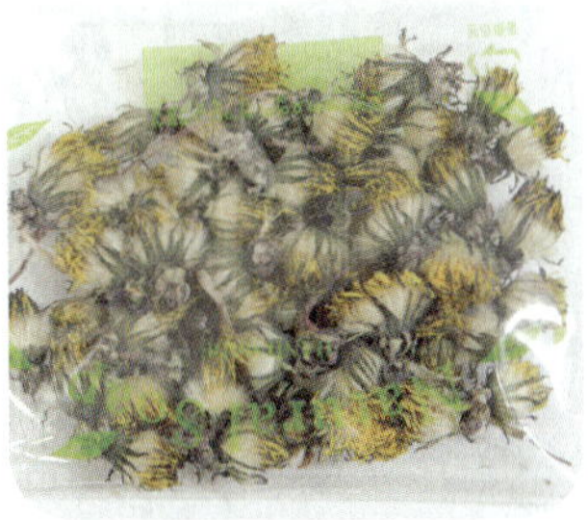
건조한 민들레꽃의 보관

등이 함유되어 있다. 찻잔에 뜨거운 물을 부으면 노란색이 금방 우러난다. 맛도 순하다. 차색은 연한 노란색이며, 꽃얼음을 만들어 마셔도 좋다.

| 채취 시기와 방법 |

① 시기 : 봉오리에서 바로 핀 꽃을 선택한다.

② 방법 : 오전에 꽃받침 바로 밑에서 채취한다. 해가 질 무렵에는 꽃이 오므라들어 채취하기 어렵다. 간혹 민들레 씨를 봉오리인 줄 알고 채취하여 낭패를 보기도 한다.

| 꽃차 만드는 방법 |

만드는 방법 Ⅰ

① 민들레 꽃봉오리를 따서 1~2분 정도 찐다.

② 채반에 펼쳐 놓고 그늘에서 70%를 말린 뒤에 나머지는 햇빛에서 말린다.

③ 말린 꽃을 프라이팬에 살짝 볶아 낸다.

만드는 방법 Ⅱ

① 민들레 꽃봉오리를 따서 꽃 무게와 동량의 꿀에 잰다.

② 15일 이상 그늘지고 선선한 곳에서 숙성시킨다.

③ 꿀에 재어 숙성시킨 민들레꽃은 냉장 보관한다.

④ 재어 둔 민들레꽃 1~2개를 찻잔에 넣고 끓는 물을 부어 우려내어 마신다.

| 차로 마신 후 꽃 이용법 |

① 재건조하여 재탕한다.

② 재건조하여 베갯속으로 이용해도 좋다.

③ 재건조하여 목욕제로 이용한다.

| 민들레꽃의 또다른 이용 |

① 민들레꽃을 소금에 절였다가 살짝 데쳐서 잠시 우려낸 후 무쳐 먹는다.

② 민들레 뿌리를 갈아 찹쌀가루와 섞어 부치고 그 위에 꽃을 얹어 놓는다.

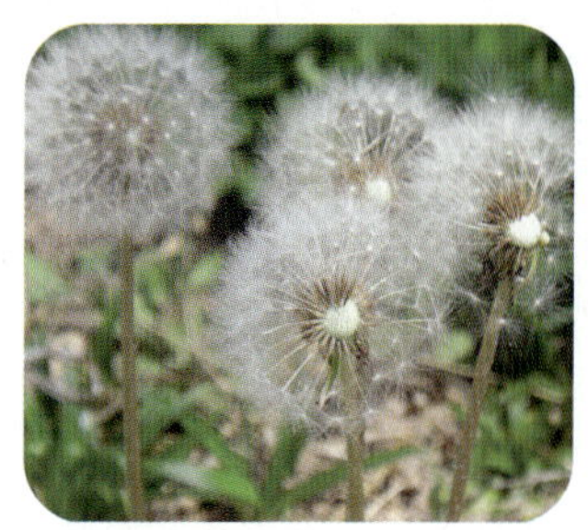

민들레 씨

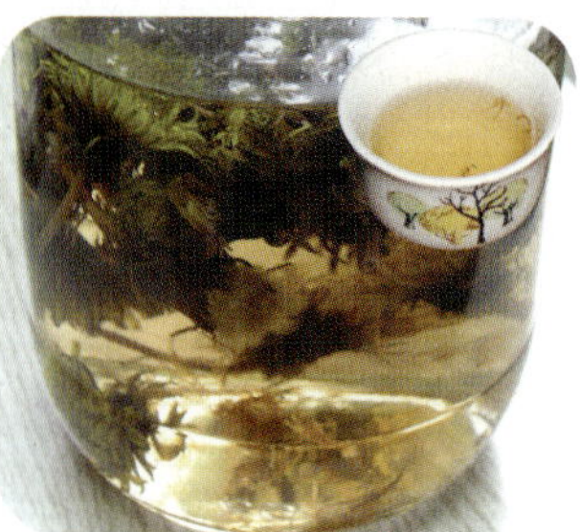

민들레술

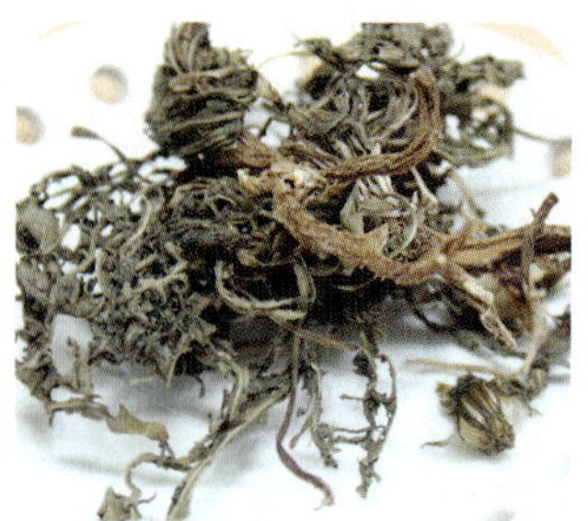

민들레 전초 말린 것(잎과 뿌리
는 약차로 이용함.)

더 알아보기

노란 민들레꽃이 지고 난 후 하얀 솜털이 붙어 있는 민들레씨를 훅 불어서 낙하산처럼
날리며 놀았던 어릴 적 추억이 있을 것이다. 민들레(dandelion)는 'dan (이빨) + de (~
의) + lion (사자)'으로 '사자의 이빨'이라는 뜻을 가지고 있다. 이 유래대로라면 민들
레의 잎이 사자의 이와 유사해서 민들레가 되었다는 것이다. 민들레의 잎을 보면 엽맥
(잎의 중심 줄기)의 가장자리에 깊게 갈라진 톱니가 나 있는데, 서양 사람들은 이것을
사자의 이처럼 생겼다고 생각했다.

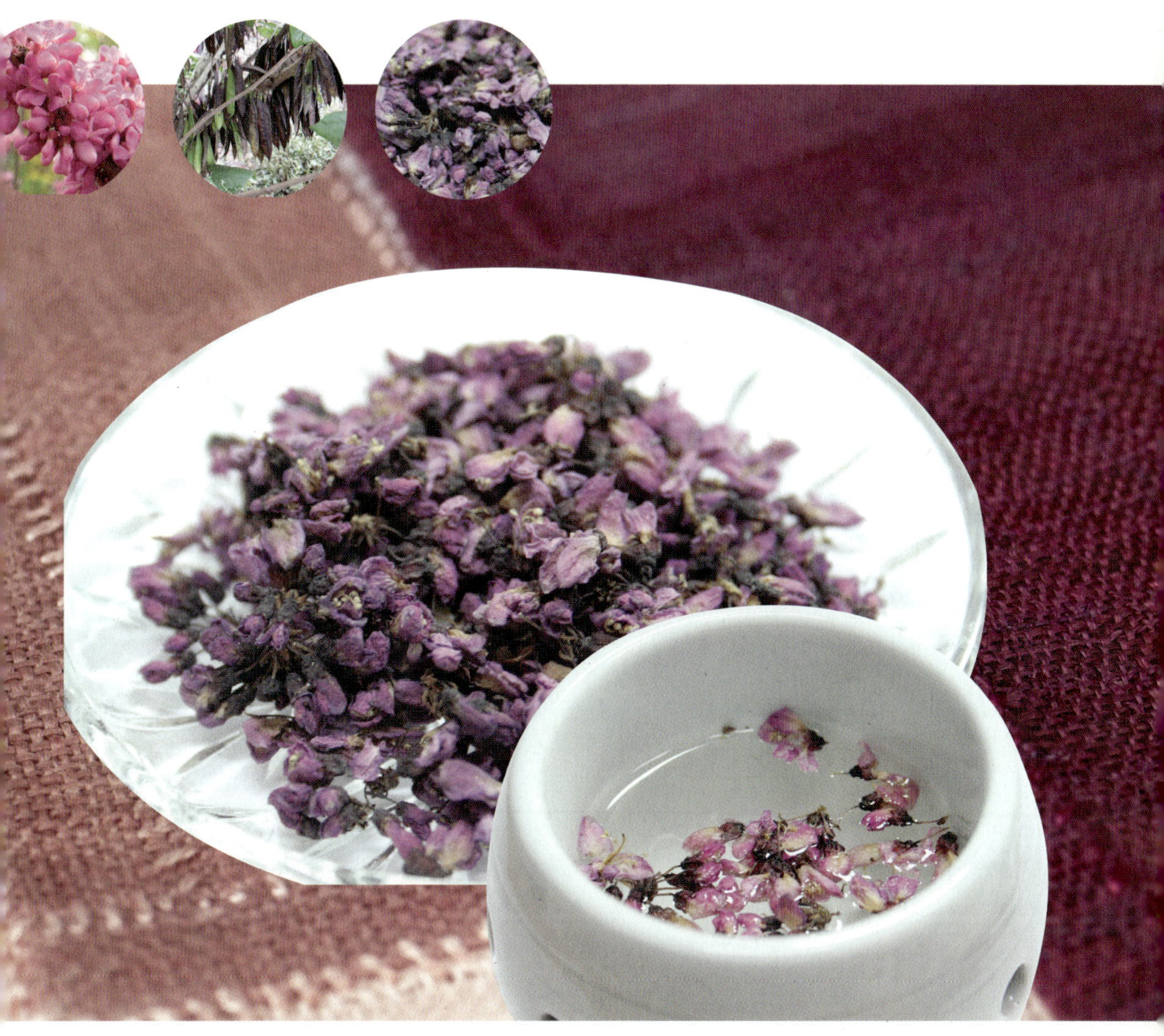

박태기나무 꽃차

| 꽃말 | 의혹, 배신, 불신감 | 학명 | *Cercis chinensis* Bunge

| 영명 | Chiness Redbud, Chinese Judas Tree | 이명 | 소방목, 밥태기꽃나무, 구슬꽃나무

| 과명 | 콩과 | 원산지 | 중국 | 생육상 | 낙엽활엽교목 | 꽃색 | 보라색

| 번식방법 | 종자 | 개화시기 | 4월

청열, 양혈, 소장을 통하게 하고 거풍, 해독의 효능이 있음

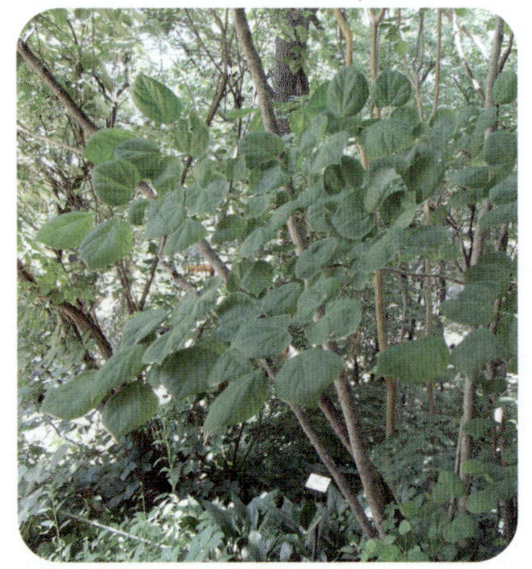
박태기나무

박태기나무 줄기나 뿌리껍질 삶은 물은 이뇨 작용이 있어 소변이 안 나오는 사람에게 탁월한 효험이 있고, 중풍·고혈압 또는 대하증 등 부인병 치료에도 효과가 있다고 한다. 나무 또한 소방목이라고 해서 약재로 쓰이고, 꽃은 먹기도 하는데, 약간의 독성이 있고 아린 맛이 나서 많이 먹어서는 안 된다. 차맛은 순하고 보랏빛 꽃이 열에 안정적이어서 뜨거운 물을 부어도 색을 유지한다. 차색은 약간 갈색이다.

| 채취 시기와 방법 |

① 시기: 보랏빛이 보일 때 채취한다. 봉오리에서 바로 개화한 것을 이용한다.

② 방법: 꽃잎을 채취할 때 약간 끈적거림을 느낄 수 있으므로 장갑을 끼고 하거나 가위를 사용한다.

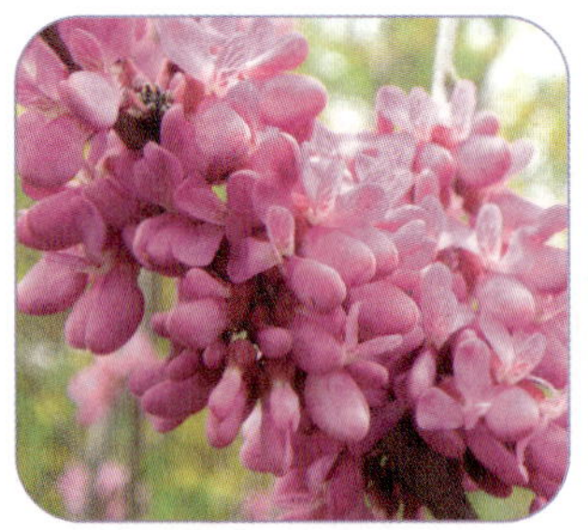
줄기에 밥풀처럼 매달린 박태기나무꽃

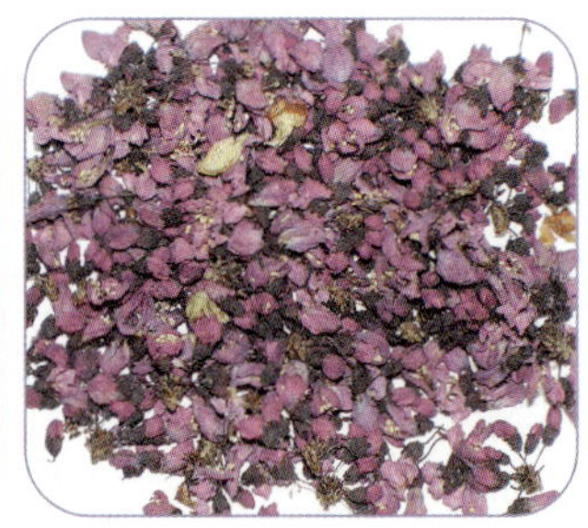
채취한 박태기나무꽃

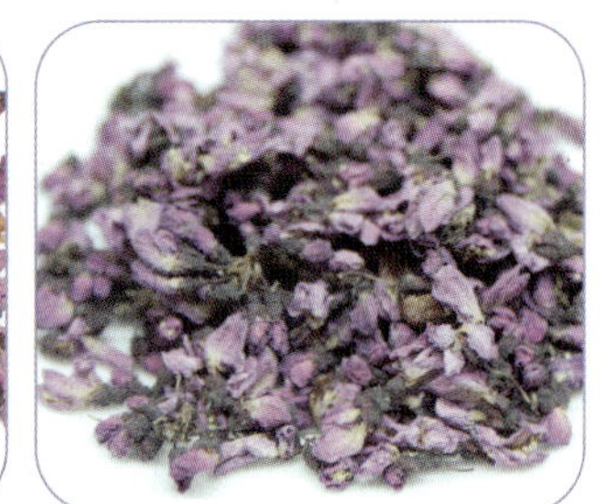
건조한 박태기나무꽃

① 꽃잎을 군데군데 솎는 것처럼 따서 그늘에서 7일 정도 말린다.

② 밀폐 용기에 담아서 보관한다.

③ 말린 꽃을 10송이 정도 찻잔에 담고 끓는 물을 부어 1~2분간 우려내어 마신다.

① 재건조 후 여러 가지 재료를 섞어 포푸리로 이용한다.

② 화전을 부쳐 먹는다.

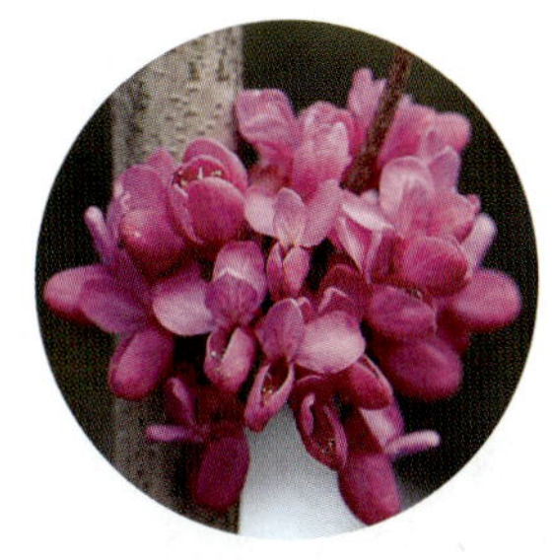

박태기나무꽃

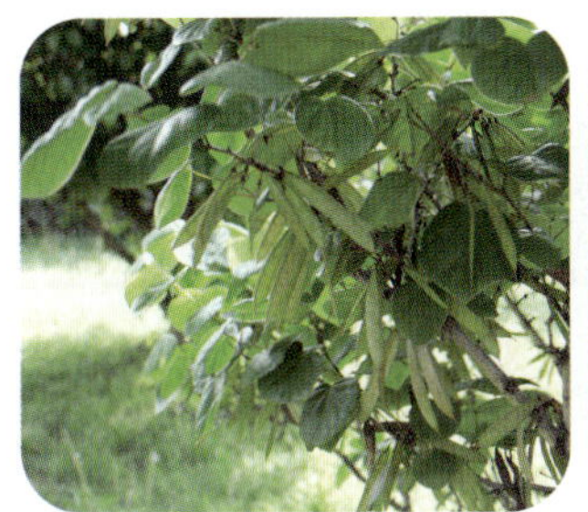

꽃이 진 후 매달린 꼬투리

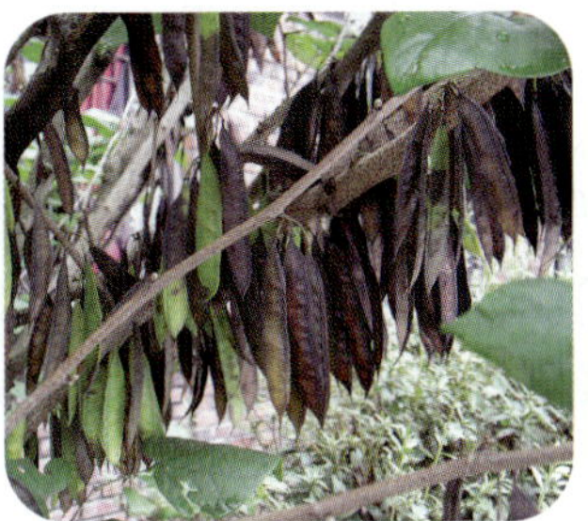

성숙한 꼬투리

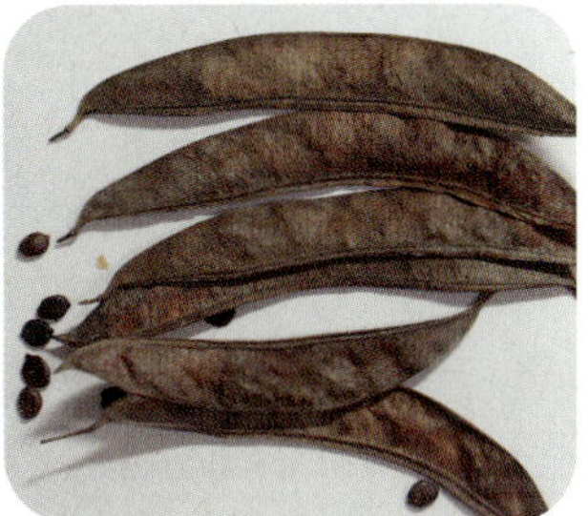

꼬투리와 씨앗

더 알아보기

꽃샐러드 만들기

박태기나무꽃, 골담초, 제비꽃, 민들레 등을 채취하여 깨끗이 씻고 모든 재료를 섞어서 식초드레싱으로 버무려 먹는다.

〈식초드레싱 : 식초 2큰술, 올리브유 4큰술, 레몬즙 1/2큰술, 양파 반 개, 통깨 1큰술, 소금 약간〉

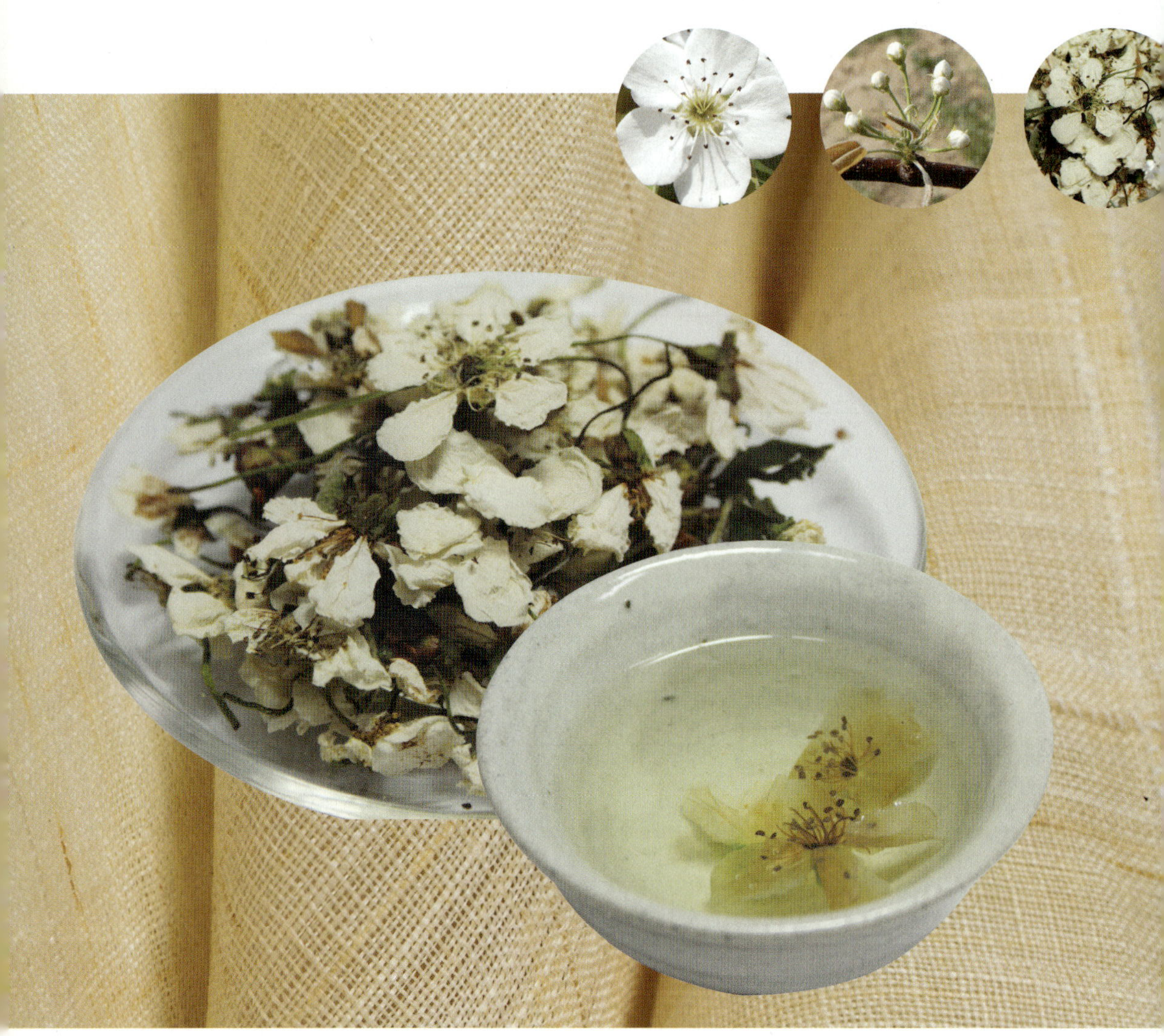

배꽃차

| 꽃말 | 온화한 애정

| 학명 | *Pyrus* Linné　　| 영명 | Pear　　| 이명 | 이화, 이목(梨木)

| 과명 | 장미과　　| 원산지 | 중국　　| 생육상 | 낙엽활엽교목　　| 꽃색 | 흰색

| 번식방법 | 삽목　　| 개화시기 | 4월

기관지, 천식, 가래 등 만성호흡기 질환에 효과. 암 예방에도 도움을 줌

흔히 절세미인을 꼽을 때 동양에서는 양귀비, 서양에서는 클레오파트라를 언급하곤 한다. 그 명성답게 클레오파트라는 젊은 피부를 유지하기 위해 꿀과 우유로만 목욕했고, 양귀비는 배꽃, 복숭아꽃, 모과꽃, 살구꽃 등 7가지 꽃잎을 소주에 담가 여과시킨 액을 화장수로 사용했다는 이야기가 전해지기도 한다.

배꽃은 향기가 좋아 에센셜오일로 나오고 있으며 향초, 비누, 바디 제품 등으로 출시되고 있다. 일반적으로 농가에서는 크고 맛있는 과일을 얻기 위해서 봄철에 배꽃솎기 작업을 한다. 그러므로 충실한 배를 만들기 위해 배꽃을 솎는 작업을 할 때 많이 모아서 말려 두었다가 이용하면 좋다. 또한 배꽃 가지를 잘라서 염색에 담가 두었다가 프레스 플라워(압화)로 이용한다. 여러 가지 색으로 염색하여서 이용하면 다양한 작품에 사용할 수 있다.

차향이 은근하게 나며, 차맛은 순한 편이다. 차색은 연한 갈색이다.

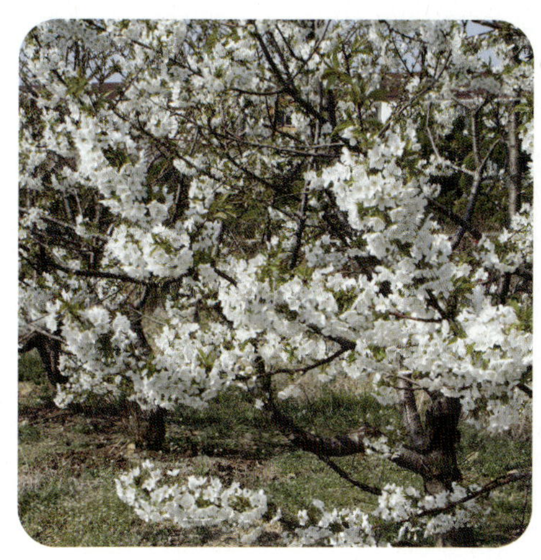

배나무 밭

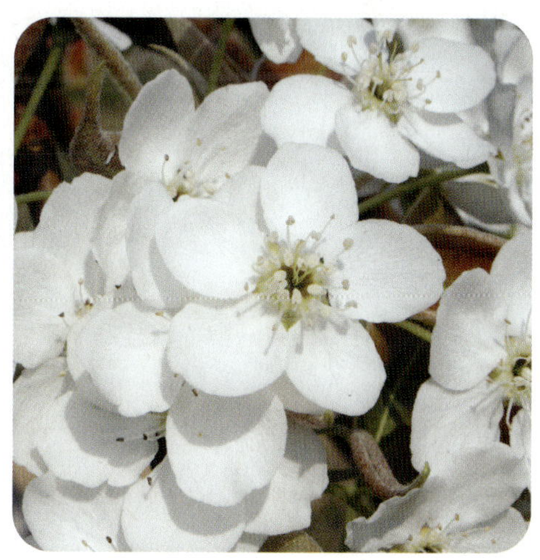

배꽃

| 채취 방법 | 봉오리에서 바로 핀 꽃을 선택한다.

| 꽃차 만드는 방법 |

① 봉오리에서 막 핀 꽃을 채취한다.

② 깨끗이 씻어 그늘에서 말린다.

③ 밀폐 용기에 넣어 냉장 보관한다.

④ 말린 꽃 3송이 정도를 찻잔에 넣고 뜨거운 물을 부어 마신다.

| 차로 마신 후 꽃 이용법 |

① 재건조하여 복숭아꽃, 제비꽃, 유채꽃과 섞어 차로 만들어 마신다.

② 재건조하여 목욕제로 이용한다.

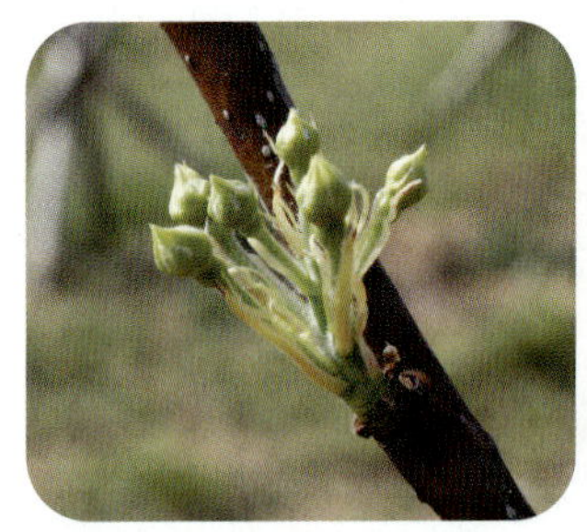

잎이 나오기 전에 꽃이 나옴.

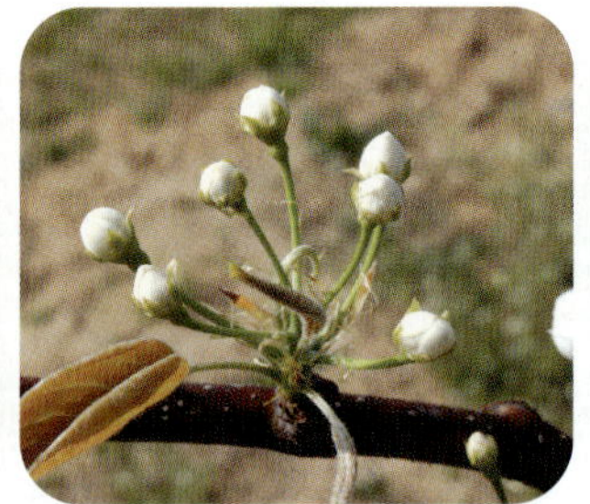

꽃봉오리

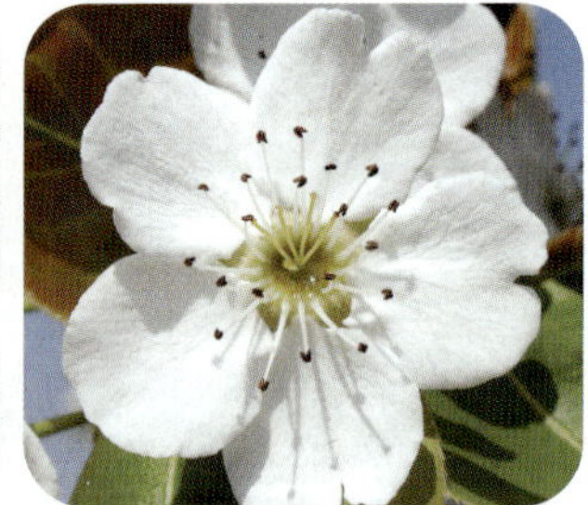

활짝 핀 배꽃

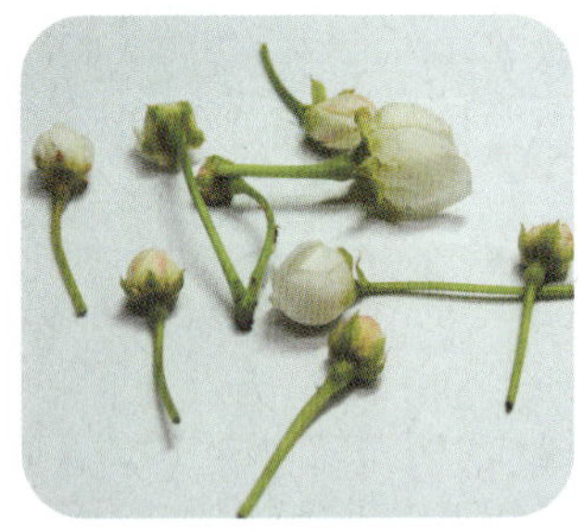

채취한 꽃봉오리

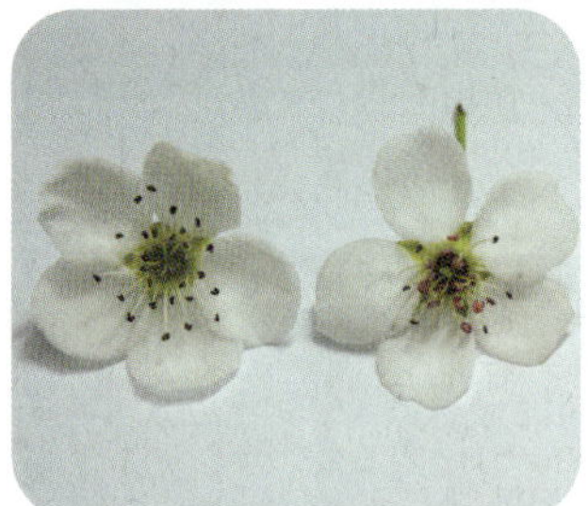

채취한 배꽃

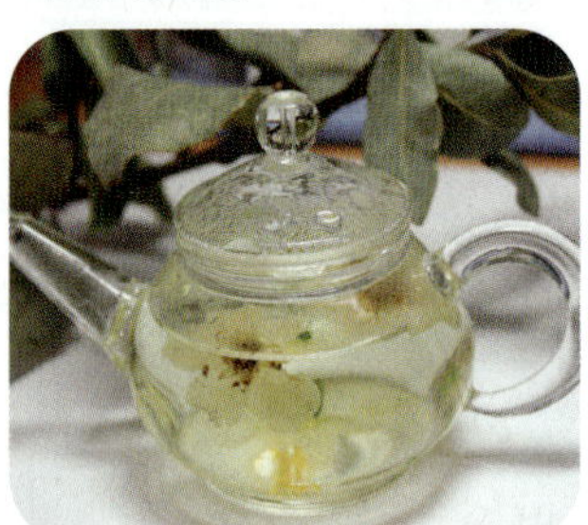

배꽃차

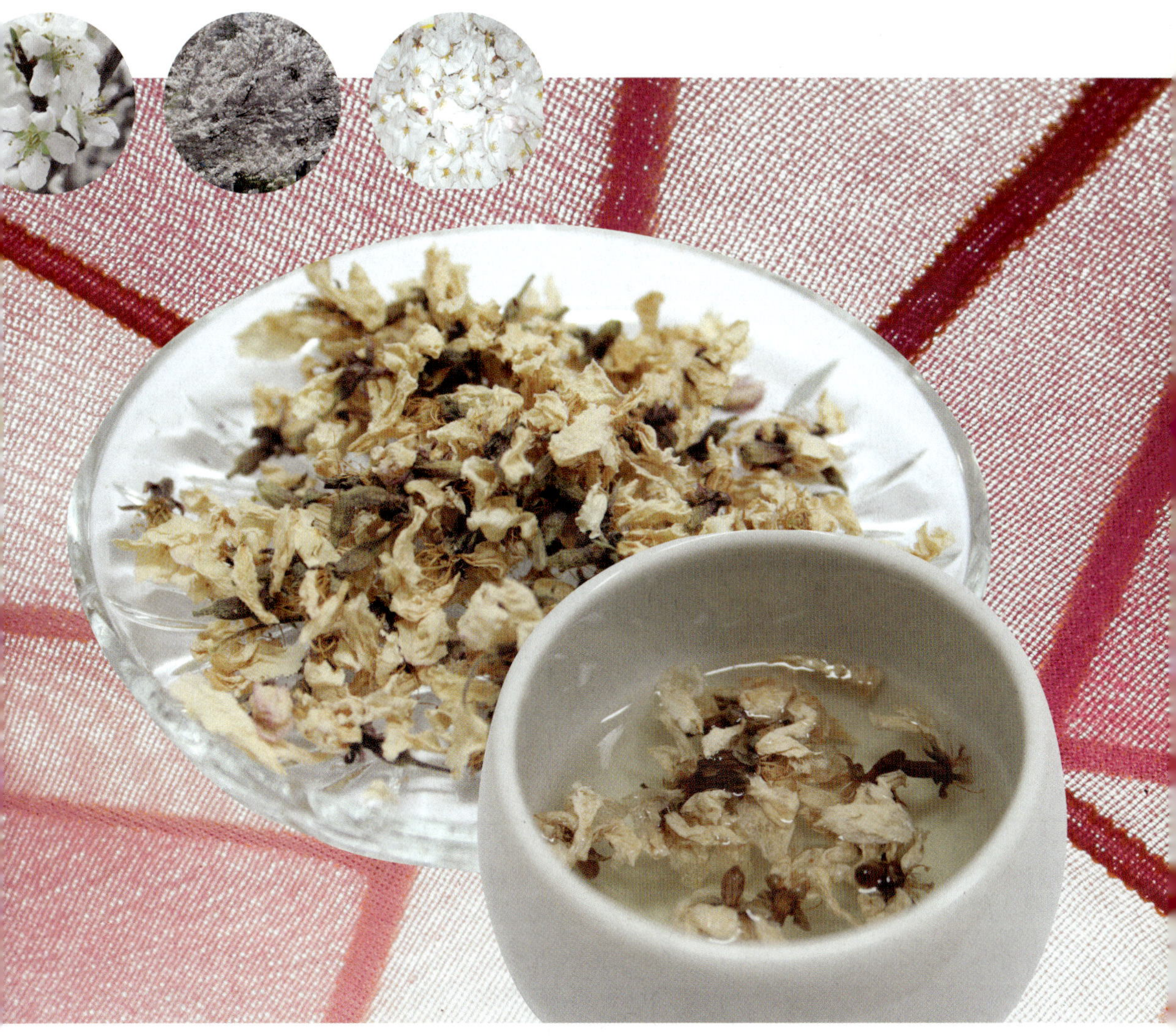

벚꽃차

| 꽃말 | 정신미　| 학명 | *Purnus yedoesis* Matsumura

| 영명 | Cherry　| 이명 | 산벚나무, 왕벚나무, 올벚나무, 수양벚나무

| 과명 | 장미과　| 원산지 | 한국, 일본, 중국　| 생육상 | 낙엽활엽교목　| 꽃색 | 흰색

| 번식방법 | 종자　| 개화시기 | 3~4월

예로부터 숙취나 식중독의 해독제로 쓰임. 벚꽃 잎에는 비타민 A, 비타민 B, 비타민 E가 함유되어 있으며, 신염, 당뇨병, 무좀, 습진, 기침에 효과

벚꽃 잎에는 비타민 A, 비타민 B, 비타민 E가 함유되어 있으며, 벚나무 잎은 피부병에 효과가 있다. 벚나무 잎을 그늘에서 말린 것을 달여서 땀띠, 습진, 피부병 등에 바르면 잘 낫는다. 벚꽃을 따서 꽃잎과 꿀을 넣어 버무려 벚꽃청을 만들어도 좋다. 차 맛은 순하며, 꽃의 향긋한 향이 그대로 전해진다. 차색은 연한 갈색이다.

| 채취 방법 | 너무 활짝 핀 것보다는 봉오리에서 바로 핀 것을 채취한다.

| 꽃차 만드는 방법 |

만드는 방법 I

① 벚꽃을 따서 꽃잎만을 모아 잘 씻은 다음 물기가 제거되도록 채반에 밭친다.

② 벚꽃을 그늘에서 일주일 정도 말린다.

③ 찻잔에 한 스푼 정도의 꽃을 넣고 뜨거운 물을 부어 마신다.

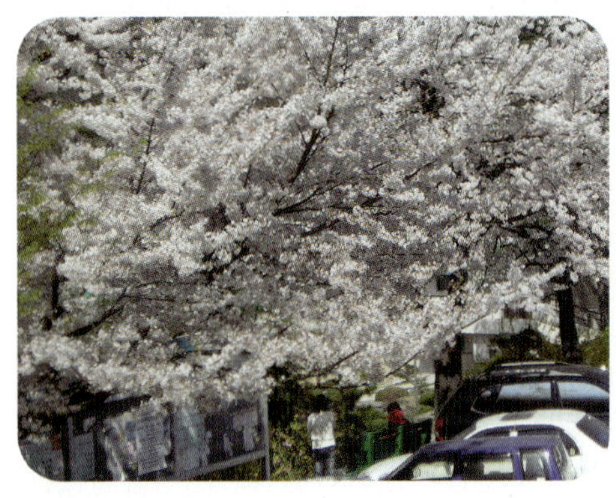

도심 속의 벚꽃

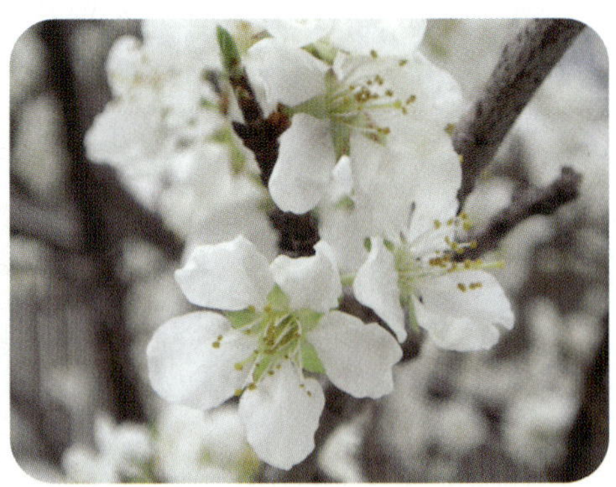

벚꽃

만드는 방법 II

① 벚꽃을 설탕에 재어 15일 정도 그늘지고 시원한 곳에 둔다.

② 설탕에 재어 둔 벚꽃을 한 스푼 정도 덜어 뜨거운 물을 부어 마신다.

③ 은은한 향이 나며 꽃잎이 투명해지면 마신다.

| 차로 마신 후 꽃 이용법 |

재탕하여 마신다.

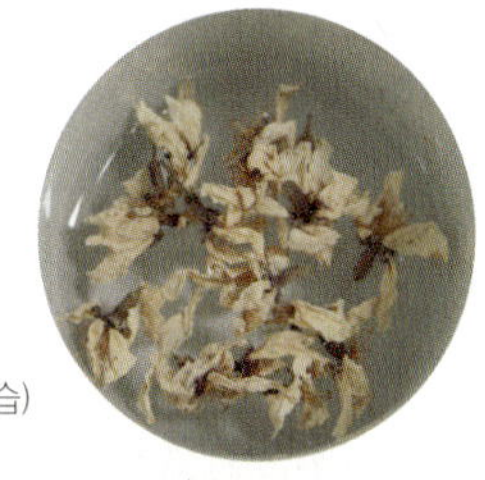

벚꽃차(뜨거운 물을 부은 모습)

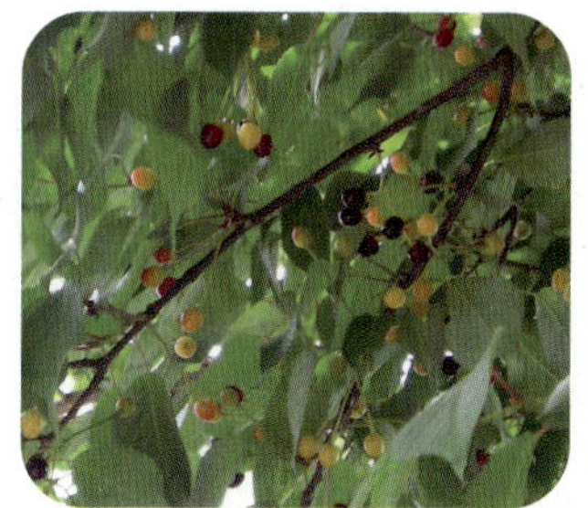

벚나무 열매

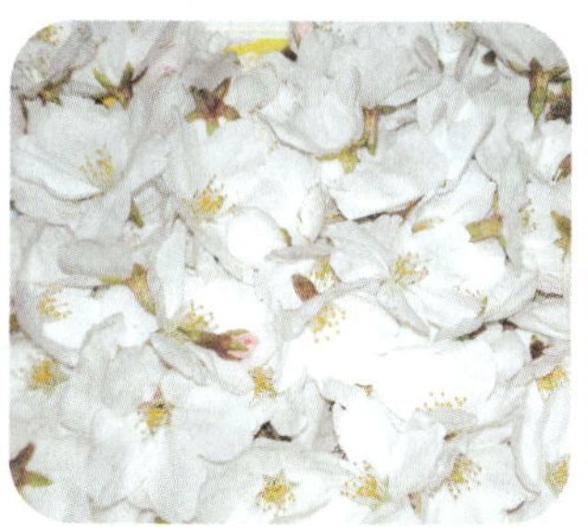

채취한 벚꽃

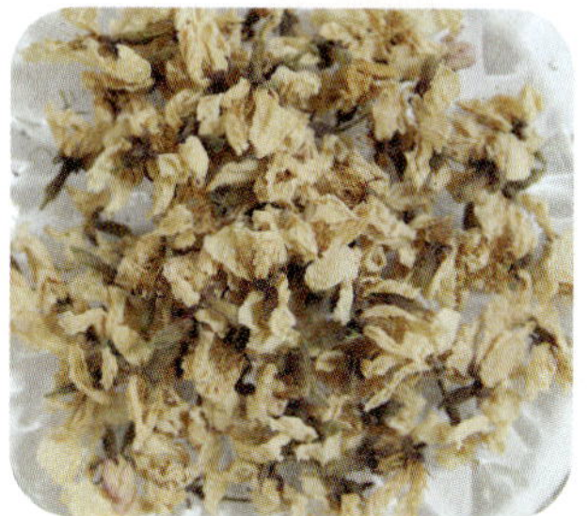

건조한 벚꽃잎

더 알아보기

일본에는 '사쿠라모찌' 라는 음식이 있다. 이것은 소금에 절인 벚나무 잎으로 싸서 찐 떡으로 독특한 향이 일품이다. 벚나무 잎에는 '쿠마린' 이라는 성분이 들어 있는데, 이는 음식물이 잘 상하지 않게 하는 작용을 한다. 벚나무 껍질에는 사쿠라닌이라는 물질이 들어 있는데, 이 물질을 뽑아 내어 만든 것이 '프로틴' 이라는 기침약이다. 해소·기침에는 벚나무 껍질을 진하게 달여서 복용하면 효과가 있다. 벚나무 속껍질은 식중독, 생선 중독, 버섯 중독에도 효과가 있다. 특히 고등어, 가다랭이 같은 등 푸른 생선에 중독되었을 때 벚나무 속껍질을 달여 먹으면 효과가 있다. 또 소화불량이나 설사에도 효과가 있다.

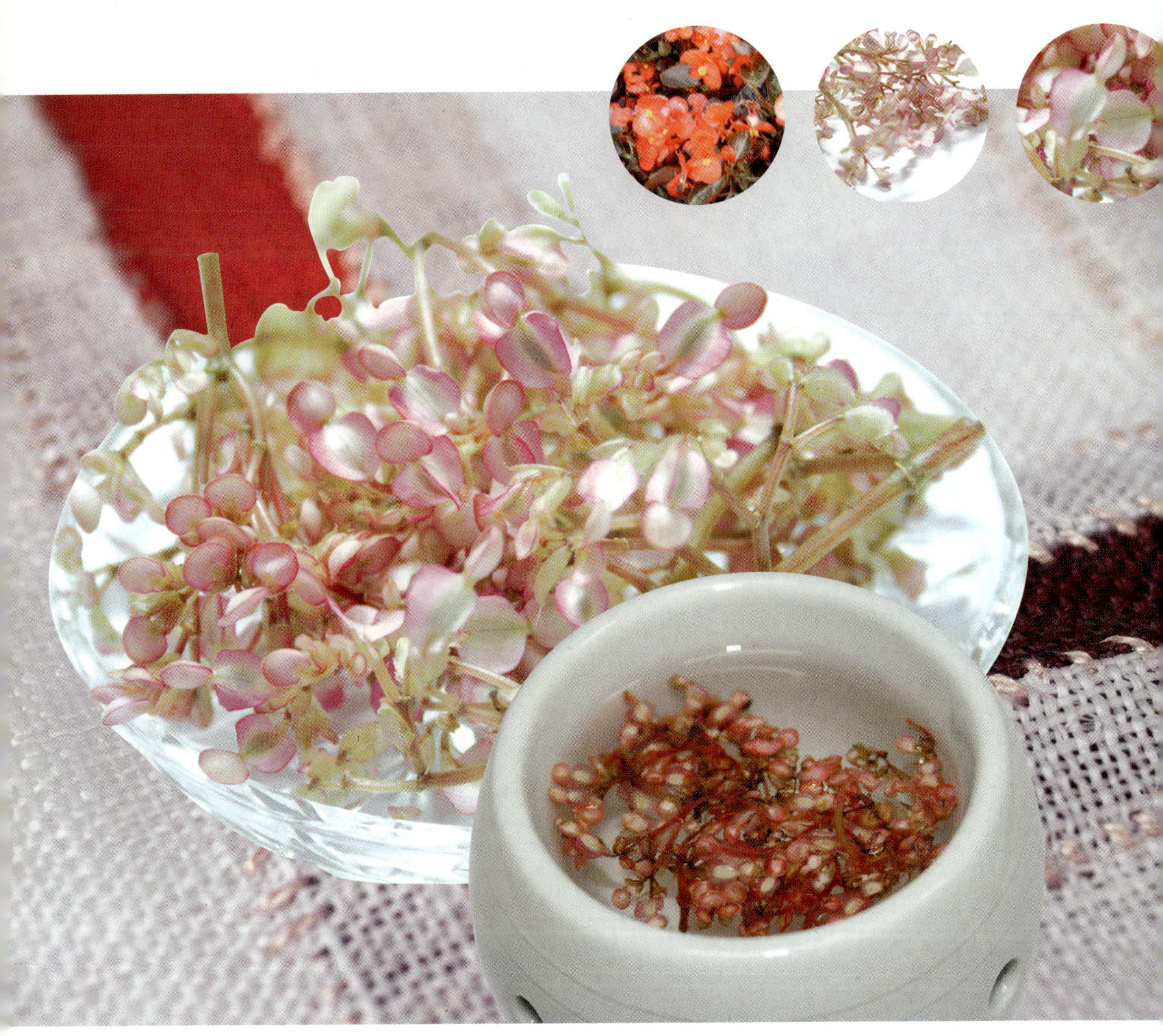

베고니아꽃차

| 꽃말 | 친절, 짝사랑

| 학명 | *Begonia sempflorens*　| 영명 | Perpetual Begonia

| 이명 | 사철 베고니아　| 과명 | 제비꽃과　| 원산지 | 유럽　| 생육상 | 여러해살이풀

| 꽃색 | 분홍색, 빨간색　| 번식방법 | 삽목, 종자　| 개화시기 | 연중, 봄철이 가장 좋음.

몸이 나른할 때 먹으면 효과가 있고, 상처가 난 부위나 염증 치료에 탁월한 효과

일본 농림 수산성 주최 〈식용화 시식회〉에서 가장 인기가 있었던 것이 베고니아였다고 한다. 꽃을 따서 먹으면 수분을 함유한 아삭아삭하는 씹는 맛과 새콤한 맛이 난다. 새빨간 베고니아는 베고니아술을 만들거나 소스에 넣으면 붉은색이 우러나와 매우 아름답다. 샐러드를 만들면 신선한 맛이 있어 식욕을 돋운다. 또 베고니아꽃과 같은 양의 설탕에 백포도주 약간과 펙틴을 넣어 조리면 보기에도 아름다운 맛있는 잼을 만들 수 있다. 식초 대신 사용해도 좋다. 주로 샐러드, 샌드위치 등에 이용한다. 신선한 꽃을 넣으면 약간 붉은빛이 돈다. 맛은 약간 달콤하고 꽃잎을 잎 안에 넣어 먹으면 달콤한 맛이 느껴진다. 반면, 건조한 잎을 넣으면 약간 갈색이 난다.

차맛과 향기는 특별히 없다.

| **채취 방법** | 봉오리에서 바로 핀 꽃을 선택한다.

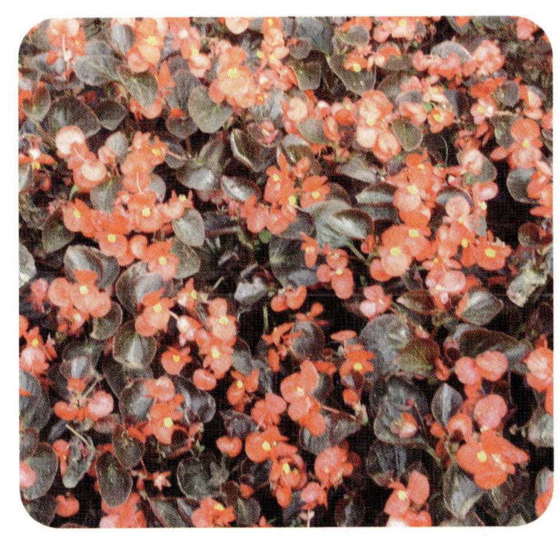

베고니아꽃

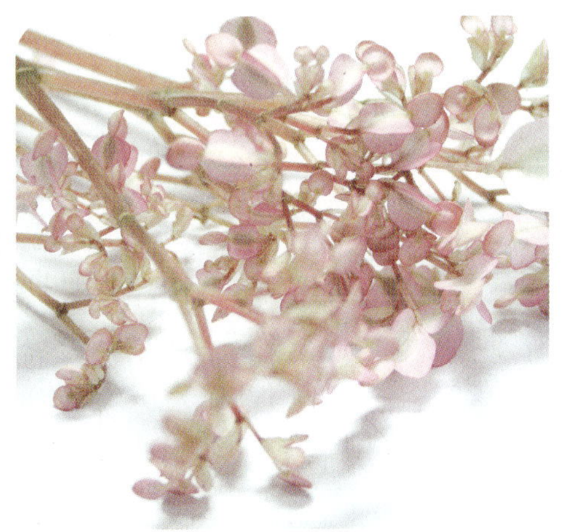

채취한 베고니아 꽃줄기

만드는 방법 I

① 베고니아를 깨끗이 씻은 다음 물기가 없어지면 보관할 용기에 꽃잎을 넣고 꿀 또는 설탕에 겹겹이 재어 놓는다.

② 15일 정도 지나면 차로 이용할 수 있다.

③ 냉장 보관한다.

④ 찻잔에 재어 둔 꽃 한 스푼(약 15g)을 넣고 뜨거운 물을 넣어 우려내어 마신다.

만드는 방법 II

① 봉오리에서 바로 핀 꽃을 선택하여 채취한다.

② 그늘에서 말려 밀폐 용기에 보관한다.

③ 말린 꽃잎을 찻잔에 넣고 뜨거운 물을 부어 마신다.

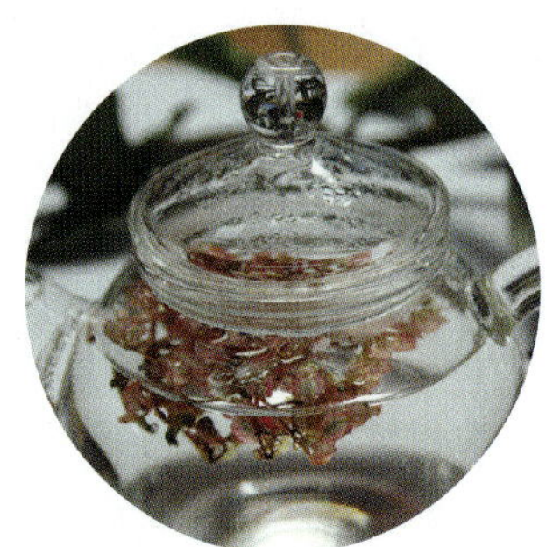

베고니아꽃차

| 차로 마신 후 꽃 이용법 |

재탕하여 마신다.

더 알아보기

전자파, 포름알데히드 제거 효과가 있어요!

베고니아는 전자파 제거 효과가 있으며 포름알데히드 제거율이 높은 식물이다. 따라서 집 안에 두면서 식용으로도 이용하면 일석이조의 효과를 볼 수 있다.

베고니아속에는 잎을 관상하는 것(*Begonia rex*)과 꽃을 관상하는 것(*B. tuberosa, B. elatior* 등)이 있으며, 꽃베고니아는 이 중에서도 꽃과 잎이 아주 작은 편에 속하고, 경우에 따라서는 잎도 착색되기 때문에 관상용으로 많이 쓰인다. 꽃색은 적색, 분홍색, 백색 외에 복색도 있다. 또한 홑꽃과 겹꽃이 있으며, 화분 식물로서 연중 생산되고 있는 외에 화단용으로도 많이 이용되고 있다.

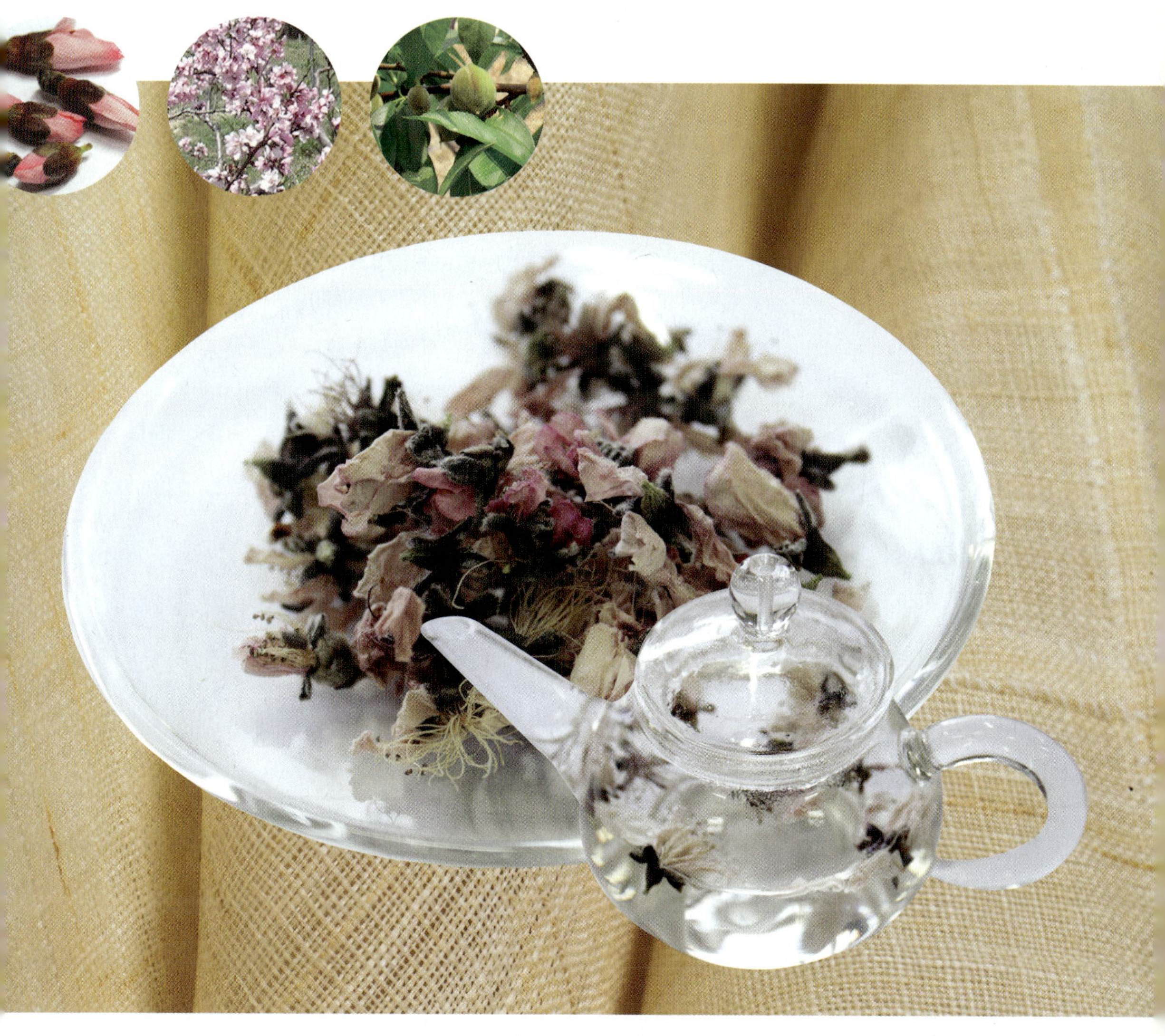

복숭아꽃차

| 꽃말 | 희망 | 학명 | *Prunus persica* | 영명 | Prunus
| 이명 | 복사나무, 도화 | 과명 | 장미과 | 원산지 | 중국 | 생육상 | 낙엽교목
| 꽃색 | 분홍색 | 번식방법 | 삽목, 종자 | 개화시기 | 4월

> 한방에서 주로 설사를 낮게 하고, 미용차로서 효과가 높으며 변비, 각기, 결석, 해독, 혈관 확장, 지혈 작용 등에 효과

화사한 향기와 아름다운 꽃잎이 일품이다. 예전부터 여인들은 복숭아꽃차를 마시면 얼굴이 연분홍빛 복사꽃처럼 된다는 믿음에서 복숭아꽃차를 즐겨 마셨다고 전해진다. 다이어트에도 효과가 있다.

복숭아나무는 버릴 게 없는 식물이다. 꽃과 열매, 잎, 가지 모든 것을 약으로 쓴다. 복숭아꽃은 한방에서 주로 설사를 낮게 하는 하제로 쓰인다.

차색은 연한 노란빛이고 뜨거운 물을 부으면 꽃색이 붉은색에서 연해진다. 열에 불안정한 색소를 가진 것으로 보인다. 향이 좋아 기분 전환을 필요로 할 때 마시면 좋은 차이다.

| **채취 방법** | 봉오리나 봉오리에서 바로 핀 꽃을 선택한다.

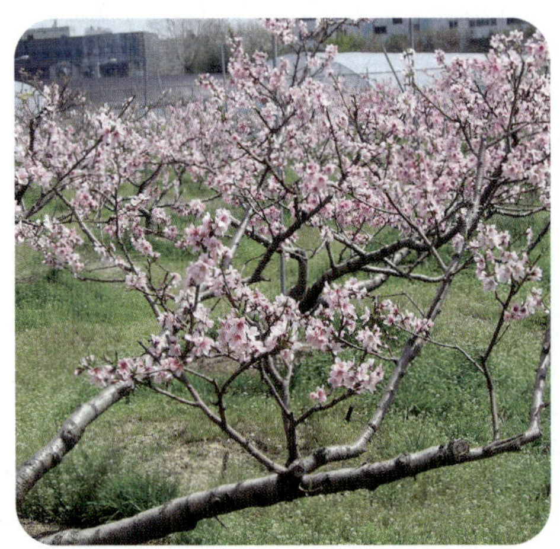

복숭아나무 지상부

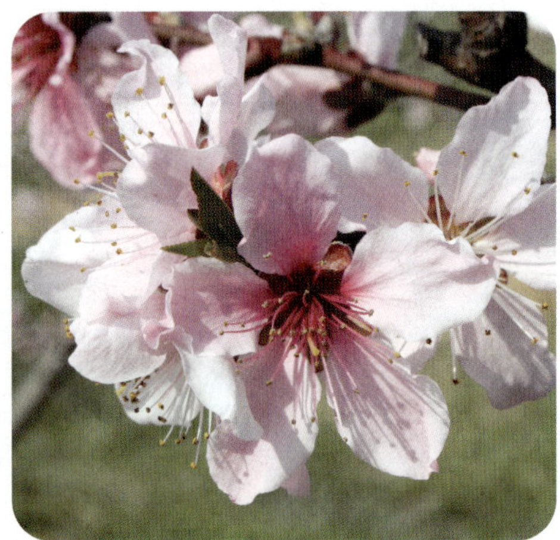

복숭아꽃

만드는 방법 Ⅰ

① 복숭아꽃을 깨끗이 씻은 다음 물기가 어느 정도 사라지면 보관할 용기에 꽃잎
과 꿀 또는 설탕으로 겹겹이 재어 놓는다.

② 15일 정도 지나면 차로 이용할 수 있다.

③ 냉장 보관한다.

④ 재어 둔 꽃 한 스푼(약 15g)을 찻잔에 넣고 뜨거운 물을 부어 우려내어 마신다.

만드는 방법 Ⅱ

① 깨끗이 손질한 복숭아꽃을 바람이 잘 통하는 곳에서 말려 사용한다.

② 말린 꽃 한 스푼(5~7송이)을 찻잔에 넣고 뜨거운 물을 부어 우려내어 마신다.

| 차로 마신 후 꽃 이용법 |

① 재건조하여 백설기를 할 때 여러 가지 재료를 섞어 떡을 만든다.

② 목욕제로 이용 가능하다.

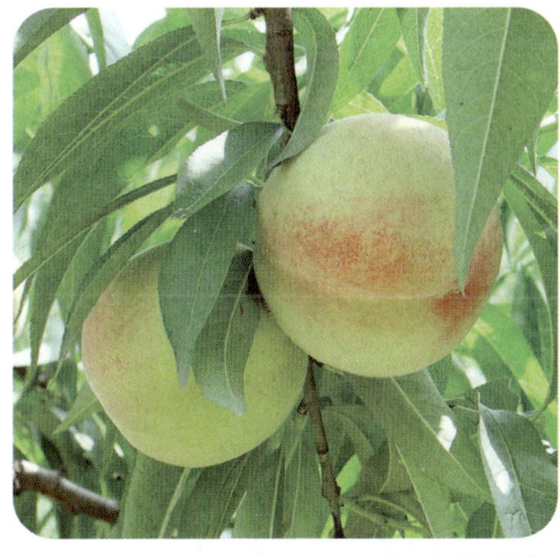

복숭아나무 열매

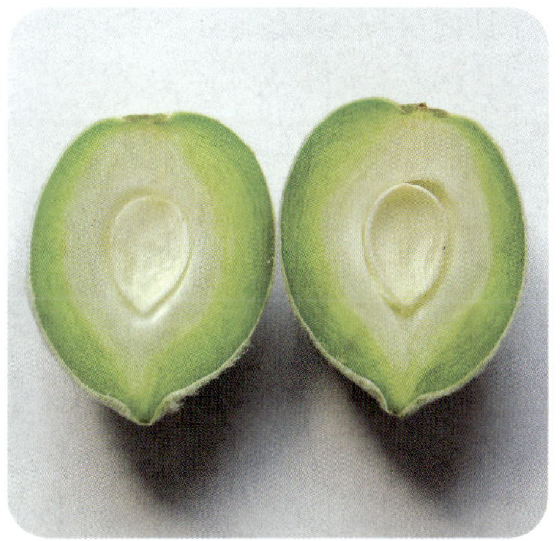

가운데 씨가 생긴 모습

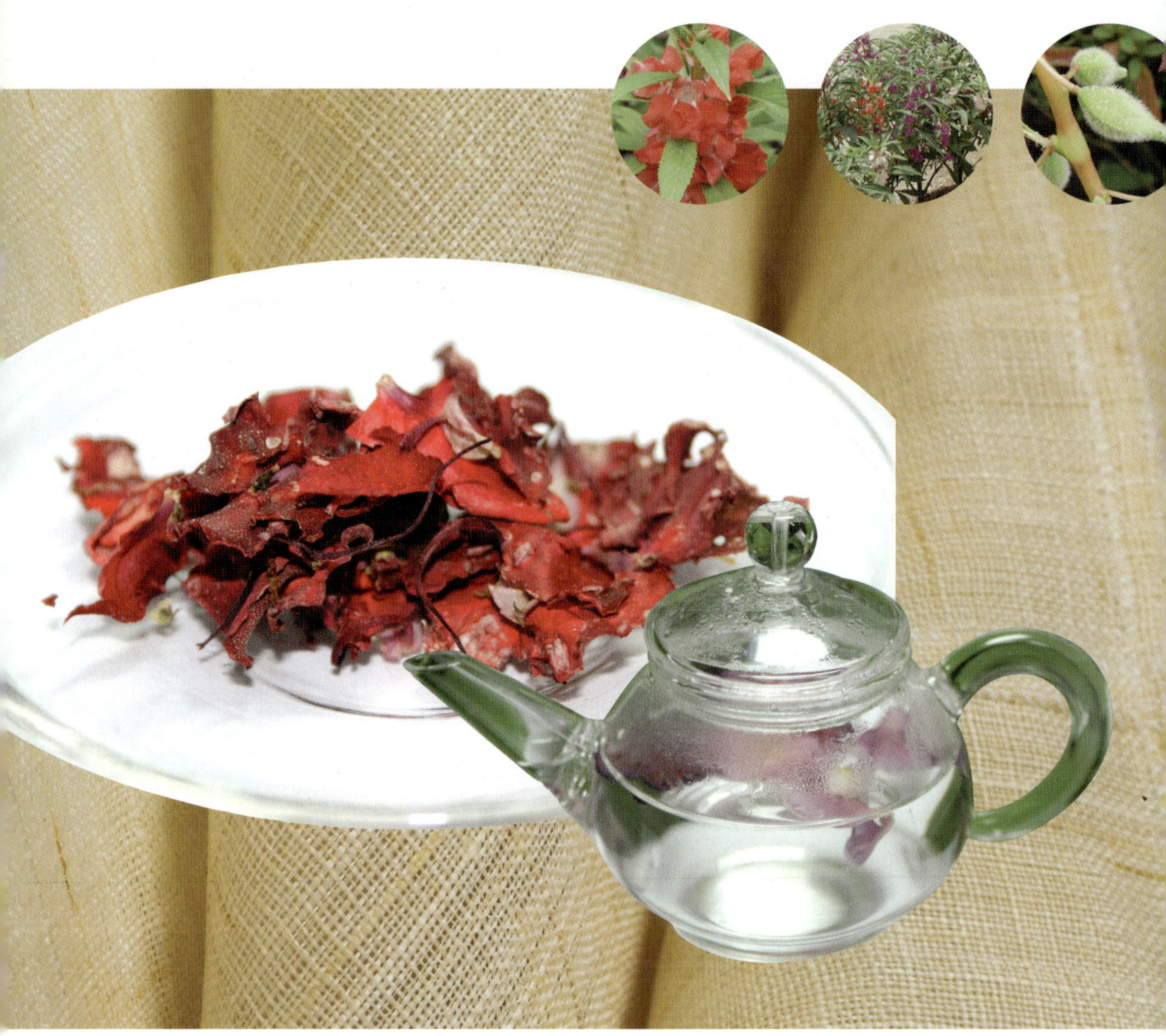

봉선화꽃차

| 꽃말 | 건드리지 마세요

| 학명 | *DImpatiens balsamina* L.　| 영명 | Touch-me-not　| 이명 | 봉숭아

| 과명 | 봉선화과　| 원산지 | 인도, 말레이시아, 중국　| 생육상 | 한해살이풀

| 꽃색 | 분홍색, 빨간색, 흰색　| 번식방법 | 종자　| 개화시기 | 7~8월

| 효능 및 꽃의 이용 |

설사 멈춤, 해독 작용. 달인 물을 벌레 물린 곳에 바르면 치료가 빠름

꽃에 델피니딘(delphinidine), 펠라고니딘(pelargonidin), 시아니딘(cyanidin), 말비딘(malvidin) 등이 함유되어 있다. 꽃을 손으로 따면 간단하게 채취할 수 있다.

꽃색이 다양하고 모양이 아주 귀여워 과자나 샐러드에도 잘 어울린다. 9월 말경 봉선화가 지면서 열매가 열릴 때 만져 보면 갑자기 꼬투리가 톡 터져 사방으로 씨가 흩어지는 경험을 해 본 적이 있을 것이다. 아이들과 함께 봉선화 열매를 건드려 보면 깜짝깜짝 놀라면서 아주 재미있어 한다.

차색은 연한 붉은색이다. 맛은 순한 편으로 뜨거운 물을 부으면 색이 연해진다.

| 채취 방법 |

봉오리에서 바로 핀 꽃을 선택한다.

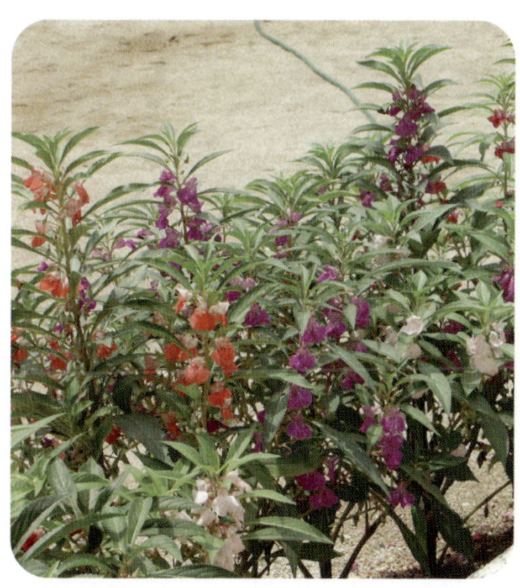

무리지어 피어 있는 봉선화

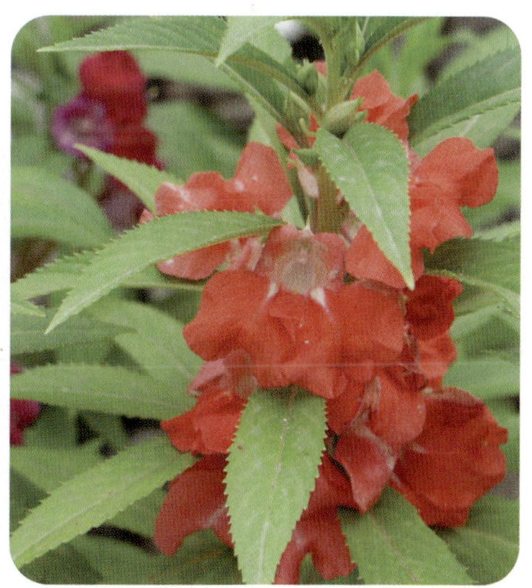

활짝 핀 봉선화꽃

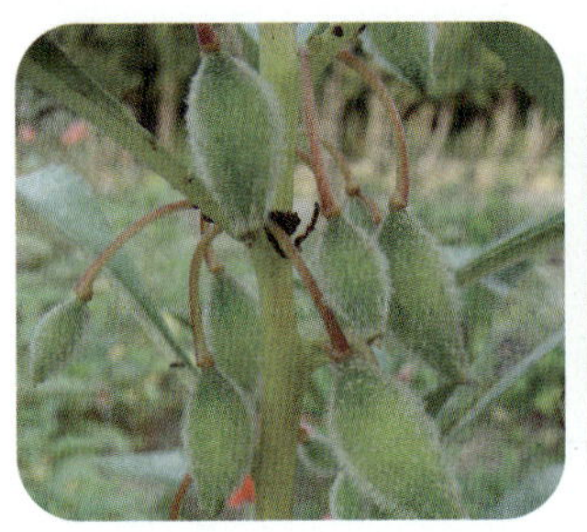

봉선화 열매 꼬투리

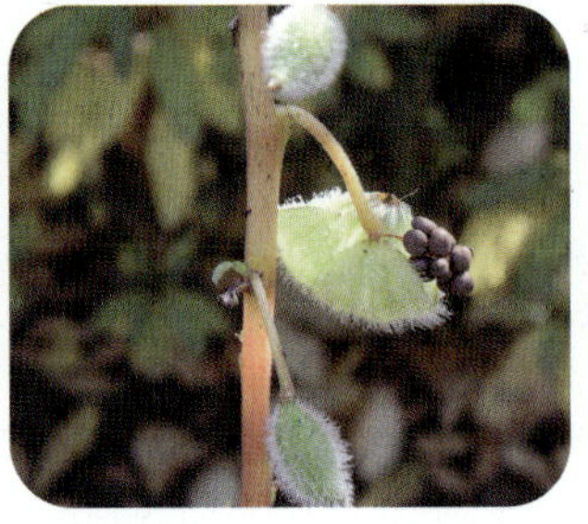

꼬투리가 터지면서 씨가 멀리
퍼져 나간다

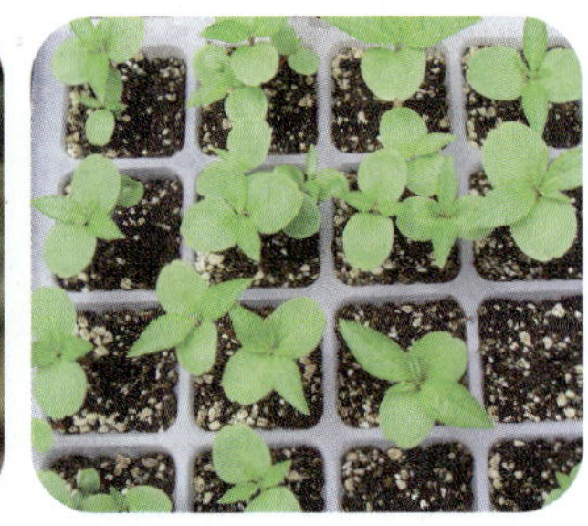

봉선화 모종

| 꽃차 만드는 방법 |

① 봉선화 꽃잎을 조심스럽게 따서 깨끗이 씻어 말
린다.

② 일주일 가량 건조 후 밀봉한다.

③ 말린 꽃잎 5g 정도를 찻잔에 넣고 뜨거운 물을
부어 우려내어 마신다.

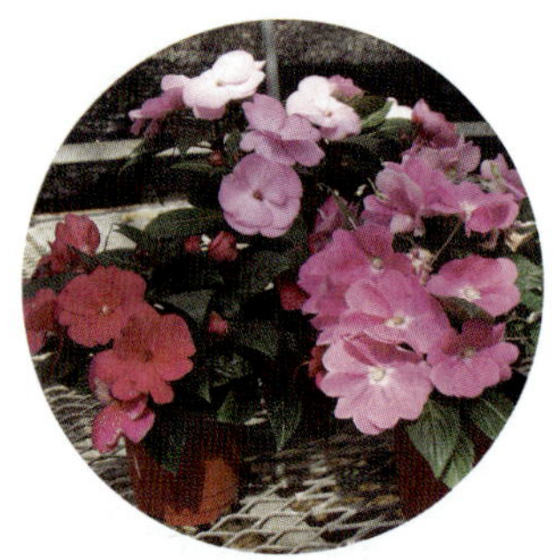

서양봉선화인 아프리카봉선화
(손톱 물들이기에 사용할 수 있음.)

| 차로 마신 후 꽃 이용법 | 재탕하여 마신다.

더 알아보기

아프리카봉선화의 영명은 African Balsam이고, 학명은 *Impatiens sultanii*이다. 아프리
카봉선화는 보통 봉선화와 유사한 점이 많으나 봉선화는 잎이 길고 겹꽃이 많은 반면
아프리카봉선화는 잎이 짧고 둥글며 홑꽃이 대부분이다.
봉선화는 꽃이 입체적으로 모체에 부착되어 있으나 아프
리카봉선화는 거의 평면적으로 위에 퍼져 있다. 꽃은 백색,
분홍색, 핑크색과 적색에 이르기까지 다양한 색의 꽃을 피
워 낸다. 매달기 화분이나 큰 용기에 기르고 가능한 한 강
한 비에는 맞지 않도록 한다. 보통 외국의 집 앞 벽면 장식
에 많이 이용된다. 음지나 공해에도 강하며, 키우기가 쉬워
화단에 유리한 꽃이다.

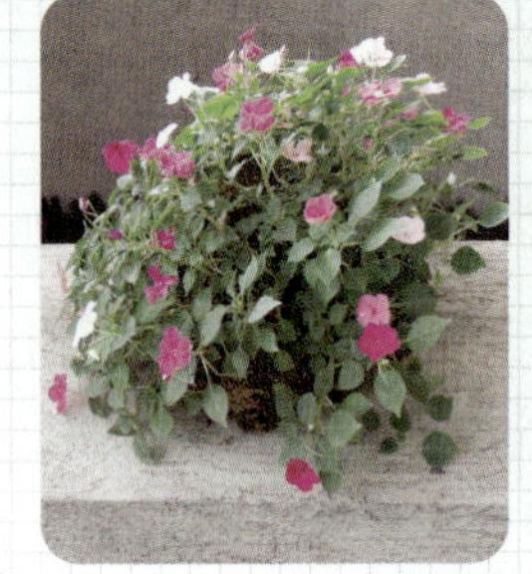

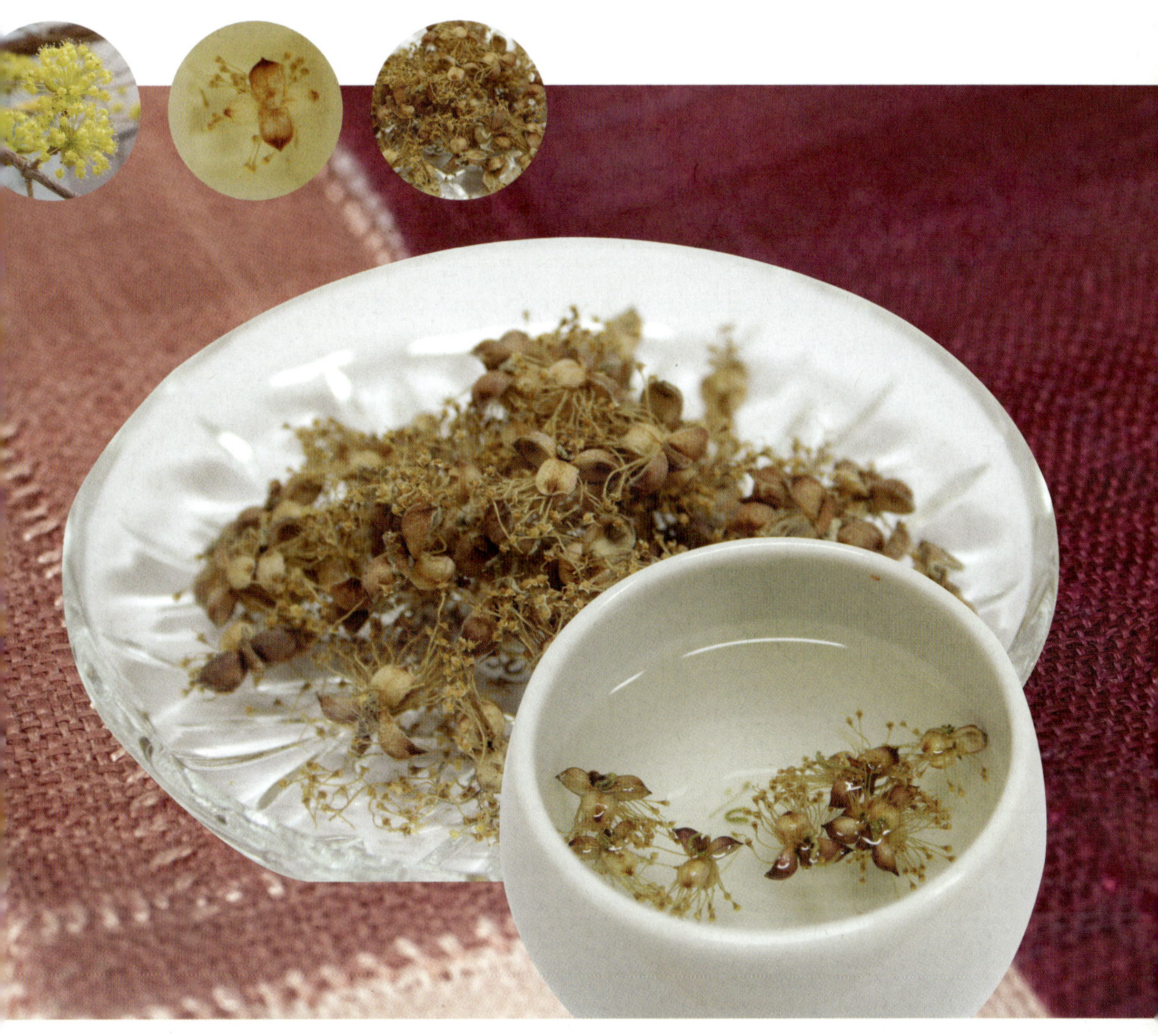

산수유꽃차

| 꽃말 | 지속, 불변 | 학명 | *Cornus officinalis* Siebold & Zucc.

| 영명 | Japanese Cornelian Cherry, Japanese Cornel | 이명 | 산수유나무, 산시유나무

| 과명 | 층층나무과 | 원산지 | 한국 | 생육상 | 낙엽활엽소교목 | 꽃색 | 노란색

| 번식방법 | 종자 | 개화시기 | 3~4월

열매는 신장요로 계통, 각종 성인병 예방, 부인병에 효능

산수유꽃은 향기가 좋아 관상수로 많이 심어 왔다. 가을이 되면 산수유나무에는 가지마다 빨갛게 열매가 열리는데, 이 열매의 씨를 빼내고 햇볕에 말린 것이 건피 산수유이다. 산수유 열매에는 말산, 타타르산, 갈산, 지방산 등과 사포닌, 타닌, 비타민 A 등이 함유되어 있고, 씨에는 팔미트산과 리놀산 등이 함유된 지방유가 들어 있다.

산수유의 가장 큰 약리 작용으로는 허약한 콩팥의 생리 기능 강화와 정력 증강 효과가 꼽힌다. 산수유를 장기간 먹을 경우 몸이 가벼워질 뿐만 아니라 요통, 이명 현상, 원기 부족 등에도 유익하다. 정자 수의 부족으로 임신이 안 될 때에도 장기간 복용하면 치료 효과가 있다고 한다.

산수유꽃을 딸 때에는 그리 예쁘지 않을 것으로 생각했는데, 찻잔 속에서의 산수유꽃은 공예차보다도 더 멋진 모습을 드러낸다. 차색은 연한 갈색이다.

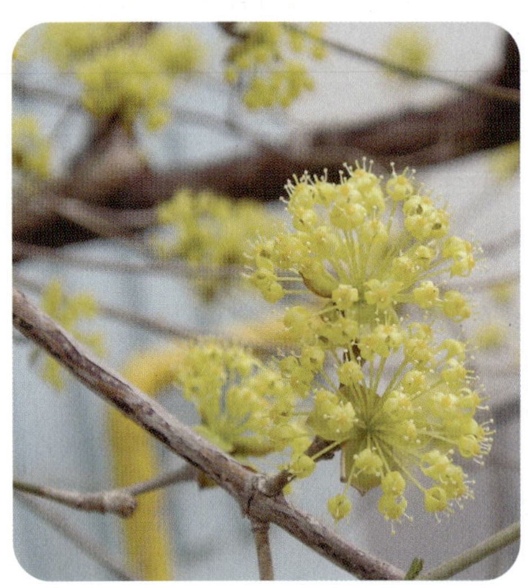

산수유꽃

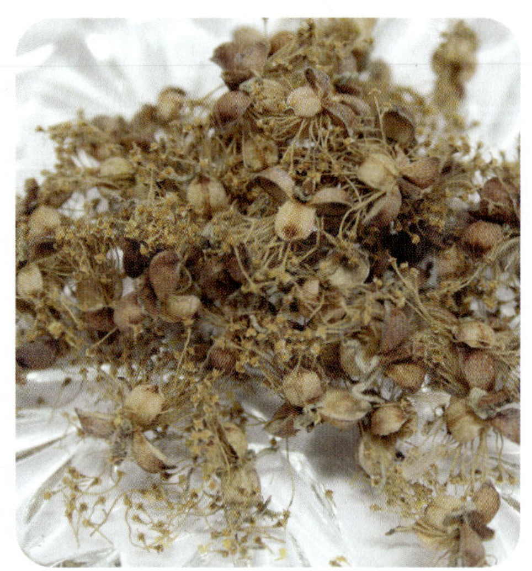

건조한 산수유꽃

봉오리에서 바로 핀 꽃을 선택한다.

| 꽃차 만드는 방법 |

① 산수유꽃을 봉오리째 따서 깨끗이 손질한다.

② 손질한 꽃을 소금물에 씻어서 그늘에서 잘 말린다.

③ 밀폐 용기에 넣어 보관한다.

④ 말린 꽃 2~3송이를 찻잔에 담고 끓는 물을 부어
　 우려내어 마신다.

⑤ 산수유꽃 얼음을 만들어 두었다가 냉차로 마신다.

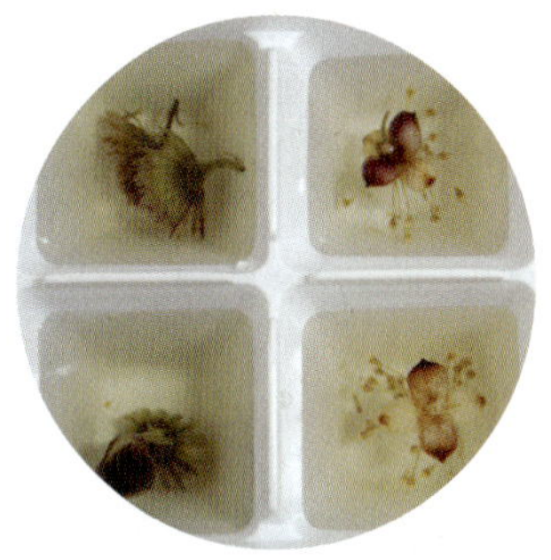

산수유꽃 얼음

| 차로 마신 후 꽃 이용법 |　재탕하여 마신다.

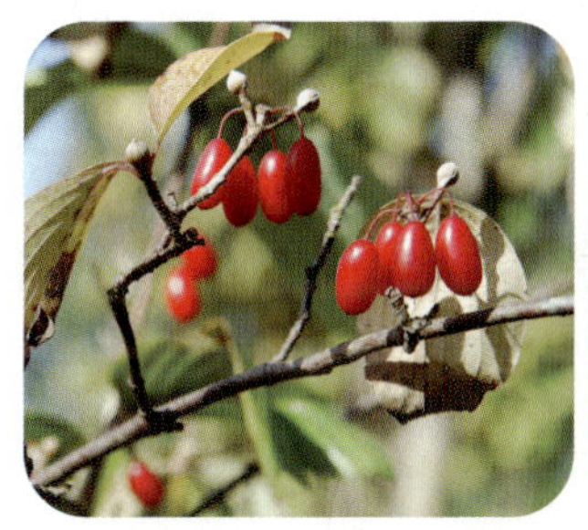

산수유 열매

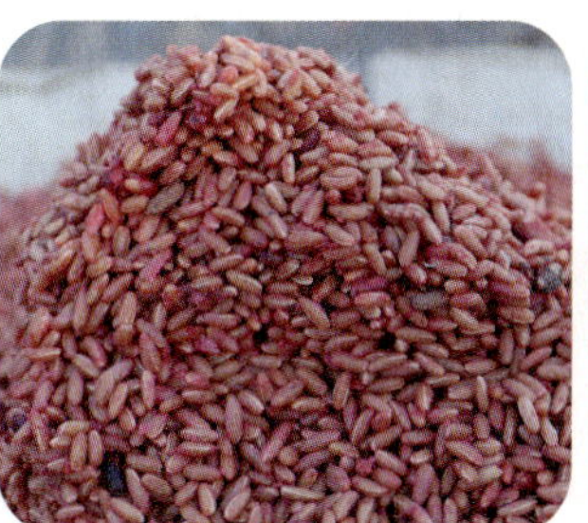

산수유 속씨

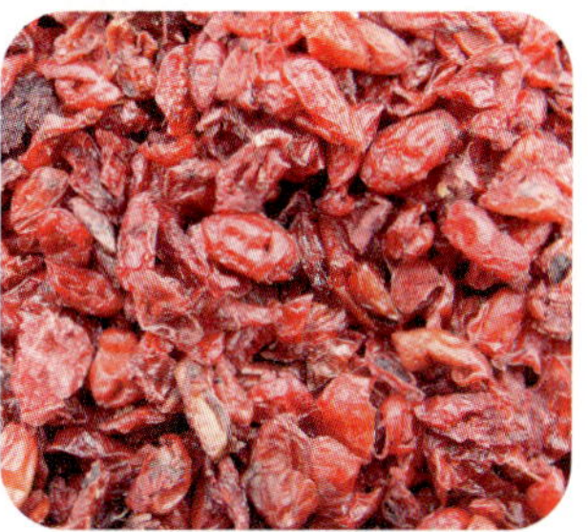

속씨를 빼고 건조한 산수유

더 알아보기

현재 국내에는 산수유가 포함된 성기능 장애 치료 및 예방용으로 특허 등록이 있으며,
생약 조성물은 산수유, 구기자, 건지황, 백출, 토사자, 백복령, 산약, 당귀, 백강잠, 지
골피 및 봉밀 등이 포함되어 있다.

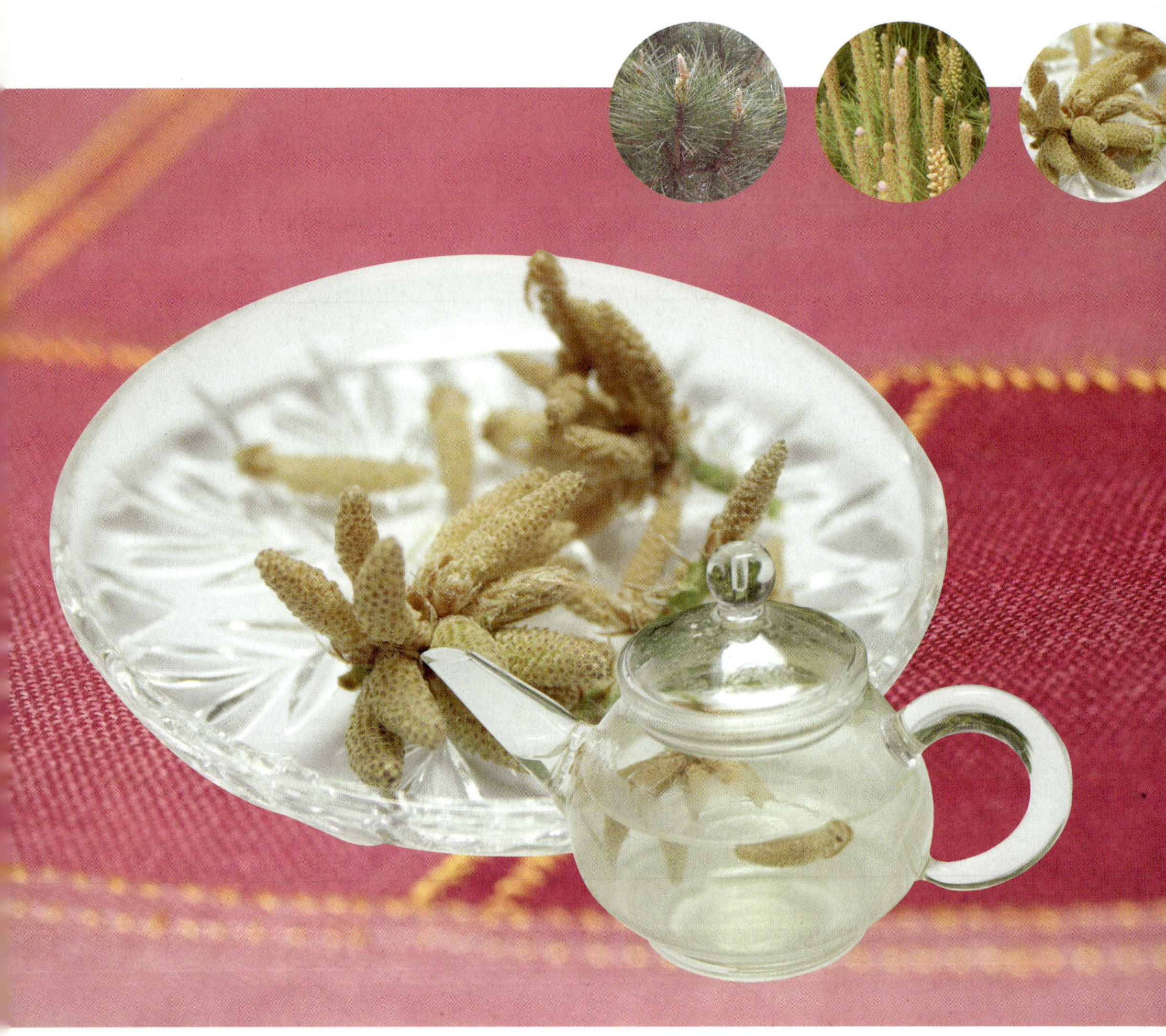

송화차

| 꽃말 | 불로장생, 동정, 변하지 않는 사랑

| 학명 | *Pinus densiflora* Siebold & Zucc.　| 영명 | Japanese Red Pine

| 이명 | 적송, 솔나무, 여송, 육송　| 과명 | 소나무과　| 원산지 | 한국

| 생육상 | 상록침엽교목　| 번식방법 | 종자　| 개화시기 | 5월

중풍, 고혈압, 심장병, 신경통, 두통, 폐를 보호해 주는 역할

송화는 거풍, 이기, 수습, 지혈의 효능이 있고 중허위한, 만성설사, 창상출혈을 치료한다.

송화는 소나무의 꽃가루를 말하는 것으로, 빛이 노랗고 달콤한 향이 나는 것이 특징이다. 송화는 주로 다식 등을 만들어 먹을 때 사용하는데, 송황(松黃)이라고도 한다.

차색은 노란색이며, 맛은 씁쓸하다. 처음에는 가루가 아래쪽으로 가라앉아 불투명하다가 나중에는 투명한 노란빛이 된다. 향기는 특별히 없다.

| 채취 시기와 방법 |

① 시기: 도로 위나 차 위에 노란 꽃가루가 보이면 이미 꽃가루 채취 시기가 늦은 것이다. 이렇게 꽃가루가 날리기 전에 미리미리 채취하면 많은 꽃가루를 얻을 수 있다.

② 방법: 봉오리에서 바로 핀 꽃을 선택한다. 비닐 봉지를 준비하여 꽃봉오리를 따서 바로 넣어 둔다.

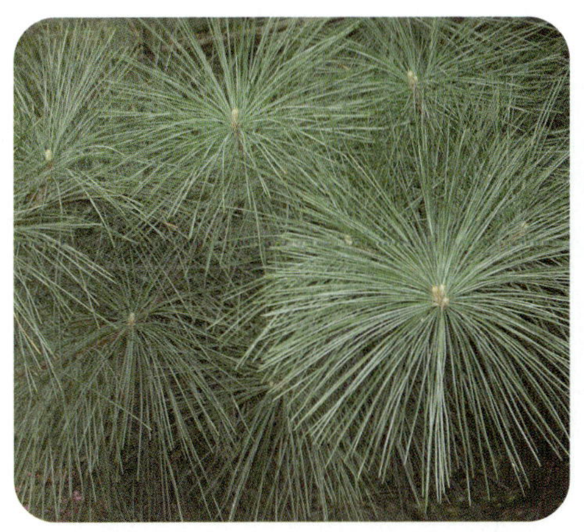

소나무

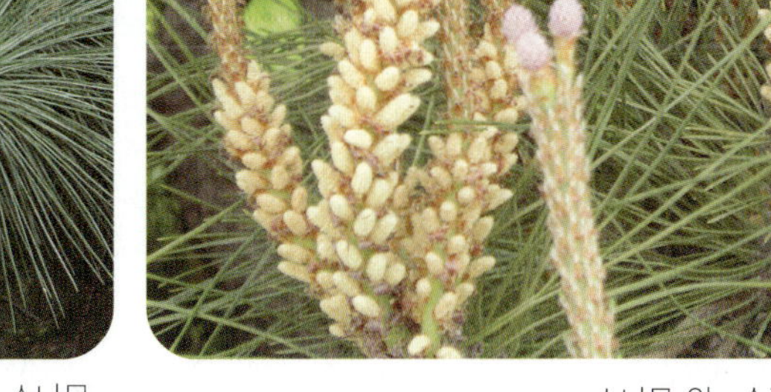

소나무 암 · 수꽃

| 꽃차 만드는 방법 |

만드는 방법 I

① 송화가 터지기 일주일 전에 비닐 봉지에 꽃봉
　오리를 따서 넣어 놓는다.

② 가루가 나오기 시작하면 송홧가루를 깨끗이
　정선하여 꿀에 재어 둔다.

③ 꿀에 재어 둔 송홧가루를 한 스푼 넣고 뜨거운
　물을 부어 마신다.

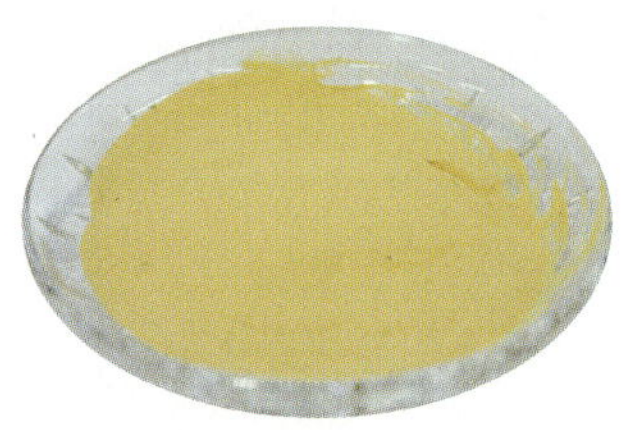

송홧가루

만드는 방법 II

① 뜨거운 물에 송홧가루를 타서 마신다.

② 달게 마시고 싶으면 꿀이나 설탕을 첨가한다.

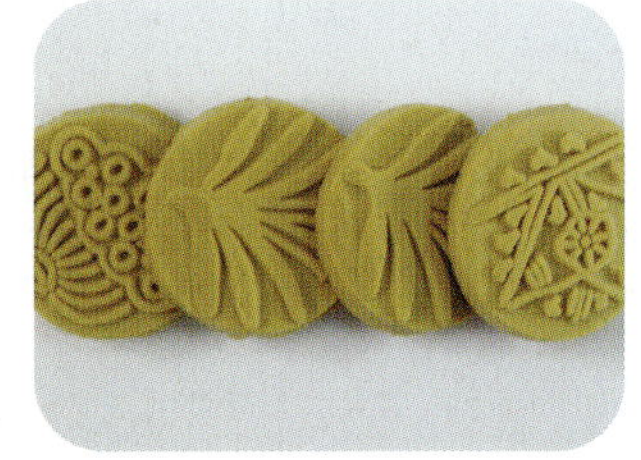

송홧가루로 만든 다식

| 차로 마신 후 꽃 이용법 |

① 재탕하여 마신다.

② 가라앉은 송홧가루는 찹쌀가루나 밀가루와 섞어 전을 부친다.

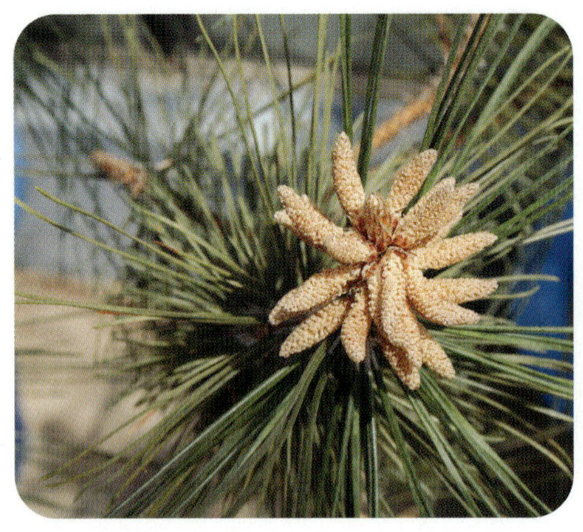

소나무 수꽃

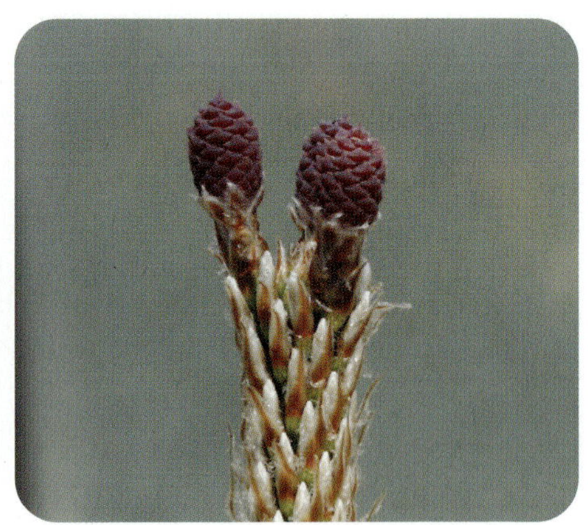

소나무 암꽃

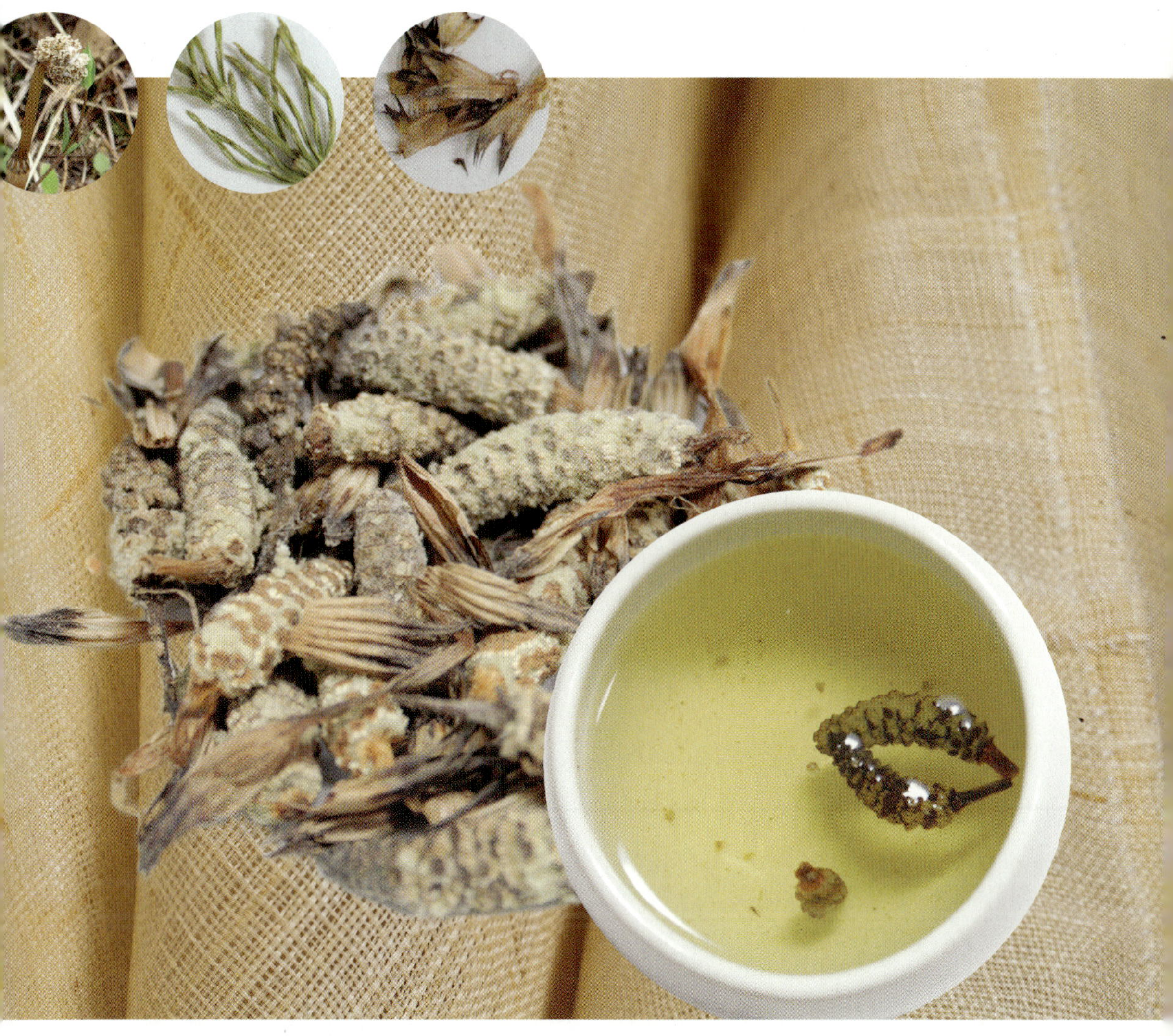

쇠뜨기꽃차

| 꽃말 | 봄처녀 | 학명 | *Equisetum arvense* L.

| 영명 | Field Horsetail | 이명 | 뱀밥, 준솔, 필두채, 토필

| 과명 | 속새과 | 원산지 | 한국 | 생육상 | 여러해살이풀 | 꽃색 | 갈색

| 번식방법 | 포자 | 개화시기 | 3월 중순경

99

당뇨, 이뇨, 혈압강하, 지혈에 효과

한약명으로 문형(問荊)이라 하며, 민간요법으로 이뇨, 지혈, 신장, 방광의 질병에 사용한다. 쇠뜨기로 차를 끓여 마시면 만병에 좋다는 소문으로 흔하던 쇠뜨기가 수난을 당한 적도 있다.

봄 소식을 빨리 전해 주는 식물로 뱀밥이라고도 한다. 꽃이 피지 않고 홀씨로 자손을 퍼뜨리는 쇠뜨기는 포자낭이 달린 생식줄기가 먼저 나오고 그 다음에 영양줄기가 자라는데, 뱀밥은 쇠뜨기의 생식 기관으로, 꽃과 같은 구실을 한다.

뱀밥은 이른 봄 돋아나는 연한 갈색의 식물체로 포자가 달린 생식체이다. 뱀밥이라는 생식경이 흙에 붓을 세워 놓은 모양이라 토필(土筆) 또는 필두채(筆頭菜)라는 이름도 붙었다.

뒤에 돋아난 쇠뜨기는 초록색이어서 두 모습을 보고 서로 다른 식물로 오인하는 경우가 많다. 쇠뜨기는 소가 잘 뜯어 먹기 때문에 붙여진 이름이다. 층층이 돋은 잔가

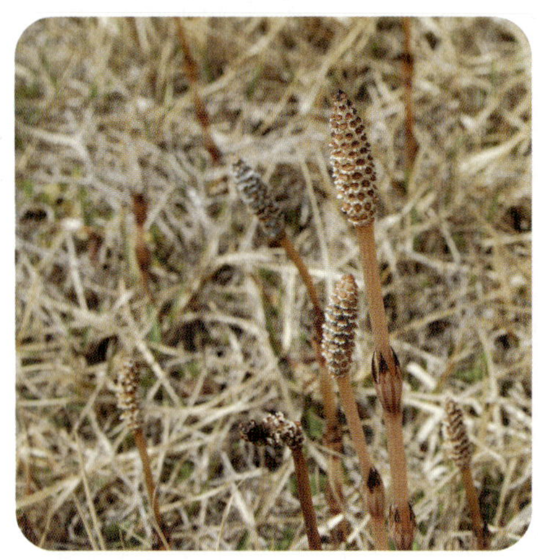

쇠뜨기

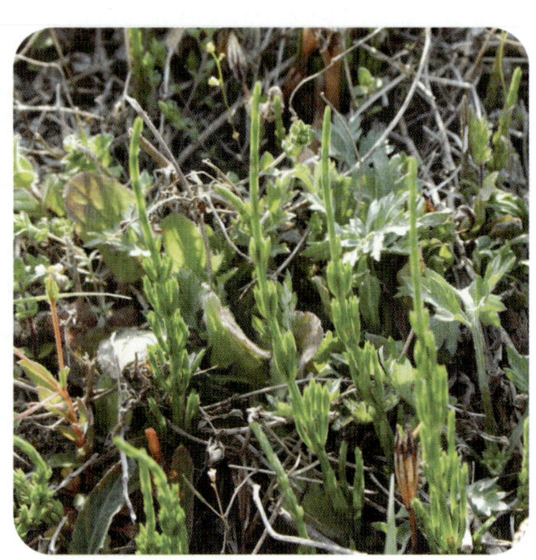

쇠뜨기 올라오는 모습

지가 말꼬리처럼 생겨 마초(馬草)라고도 하고, 소나무 같이 생겨 준솔이라고도 한다.

차색은 노란빛이다. 민간에서는 당뇨병에 많이 사용한다. 전초에는 에퀴세토닌 (equisetonin), 퀴세트린(quisetrin), 이소퀴르세트린(isoquercetrin), 팔루스트린 (palustrine), 티민(thymine), 3-메톡시피리딘(3-methoxypyridine)이 함유되어 있고, 포 자에는 아르티쿠라틴(articulatin), 옥타코산-다이카복실산(octacosane-dicarboxylic acid), 고십피트린(gossypitrin)이 함유되어 있다. 이뇨, 혈압강하, 심장 수축력 증가, 지 혈 등에 효과가 있으며, 최근 각종 암 치료에 효과가 있다. 향기가 달콤하고 맛이 순 하다. 뱀밥의 떼어 낸 껍질은 압화를 만들 때 눌러서 말려 새 장식을 만들 때 이용하 기도 한다.

| **채취 방법** | 마디의 껍질을 떼어 낸다. 화분은 사용하지 않는다.

| **꽃차 만드는 방법** |
① 꽃봉오리가 터지기 전에 채취한다.
② 그늘에서 말린다.
③ 마르는 과정에서 자체의 수분으로 꽃이 피는 것
   이 있으므로 털어 주어야 한다.
④ 밀폐 용기에 담아서 보관한다.

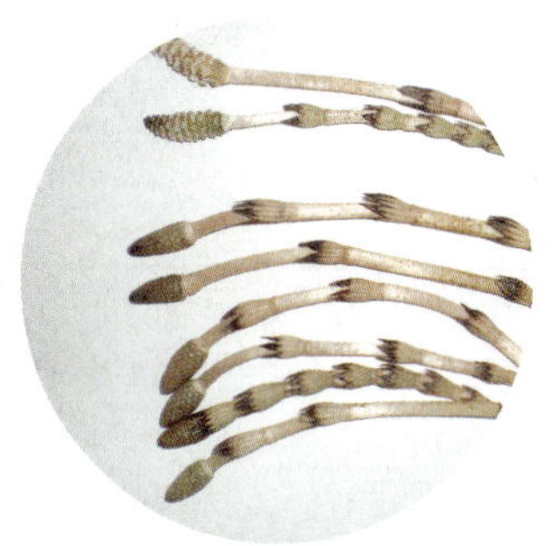

채취한 뱀밥

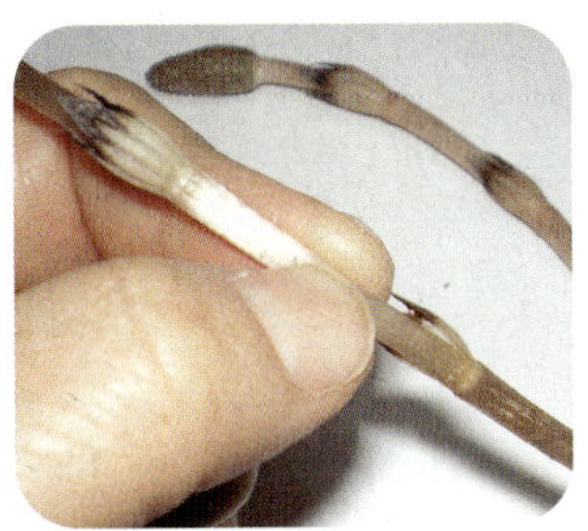

마디에 붙어 있는 잎집을 떼어 냄.

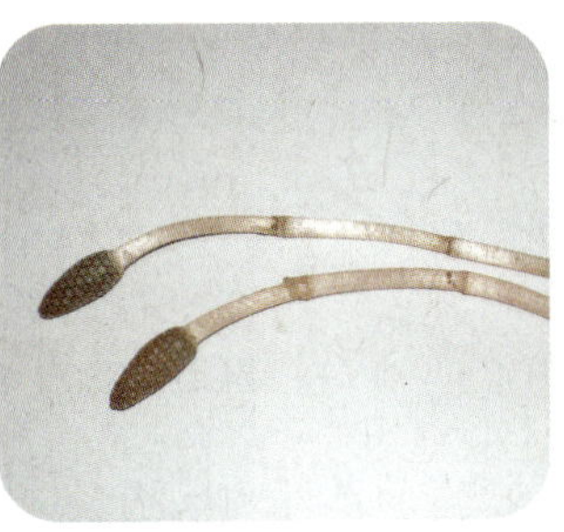

줄기는 나물로 식용 가능함.

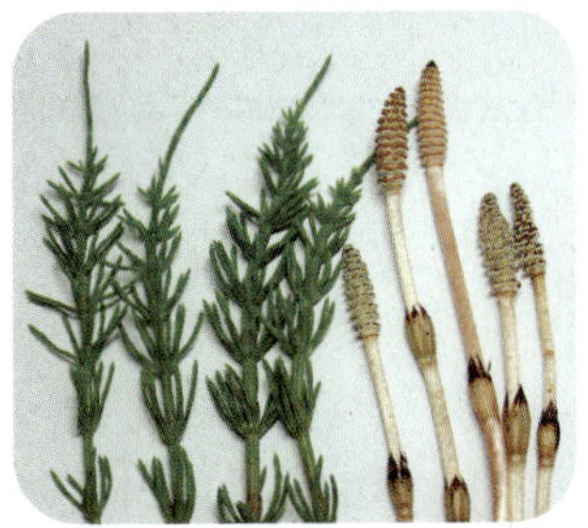

좌: 쇠뜨기 잎, 우: 뱀밥

⑤ 말린 꽃 3~4 송이를 찻잔에 넣고 뜨거운 물을 부어 1분 정도 우려내어 마신다.

| 차로 마신 후 꽃 이용법 |

① 재탕하여 마신다.

② 눌러서 재건조하여 열쇠고리 등의
　 압화 소품으로 이용한다.

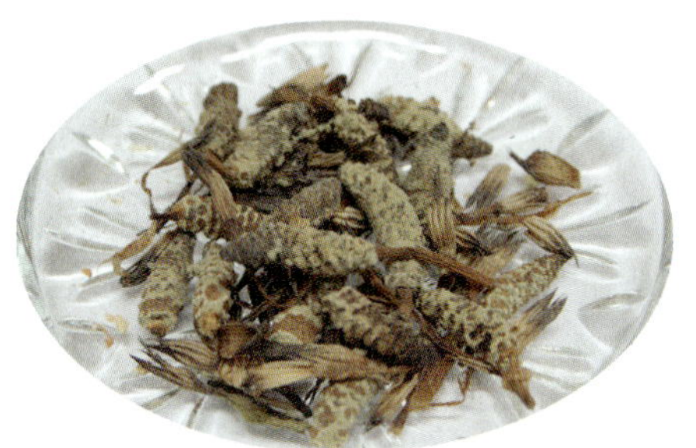

건조한 뱀밥

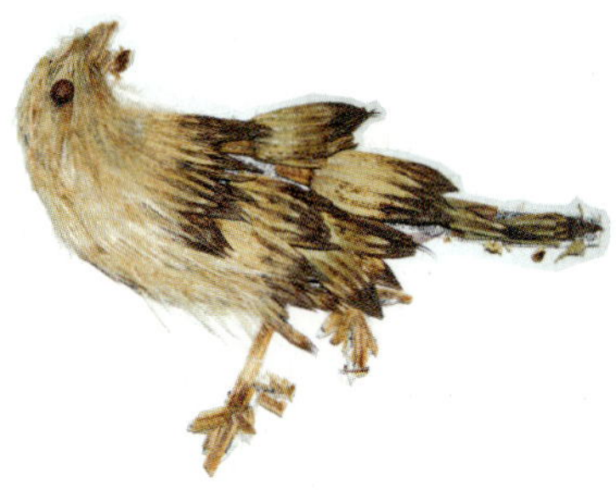

쇠뜨기꽃을 이용하여 만든 새 장식

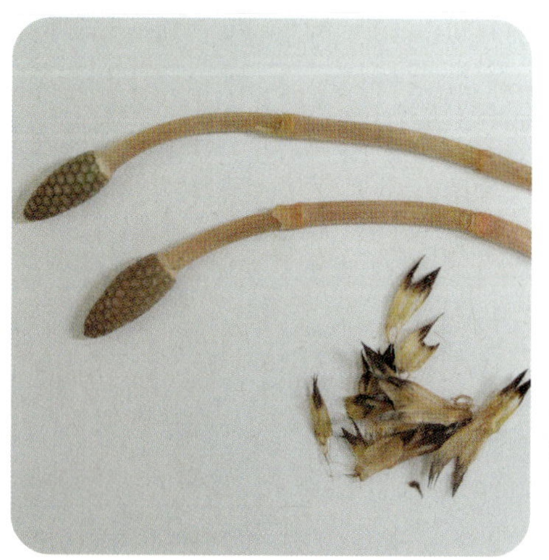

차로 이용할 수 있는 부위

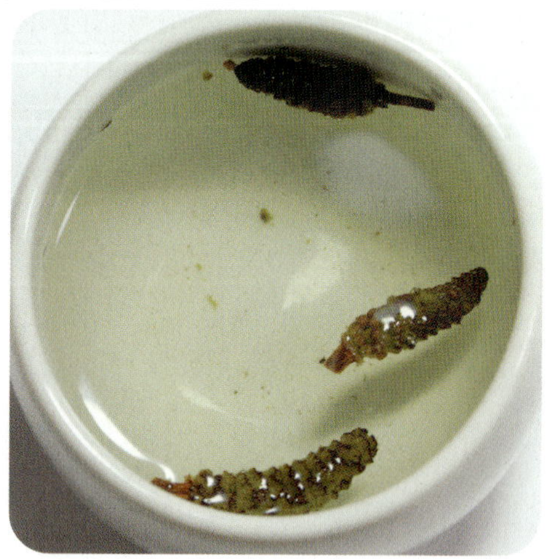

쇠뜨기꽃차

수국꽃차

| 꽃말 | 냉정, 무관, 거만 •흰색 : 변덕스러움, •청색 : 냉담, •분홍색 : 처녀의 꿈
| 학명 | *Hydrangea paniculata* Siebold for. paniculata | 영명 | Cattail
| 이명 | 풀수국 | 과명 | 범의귀과 | 원산지 | 일본 | 생육상 | 낙엽활엽관목
| 꽃색 | 보라색, 분홍색, 흰색 | 번식방법 | 삽목, 종자 | 개화시기 | 7~8월

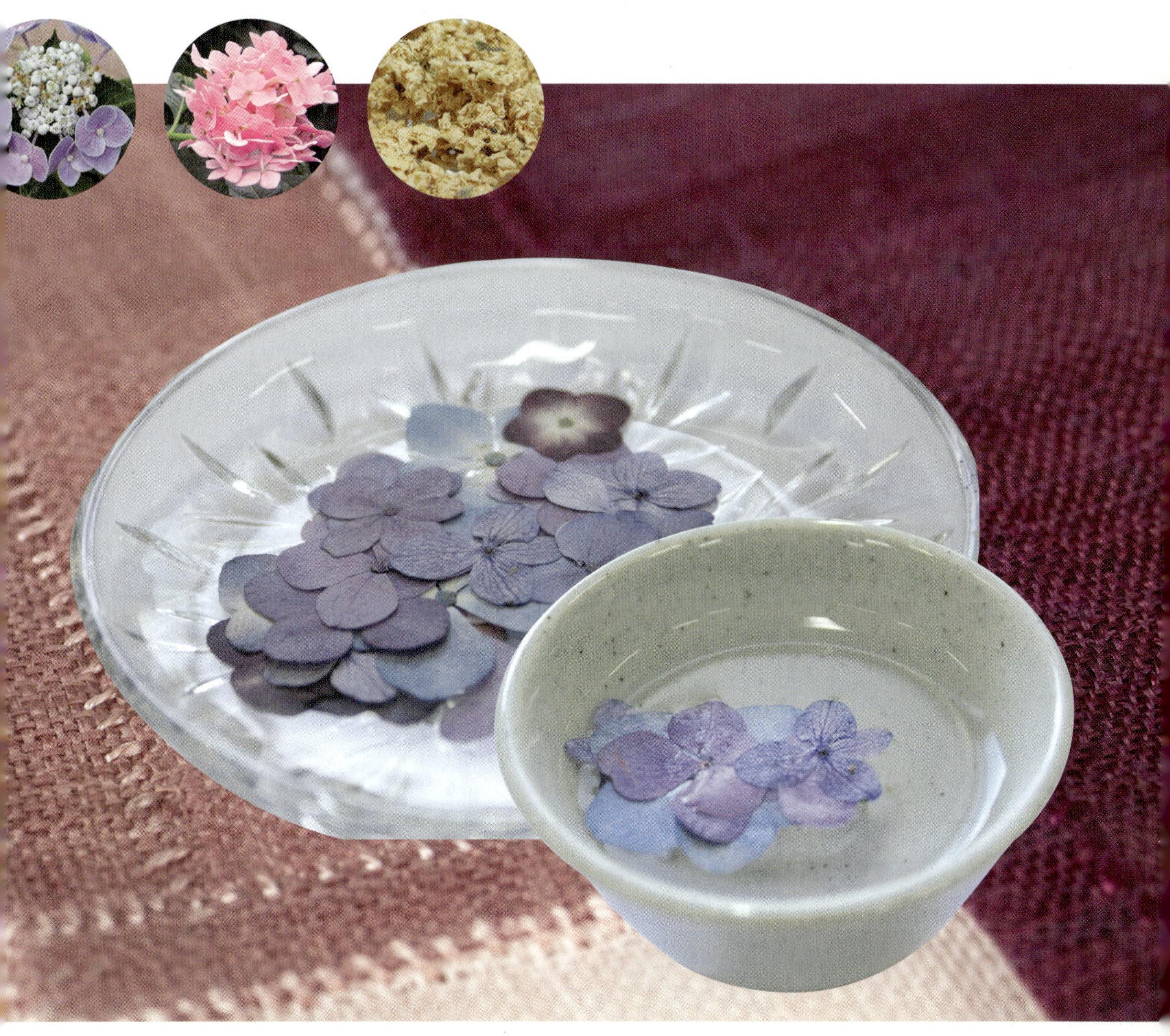

간헐열, 기침멎이, 학질, 해열, 심장병에 효과

물(Hydro)과 용기(angeion)의 합성어인 학명(*Hydrangea*)에서 알 수 있듯이 수분 흡수와 증산이 매우 활발하다. 또한 수국은 한문명도 수국(水菊)으로 물을 좋아함을 알 수 있다. 수국은 장마철에 피는 꽃으로 직사광선을 싫어한다. 그래서 큰 나무 아래와 같은 반그늘에 심으면 잘 자란다. 전초를 팔선화(八仙花)라고 하며 학질, 심열량계, 신낭풍, 번조를 치료한다. 꽃에는 루틴(rutin)이 함유되어 있고 학질을 치료한다. 심장이 허약해서 잘 놀라는 증상에 사용한다. 차맛은 약간 쓴 느낌이 나며, 차색은 노란색이다. 향은 특별히 없다. 청색 수국의 경우에는 뜨거운 물을 부어도 색이 변하지 않아 열에 안정적이다.

| 채취 방법 |

봉오리에서 바로 핀 꽃을 선택한다. 일찍 피어서 갈색으로 변한 것은 이용하지 않는다.

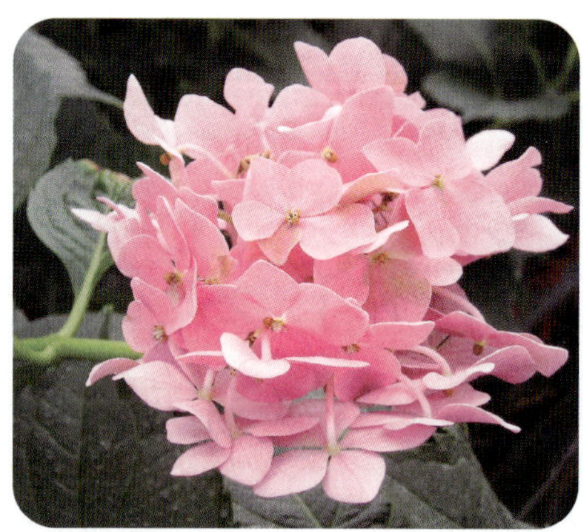

알칼리성 토양에서 분홍색을 보이는 수국

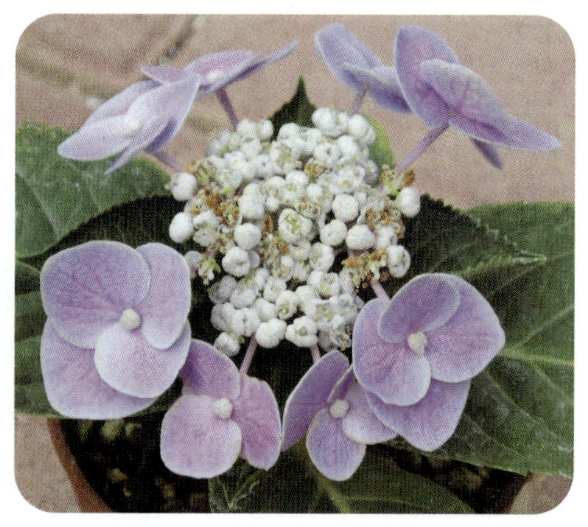

산성 토양에서 청색을 보이는 수국

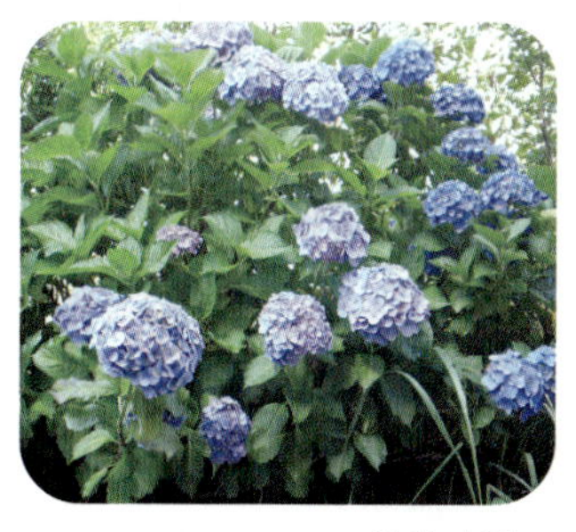
청색 수국

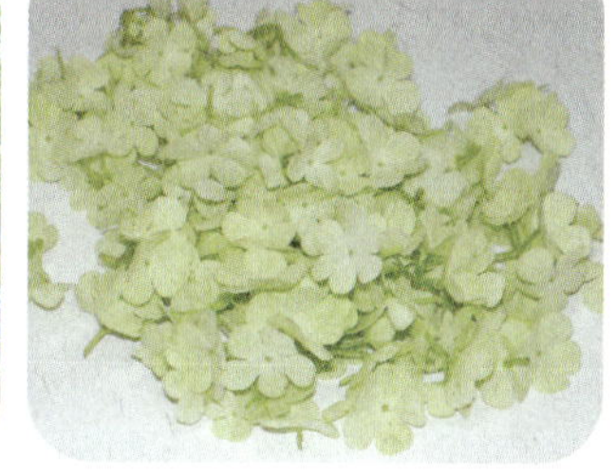
채취한 수국꽃

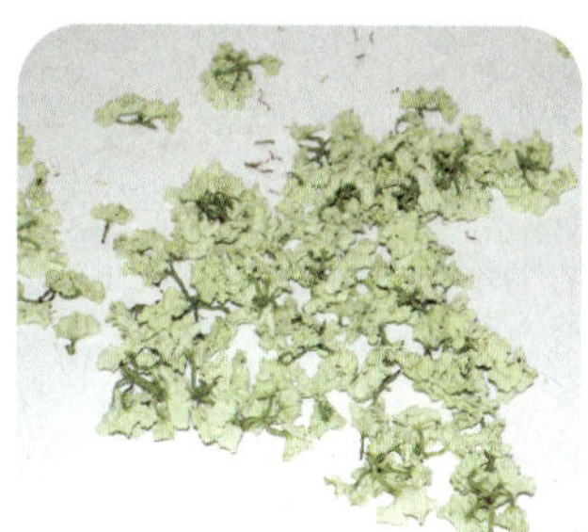
건조한 수국꽃

| 꽃차 만드는 방법 |

① 덩어리 꽃이므로 하나하나 떼어 말린다.

② 7~10일 정도 말린다.

③ 말린 수국꽃 한 스푼을 찻잔에 넣고 뜨거운 물을 부어 우려내어 마신다.

| 차로 마신 후 꽃 이용법 |

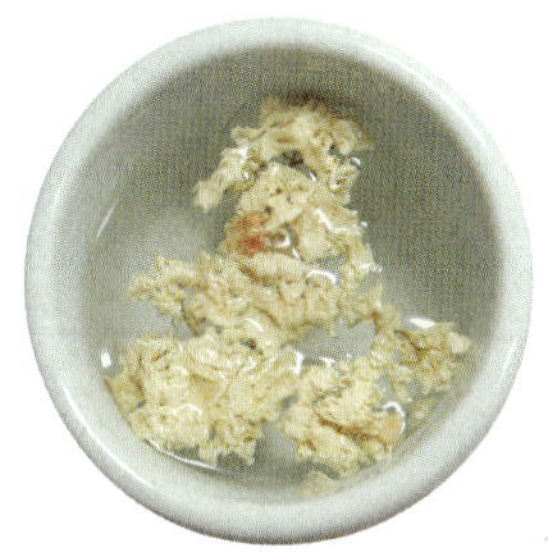
수국꽃차

재탕하여 마시거나 화전을 부쳐 먹는다. 재건조하여 포
푸리를 만들어도 예쁘다.

더 알아보기

칠면조처럼 변하는 수국꽃 색

수국꽃 색은 칠면조처럼 환경에 따라 변한다. 처음에는 희다가 분홍색 또는 붉은색으로 되기도 하고 하늘색, 청색으로도 된다. 이렇게 꽃잎의 변화가 심한 이유는 토양의 산도(pH) 때문이다. 토양이 중성이면 흰색이지만, 산성이면 청색으로, 알칼리성이면 분홍색으로 된다. 그래서 꽃 주위에 산성 물질인 명반이나 백반을 묻어 두고 물을 주면 흰색이던 꽃색이 점차로 청색으로 변하고, 또 알칼리성인 잿물이나 석회가루를 뿌리고 물을 주면 분홍색으로 변한다.

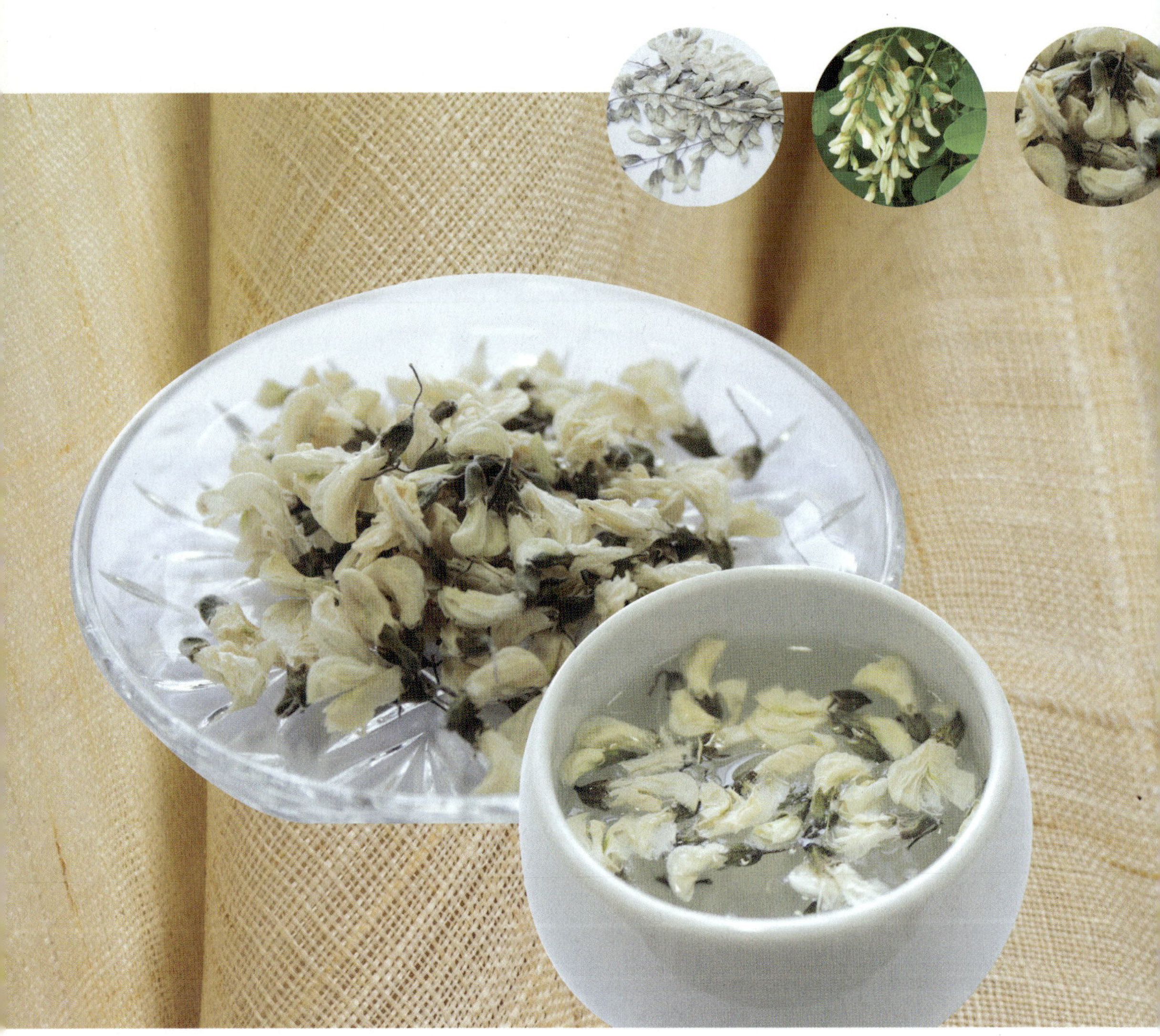

아까시꽃차

| 꽃말 | 숨겨진 사랑, 희귀한 연애 | 학명 | *Robinia pseudoacacia* L.

| 영명 | Black Locust, False Acacia, Bristly Locust, Mossy Locust

| 이명 | 개아까시나무, 아카시아나무 | 과명 | 콩과 | 원산지 | 북아메리카

| 생육상 | 낙엽활엽교목 | 꽃색 | 흰색 | 번식방법 | 삽목, 접목, 휘묻이 | 개화시기 | 5~6월

지혈 작용, 방광염, 기침, 기관지염에 사용. 달콤하여 생식 가능

꽃을 말려 액으로 달여 먹거나 술을 담그고 꽃과 잎을 튀김, 볶음으로 조리할 수 있다. 과거에는 크고 작은 아까시나무가 지천으로 있었다. 그래서 5월이면 봄바람에 실려 오는 아까시꽃향을 한 번쯤은 느껴 보았을 것이다.

아까시나무의 무용론 때문에 이젠 작은 그루는 찾아볼 수는 없고 큰 나무만이 몇 그루 보인다. 꽃은 신장염, 방광염, 기침, 기관지염에 효과가 있다.

차색은 투명하고 약간 달콤한 맛이 나며 향이 진하다. 둥둥 떠오르며 펴오르는 꽃을 입안에 물고 씹어 보면 단맛이 우러나온다. 배고플 때 우유를 넣고 먹어도 좋다. 또한 여러 가지 샐러드 요리에 응용을 해도 좋다. 뜨거운 물을 부으면 꽃잎이 투명해지는 부분도 생긴다.

| **채취 방법** | 봉오리에서 바로 핀 꽃을 선택한다.

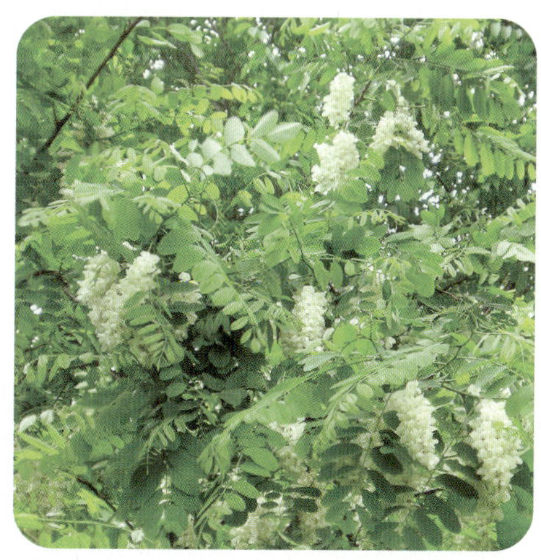

아까시나무 지상부

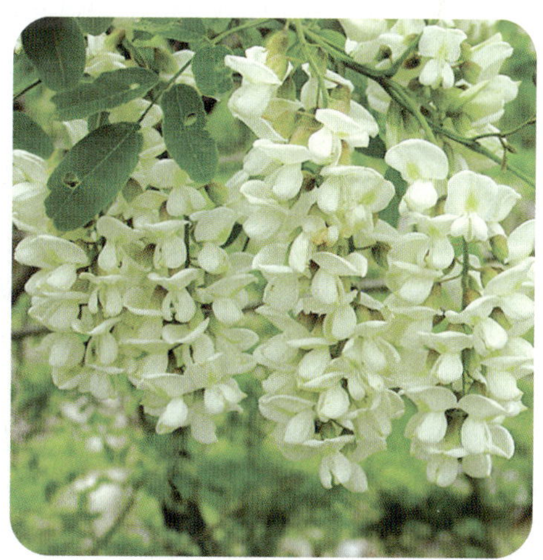

아까시꽃

① 꽃을 따서 그늘에서 말린다.

② 밀폐 용기에 담아 보관한다.

③ 말린 아까시꽃 한 스푼을 덜어서 찻잔에 넣고 뜨거운 물을 부어 마신다.

재탕하여 마신다.

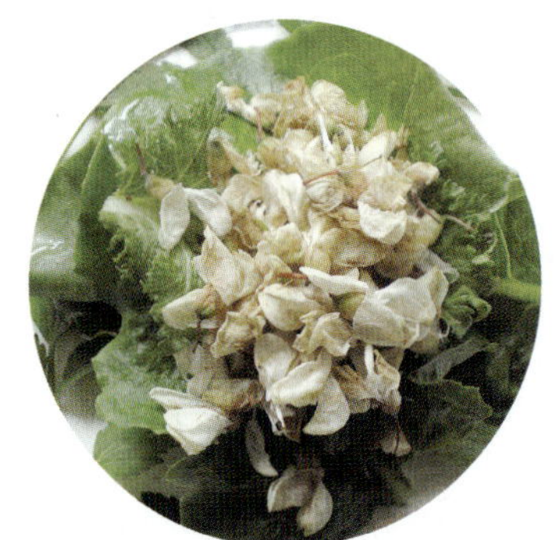

아까시꽃 샐러드

더 알아보기

아카시아와 아까시는 같은 식물일까?

본래 아카시아(Acacia)는 열대식물로 우리나라에서는 제주도에서 간단히 겨울을 지날 수 있는 종류이다. 일본 사람들이 니세아카시아('가짜아카시아' 란 뜻)라고 이름 지은 것은 학명 중의 가짜아카시아(pseudoacacia)를 번역한 것이었다. 따라서, 우리도 과거 부터 불러오던 이름과의 관계를 생각하여 '아까시나무' 라고 불러야 할 것이다. 단지 '아카시아' 라는 말은 두 가지 경우에 한해서 허용된다. 한 가지는 꽃을 부를 때이고, 또 한 가지는 꿀을 부를 때이다. 아카시아꽃과 아카시아꿀이란 말은 사용될 수 있다 고 한다.

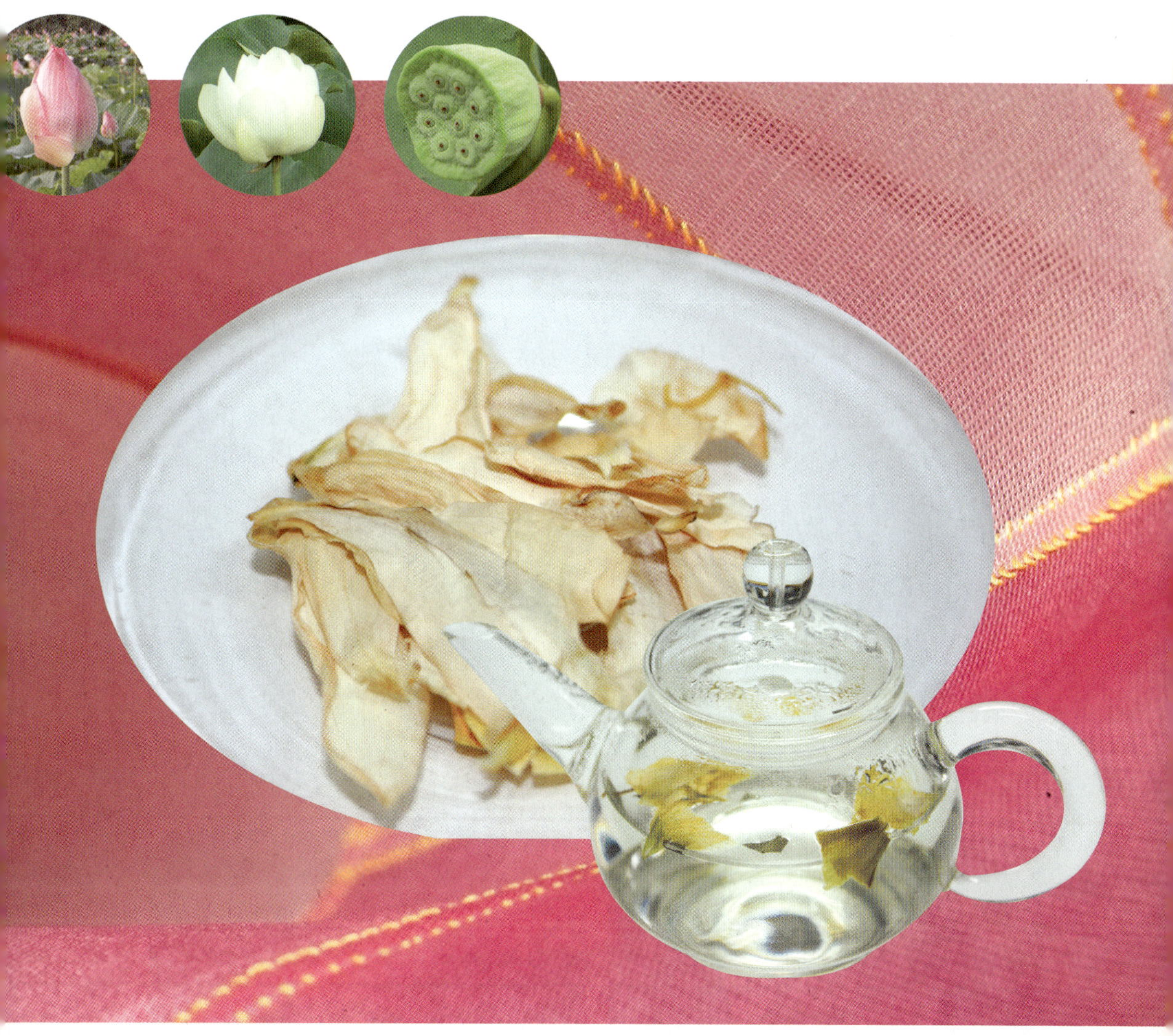

연꽃차

| 꽃말 | 순결　　| 학명 | *Nelumbo nucifera* Gaertn　　| 영명 | Sacred Lotus, East Indian Lotu

| 이명 | 연화(蓮花), 수지(水芝), 부용(芙蓉), 수화(水華), 수운(水芸), 빙단(氷旦),
수부용(水芙蓉), 택지(澤芝), 옥배(玉杯), 초부용(草芙蓉), 유월춘(六月春)

| 원산지 | 인도로 추정하나 확실치 않다. 이집트라는 의견도 있다.　　| 과명 | 수련과

| 생육상 | 여러해살이풀　　| 꽃색 | 흰색, 분홍색　　| 번식방법 | 종자　　| 개화시기 | 7~8월

| 효능 및 꽃의 이용 |

심신을 맑게 하고 남성에게는 정기를 굳게 하며, 여성에게 있어서는 피부미
용에 좋음

연꽃의 효능은 『동의보감』에 보면 연화, 또는 봉오리를 연화예(蓮花蘂)라 하여, 노
인의 정기불고(精氣不固; 정기(精氣)가 견고하지 못함.), 노채(勞瘵 ; 충의 일종으로 원인을
알 수 없는 질환 및 정신 질환 등을 야기함.), 치정활(治精滑; 정이 미끄러움을 다스림.), 남성
의 몽정과 몽설, 여성의 붕루를 치료하는 데 다른 약재들과 함께 쓰인다.

차는 약간 풀향이 나며 구수한 맛이 느껴지면서도 단맛이 난다. 차색은 연한 갈색
이다.

| 채취 방법 |

연꽃차는 연꽃이 절반 정도 피었을 때 채취해서 그늘에 말렸다가 사용한다.

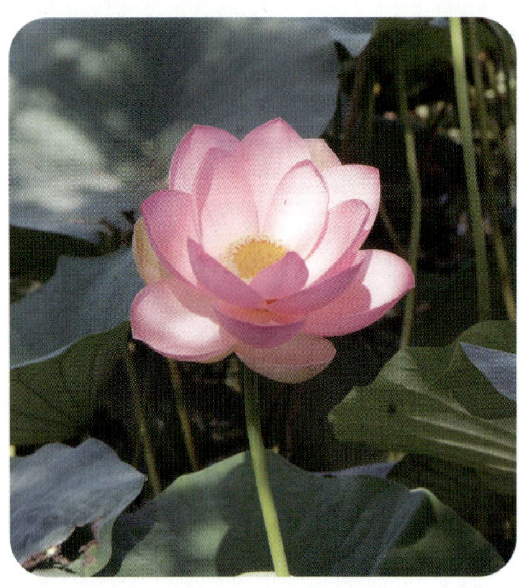

연꽃

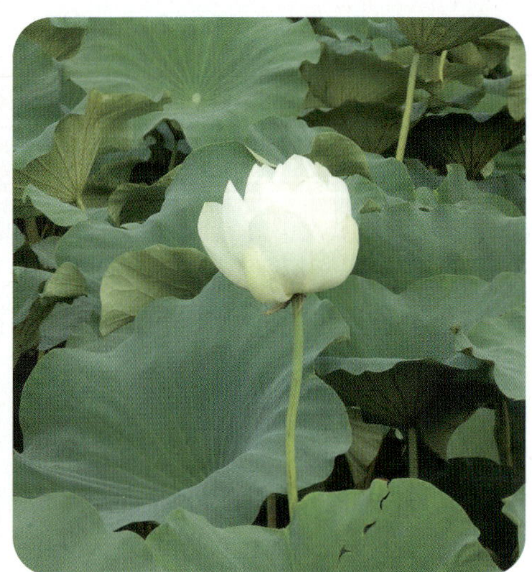

백련꽃

| 꽃차 만드는 방법 |

① 꽃을 손질하여 말린다.

② 그늘에 말려 방습제를 넣은 밀폐 용기에 보관하여 두고 이용한다.

③ 연꽃이 크므로 잘게 부수어 꽃잎을 반 스푼 정도 찻잔에 담는다.

④ 끓는 물을 붓고 1~2분이 지나면 마신다.

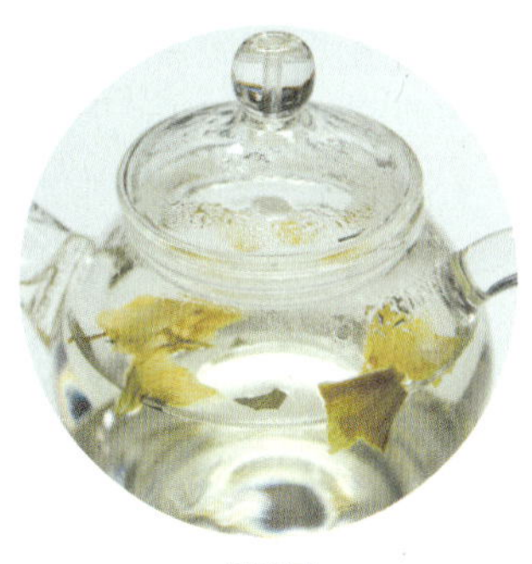

연꽃차

| 차로 마신 후 꽃 이용법 | 재탕하여 마신다.

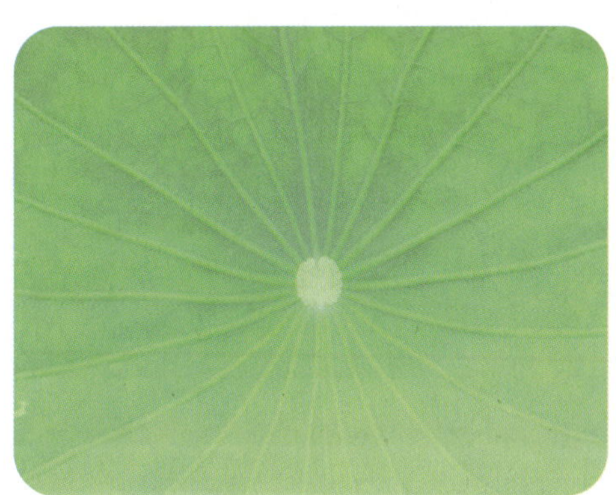

연잎

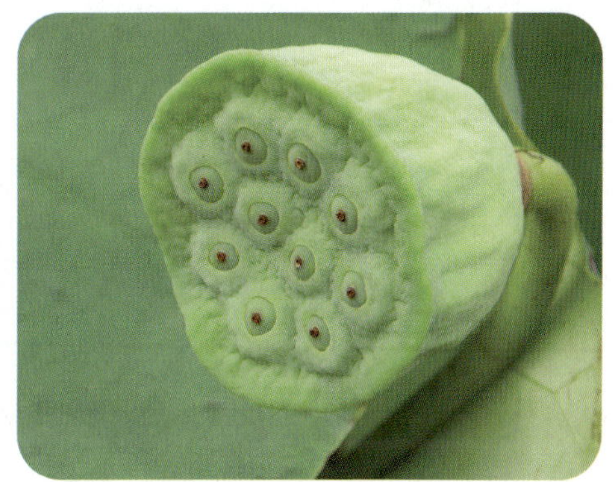

연밥

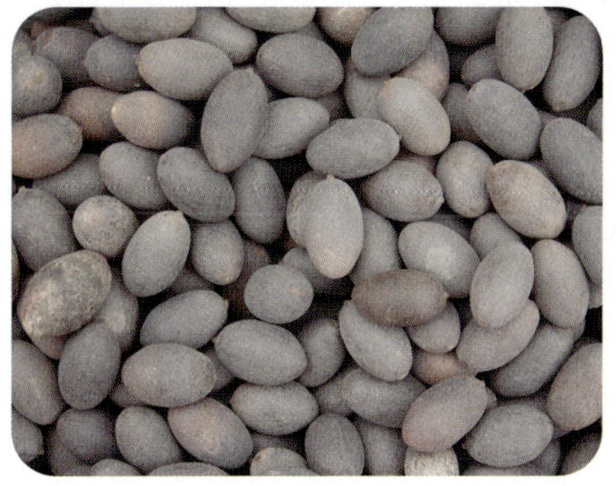

연자육

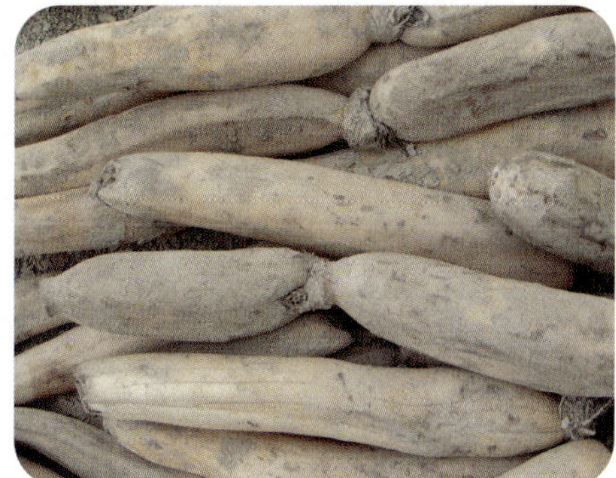

채취한 연근

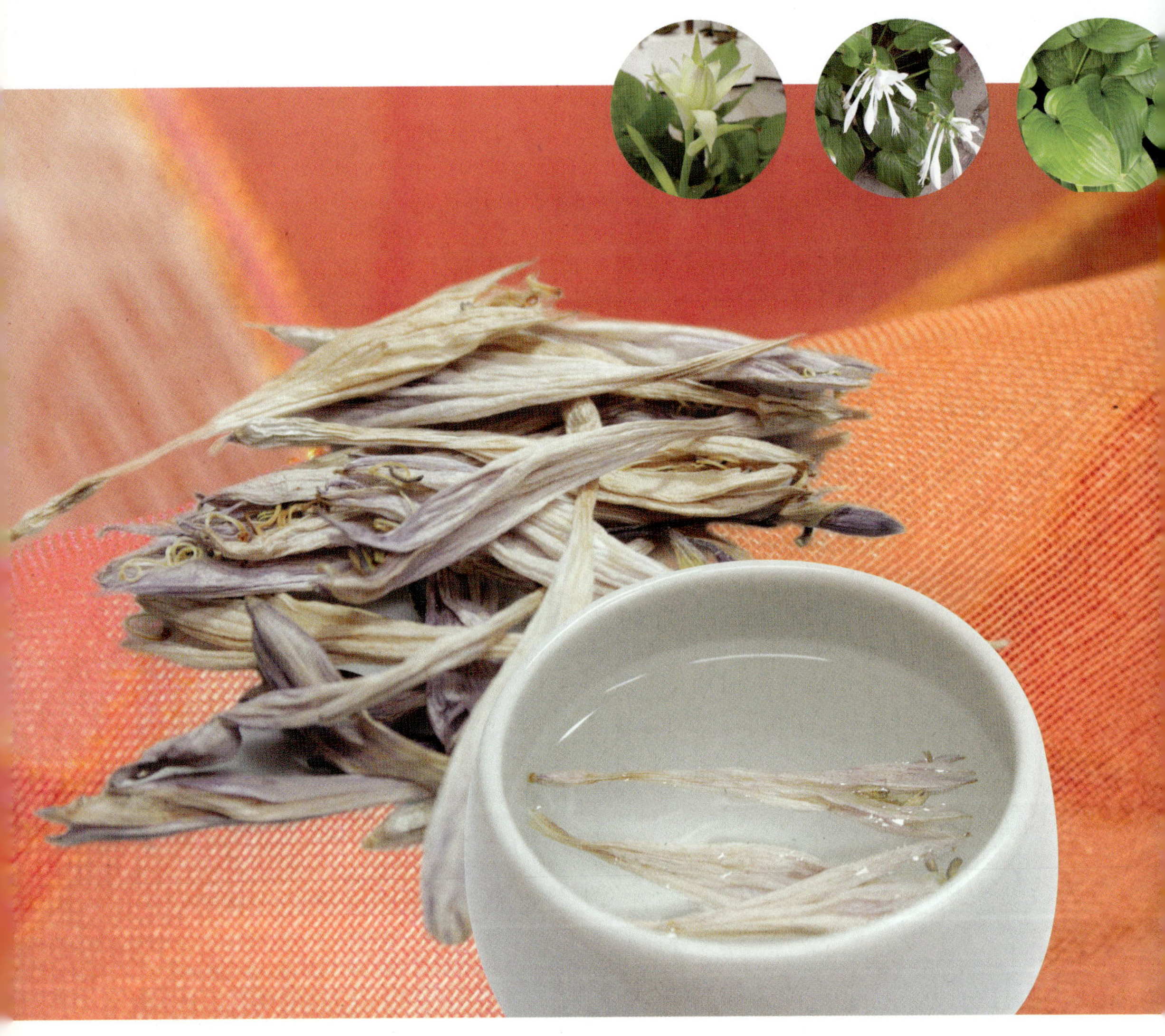

옥잠화꽃차

| 꽃말 | 침착하고 조용함

| 학명 | *Hosta plantaginea* (Lam) Aschers　　| 영명 | Fragrant Plantain Lily

| 이명 | 옥잠, 자잠, 옥포화　　| 과명 | 백합과　　| 원산지 | 중국　　| 생육상 | 여러해살이풀

| 꽃색 | 흰색, 자주색, 보라색　　| 번식방법 | 포기나누기, 종자　　| 개화시기 | 7~9월

꽃은 인후종통(咽喉腫痛), 소변불통(小便不通), 창독(瘡毒), 소상(燒傷)을 치료

꽃을 옥잠화(玉簪花), 근경(根莖)을 옥잠화근, 잎을 옥잠엽이라 하며, 약용한다. 옥잠화는 중국 원산의 식물로 키는 사람 무릎 정도의 높이다. 꽃은 꽃줄기 끝에 여러 송이가 모여서 달리고, 연한 자주색이거나 흰색이다. 한여름부터 여름 끝날 즈음까지 꽃이 피는데, 저녁에 피어났다가 아침에 시들고, 향기가 좋다. 차색은 연한 갈색을 띠며 약간 구수하고 순한 맛이 난다.

| 채취 방법 | 봉오리에서 바로 핀 꽃을 선택한다.

| 꽃차 만드는 방법 |

① 꽃을 따서 깨끗하게 씻어 암술, 수술은 떼어 낸다.
② 손질한 후 그늘에 말린다.

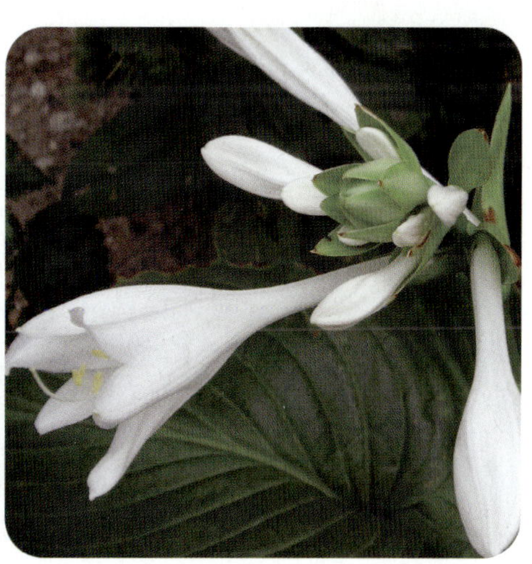

옥잠화 잎

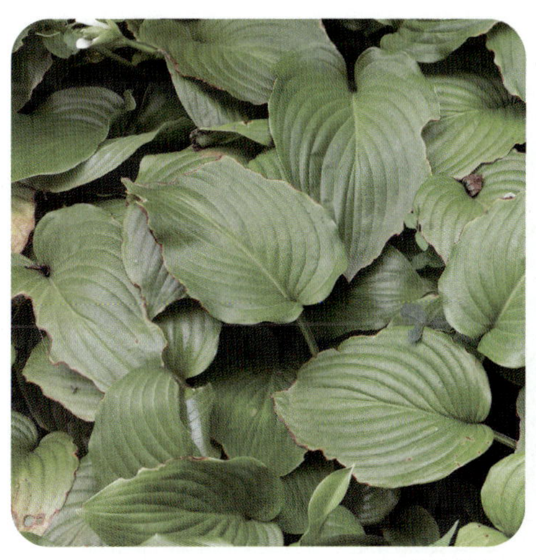

옥잠화 지상부

비녀같이 생긴 옥잠화꽃

113

③ 밀폐 용기에 넣어 냉장 보관한다.

④ 찻잔에 꽃을 넣고 뜨거운 물을 붓고 3분 정도 우려 마신다.

| **차로 마신 후 꽃 이용법** | 재탕하여 마신다.

| **풀피리를 불어요** |

풀잎이나 나뭇잎을 이용한 풀피리는 잎의 두께나 강도, 탄력성, 섬유질의 함량에 따라 소리의 음역이 다양하다. 종류에 따라 1~3옥타브까지 가능하고 국악, 가요, 동요 등 다양한 연주가 가능하다.

풀피리는 잎이 넓적하고 옆면이 매끄러우며 섬유질이 많고 탄력성이 있으면서 타원형이 좋다. 가장 불기 쉬운 잎은 아까시잎이며, 그 외에 옥잠화잎, 복숭아나뭇잎, 목련꽃잎, 산수유나뭇잎, 귤나무잎, 연잎 등도 좋은 재료이다. 활엽수 중에서는 옆면이 톱니처럼 울퉁불퉁한 잎은 소리는 낼 수 있으나 불안정하며, 옆면이 매끄럽다 할지라도 호박잎처럼 탄력이 없으면 풀피리 재료로 적합하지 않다.

더 알아보기

옥잠화와 비비추는 같은 식물인가요?

옥잠화가 중국에서 들어온 정원에 심는 관상용 식물이라면, 우리나라의 산속에는 비비추라는 식물이 자생하고 있다. 비비추(*H. longipes* (Fr. et Sav.) Matsumura), 일월비비추(*H. capitata* Nakai), 좀비비추(*H. minor* (Bak.) Nakai), 주걱비비추(*H. japonica* var. lancifolia Nakai), 참비비추(*H. clausa* var. normalis F. Maekawa) 등의 '비비추'들이 있다. 옥잠화처럼 생겼는데, 꽃의 색깔이 보라색 계열인 식물을 산이나 들에서 보면, 우선은 비비추의 종류라고 생각할 수 있다.

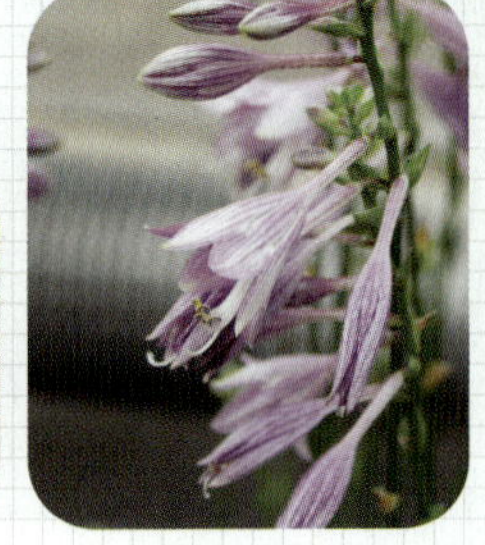

비비추 어린잎　　　비비추꽃

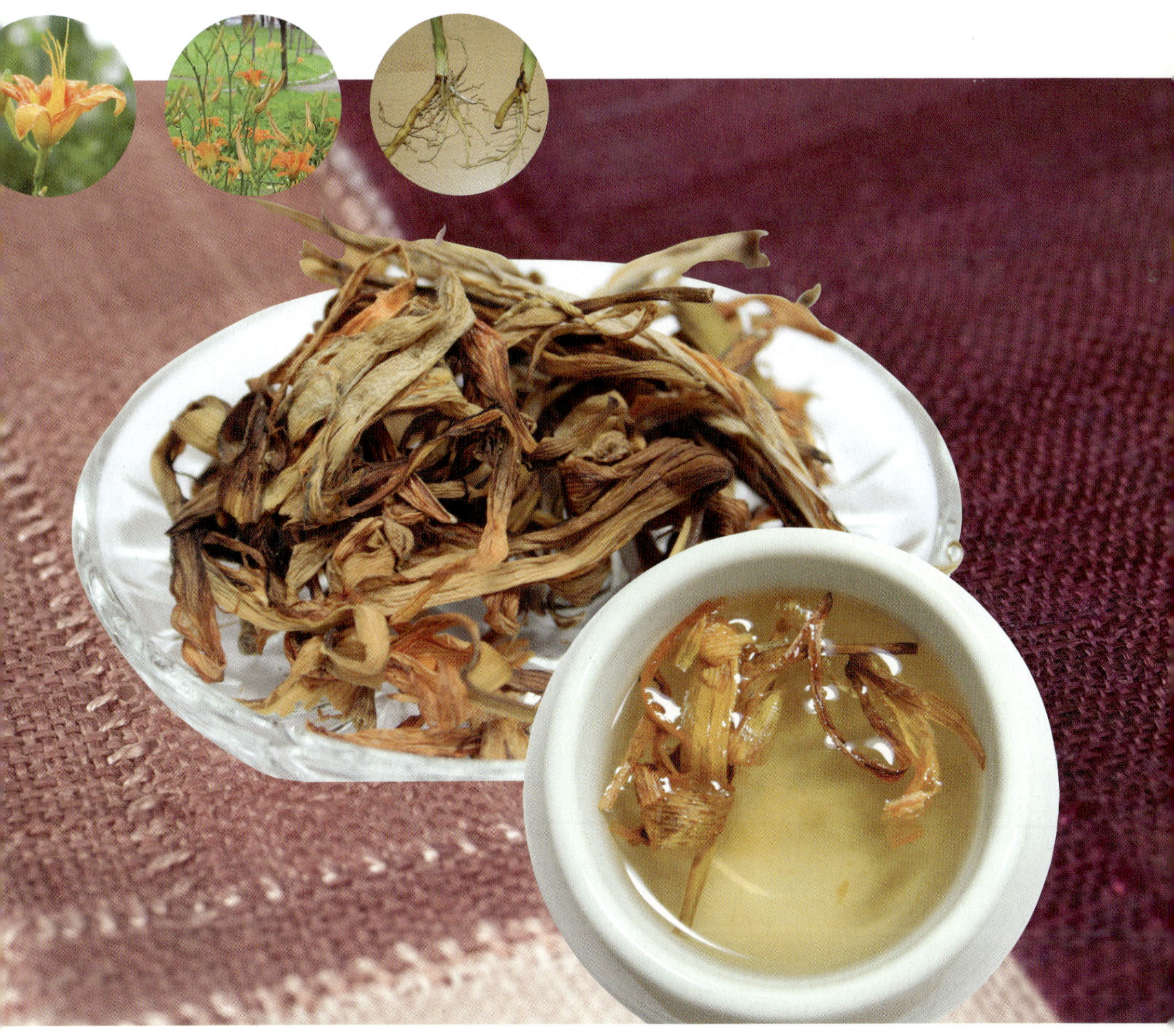

원추리꽃차

| 꽃말 | 기다리는 마음, 아양떨다　| 학명 | *Hemerocallis middendorffii* Trautv. & C.A. Mey.

| 영명 | Middendorff Daylily　| 이명 | 겹원추리, 금원추리, 겹넘나물

| 과명 | 백합과　| 원산지 | 한국　| 생육상 | 여러해살이풀　| 꽃색 | 주황색, 노란색

| 번식방법 | 종자　| 개화시기 | 6월

이습열, 관흉격의 효능이 있고 소변적삽, 흉격번열, 야소안침, 치창혈변을 치료

원추리는 근심 잊는 꽃이라 하여 망우초(忘憂草), 요수화(療愁和)란 별명도 있다. 이렇듯 이름이 다양한 원추리는 근심을 없애 준다는 꽃말과 임신한 여자가 몸에 지니면 아들을 낳을 수 있다는 속설도 널리 퍼져 의남초(宜男草)라는 아명도 있다.

중국에서는 꽃을 식용하는데, 꽃봉오리에 끓는 물을 끼얹어서 빨리 건져 말린 것을 요리에 이용한다. 이것을 금침채(金針菜) 또는 황화채(黃花菜), 화채(花菜)라고 한다. 우리나라에서는 꽃의 꽃술을 따 버리고 쌈을 싸 먹는 것이 옛날의 꽃 식용법이었다.

6월부터 피기 시작해 가을까지 볼 수 있는 원추리는 아침에 피었다가 저녁에 지기 때문에 수명이 짧다. 꽃은 붉고 노란 꽃잎에 검은 점이 화려하다.

꽃은 김치를 담그기도 하며, 샐러드에 꽃을 섞으면 음식의 색채를 화려하게 한다. 그리고 꽃잎은 설탕에 절여 잼을 만들거나 소주에 담가 화주로 삼곤 한다.

차맛은 구수한 맛이 나며, 차색은 진한 붉은색이다.

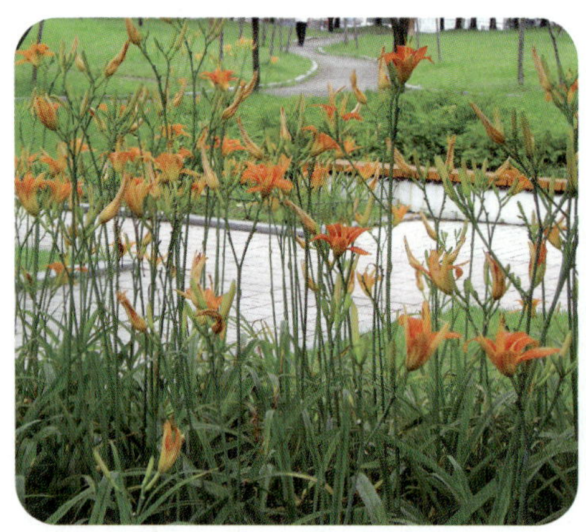

원추리 지상부

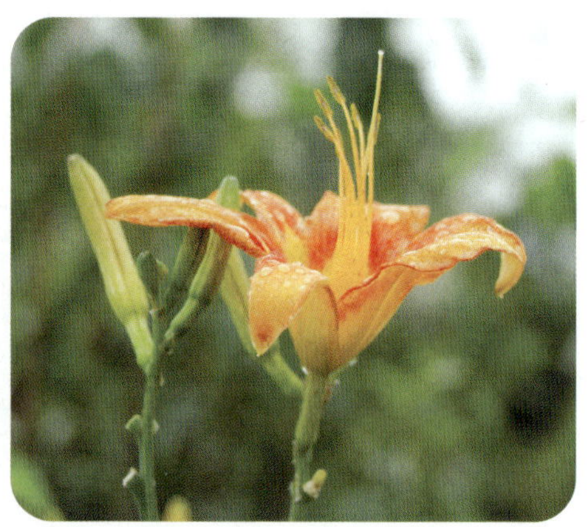

활짝 핀 원추리꽃

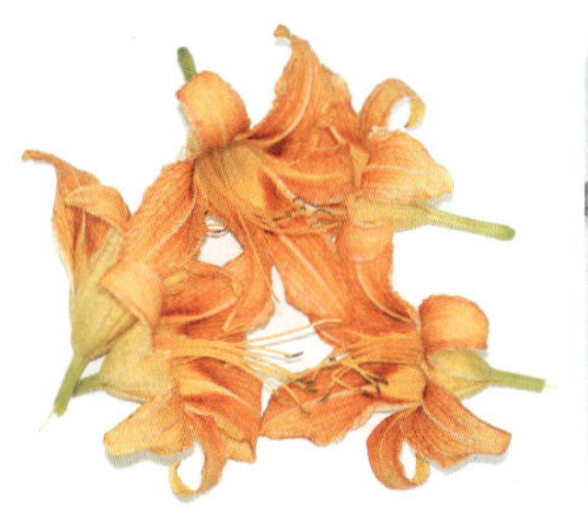

채취한 원추리꽃

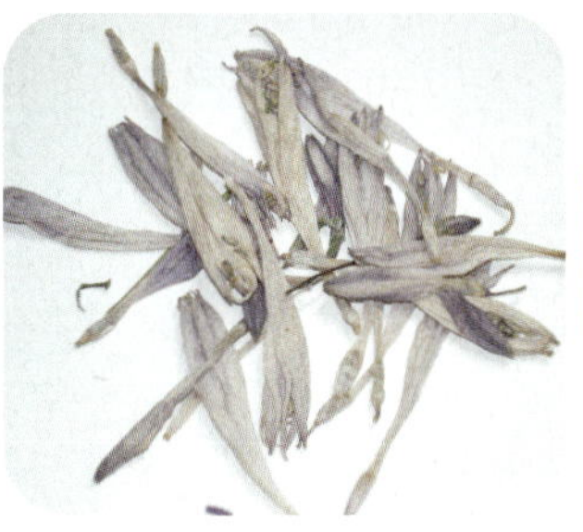

건조 중인 원추리꽃

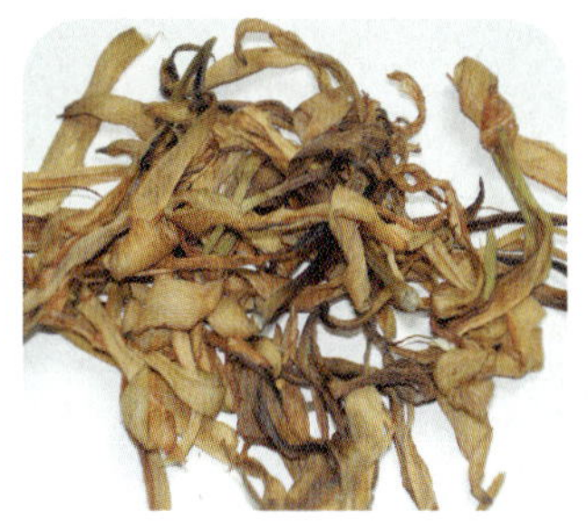

건조한 원추리꽃

| **채취 방법** | 봉오리에서 바로 핀 꽃이나 봉오리를 선택한다.

| 꽃차 만드는 방법 |

① 완전히 피지 않은 꽃송이를 따서 꽃술은 떼어
  버리고 채반에 펴서 바람이 잘 통하는 그늘에
  말린다.
② 밀폐 용기에 보관하여 두고 이용한다.
③ 말린 꽃을 찻잔에 넣고 뜨거운 물을 부은 다음
  2분 정도 기다리면 차색이 아름답게 우러나온다.

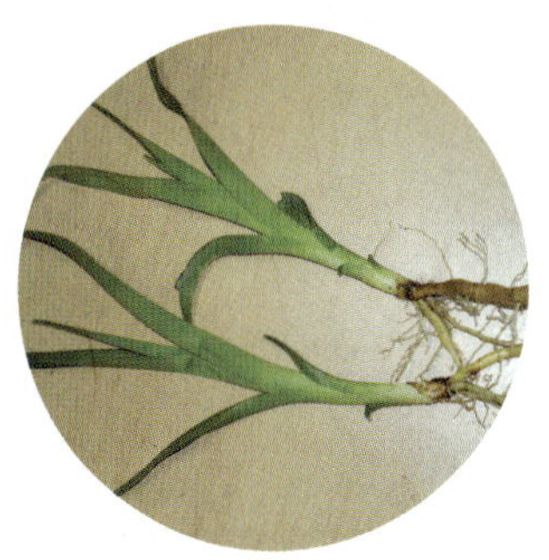

식용 가능한 원추리

| **차로 마신 후 꽃 이용법** | 재탕하여 마신다.

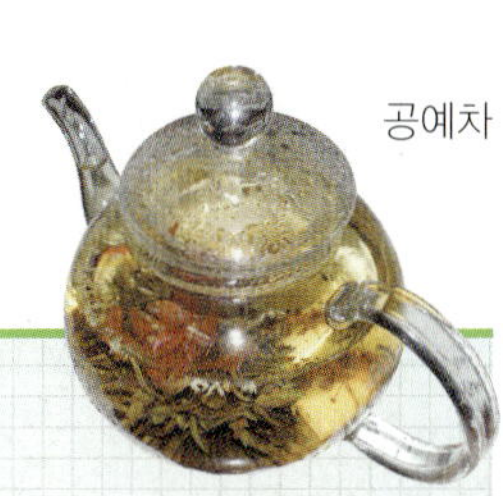

공예차

더 알아보기

공예차에 원추리가 숨어 있네

공예차는 차잎과 꽃잎으로 모양을 내서 만든 수공예 차로, 차잎에 재스민, 원추리를
엮어 살구씨만하게 만든 차이다. 긴 투명 잔에 공예차를 넣고 뜨거운 물을 부으면 차
잎이 펼쳐지며 꽃이 예쁘게 피는 모습을 볼 수 있다.

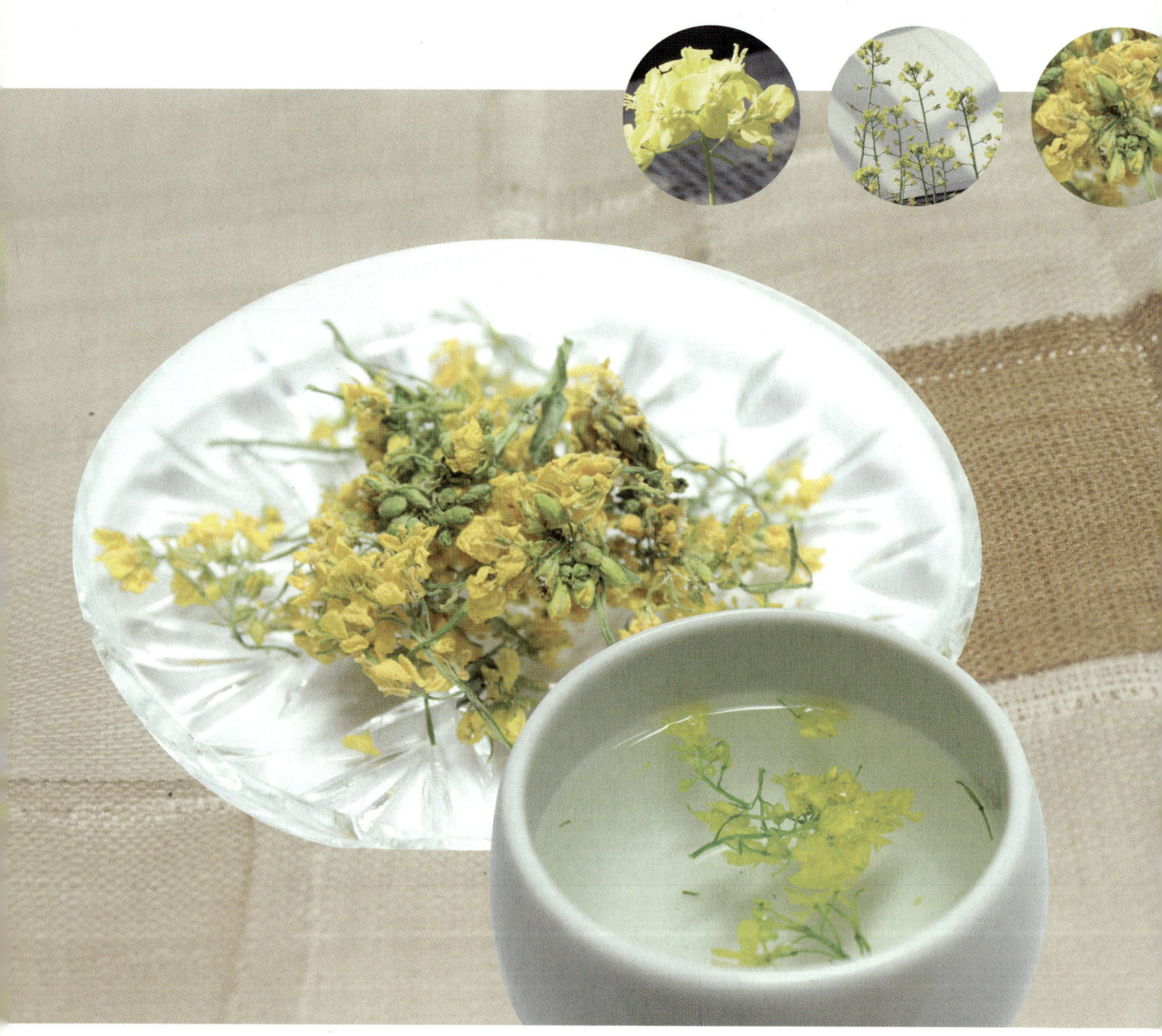

유채꽃차

| 꽃말 | 쾌활, 명랑

| 학명 | *Brassica campestris* subsp.　| 영명 | Rapeseed

| 이명 | 하루나　| 과명 | 십자화과　| 원산지 | 지중해 연안, 북유럽, 중앙아시아

| 생육상 | 두해살이풀　| 꽃색 | 노란색　| 번식방법 | 종자　| 개화시기 | 3~4월

> 눈을 밝게 하고 독을 차단하며 지혈 작용 효과

꽃차는 달고 부드러운 맛을 지니면서 약간 쌉쌀한 느낌이 든다. 무심코 꽃을 따서 먹어 보면 약간 매우면서 시원한 맛이 느껴진다. 지상부를 운대라고 하며, 지상부에는 쿼르세틴(qurcetin), 비타민 K(vitamin K), 종자에는 캄페스테롤(campesterol), 브라시카스테론(brassicasterol), 콜레스테롤(cholesterol), 토코페롤(tocopherol), 루틴(rutin) 등이 함유되어 있다.

차색은 연한 노란색이다. 뜨거운 물을 부어도 색이 변하지 않는다.

| 채취 방법 | 봉오리에서 바로 핀 꽃을 선택한다.

| 꽃차 만드는 방법 |

① 유채꽃 덩어리를 따서 꽃을 하나씩 떼어 그늘에서 말린다.

② 말린 유채꽃을 프라이팬에 살짝 볶은 뒤 밀폐 용기에 담아 보관한다.

③ 찻잔에 말린 유채꽃 한 스푼 정도를 넣고 뜨거운 물을 부어 우려내어 마신다.

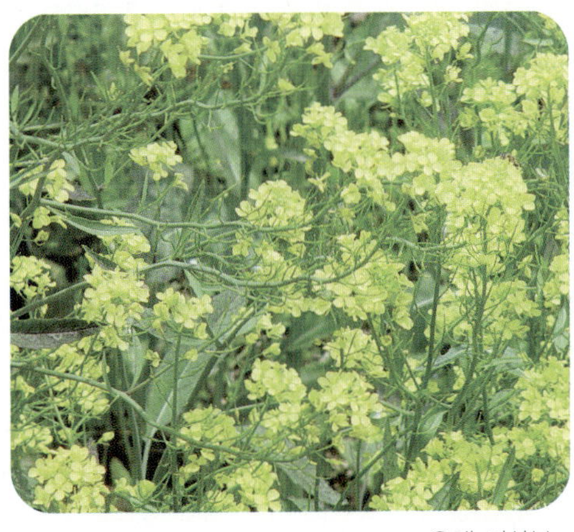

유채 지상부

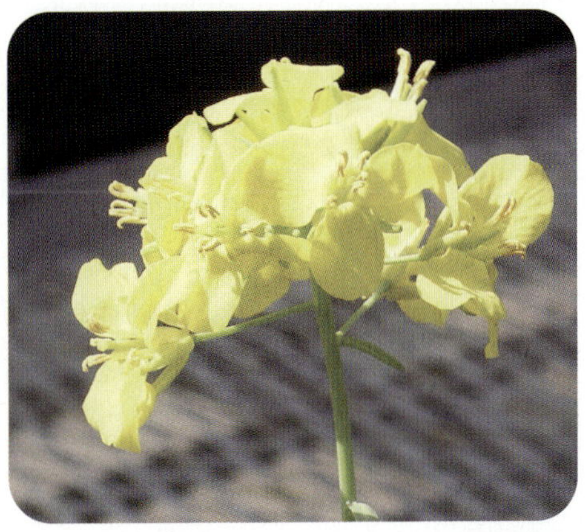

활짝 핀 유채 꽃봉오리

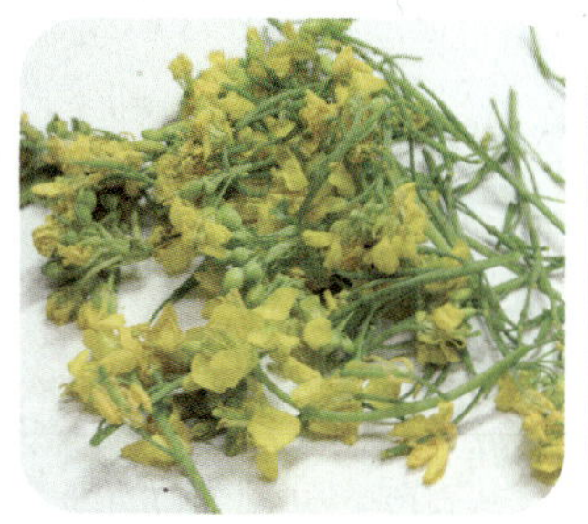

채취한 유채꽃

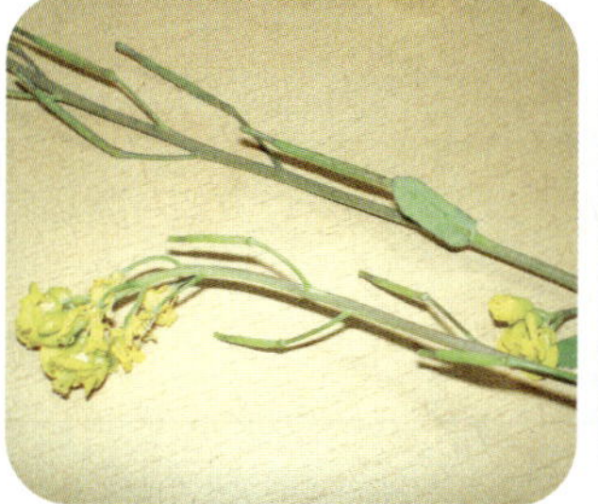

유채꽃 씨

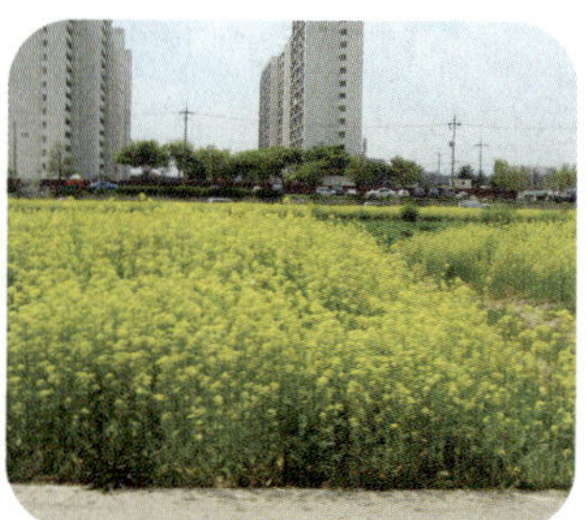

유채 군락

| 차로 마신 후 꽃 이용법 |

① 재탕하여 마신다.

② 남아 있는 줄기와 함께 갈아서 전을 부쳐 먹는다.

유채의 변신 – 바이오 디젤 연료가 되다

유채는 겨울철 식물로 벼 등의 작물을 여름에 재배하고 겨울에 공한지에 재배할 수 있는 장점이 있다. 다시 말해, 우리나라 좁은 농토의 재활용률을 높여 농업 생산 효율을 높일 수 있는 작물이다. 또한 유채는 단위 면적당 채유율이 어떤 작물보다 높아 바이오 에너지 원료 생산에 적격이다. 더욱이 유채는 연료 이외에도 식용 및 생활 공업용품의 원자재로 사용된다. 유채는 채종유로 우리가 식생활에 이용하고 있는 아주 우수한 식용유이며, 또한 유박 등은 사료 및 비료로 사용되는 등 생활 및 공업용품에 사용되는 아주 우수한 소재이다.

뿐만 아니라, 교토 의정서 의무 사항 충족으로 CO_2의 저감 효과에 탁월한 기능을 할 수 있게 됨으로써 환경 친화 및 산업 진흥의 두 마리 토끼를 잡을 수 있는 유일한 대안이다.

유채는 세계적으로 약 2,326만 ha(2003년)에서 재배되어 2,325만 톤이 생산되는 세계적으로 매우 중요한 유지 작물이며, 그동안 식용유로 주로 사용되어 오다가 최근 들어 바이오 디젤용으로 크게 각광 받고 있다.

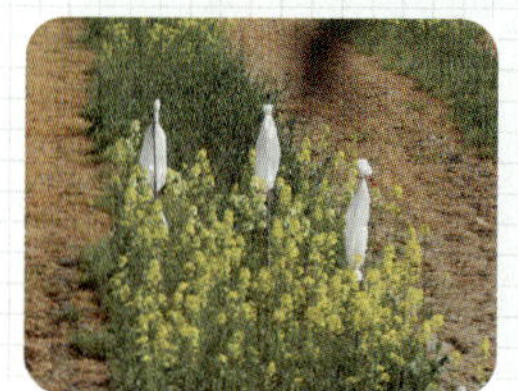

유채씨를 육종하는 모습

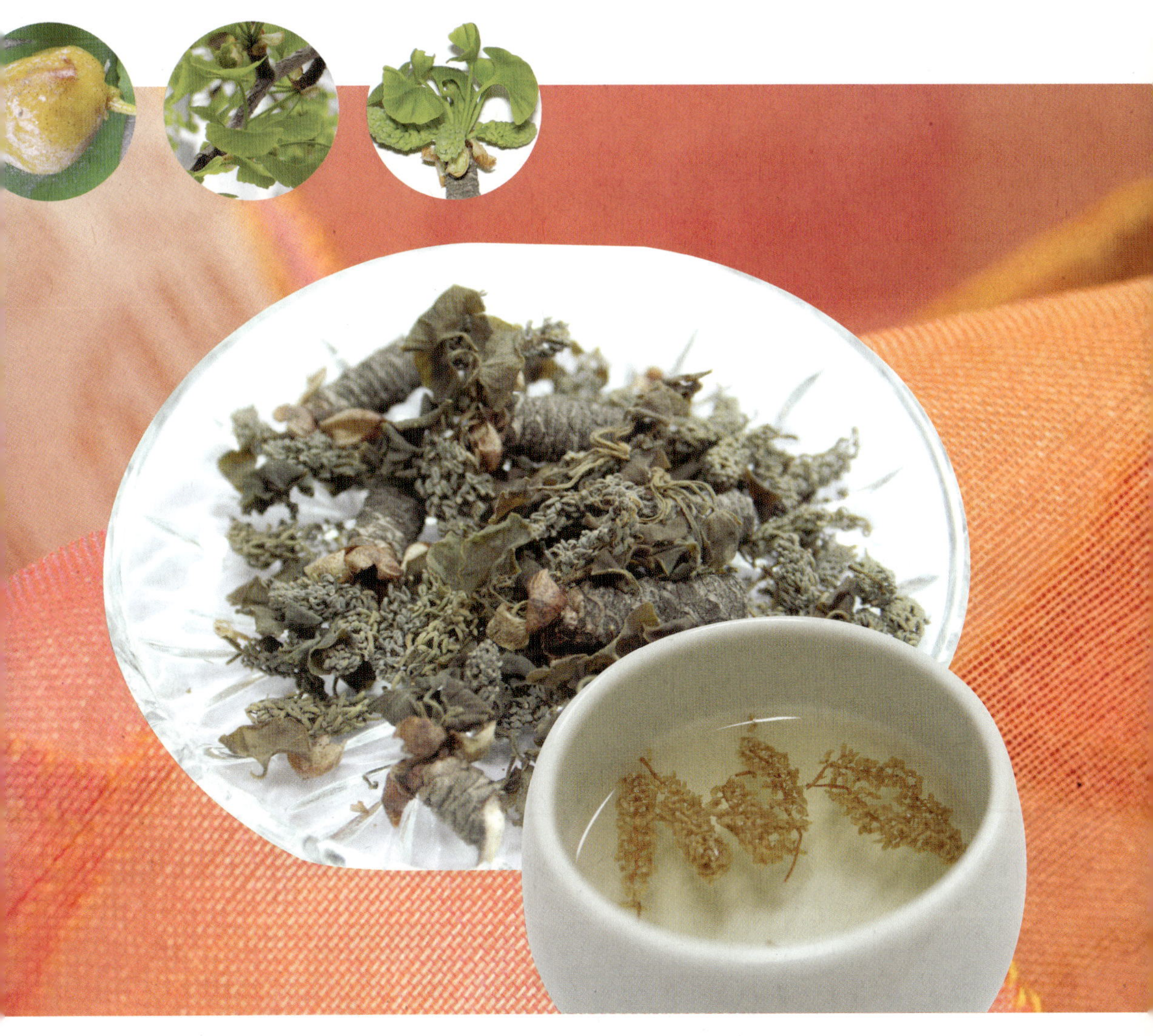

은행나무 꽃차

| 꽃말 | 장수, 정숙, 장엄, 진혼 | 학명 | *Ginkgo biloba* L.

| 영명 | Maidenhair Tree | 이명 | 행자목

| 과명 | 은행나무과 | 원산지 | 중국 | 생육상 | 낙엽침엽교목 | 꽃색 | 초록색

| 번식방법 | 종자 | 개화시기 | 5월

121

소염, 익폐화기, 복통과 불임, 비염, 축농증에 효과

은행나무는 암꽃과 수꽃이 다른 나무에서 핀다.『본초강목』에는 "청백색의 꽃이 몰아서 피고 나면 두 차례 더 꽃이 피지만 금방 떨어지기 때문에 본 사람이 드물다."라고 하면서 "은행나무의 꽃은 밤에 핀다. 사람은 볼 수 없다."라고 되어 있다. 은행나무 잎, 꽃의 플라보노이드 성분은 살균, 살충 작용이 있어 갖가지 벌레의 유충, 식물에 기생하는 곰팡이, 바이러스 등을 죽이거나 억제하는 작용이 있다. 은행나무 열매인 은행은 폐결핵 환자나 천식 환자가 장기간 복용하면 기침이 없어지고 가래가 적게 나오는 약리 작용이 있다. 이와 같은 효과는 은행이 호흡 기능을 왕성하게 하고 염증을 소멸하며 결핵균의 발육을 억제하는 작용을 하기 때문이다. 은행의 또 다른 작용으로는 레시틴과 비타민 B의 모체가 되는 엘고스테린이라는 성분이 들어 있어서 성욕감퇴, 뇌빈혈, 신경쇠약, 전신피로 등을 개선해 주는 효능이 있다.

수꽃은 밑으로 늘어진 꼬리 꽃차례를 이루며 1~5개 달리고, 암꽃은 하나의 가지에 1~6개가 잎겨드랑이에 달린다. 차맛은 순하면서 은은한 느낌이 들며 구수하고 상

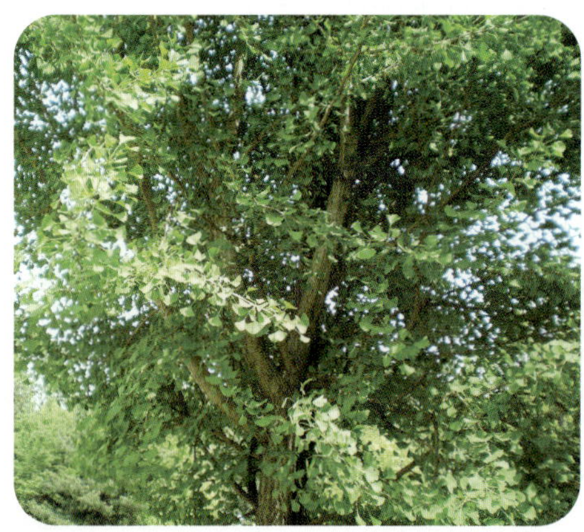

은행나무 지상부

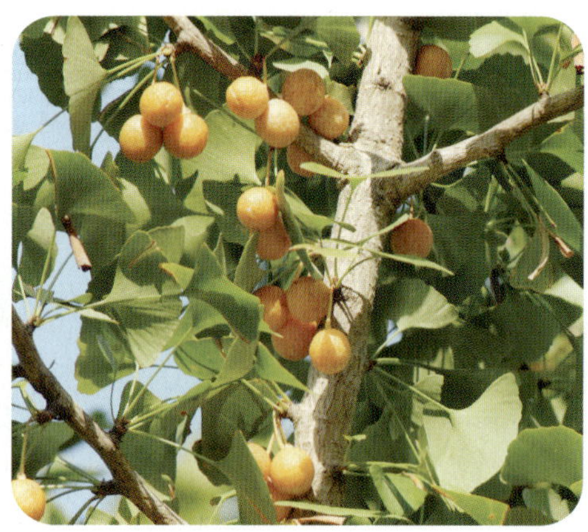

은행

쾌하여 기분이 좋아진다. 차색은 갈색이다. 차가 우러나면서 꽃이 가라앉아 먹기에도 편하다. 은행나무잎차는 가볍게 먹을 수 있는 차로, 작은 잎을 따서 차를 만들면 더욱 순한 맛이 난다.

| 채취 방법 | 봉오리에서 바로 핀 꽃을 선택한다.

| 꽃차 만드는 방법 |

찻물이 탁해지면 맛이 떨어지므로 꽃가루를 충분히 털어 내고 사용한다.

① 꽃을 따서 깨끗이 손질한다. 작은 잎도 같이 따서 말려도 좋다.

② 그늘에서 말린다.

③ 말린 꽃은 살짝 볶는다.

④ 밀폐 용기에 보관한다.

⑤ 말린 꽃 3~4개를 찻잔에 담고 끓는 물을 부어 1~2분간 우려내어 마신다.

⑥ 은행나무 잎은 따로 넣어 마셔도 되고 같이 섞어 마셔도 좋다.

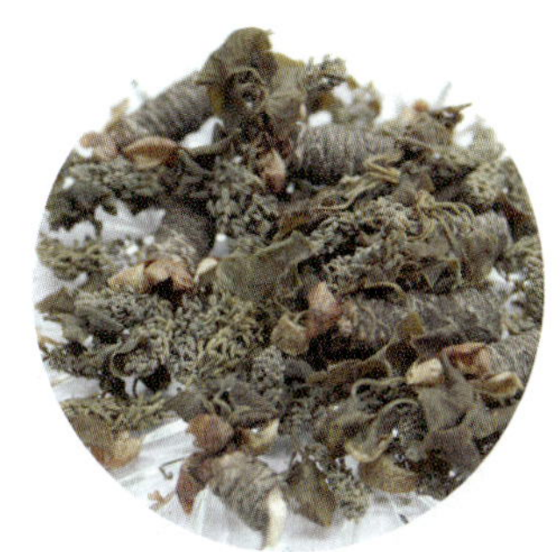

건조한 은행나무꽃

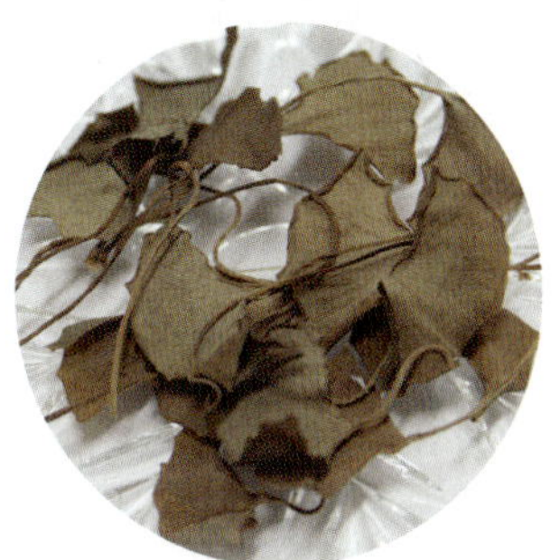

건조한 은행나무 잎

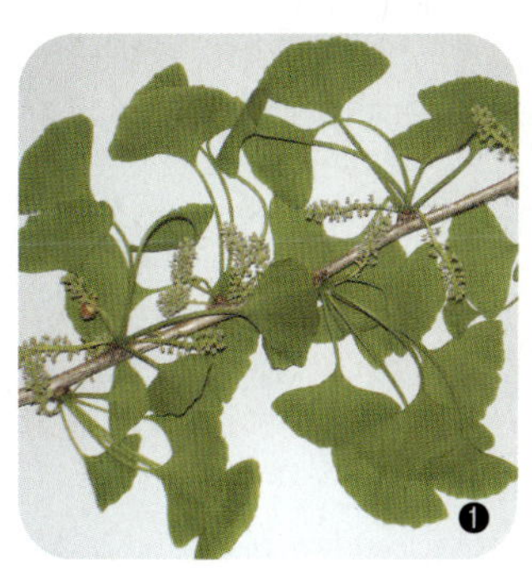

❶

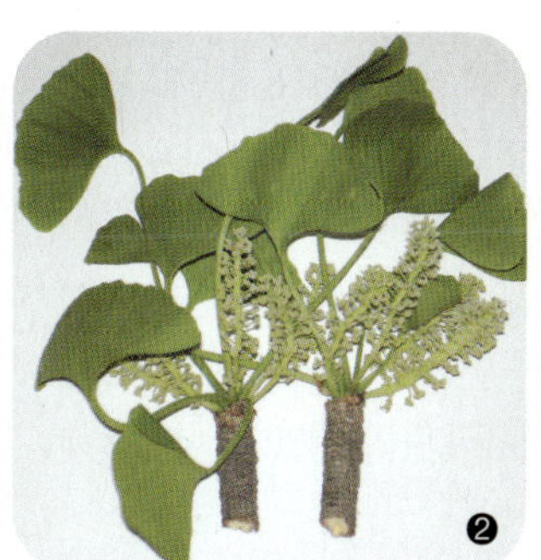

❷

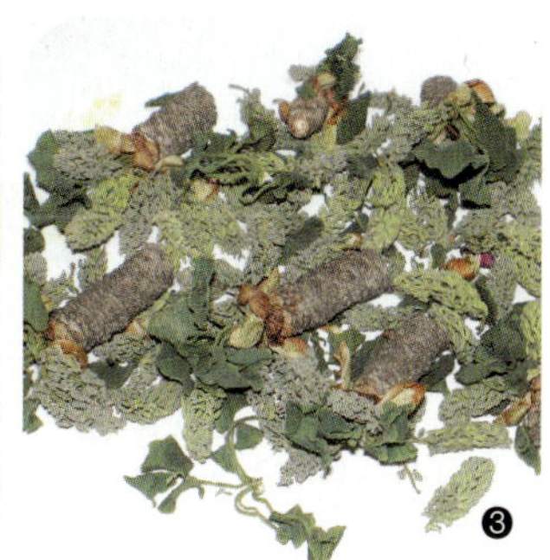

❸

채취한 은행나무꽃을 말리는 과정

| 차로 마신 후 꽃 이용법 |

믹서로 갈아 건조하여 차로 마신다.

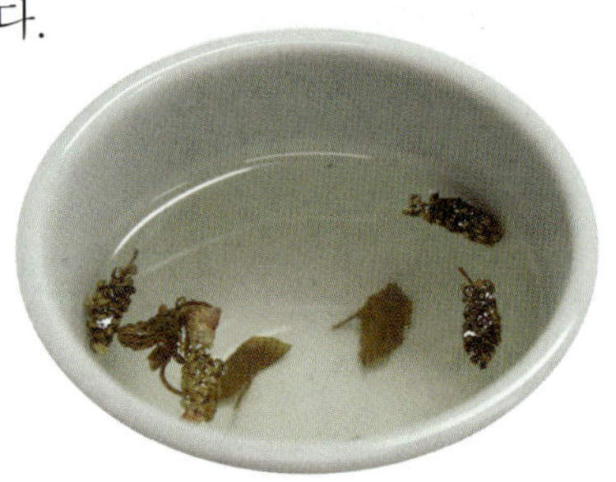

은행나무꽃차

더 알아보기

은행잎을 의약품으로 처음 연구 개발한 나라는 독일이다. 1966년 최초의 주성분인 징코플라보노이드(Ginkgoflavonoids)를 분리 발표하면서 말초 및 뇌혈관 순환 장애에 치료 효과가 있음을 발견하였다.

그 후 계속적인 약리 작용 및 기전을 연구한 결과 말초혈관 확장 및 혈액순환 촉진, 혈관의 저항 감소 및 콜레스테롤 감소, 혈관항경련 작용 등 혈액 및 혈관에 대한 약리 작용을 알아냈다. 최근 프랑스 연구소에서 뇌혈류량 증가, 뇌대사 촉진 등의 뇌 기능 순환 개선 작용이 있음을 보고하였다. 그리고 최근 새로운 혈소판 응집 촉진 물질(PlateletActivating Factor)이 발견되면서 은행잎과 은행나무 뿌리에 소량 함유되어 있는 징코라이드(Ginkgolides)의 혈소판 응집 저해 작용에 대한 연구가 전세계적으로 유명한 생화학자, 약리학자들에 의해 깊이 연구되고 있으며, 그 결과 현재 혈소판 응집 저해, 수술 및 저혈압 등에 의한 쇼크 방지, 항알레르기 (천식 치료 효과 등), 면역 기능 증가, 프로스타글란딘 (Prostaglandin) 생성 저해 등 PAF-Antagonist는 향후 알레르기, 암, 류머티즘 등의 인간이 정복하지 못한 불치 질환이나 그 영역에 획기적인 예방 약물로 기대되고 있어 은행나무에 함유된 징코라이드는 앞으로 인류에게 없어서는 안 될 약물이 될 것이다.

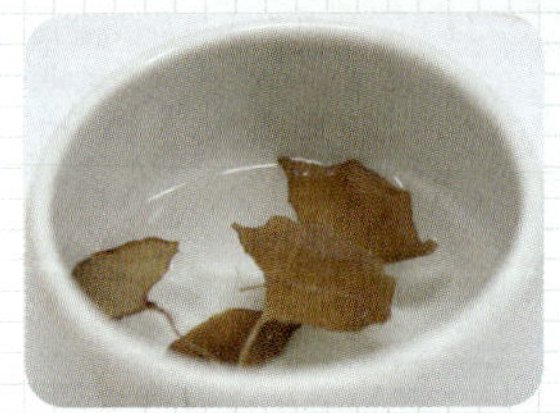

은행나무잎차

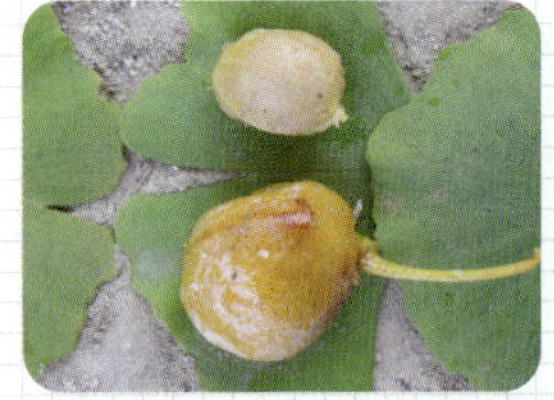

상: 과육을 벗긴 은행
하: 과육이 남아 있는 은행

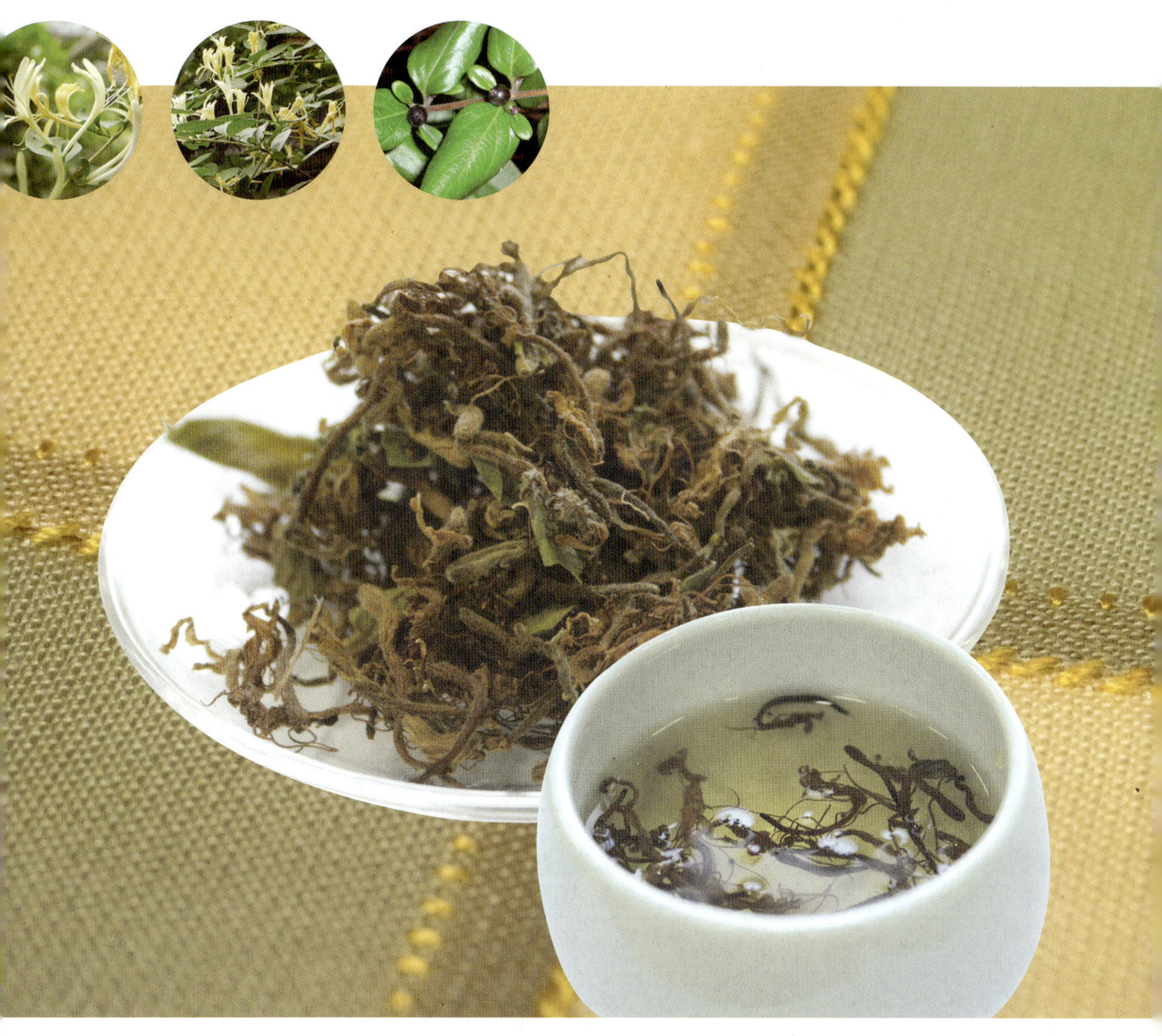

인동덩굴꽃차

| 꽃말 | 사랑의 인연, 사랑의 굴레 | 학명 | *Lonicera japonica* Thunb.
| 영명 | Japanese Honeysuckle, Golden-and-silver flower | 과명 | 인동과
| 이명 | 인동, 금은화, 능박나무, 털인동덩굴, 우단인동, 우단인동덩굴, 섬인동 | 원산지 | 한국
| 생육상 | 반상록활엽 | 꽃색 | 흰색, 노란색 | 번식방법 | 삽목, 종자 | 개화시기 | 6~7월

감기, 해열, 해독 등에 효과. 특히 관절의 통증에 효험

인동덩굴꽃차는 향기가 좋으며 이질, 장염, 림프샘종, 각종 종기로 괴로워하는 사람이 마시면 좋다.

덩굴로 자라는 인동덩굴은 능박나무라고도 하며 6~7월경 개화하는데, 처음에는 희게 피었다가 시일이 지남에 따라 누렇게 변한다. 그래서 금은화라는 예쁜 이명을 지니고 있다. 이 인동덩굴은 모진 겨울을 이기고 꿋꿋이 자라나는 기특한 식물로 노옹수, 금채고라는 별명을 가지고 있다.

꽃을 소주에 담가 1개월 이상 어둡고 시원한 곳에 보존했다가 아침저녁 반주 시 소주잔으로 한 잔 정도 마시면 식욕 증진을 비롯하여 냉증, 생리통, 고혈압, 건위, 피로 회복에 좋다. 인동덩굴 꽃에는 이노시톨, 루테올린, 타닌 등이 함유되어 있다.

진한 향기가 나는 꽃차로, 맛이 아주 좋고 달콤함이 느껴진다.

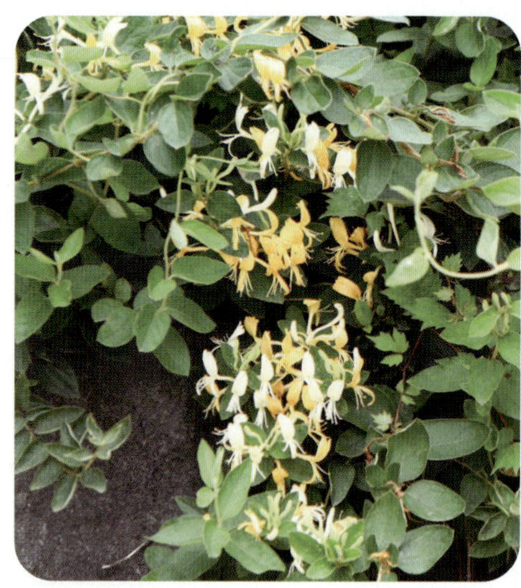

인동덩굴 지상부

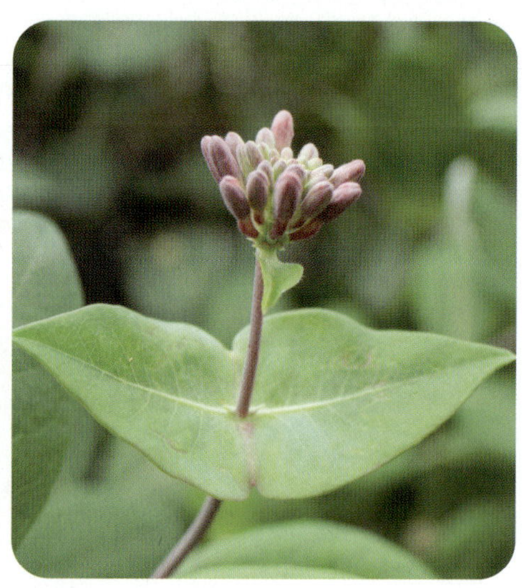

붉은인동덩굴 꽃봉오리

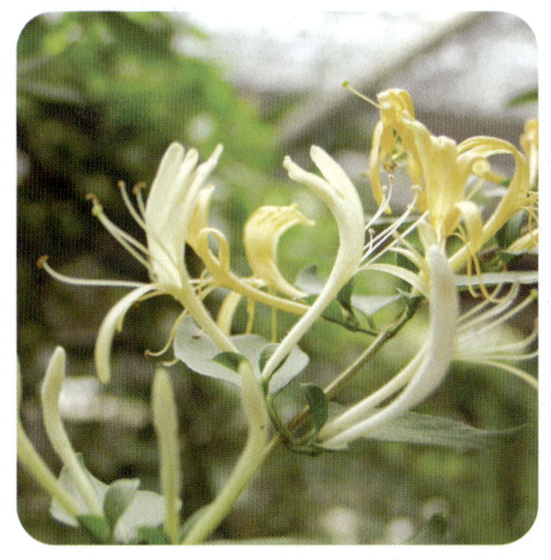

인동덩굴꽃

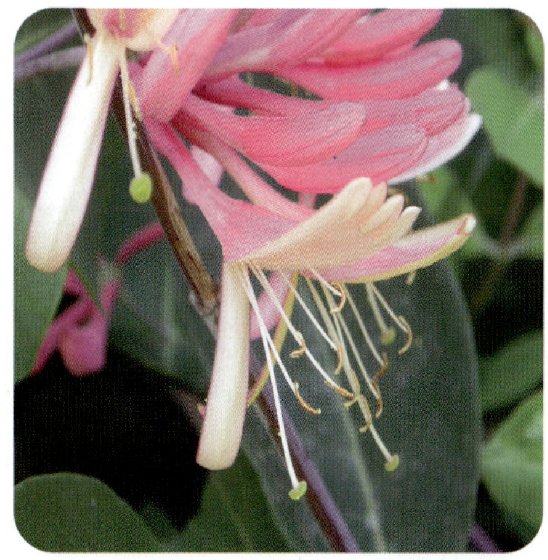

붉은인동덩굴꽃

| **채취 방법** | 봉오리에서 바로 핀 꽃을 선택한다.

| 꽃차 만드는 방법 |

① 꽃을 채취하여 암술과 수술을 제거하고 깨끗이 씻어 말린다.

② 그늘에 말려 방습제를 넣은 밀폐 용기에 보관하여 두고 이용한다.

③ 찻잔에 말린 꽃 3송이 정도를 넣고 끓는 물을 부어 1~2분 후 마신다.

| 차로 마신 후 꽃 이용법 |

재탕하여 마신다.

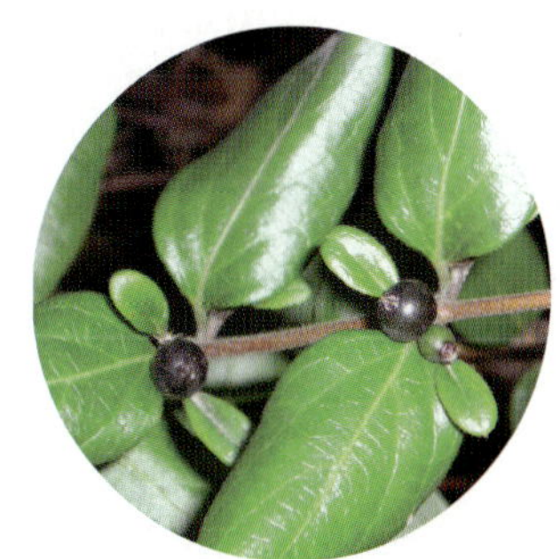

인동덩굴 열매

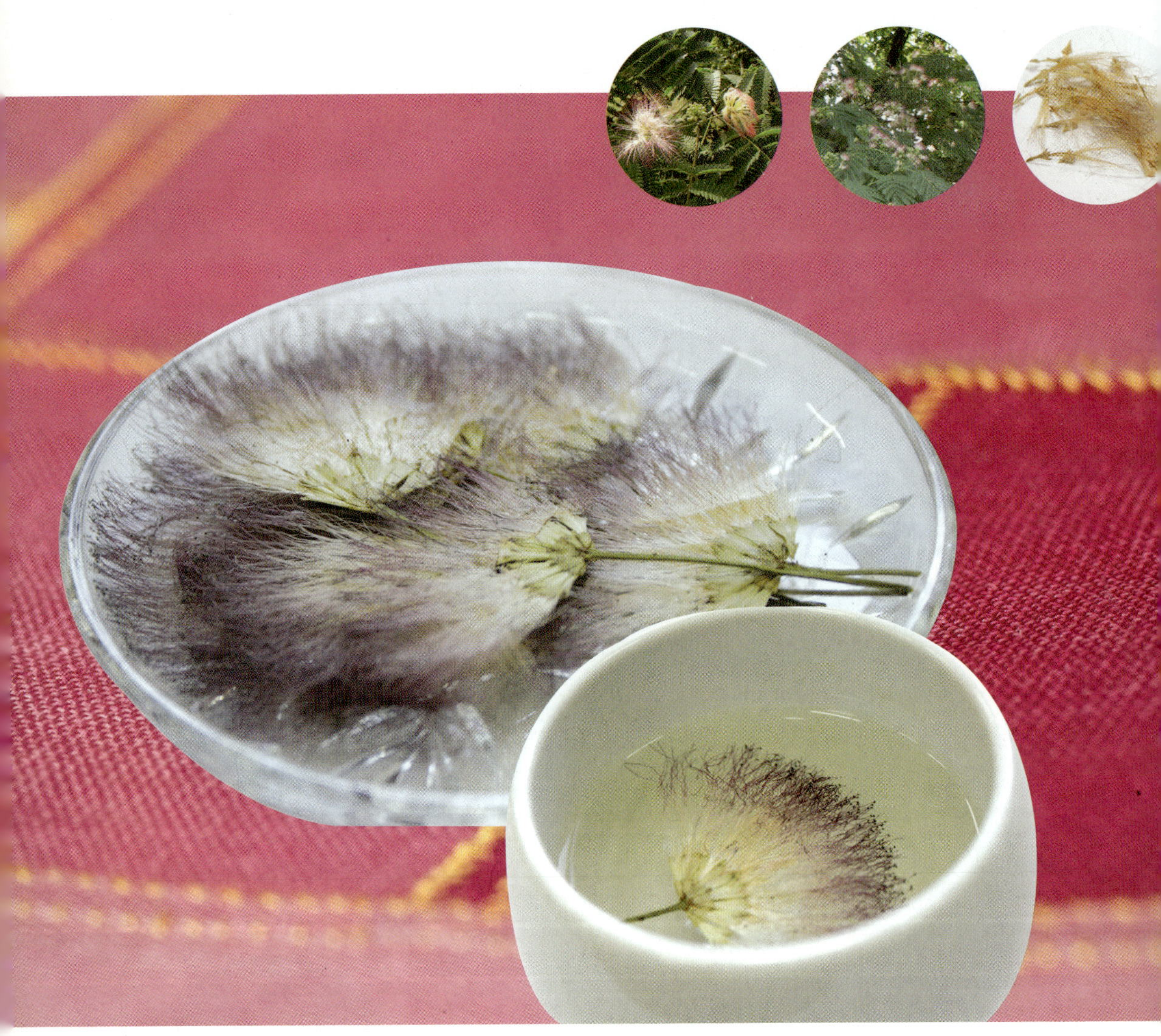

자귀나무꽃차

| 꽃말 | 가슴 두근거림

| 학명 | *Albizzia julibrissin* Durazz.　| 영명 | Silk Tree, Silk Flower

| 이명 | 합환목, 합혼수, 야합수, 유정수　| 과명 | 콩과　| 원산지 | 한국, 일본, 중국

| 생육상 | 낙엽교목　| 꽃색 | 분홍색　| 번식방법 | 종자　| 개화시기 | 7월

꽃은 기관지염, 천식, 불면증, 림프샘염, 폐렴 등의 치료에 효과

자귀나무꽃은 6~7월 초여름에 피는데, 예로부터 우리 조상들은 자귀나무가 첫 번째 꽃을 피울 때 팥을 심었다. 팥은 초여름에 파종하는 것으로, 예로부터 자귀나무꽃이 필 때 심으면 시기가 맞다고 한다. 또한 밤이 되면 나뭇잎이 접혀져서 자귀나무는 애정목, 합환수 등으로 불려지며 예로부터 부부의 금실을 상징하는 나무가 되어 왔다. 이 나무를 안마당에 심어 놓으면 부부의 금실이 좋아진다고도 하였다. 소가 잘 먹는다고 소쌀나무라 부르는 곳도 있다.

자귀나무꽃은 술을 담가서 먹을 수도 있고, 꽃잎을 말려 가루 내어 먹을 수도 있다. 술을 담글 때에는 자귀나무 꽃잎 분량의 3~4배쯤의 소주를 붓고 밀봉하여 어두운 곳에 3~6개월 두었다가 조금씩 따라 마신다. 자귀나무 꽃은 기분을 풀고 우울증을 해소하며 마음을 안정시키는 작용이 있다.

차색은 연한 갈색이다. 맛은 순하며, 부채가 펼쳐진 듯한 모습을 보인다. 열에 안정적이어서 색이 변하지 않는다.

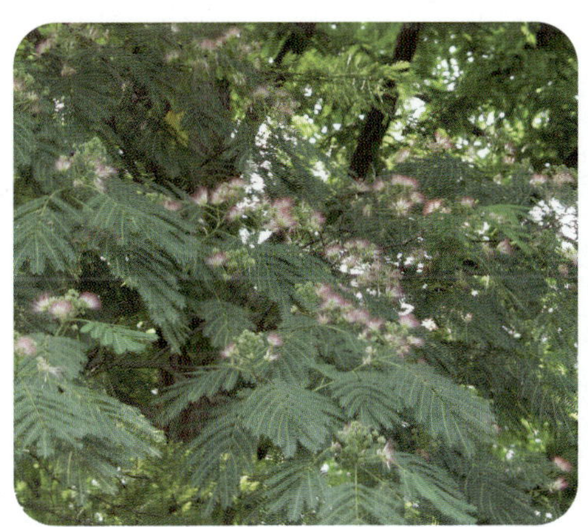

자귀나무 지상부

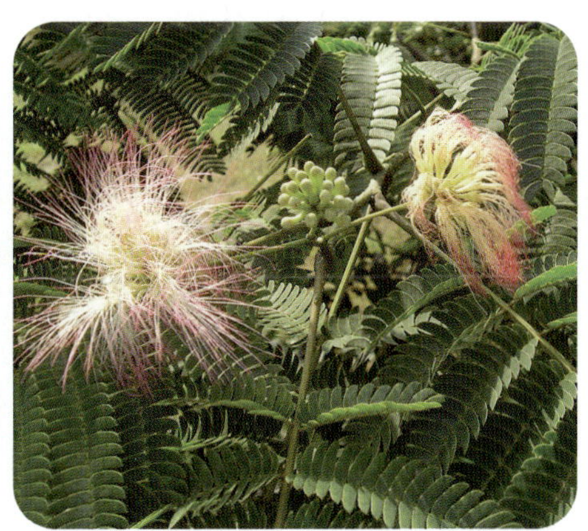

자귀나무꽃

| 채취 방법 |

여름철 꽃이 필 때 꽃봉오리와 꽃을 따서 햇볕에 말린다.

| 꽃차 만드는 방법 |

① 꽃봉오리와 꽃을 따서 말린다.
② 말린 꽃 3송이 정도를 찻잔에 넣고 뜨거운 물을 부어 마신다.

| 차로 마신 후 꽃 이용법 |

재탕하여 마신다.

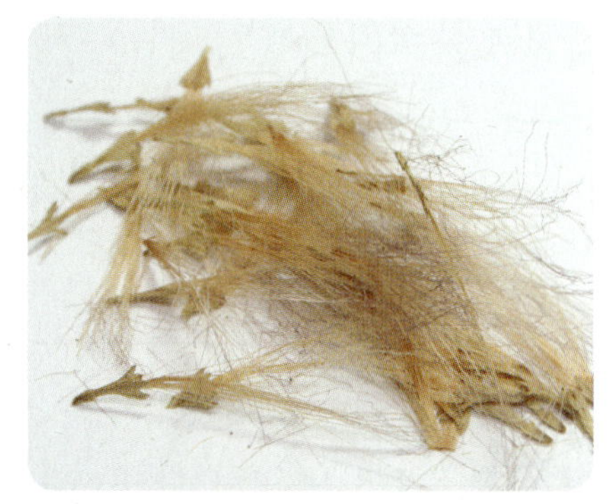

꽃잎을 뗀 모습

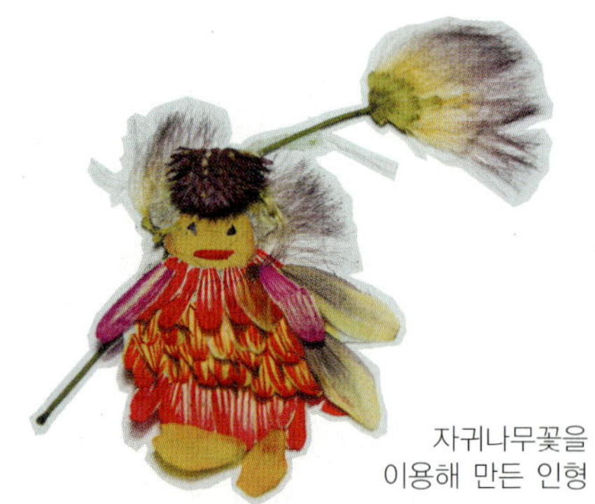

자귀나무꽃을
이용해 만든 인형

더 알아보기

'자귀'라는 이름은 저녁 때가 되면 잎을 닫고 휴식한다고 하여 붙여진 이름이다. 한편 '소찰밥나무'라고도 하는데, 이는 소가 이 꽃을 무척 맛있게 먹는 데서 유래되었다고 한다.

자귀나무는 껍질을 합환피라 하며 민간과 한방에서 약으로 흔히 쓴다. 자귀나무 껍질은 요통, 타박상, 어혈, 골절통, 근골통 등을 치료하는 훌륭한 약재다. 봄이나 가을철에 껍질을 벗겨 물에 달여 먹어도 좋고 가루 내어 먹어도 좋다. 가루 내어 먹으면 요통, 어혈, 기생충증 등에 치료 효과가 높다고 한다.

자귀나무 껍질은 종기나 습진, 짓무른 데, 타박상 등 피부병이나 외과 질병 치료에도 효력이 있다. 껍질을 부드럽게 가루 내어 참기름에 개어서 아픈 부위에 붙이면 신기하게 잘 낫는다. 상처가 곪아서 잘 낫지 않는 데에는 자귀나무 껍질 가루를 뿌린다.

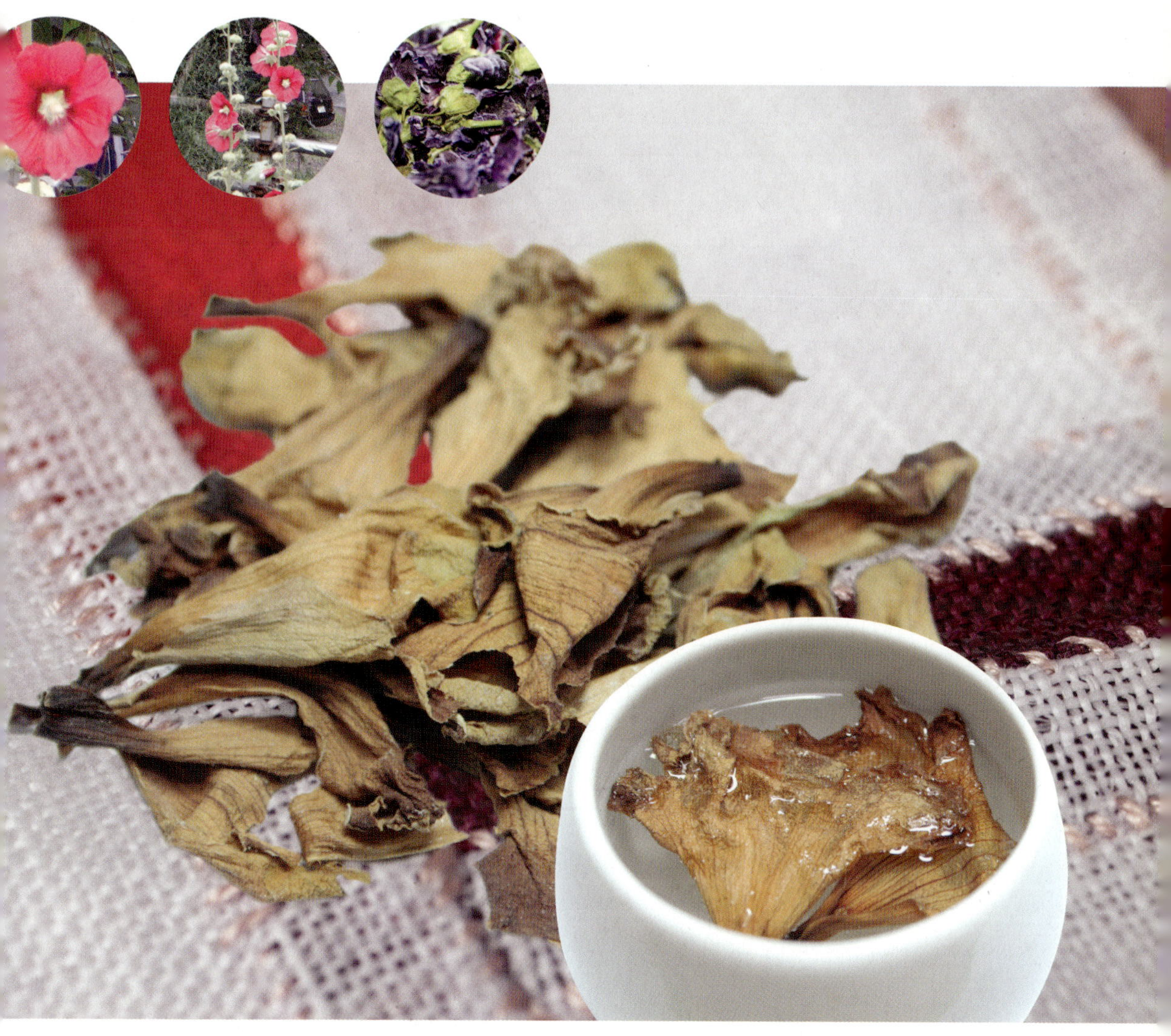

접시꽃차

| 꽃말 | 열렬한 사랑　　| 학명 | *Althaea Rosea* Cav.

| 영명 | Hollyhock　| 이명 | 접중화, 떡두화, 가지깽이고장, 촉규화(제주), 흰채키아(전남 화순)

| 과명 | 아욱과　| 원산지 | 중국　| 생육상 | 한해살이풀　| 꽃색 | 흰색, 분홍색, 보라색, 노란색

| 번식방법 | 종자　| 개화시기 | 7~9월

131

| 효능 및 꽃의 이용 |

> 소아의 풍진, 소염, 익폐화기, 복통과 불임, 비염, 축농증에 효과

『향약집성방』에는 "접시꽃을 오랫동안 복용하면 둔한 사람도 총명해진다. 꽃은 독이 없으므로 소아의 풍진을 치료하는 데 쓴다. 분만을 촉진하기도 하고 낙태시키기도 한다. 주근깨, 붉은 사마귀 등을 치료하기도 한다. 꽃은 작은 것이 효능이 더 좋다."는 기록이 있다. 접시꽃은 화혈(和血), 윤조(潤燥), 이변통리(二便通利)하는 효능이 있다. 이질, 토혈, 혈붕(血崩), 대하(帶下), 대소변불통(大小便不通), 말라리아, 소아의 풍진을 치료한다.

차색은 연한 갈색이다. 맛은 순하다.

| 채취 방법 |

여름, 가을에 봉오리 또는 개화 직후의 꽃을 채취한다.

| 꽃차 만드는 방법 |

① 꽃을 따서 깨끗하게 씻은 후 그늘에서 말린다.
② 말린 꽃을 찻잔에 넣고 뜨거운 물을 부어 마신다.

| 차로 마신 후 꽃 이용법 |

재탕하여 마신다.

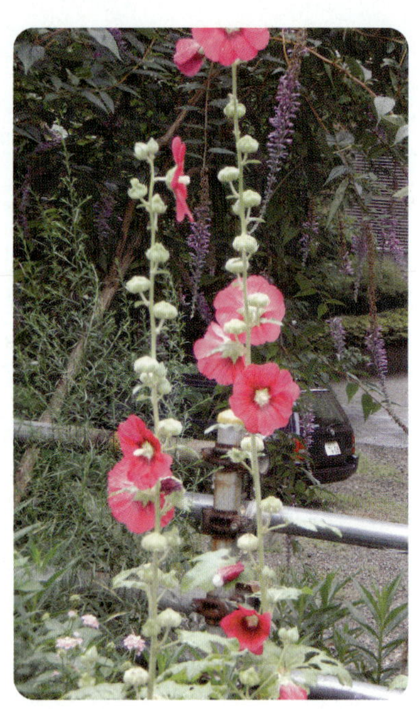

접시꽃 지상부

132

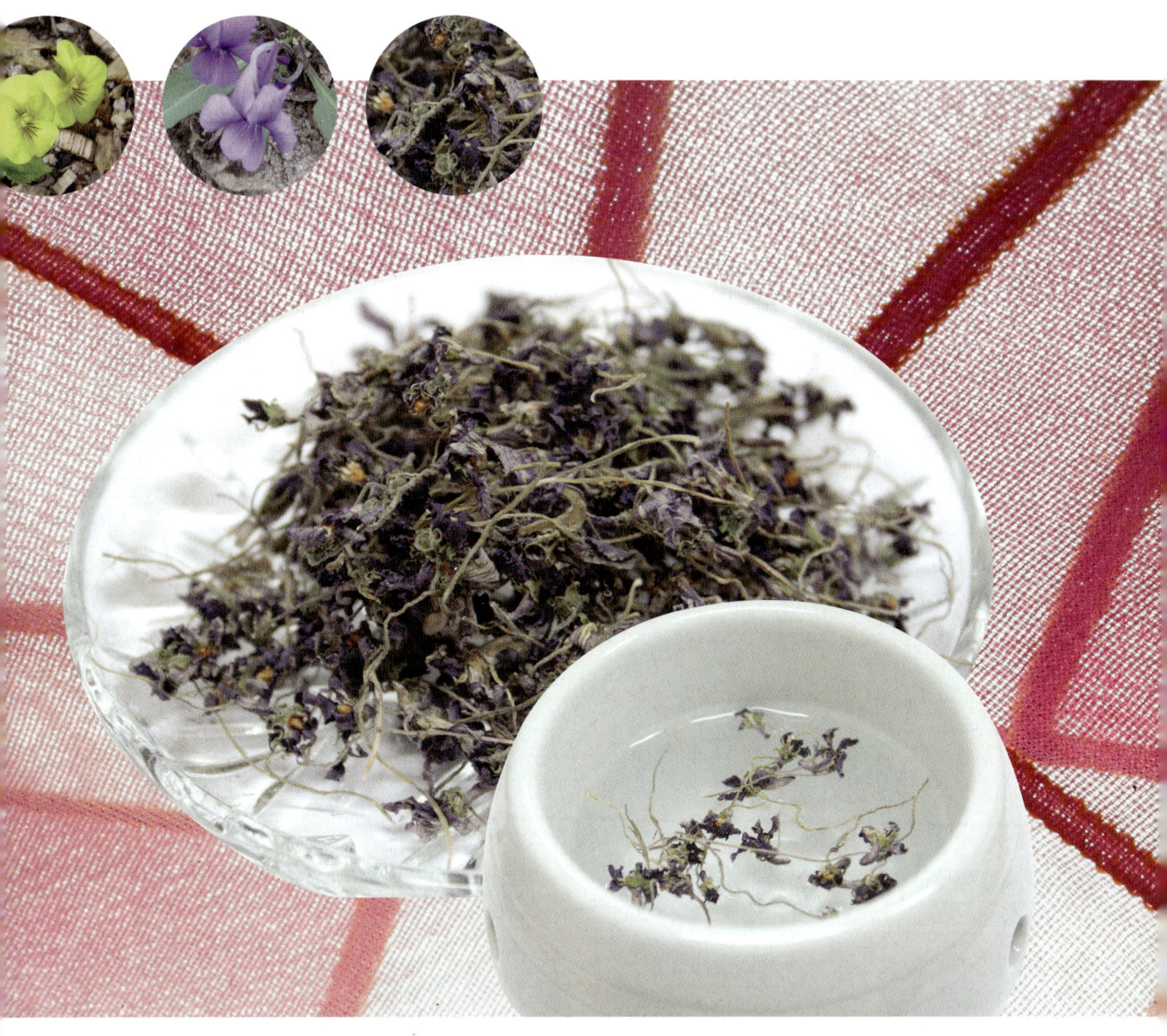

제비꽃차

| 꽃말 | • 흰색−순진무구한, • 보랏빛−사랑, • 노랑−수줍은 사랑

| 학명 | *Viola mandshurica* W. Becker | 영명 | Violet

| 이명 | 오랑캐꽃, 장수꽃, 씨름꽃, 민오랑캐꽃, 병아리꽃, 외나물, 옥녀제비꽃, 앉은뱅이꽃, 가락지꽃, 참제비꽃, 참털제비꽃, 큰제비꽃 | 과명 | 제비꽃과 | 원산지 | 한국

| 생육상 | 여러해살이풀 | 꽃색 | 보라색, 흰색 | 번식방법 | 종자, 포기나누기 | 개화시기 | 4∼5월

> 해독, 항염 효과. 풀 전체를 부인병, 중풍, 통경 등의 약재로 사용. 제비꽃 뿌리는 관절염에 효과

제비꽃을 따 먹어 보면 아삭아삭한 것이 맛이 좋다. 차맛은 순하다. 열에 안정적이어서 꽃색이 그대로 표현된다. 꽃은 20송이 정도 넣는 것이 적당하다. 보라색의 라일락은 뜨거운 물에서 갈색으로 변하지만 제비꽃은 그대로의 모습을 유지한다. 요리에 사용해도 좋으며, 차색은 연보라색이다.

| **채취 방법** | 봉오리에서 바로 핀 꽃을 선택한다.

| **꽃차 만드는 방법** |

① 제비꽃은 줄기를 떼어 내고 꽃봉오리를 쓴다. 줄기가 있는 것도 나쁘지는 않다.
② 그늘에서 5일 정도 말린다.

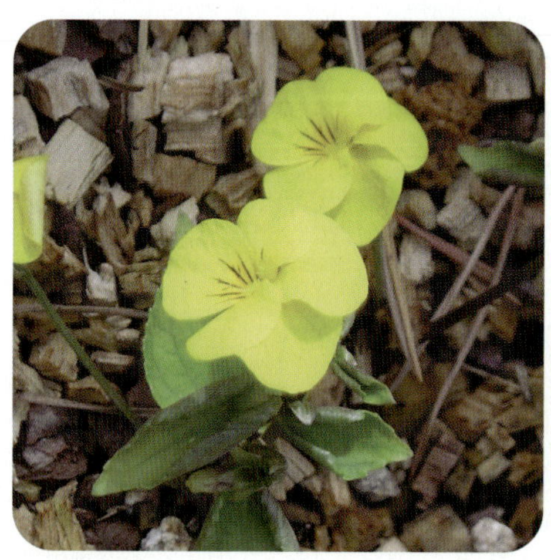

노란제비꽃

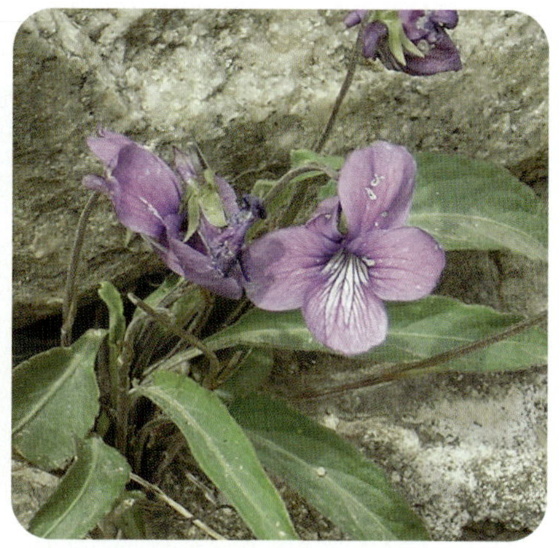

제비꽃 지상부

③ 말린 꽃을 밀폐 용기에 담아서 보관한다.

④ 말린 꽃 20개 정도를 찻잔에 넣고 뜨거운
　　물을 부어 우려낸다.

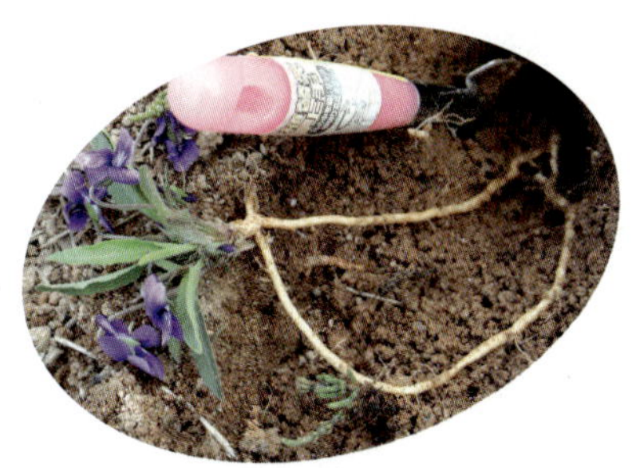

제비꽃 뿌리(관절염에 효과)

| 차로 마신 후 꽃 이용법 |

① 재탕하여 마신다.

② 튀김가루와 버무려 꽃튀김을 해도 좋다.

③ 제비꽃으로 얼음을 만들어 냉차로 마신다.

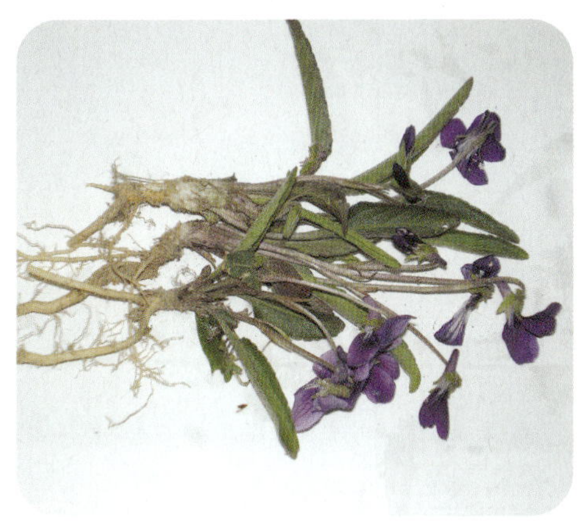

제비꽃 전초

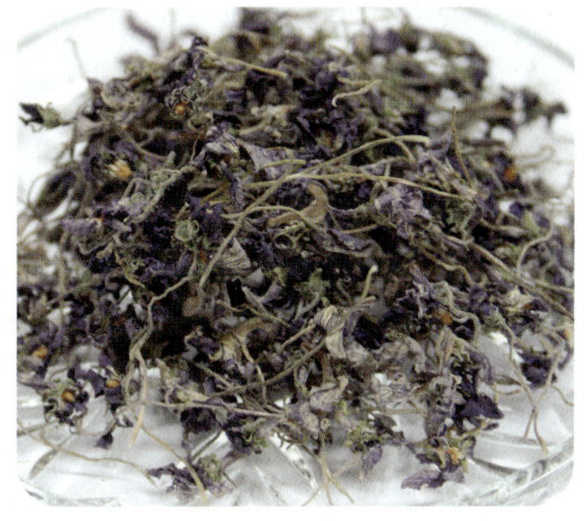

건조한 제비꽃

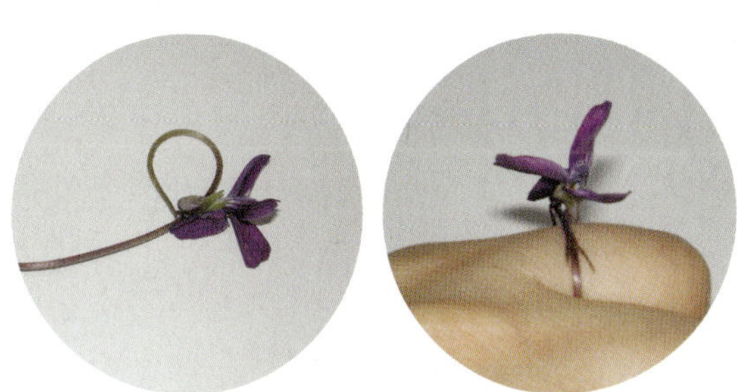

제비꽃으로 꽃반지를 만들어요

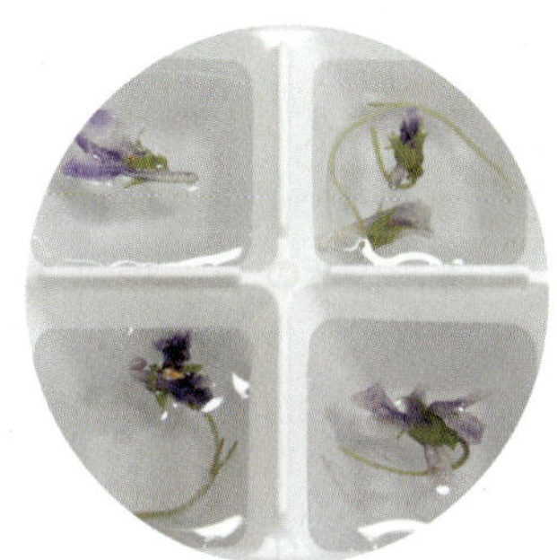

제비꽃 얼음

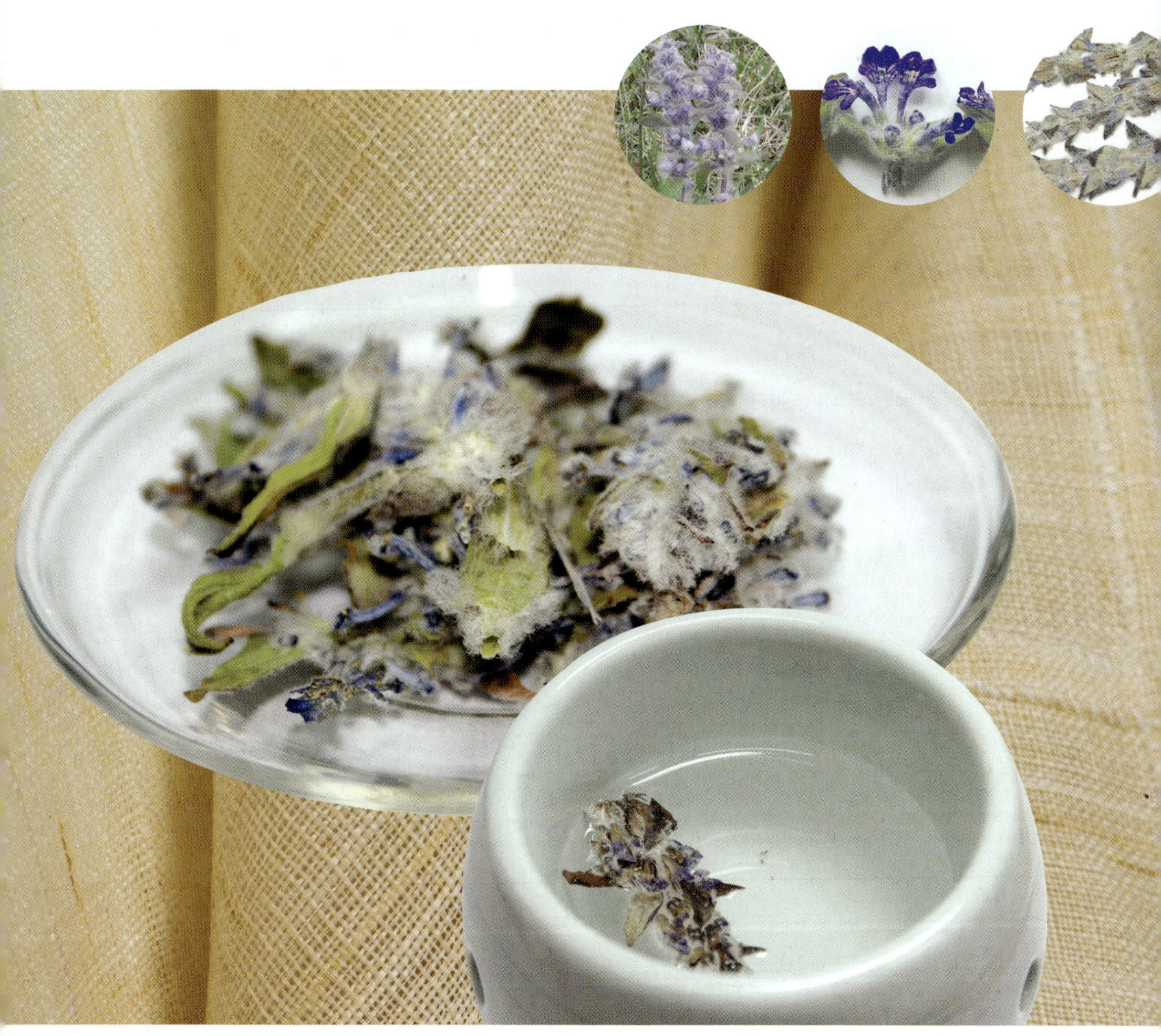

조개나물꽃차

| 꽃말 | 순결, 존엄

| 학명 | *Ajuga multiflora* Bunge　　| 영명 | Korean Pyramid Bugle

| 이명 | 다화근골초, 조갑지나물, 조개풀　　| 과명 | 꿀풀과　　| 원산지 | 한국

| 생육상 | 여러해살이풀　　| 꽃색 | 보라색　　| 번식방법 | 종자　　| 개화시기 | 5~6월

한방과 민간에서 악창 · 연주창 · 고혈압 · 감기 · 두통 등에 다른 약재와 처방. 보리차처럼 끓여 마시면 이뇨 효과

조개나물은 눈여겨보지 않으면 발길에 툭 채일 수도 있는 길가나 논둑, 그리고 잔디밭 주변에 자라고 있다. 줄기와 잎 사이에서 보랏빛 꽃송이들이 달리는데, 전체적으로 총상화서를 이루며 무리지어 돋아난다.

조개나물 이름에 대한 정확한 기록은 없지만 꽃송이의 모습이 약간 벌어져 혀를 내밀고 있는 조개의 모습과 같기 때문이라는 이야기가 설득력이 있는 듯하다.

학명의 아주가(*Ajuga*)는 짝으로 달리지 않는다는 뜻이고, 멀티플로라(*multiflora*)는 꽃이 많다는 뜻으로, 줄기 가득히 꽃송이가 마치 꽃방망이처럼 달리는 모습을 잘 나타내고 있다.

한방에서는 식물체 전체를 말려 약재로 썼는데 이뇨, 연주창, 임질, 근육통에 처방한다고 한다. 특히 연주창에 효과가 뛰어나서 예전에는 아주 긴요한 약재였다. 민간에서는 옴에 걸렸거나 부스럼, 종기 등에 생즙을 찧어 바르거나 그 물을 마시기도 한다.

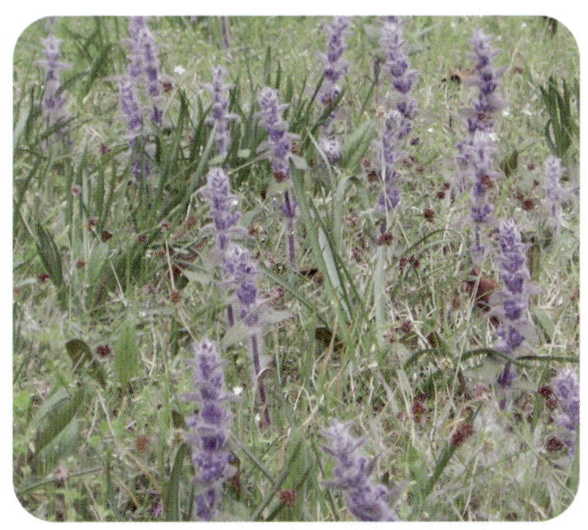

조개나물 지상부

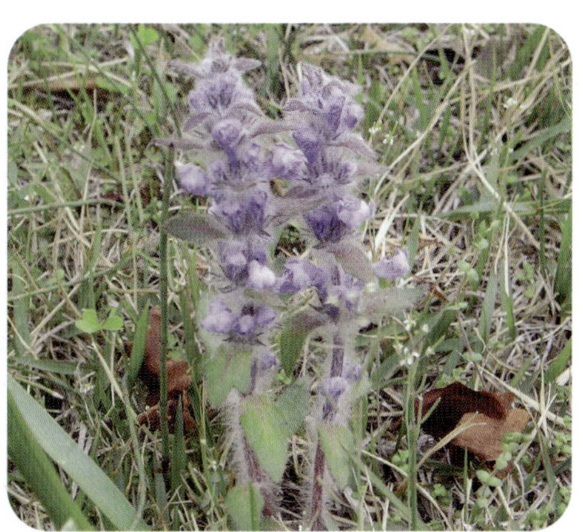

털이 보송보송한 조개나물꽃

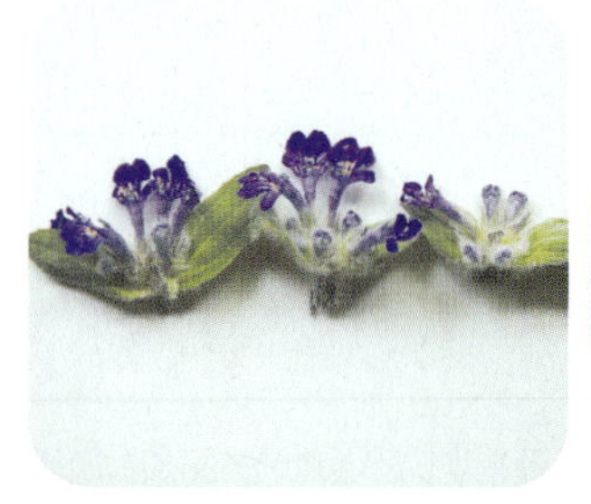
꽃 마디 한 개의 모습

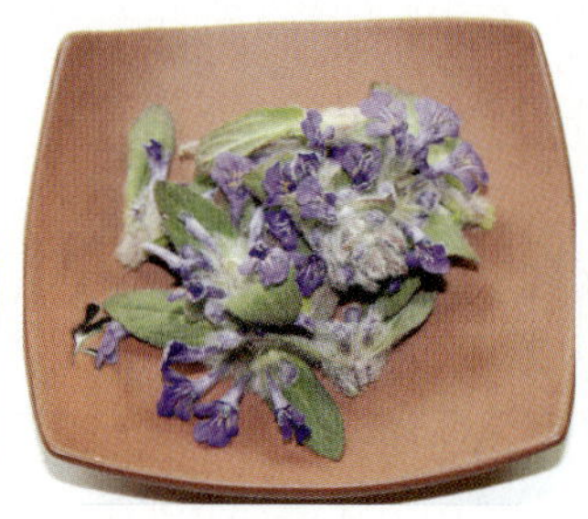
채취한 조개나물꽃

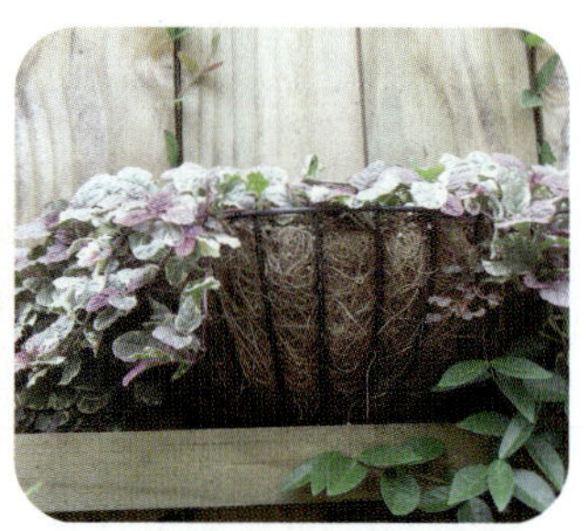
외국에서 들어온 '아주가'

또한 꽃색과 생김새가 특이하여 조경 식물로 인기가 있다. 특히 요즈음에는 외국에서 '아주가' 라는 이름으로 들어온 외래종들이 많은데, 따져 보면 이들도 모두 조개나물과 사촌지간이다. 분경(dish garden)이나 정원용으로 이용이 증가하고 있다.

차맛은 구수한 맛이 느껴지면서 약간 진한 느낌이다. 열에 안정적이어서 꽃색은 변함이 없다. 차색은 투명하다.

| 채취 방법 | 봉오리에서 바로 핀 꽃을 선택한다.

| 꽃차 만드는 방법 |

① 조개나물 꽃대 밑둥을 잘라 꽃만 따로 뽑아 낸다.

② 그늘에서 말린다.

③ 밀폐 용기에 담아 보관한다.

④ 말린 조개나물꽃을 반 스푼 정도 찻잔에 넣고 뜨거운 물을 부어 마신다.

| 차로 마신 후 꽃 이용법 |

① 재탕하여 마신다.

② 재건조하여 모아 두었다가 목욕제로 이용한다.

③ 재건조하여 분말로 만들어서 보라색 비누 재료로 이용한다.

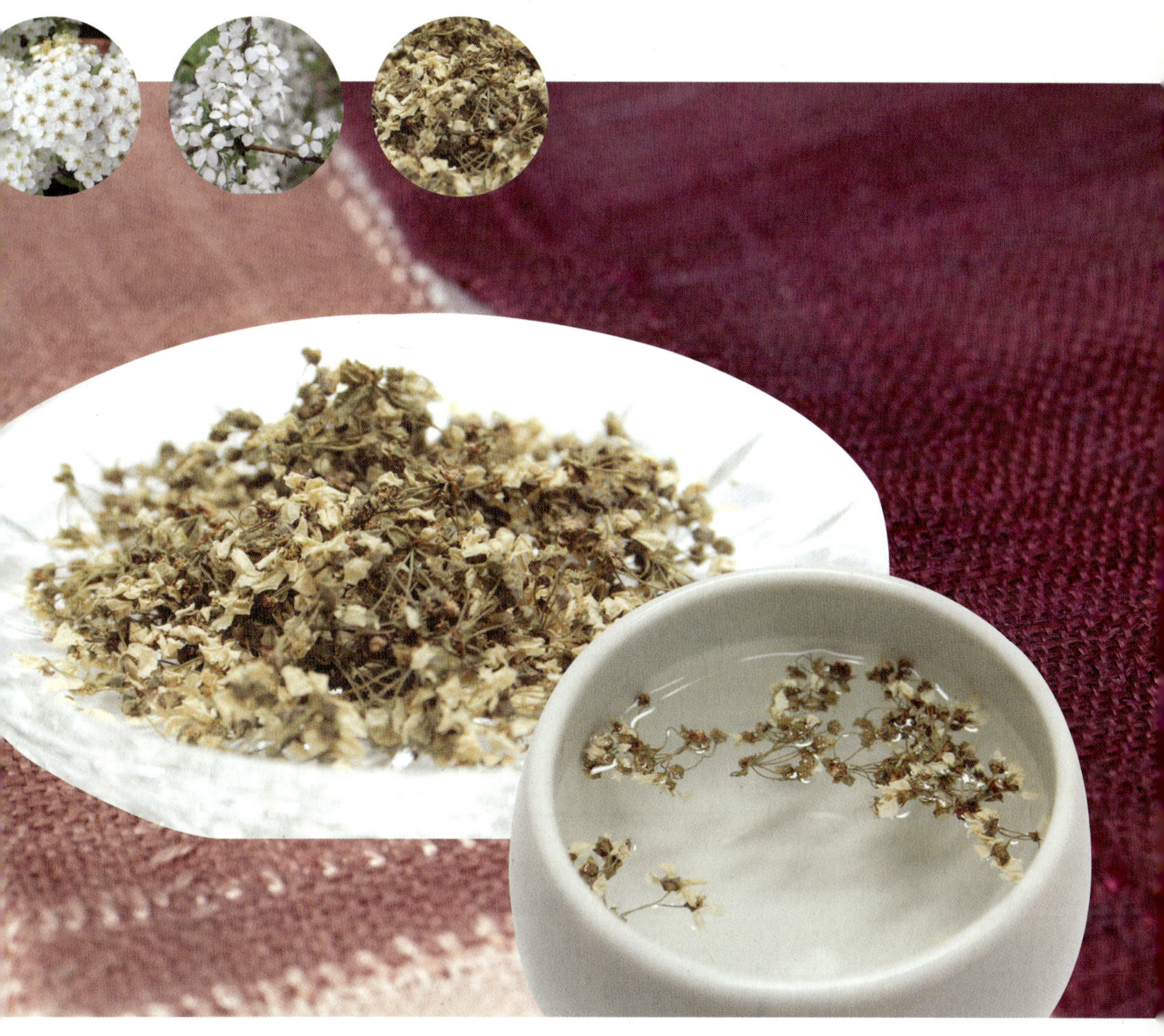

조팝나무 꽃차

| 꽃말 | 단정한 사랑　　| 학명 | *Spiraea prunifolia*　　| 영명 | Spirea

| 이명 | 계뇨초, 이밥　　| 과명 | 장미과　　| 원산지 | 한국　　| 생육상 | 낙엽관목

| 꽃색 | 흰색　　| 번식방법 | 실생, 분주, 삽목　　| 개화시기 | 4~5월

139

뿌리는 해열, 수렴 등의 효능이 있어 감기로 인한 열, 신경통 등에 사용

꽃 핀 모양이 튀긴 좁쌀을 붙인 것처럼 보이기 때문에 조팝나무라고 한다. 어린순은 나물로 한다.

차맛은 아주 순하고, 차색은 약간 갈색을 띤다. 한국(함북 제외)·타이완·중국 중부 등지에 분포한다. 꽃잎이 작아 네일아트에도 사용된다.

향기가 아주 진해서 '계뇨초(鷄尿草)'라고 얕잡아 부르는 이도 있다. 조팝꽃은 꺾어서 꽂아 놓으면 바로 시들어 버린다. 조팝나무에 다가서면 꽃보다도 벌을 먼저 만나게 된다. 이는 꿀이 많은 식물이라는 증거이다. 꿀을 따는 사람에게는 아주 좋은 식물이다. 야외에서 도시락을 먹을 때 가지로 젓가락을 만들어도 좋다. 꺾어도 바로 곧고 향긋한 새순을 내어놓기 때문에 걱정하지 않아도 된다.

| **채취 방법** | 봉오리에서 바로 핀 꽃을 선택한다.

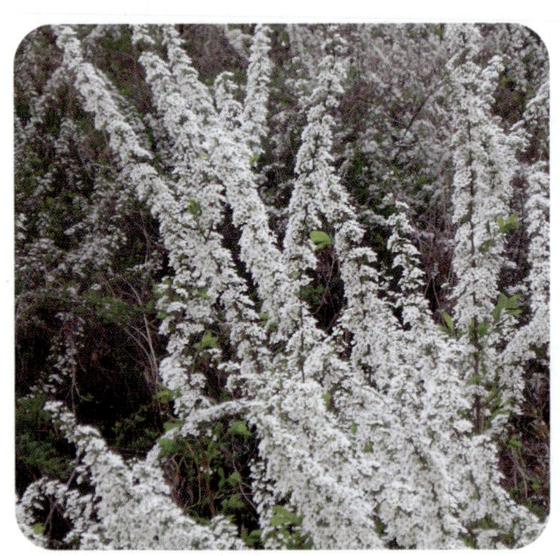

조팝나무 지상부

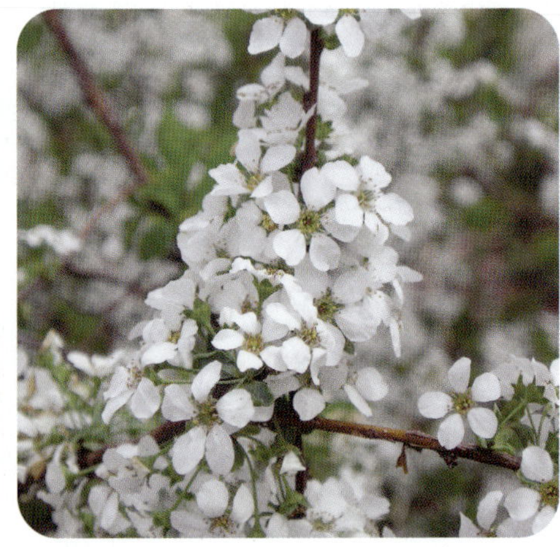

조팝나무꽃

| 꽃차 만드는 방법 |

① 조팝나무꽃을 훑어서 다듬는다.

② 그늘에서는 5일, 햇빛에서는 2~3일 정도 말린다.

③ 밀폐 용기에 담아서 보관한다.

④ 말린 조팝나무꽃 한 스푼을 찻잔에 넣고 뜨거운
   물을 부어 우려내어 마신다.

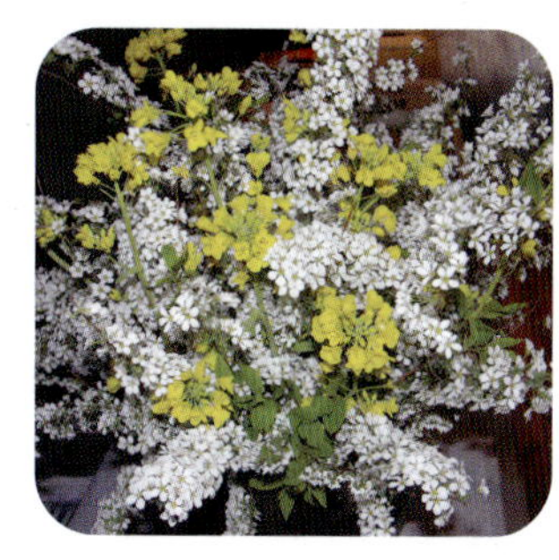

조팝나무꽃과
유채를 이용한 꽃꽂이

| 차로 마신 후 꽃 이용법 |

재탕하여 마신다.

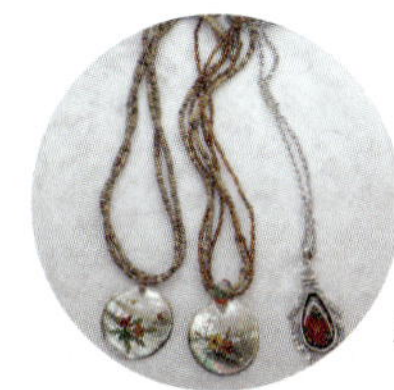

조팝나무꽃 압화 목걸이

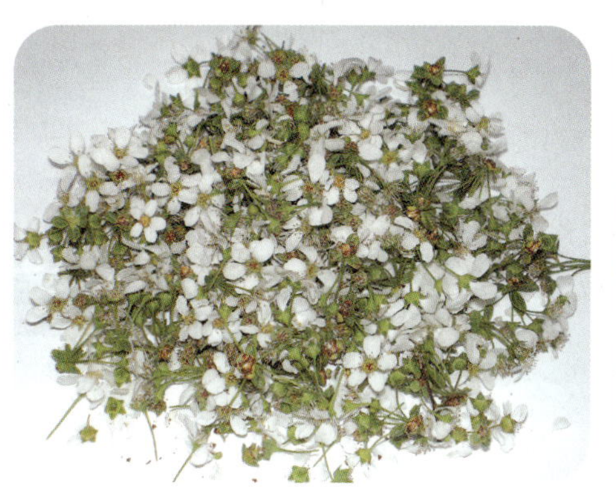

채취한 조팝나무꽃

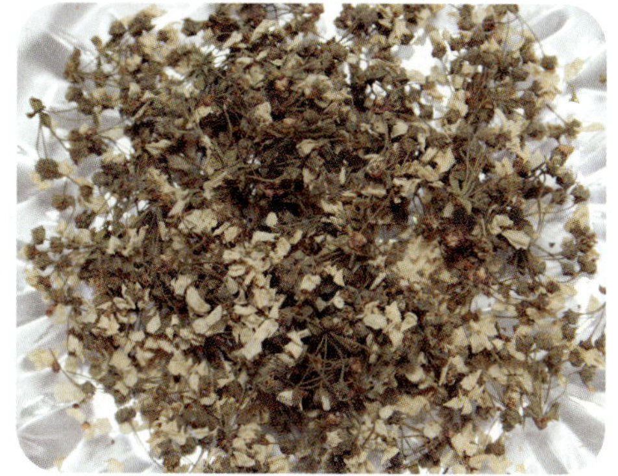

건조한 조팝나무꽃

더 알아보기

조팝나무의 '조팝'은 좁쌀로 지은 밥인 '조밥'에서 비롯되었다고 한다. 꽃이 진 후 나무에 가서 자세히 보면 좁쌀처럼 생긴 노란 암술을 볼 수 있다. 그 모양이 마치 잘 익어서 알맞게 터진 좁쌀을 닮았다 하여 붙여진 이름이다. 힘든 하루를 마치고 집으로 돌아가는 농부들에게 그 노란 것들은 영락없이 입맛 다시게 하는 조밥으로 보였을 것이다.

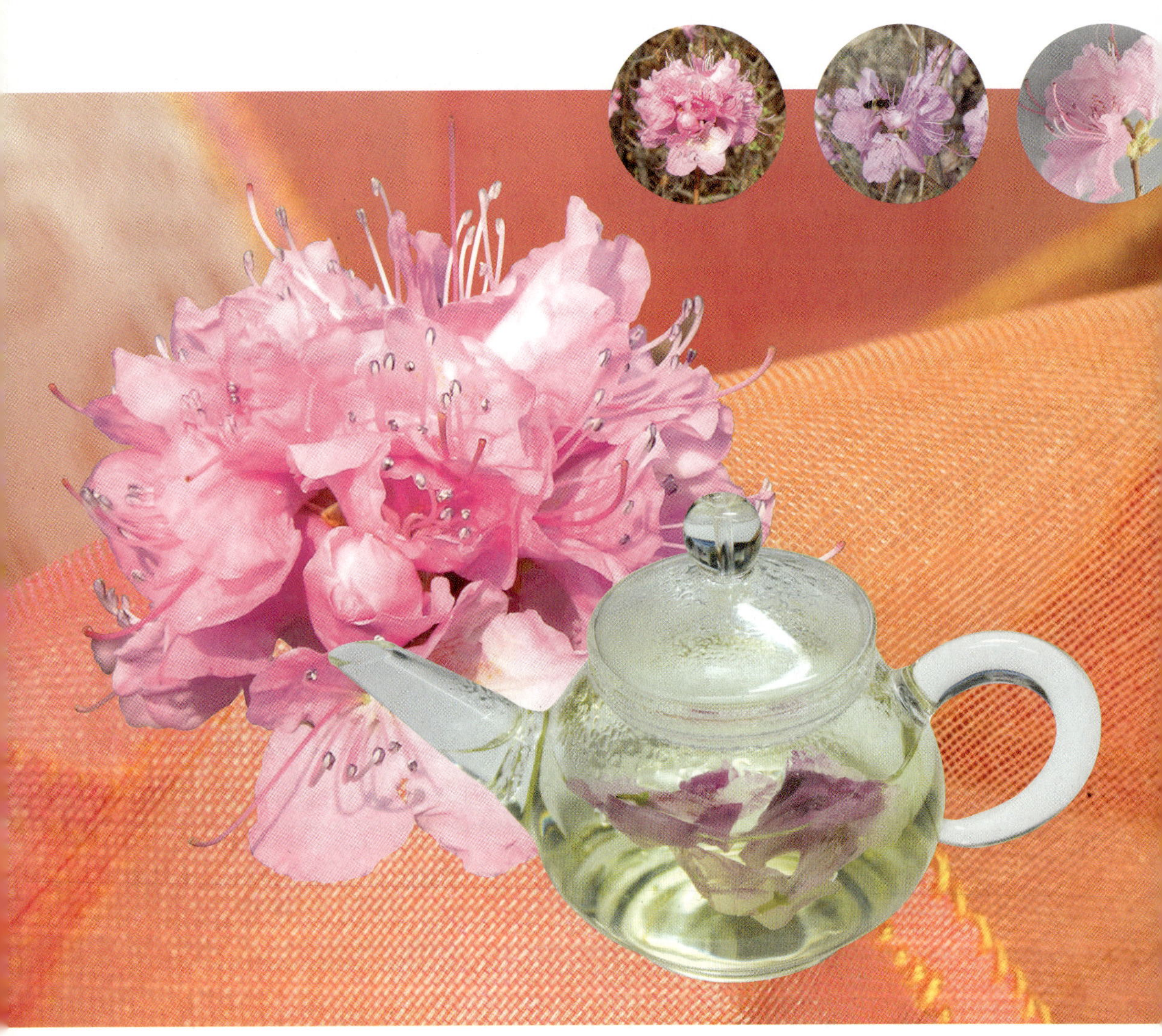

진달래꽃차

| 꽃말 | 애틋한 사랑, 신념, 청렴, 절제

| 학명 | *Rhododendron mucronulatum*　　| 영명 | Korean Rhododendron

| 이명 | 진달내, 진달래나무, 참꽃나무, 왕진달래　　| 과명 | 진달래과　　| 원산지 | 동북 아시아

| 생육상 | 낙엽관목　　| 번식방법 | 삽목　　| 개화시기 | 4월

> 가래, 천식에 좋고 특히 심한 기침에 효과

진달래는 먹는 꽃이다. 먹을 수 있는 진짜 꽃이라는 뜻으로 참꽃이라 부른다. 진달래는 관상용으로 심기도 하는데, 꽃은 이른 봄에 꽃전을 만들어 먹거나 진달래술(두견주)을 담그기도 한다. 한방에서는 꽃을 영산홍(迎山紅)이라는 약재로 쓰는데, 해수·기관지염·감기로 인한 두통에 효과가 있고, 이뇨 작용이 있다.

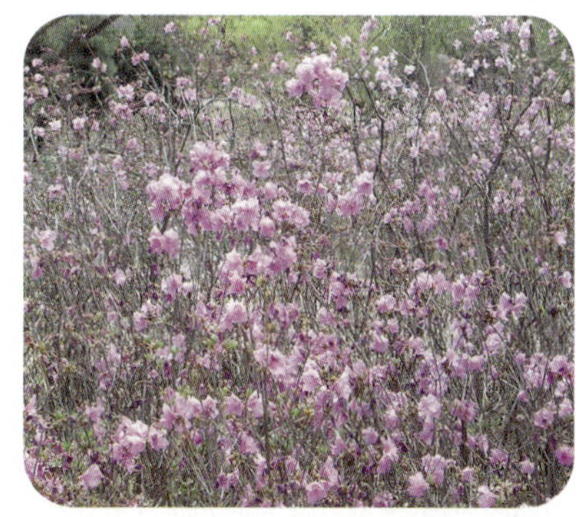

진달래 지상부

꽃과 잎에는 아잘레인(azalein), 고시페틴(gossypetin), 아잘레아틴(azaleatin), 바닐산(vanillic acid), 시링지산(syringic acid) 등이 함유되어 있다.

진달래 잎에는 당질, 인, 칼슘, 철, 비타민 B·C 등이 함유되어 있는데 진해, 거담, 심장병에 좋고 토혈, 이질, 두통, 관절염, 불임증 등에도 효과가 있다. 차맛은 약간 쌉쌀한 맛이며 꽃이 피는 모습이 아름다워 기분이 좋아진다. 뜨거운 물을 넣으면 꽃잎이 얇아 투명해진다. 차색은 약간 붉은 기운이 돈다.

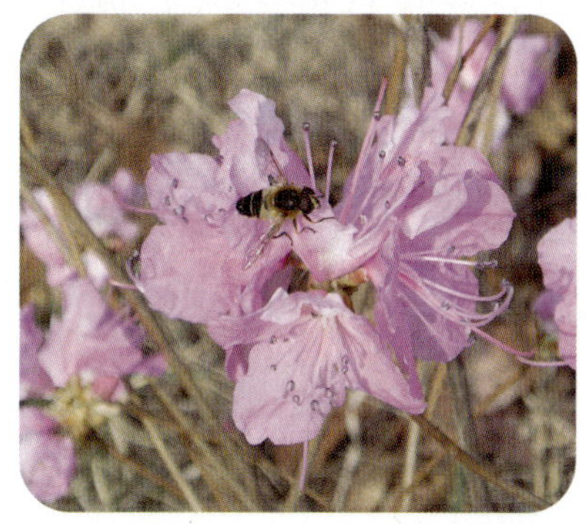

진달래꽃

| 채취 시기와 방법 |

① 시기: 잎이 나오기 전에 채취해야 한다.

② 방법: 봉오리에서 바로 핀 꽃을 선택한다.

| 꽃차 만드는 방법 |

① 진달래꽃을 솎아 따서 꽃술을 떼어 내고 깨끗하게 손질한다.

② 꽃잎과 같은 무게의 설탕이나 꿀에 재어 놓는다.

③ 15일이 지나면 먹을 수 있다.

④ 재어 둔 진달래꽃 3~4 송이를 찻잔에 넣고 뜨거운 물을 부어 마신다.

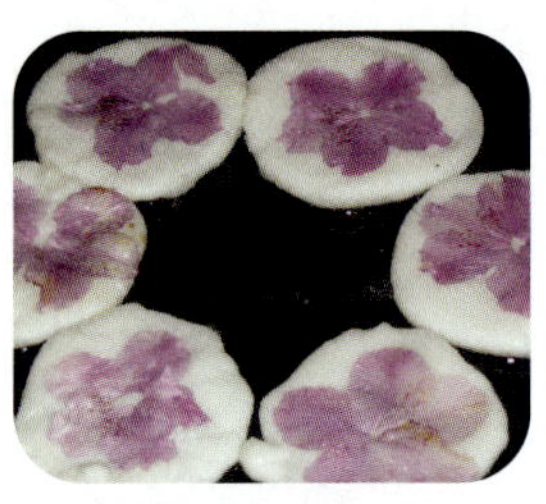

진달래꽃 화전

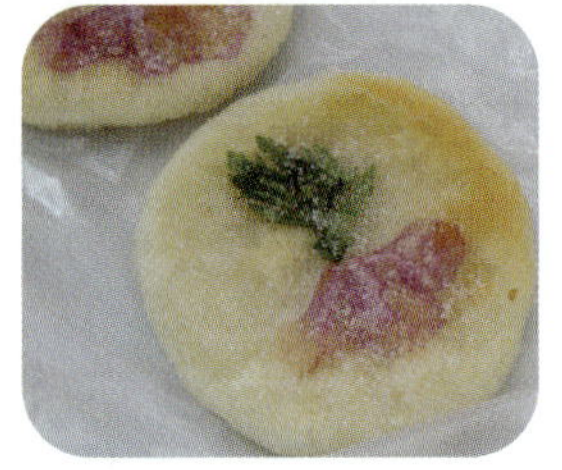

완성된 진달래꽃 화전

| 차로 마신 후 꽃 이용법 |

① 재탕하여 마신다.

② 진달래 화채도 맛이 좋다. 오미자 물에 진달래꽃을 3~4송이 띄우고 잣과 배를 얹어 낸다.

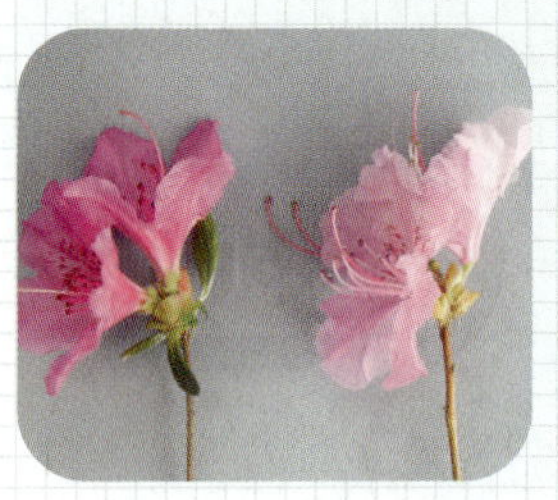

생으로 먹을 수 있는 진달래꽃

더 알아보기

화전에 사용할 수 있는 재료

개나리꽃, 메꽃, 도라지꽃, 원추리꽃, 인동덩굴꽃, 제비꽃, 참나리꽃

철쭉과 진달래를 꼭 구별하세요!

철쭉과 진달래는 정말 비슷하게 생겼다. 꽃 피는 시기도 비슷해 구분하지 못하는 사람들이 많다.

진달래는 식용으로 가능하지만 철쭉은 독이 있어 먹을 수가 없다. 철쭉과 진달래를 구분할 수 있는 방법은 잎이다. 진달래는 잎보다 꽃이 먼저 피지만, 철쭉은 잎이 연녹색으로 나온 뒤 꽃이 핀다.

좌: 철쭉, 우: 진달래

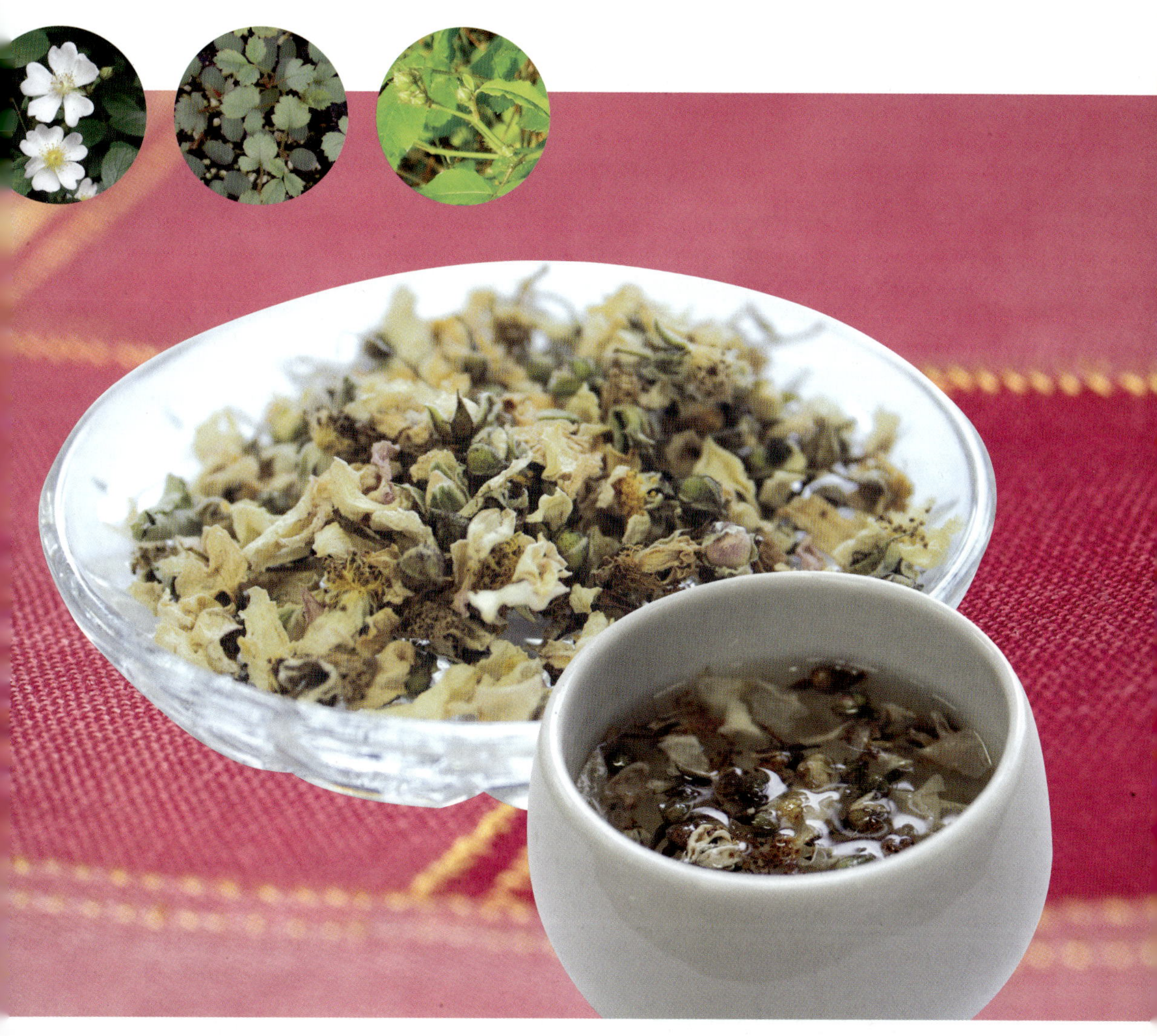

찔레꽃차

| 꽃말 | 자매의 우정, 신중한 사랑 　 | 학명 | *Rosa multiflora*
| 영명 | Baby Brier, Japanese Rosa, Oriental Wild Rose 　 | 이명 | 야장미, 칠성매, 자매화,
자매장미화, 찔레, 설널레나무, 질누나무, 약왕자, 들장미, 가시나무, 영실장미, 야객, 설객,
새비나무, 질꾸나무, 찔룩나무 　 | 과명 | 장미과 　 | 원산지 | 한국 　 | 생육상 | 활엽관목
| 꽃색 | 흰색 　 | 번식방법 | 삽목 　 | 개화시기 | 5월

지혈 작용, 방광염, 기침, 기관지염에 사용

달콤한 향을 내며 무리지어 피고, 어린순을 먹을 수 있어 시골에서 어린 시절을 보낸 사람은 대부분 찔레꽃에 대한 추억이 있다. 들이나 산을 걷다가 목이 마를 때 찔레순을 잘라 껍질을 벗겨 먹으면 갈증을 해소할 수 있다. 또한 찔레순은 어린이 성장발육에도 도움이 된다고도 한다. 찔레꽃차는 찔레의 향긋한 향이 느껴지며 맛은 구수하면서 약간 쓸쓸하다. 차색은 연한 갈색이며, 뜨거운 물을 부어도 붉은빛의 꽃은 색이 변하지 않고 남아 있으며 흰색의 꽃도 그대로 있다.

| **채취 방법** | 봉오리에서 바로 핀 꽃을 선택한다.

| **꽃차 만드는 방법** |

만드는 방법 I

① 찔레꽃을 따서 깨끗하게 손질한다.

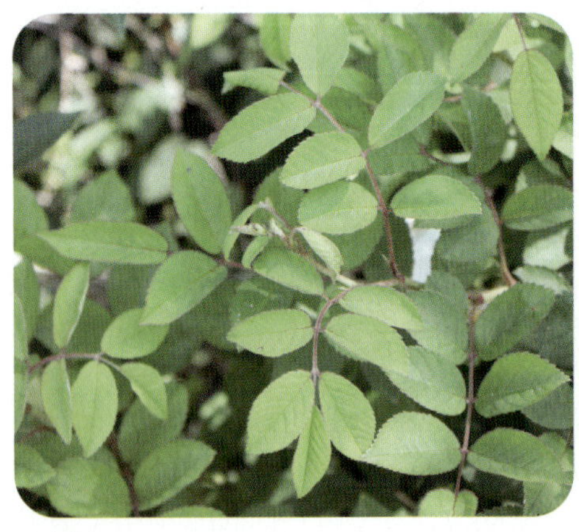

찔레순

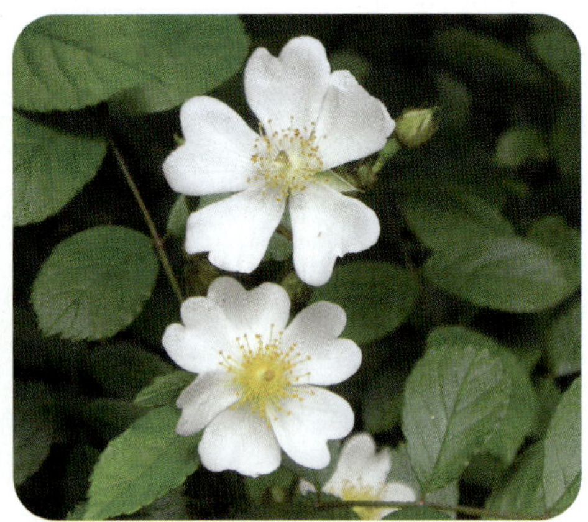

찔레꽃

② 꽃잎을 설탕에 겹겹이 재어 놓는다.

③ 15일 정도 지나면 먹을 수 있다.

④ 재어 둔 찔레꽃 5송이 정도를 찻잔에 넣고 뜨거운 물을 부어 마신다.

만드는 방법 Ⅱ

① 찔레꽃을 따서 깨끗하게 손질한다.

② 그늘에서 말린다.

③ 말린 꽃잎 5송이 정도를 찻잔에 넣어 뜨거운 물을 부어 마신다.

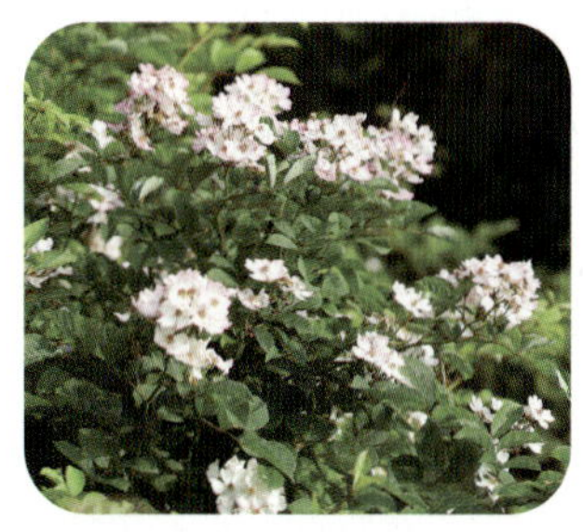

찔레나무 지상부

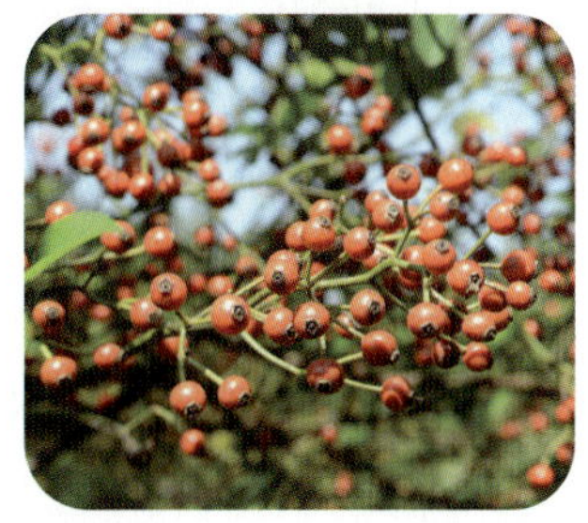

찔레나무 열매

| 차로 마신 후 꽃 이용법 |

① 재탕하여 마신다.

② 재건조하였다가 다른 꽃 재료와 섞어서 쿠키, 비누만들기나 목욕제로 이용한다.

더 알아보기

찔레꽃과 관련된 이야기

그 고운 꽃에 어떻게 찔레란 이름이 붙게 되었을까? 아무도 어떤 기록도 정확히 말해 주진 않지만 가시가 가득한 줄기, 꽃이 예뻐 손을 뻗어 탐이라도 내자면 영락없이 찔리게 되므로 '찌르네' 하다가 찔레가 되었을 것이라는 추측이 설득력 있게 들린다. 찔레꽃이 필 때 비가 세 번 오면 풍년이 든다고 농부들은 말한다.

찔레꽃은 향기가 좋아 옛 사람들은 요즈음처럼 요란한 향수나 방향제 대신 향그러운 열매를 담아 두고 겨울을 나기도 했고, 꽃잎을 모아 향낭을 만들기도 했고, 또 베개 속에 넣어 두기도 했으며 찔레꽃을 증류시켜서 이것을 화로, 즉 꽃이슬이라고 불렀다. 한편, 화장품이 없던 시골 처녀들은 말린 찔레꽃잎을 비벼 화장세수를 하곤 했다고 한다.

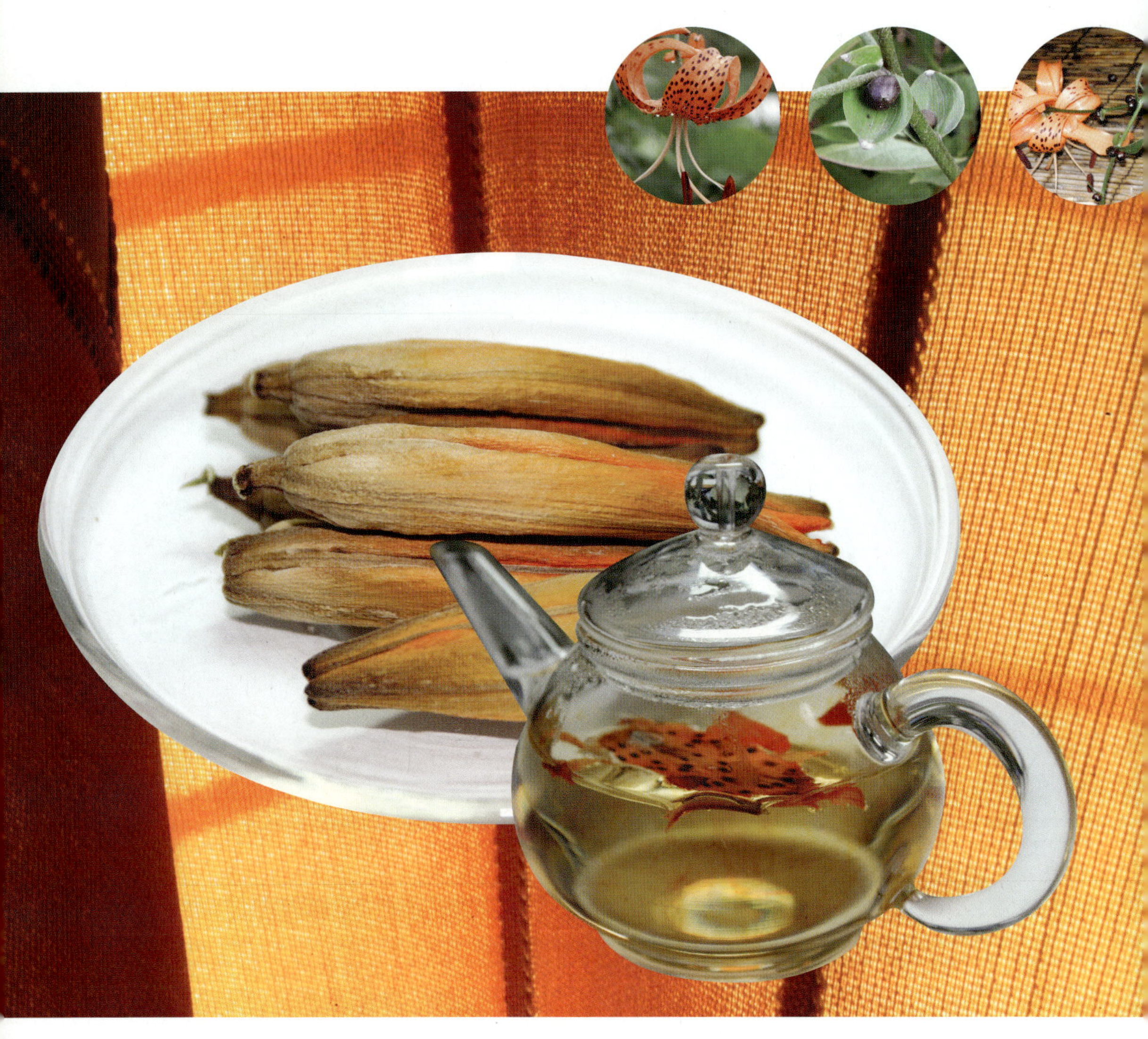

참나리꽃차

| 꽃말 | 순결, 깨끗한 마음 | 학명 | *Lilium lancifolium* Thunb.

| 영명 | Tiger Lily | 이명 | 백합, 나리, 알나리 | 과명 | 백합과 | 원산지 | 한국

| 생육상 | 여러해살이풀 | 꽃색 | 농황적색 | 번식방법 | 구근, 종자 | 개화시기 | 7~8월

한방과 민간에서 자양, 강장, 건위, 종독 등에 약으로 쓰인다. 참나리꽃으로 술을 만들어 복용하면 해수, 천식, 자양강장에 효과

우리나라에 자생하는 나리류들 가운데 가장 대표적인 종으로, 흔히 볼 수 있다. 씨가 잘 생기지 않는 대신에 엽액에 주아(어린 구근)가 많이 달린다. 전국 각지의 산야지, 집 근처의 둑이나 섬 지방의 해변 산기슭 등에 흔히 자생하며 관상초로 심기도 한다. 비늘줄기(인경)를 영양 및 강장제로 사용하고 민간에서 진해제로 사용한다.

길쭉한 꽃망울은 잡채, 볶음밥의 좋은 재료가 되며, 채취하여 건조시켰다가 고급 요리에 사용한다.

차색은 연한 붉은빛을 띠며, 차맛은 순하며 약간 구수한 느낌이 난다.

| **채취 방법** | 봉오리에서 바로 핀 꽃을 선택한다.

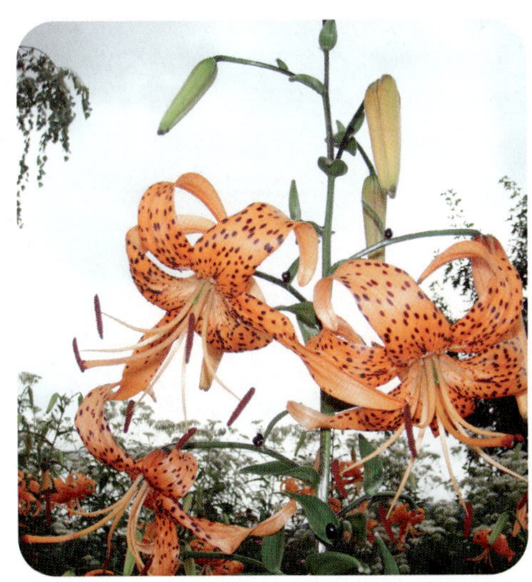

참나리꽃

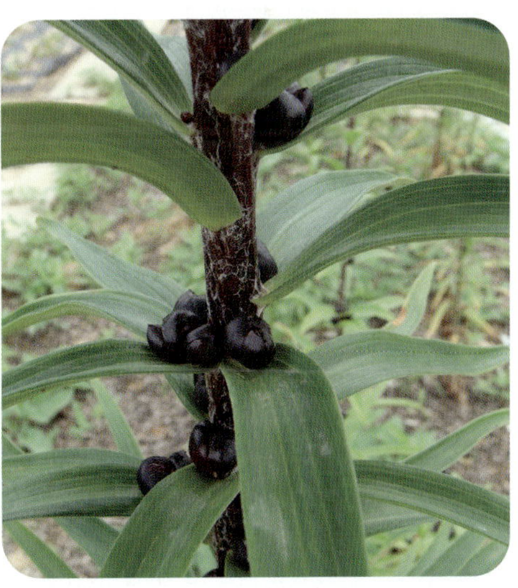

참나리 줄기에 매달리는 주아
(어린 구근으로 바로 번식할 수 있음.)

| 꽃차 만드는 방법 |

① 참나리꽃을 손질하여 말린다.

② 방습제를 넣은 밀폐 용기에 보관하여 이용한다.

③ 찻잔에 꽃잎을 한 잎 넣고 끓는 물을 부어 마신다.

| 차로 마신 후 꽃 이용법 |

① 재건조하여 백설기를 할 때 여러 가지 재료를 섞어
떡을 만든다.

② 목욕제로 이용 가능하다.

| 참나리술 만들기 |

① 이용 부위: 꽃, 열매, 뿌리 등 전체를 이용

② 효능: 해수, 천식, 자양강장제

③ 담그는 법: 7~8월에 꽃을 채집하여 물에 살짝 씻어
더러움을 제거하고 물기를 뺀 다음 독이나 항아리
에 담아 재료의 2~3배 분량의 술을 붓고 밀봉하여 지하실이나 냉암소에 보관
한다(꽃잎: 2~3개월, 뿌리: 4~5개월).

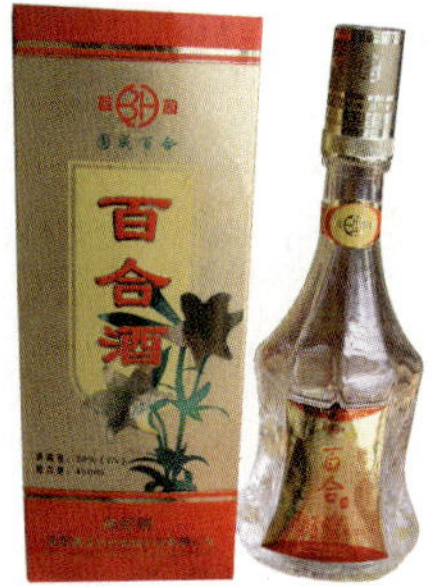

식물체 길이가 긴 참나리

참나리술

더 알아보기

참나리 구근은 식용이 가능하여 중국에서는 생식을 하거나 말렸다가 먹기도 한다. 또
한 봄에 싹이 15cm 정도 나오면 잘라내어 살짝 데쳐서 고추장에 찍어 먹거나 데쳐서
무쳐 먹어도 좋다. 꽃잎은 맛이 달고 약간 쓰다.
한편, 구근으로 만든 참나리술은 해수, 천식, 자양강장에 효과가 있으며, 술을 담글 때
에는 꽃, 열매, 뿌리 등 전체를 이용한다. 꽃잎을 넣어 술을 담그면 술의 색이 붉은빛
이 돌고, 구근으로 담근 술의 색은 투명한 갈색 빛이 돈다.

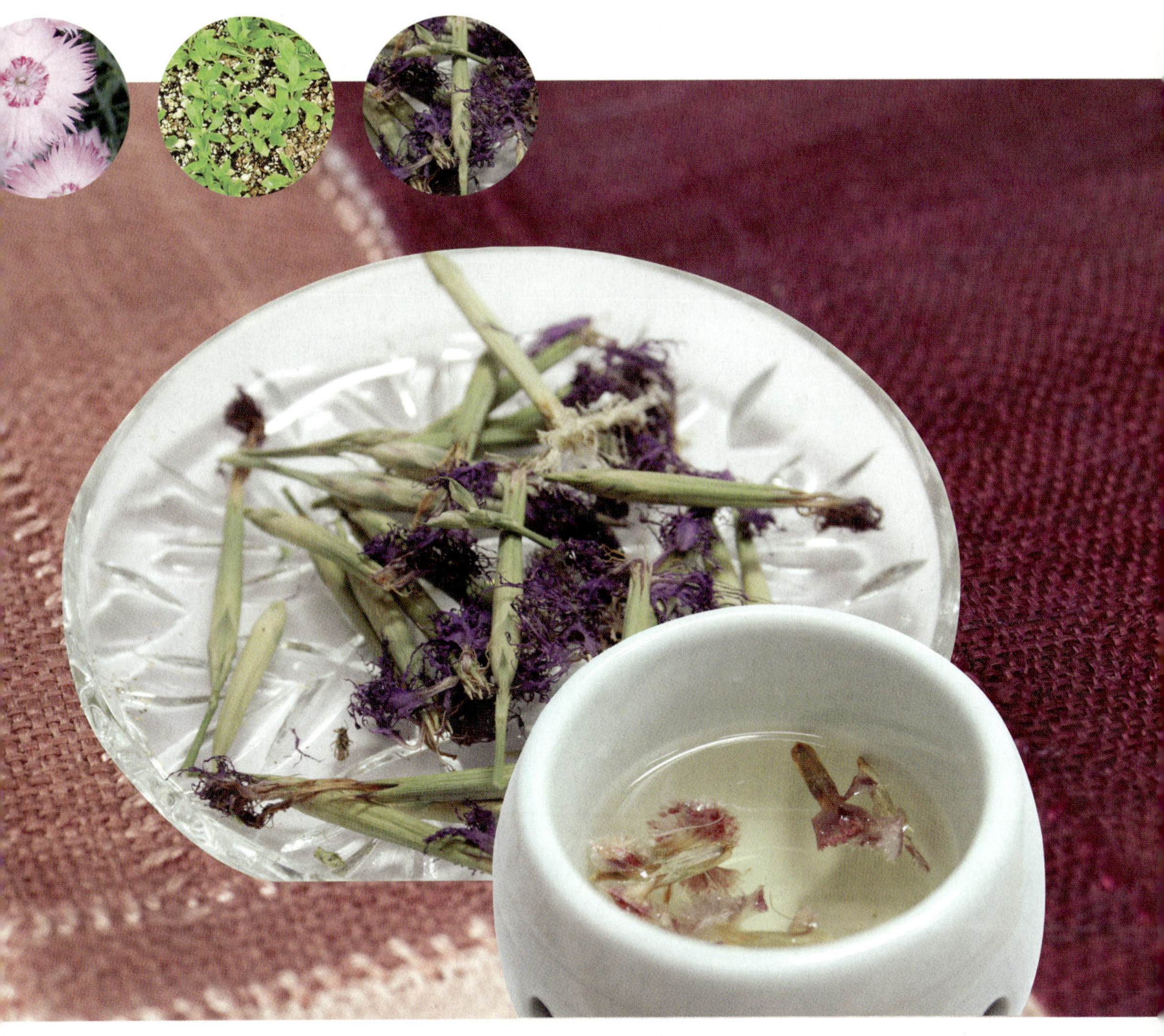

패랭이꽃차

| 꽃말 | 부인의 사랑 | 학명 | *Dianthus×hybrida*

| 영명 | Chinese Pink | 이명 | 낙양화, 석죽화, 천국, 천국화

| 과명 | 제비꽃과 | 원산지 | 유럽 | 생육상 | 여러해살이풀 | 꽃색 | 자주색, 분홍색, 흰색

| 번식방법 | 종자 | 개화시기 | 6~9월

151

열을 내리고 소변을 잘 누게 하며 혈압을 낮춤. 전초는 대장염, 위염, 십이 지장염, 자궁염에 효과

패랭이꽃은 석죽화(石竹花), 대란(大蘭), 산구맥(山瞿麥)이라고도 한다. 낮은 지대의 건조한 곳이나 냇가 모래땅에서 자란다. 꽃과 열매가 달린 전체를 그늘에 말려 약재로 쓴다.

깨끗한 꽃잎을 떼어 요리에 장식하거나 샐러드에 이용하면 좋다. 보기에도 예쁘고 맛도 좋다. 화단에 군식하거나 화분에 심으면 예쁘다. 꽃이 계속해서 피기 때문에 오랫동안 감상할 수 있다.

전초를 구맥이라 하고 소염, 청열, 이수, 파혈, 통경의 효능이 있고 소변불통, 혈뇨, 신염, 임병, 무월경, 옹종, 목적을 치료한다. 꽃에는 유게놀(eugenol), 페닐에틸알코올(phenylethylalcohol), 살리실산메틸에스터(salicylic acid methyl ester), 실리실산 벤질에스터(salicylic acid benzyl ester) 등이 함유되어 있다.

패랭이꽃은 성질이 차다. 패랭이꽃의 잎, 줄기, 열매를 달여서 복용하면 대장염, 위

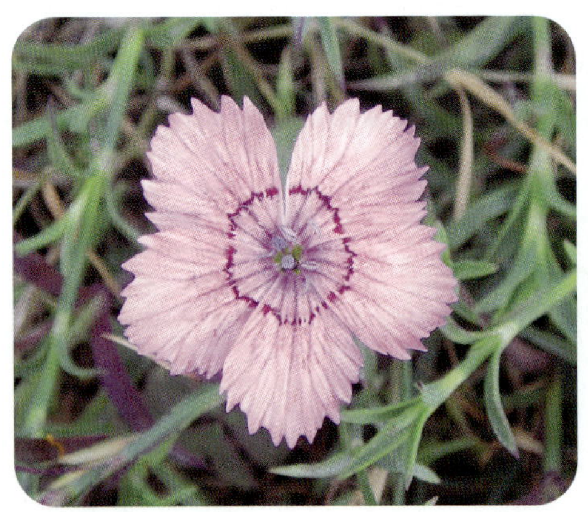

패랭이꽃

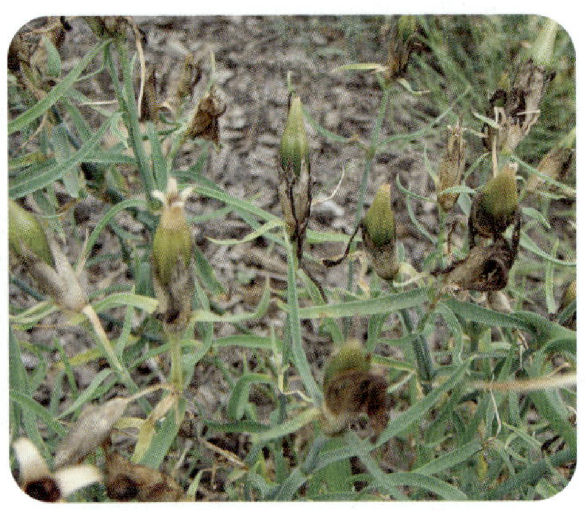

패랭이꽃 열매

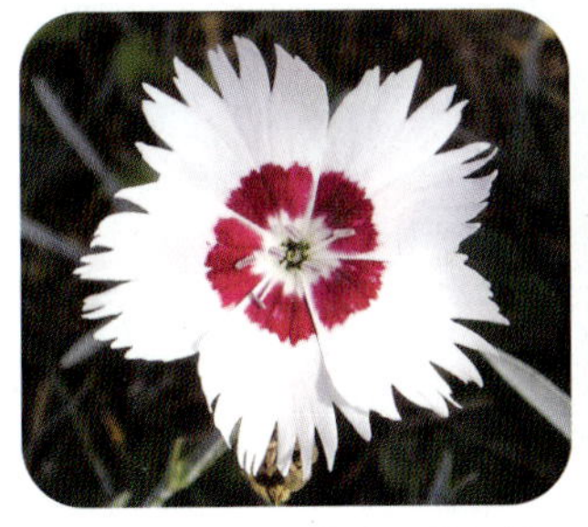

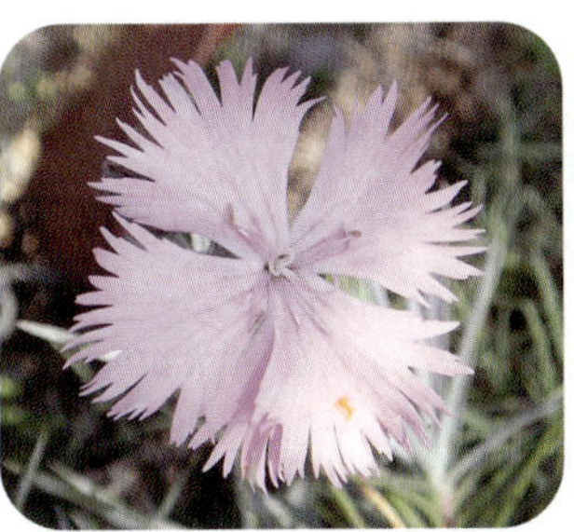

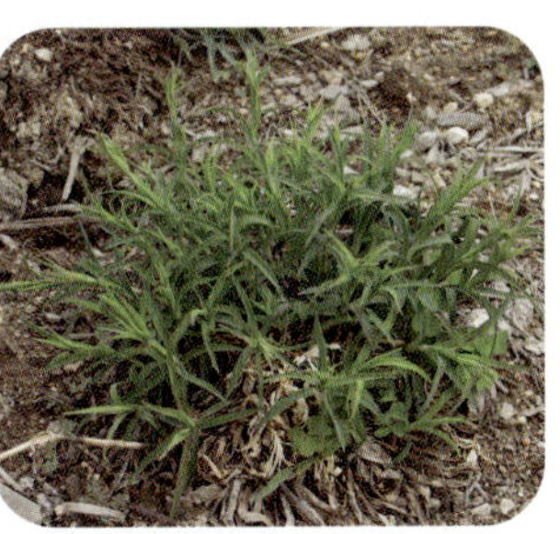

원예종 패랭이꽃   술패랭이꽃   패랭이꽃 지상부

염, 십이지장염 등에 효험이 있고, 여성들의 생리불순이나 자궁염에도 효과가 있다. 패랭이꽃의 씨앗을 한방에서는 구맥자라 하여 이뇨제나 통경제로 쓴다.

찻물을 따르면 꽃이 피는 모습이 아주 예쁘며 향기도 그윽하고 약간 구수한 맛이 난다. 그리고 푸른빛이 약간 돌아서 더욱 멋진 차가 된다. 열에 약해 보랏빛꽃 색은 1분 정도 지나면 투명하게 변해 버린다. 맛과 향이 순하여 먹기에 부드럽고 편하다. 차색은 갈색으로 꽃색이 약간 빠져 나온다.

| 채취 방법 |

봉오리에서 바로 핀 꽃을 선택한다.

| 꽃차 만드는 방법 |

① 물로 깨끗하게 씻어 물기를 빼고 그늘에서 말린다.

② 방습제를 넣은 통에 보관하여 이용한다.

③ 말린 꽃잎을 찻잔에 넣고 뜨거운 물을 부어 마신다.

| 차로 마신 후 꽃 이용법 |

① 재탕하여 마신다.

② 목욕제로 이용한다.

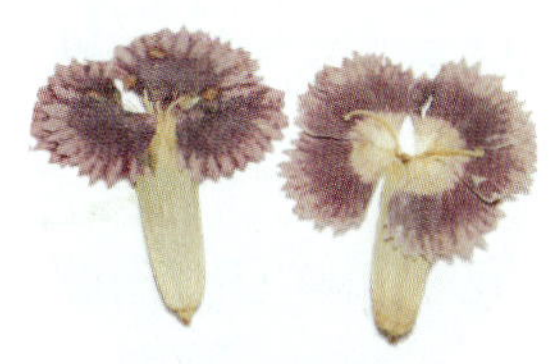

건조한 패랭이꽃

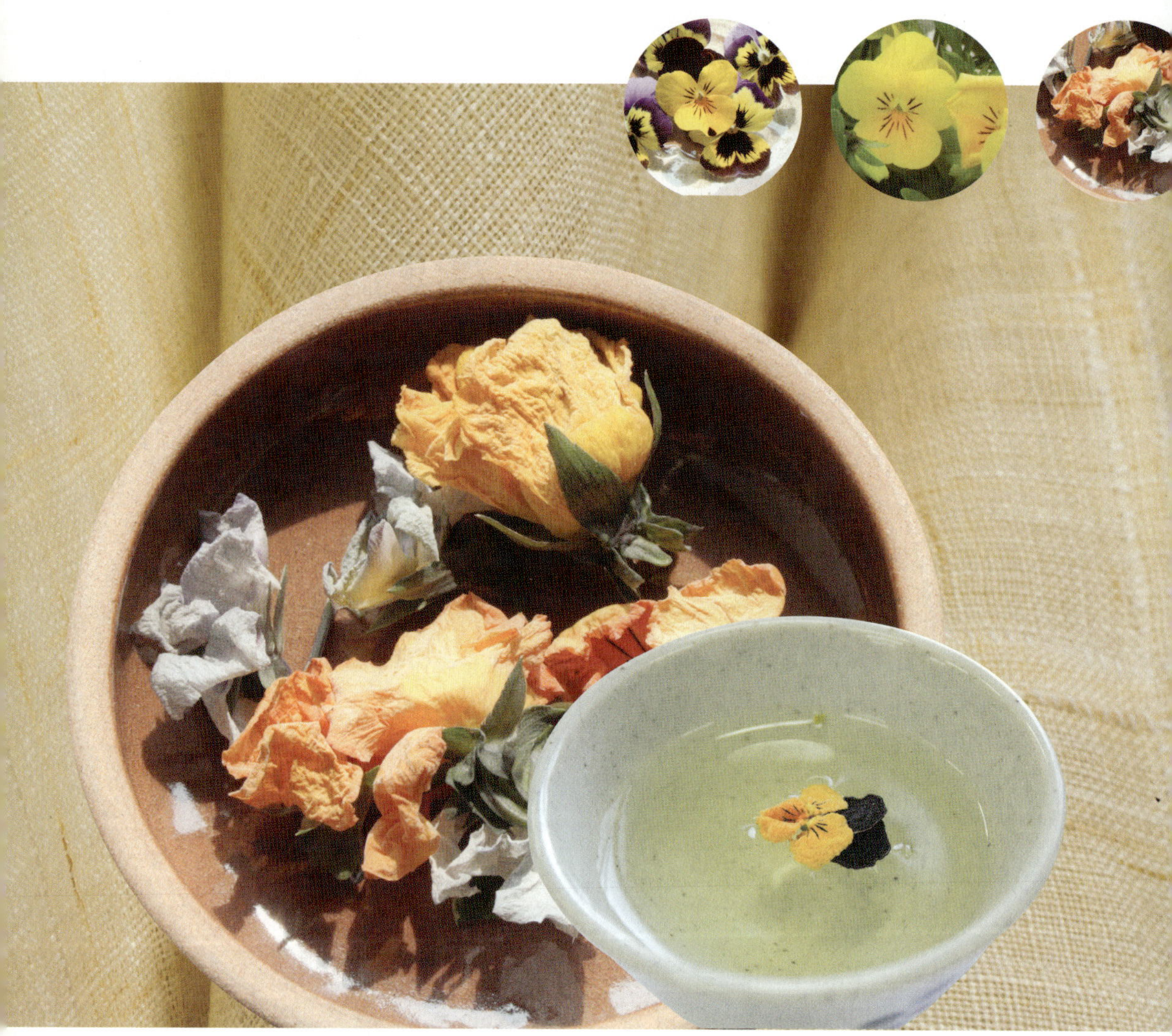

팬지꽃차

| 꽃말 | 사색, 나를 생각해 주세요 | 학명 | *Viola tricolor* var. Hortensis
| 영명 | Three-faces-under-a-hood, Two-faces-under-a-hood, Heart's-ease
| 이명 | 삼색제비꽃 | 과명 | 제비꽃과 | 원산지 | 유럽 | 생육상 | 한해살이풀
| 꽃색 | 노란색, 보라색, 갈색 | 번식방법 | 종자 | 개화시기 | 3~4월

관절, 류머티즘, 방광염, 기관지염, 백일해, 습진, 여드름 치료. 진해, 가슴 통증 완화 성분 및 강장 성분 함유, 신경안정에 도움

팬지는 샐러드나 음료에 꽃과 잎을 이용한다. 맛이 부드럽고 열을 가해도 꽃 색깔의 변화가 없으므로 쿠키나 과자류, 젤리, 음료 등에 적합하다. 꽃은 그대로 젤리에 넣거나 샐러드나 소스 등에 사용하는 것이 좋다.

팬지꽃차는 약간 단맛이 스며나오는 순한 차이다. 차를 마시면서 꽃잎을 씹어 먹으면 약간의 쓴맛과 신맛이 어우러져 기분이 좋아진다.

| **채취 방법** | 봉오리에서 바로 핀 꽃을 선택한다.

| **꽃차 만드는 방법** |

① 꽃을 손질하여 그늘에서 말린다.

② 말린 꽃은 방습제를 넣은 통에 보관하여 두고 이용한다.

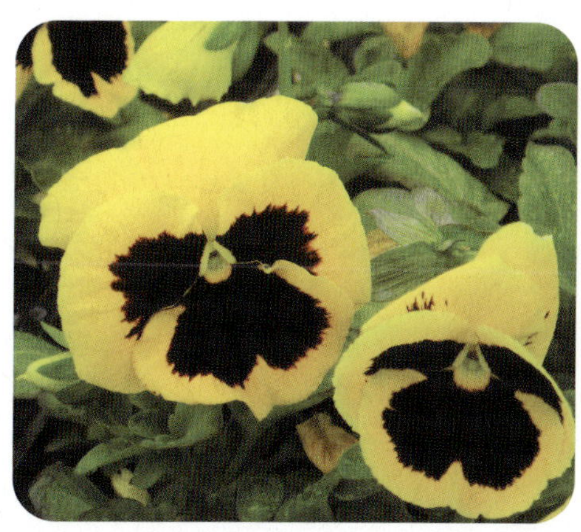

거대륜계–꽃 중심에 큰 반점이 있음.

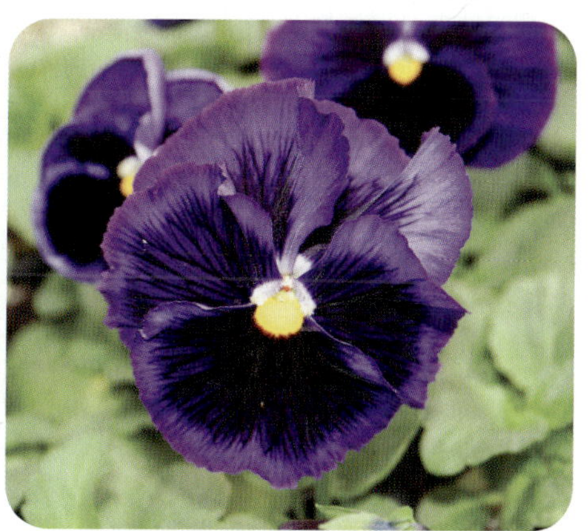

크리스탈계–단일 색으로 클리어 칼라계

③ 말린 꽃잎을 찻잔에 담는다.

④ 뜨거운 물을 붓고 1~2분이 지나면 마신다.

⑤ 꿀이나 설탕을 조금 타면 더욱 맛이 좋으며, 수시로 마시도록 한다.

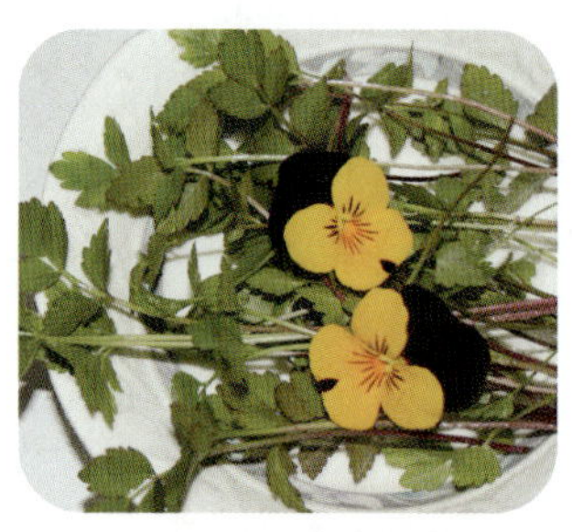

팬지 샐러드

| 차로 마신 후 꽃 이용법 |

① 재탕하여 마신다.

② 차로 이용된 꽃을 다시 말려도 색이 변하지 않으므로 재건조하여 포푸리로 만들어 이용한다.

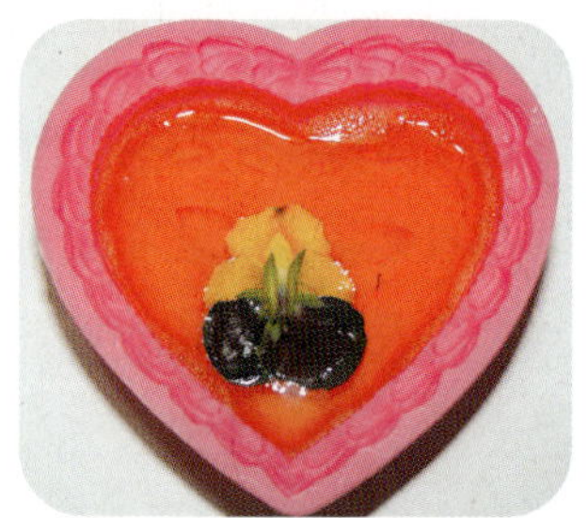

팬지 아토피 비누 만들기

| 팬지 아토피 비누 만들기 |

시중에 파는 투명 고체 비누를 녹여 아토피에 효과가 있는 라벤더, 티트리, 캐모마일 오일 등을 첨가한 후 비누 틀에 붓고 팬지꽃을 넣으면 예쁜 팬지 아토피 투명 비누가 완성된다. 아이들에게는 꽃의 구조나 특징을 오랫동안 볼 수 있어 교육적인 효과가 있다. 또한 팬지꽃을 빨리 만나고 싶다며 손을 자주 씻는다.

더 알아보기

팬지꽃에는 세 가지 전설이 전해지고 있다. 그리스 민화에 따르면 이 꽃은 처음에는 흰색이었는데, 사랑의 신 주피터가 연모하는 한 시녀의 가슴에 화살을 쏜다는 것이 그만 실수로 길가에 있는 오랑캐꽃을 쏘게 되어, 그때의 상처로 세 가지 색의 제비꽃이 생겨났다는 설(그리스 민화)과 사랑의 천사 큐피트가 쏜 화살이 하얀 제비꽃의 꽃봉오리에 맞아서 3색의 팬지가 되었다는 설, 지상으로 내려온 천사가 제비꽃을 보고 그 아름다움에 놀라 뚫어지게 바라보다가 세 번 키스한 것이 옮겨져 3색의 팬지꽃으로 피었다는 설이다. '사색', '나를 생각해 주세요'라는 꽃말을 지닌 이 꽃은 유럽에서는 발렌타인 데이에 선물하는 꽃으로 꼽히고 있다. 한편, 미국에서는 여자 같은 남자나, 동성연애를 하는 남자를 가리켜 팬지라고 부르고 있다.

해바라기꽃차

| 꽃말 | 영원한 사랑, 그리움 | 학명 | *Helianthus annuus* L.
| 영명 | Sunflower, Mirasol | 이명 | 해바래기
| 과명 | 국화과 | 원산지 | 북아메리카 | 생육상 | 한해살이풀 | 꽃색 | 노란색
| 번식방법 | 종자 | 개화시기 | 8~9월

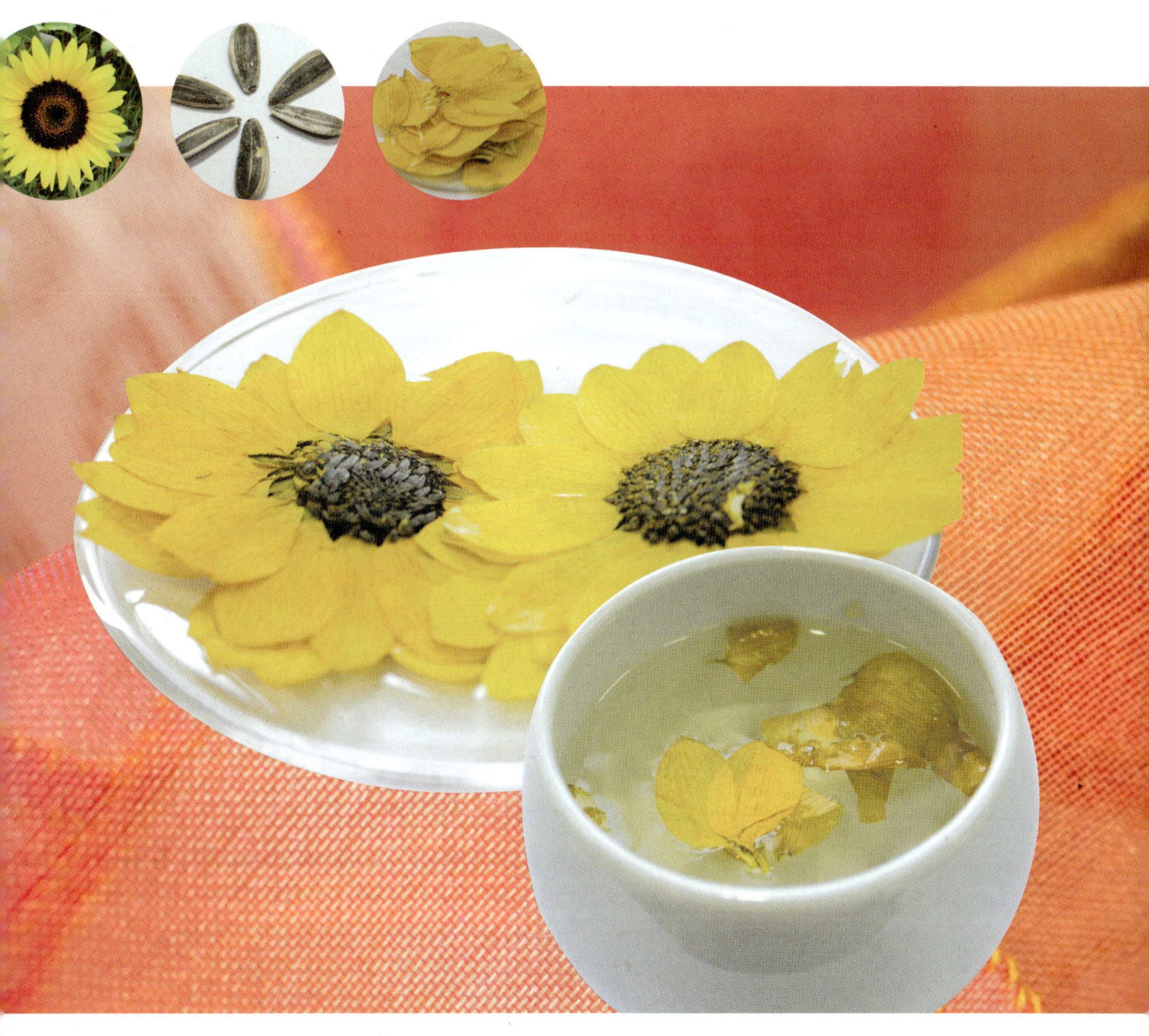

꽃은 구풍, 해열, 류머티즘 등의 약재로 이용. 줄기와 잎과 꽃을 함께 약재로 사용하면 감기에 효과

해바라기란 중국 이름인 향일규(向日葵)를 번역한 것이며, 꽃이 항상 해를 향한다는 뜻이지만, 실제로 꽃이 해를 따라 도는 것은 아니다. 콜럼버스가 아메리카 대륙을 발견하면서 유럽에 소개되었으며 꽃이 화려하여 '태양의 꽃' 또는 '황금꽃' 이라고 불리게 되었다. 영어의 sunflower는 속명 헬리안서스(*Helianthus*; 태양의 꽃)를 번역한 것이다.

꽃을 거꾸로 매달아 말린 후 삶아 낸 국물을 마시면 감기나 위궤양도 치료가 된다. 동양 의학에서는 폐를 윤택하게 하고 간에 좋으며 콜레스테롤을 줄이고 회충을 없애는 데 효과가 있는 것으로 알려져 있다. 현대 의학 연구에서도 성장 촉진에 매우 효과가 있음을 밝혀 냈다.

해바라기는 씨앗뿐만 아니라 꽃잎, 꽃받침, 그리고 줄기까지도 먹을 수 있다. 씨앗에는 20~30%의 기름이 포함되어 있고 리놀렌산, 단백질, 아미노산, 비타민 E 등이 들

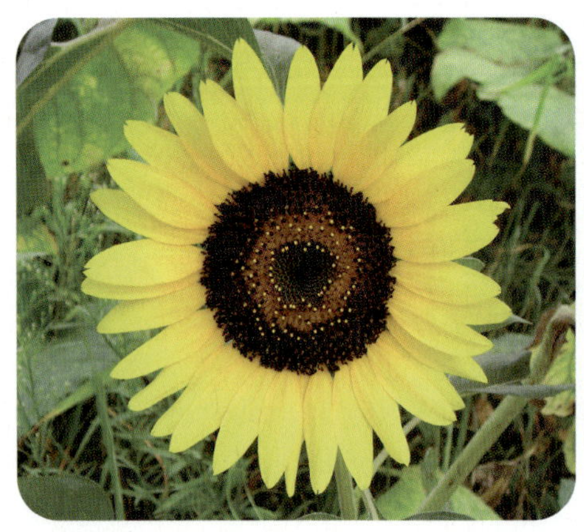

해바라기꽃

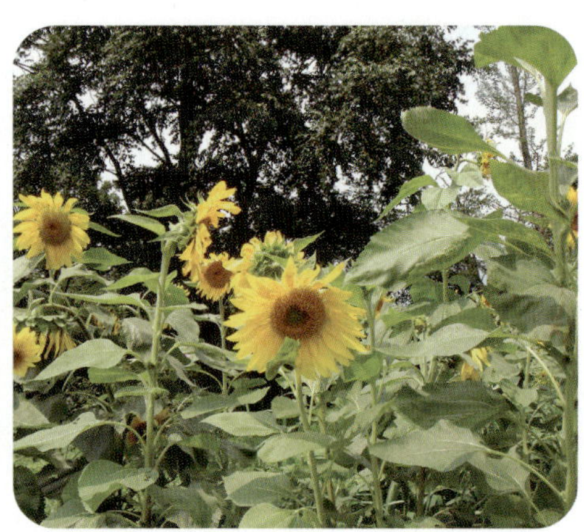

해바라기 지상부

어 있어 기름을 얻는 작물로 키우기도 한다. 또 최근에 해바라기씨에 함유되어 있는 이눌린이 천식 치료에 큰 효과가 있다고 하여 주목을 받고 있다. 이전부터 꽃잎을 차로 이용하기도 하는데 감기, 기관지 등에 효과가 있다고 한다. 포기 전체로 해바라기 술을 담그기도 한다. 차색은 연한 노란빛으로 향은 별로 없다. 맛은 순하다. 뜨거운 물을 부어도 색이 변하지 않는다.

| 채취 방법 |　봉오리에서 바로 핀 꽃을 선택한다.

| 꽃차 만드는 방법 |

① 깨끗이 씻어 말린다.

② 말린 후 밀봉한다.

③ 말린 꽃잎을 7g 정도 찻잔에 넣고 우려내어 마신다.

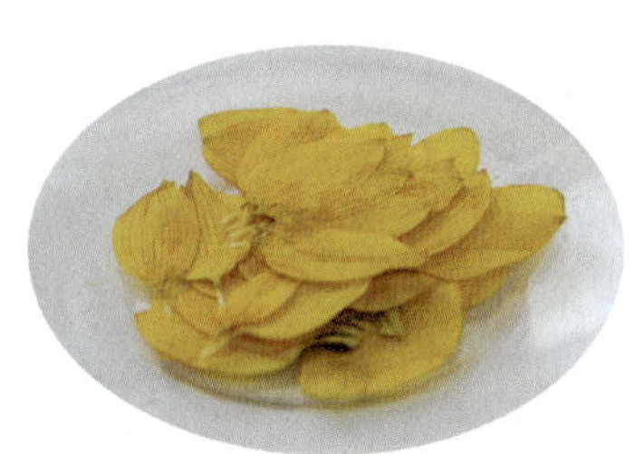

건조한 해바라기꽃잎

| 차로 마신 후 꽃 이용법 |　재탕하여 마신다.

더 알아보기

해바라기는 정말 해를 따라서 도는 것일까요?

해바라기는 어린 시기에만 햇빛을 따라서 동서로 움직인다. 그러나 꽃이 피고 나면 줄기가 굵어져서 몸을 돌리는 일이 없다.

해바라기의 큰 꽃에서 씨는 얼마나 많이 맺힐까요?

해바라기는 수많은 작은 꽃들이 지면서 그 밑부분에 씨앗이 하나씩 생긴다. 가을에 해바라기꽃을 따서 그 속의 씨를 세어 보면 큰 것은 2000개 정도이다.

해바라기씨는 일상생활에서 어떤 용도로 쓰일까요?

해바라기씨에는 기름이 30~35% 정도 들어 있으며 윤활유, 등유, 비누 원료로 사용하고 있다. 그리고 줄기는 말려서 가축의 먹이와 땔감으로 이용한다. 또한 기름을 짜고 난 찌꺼기는 사료와 비료로 이용한다.

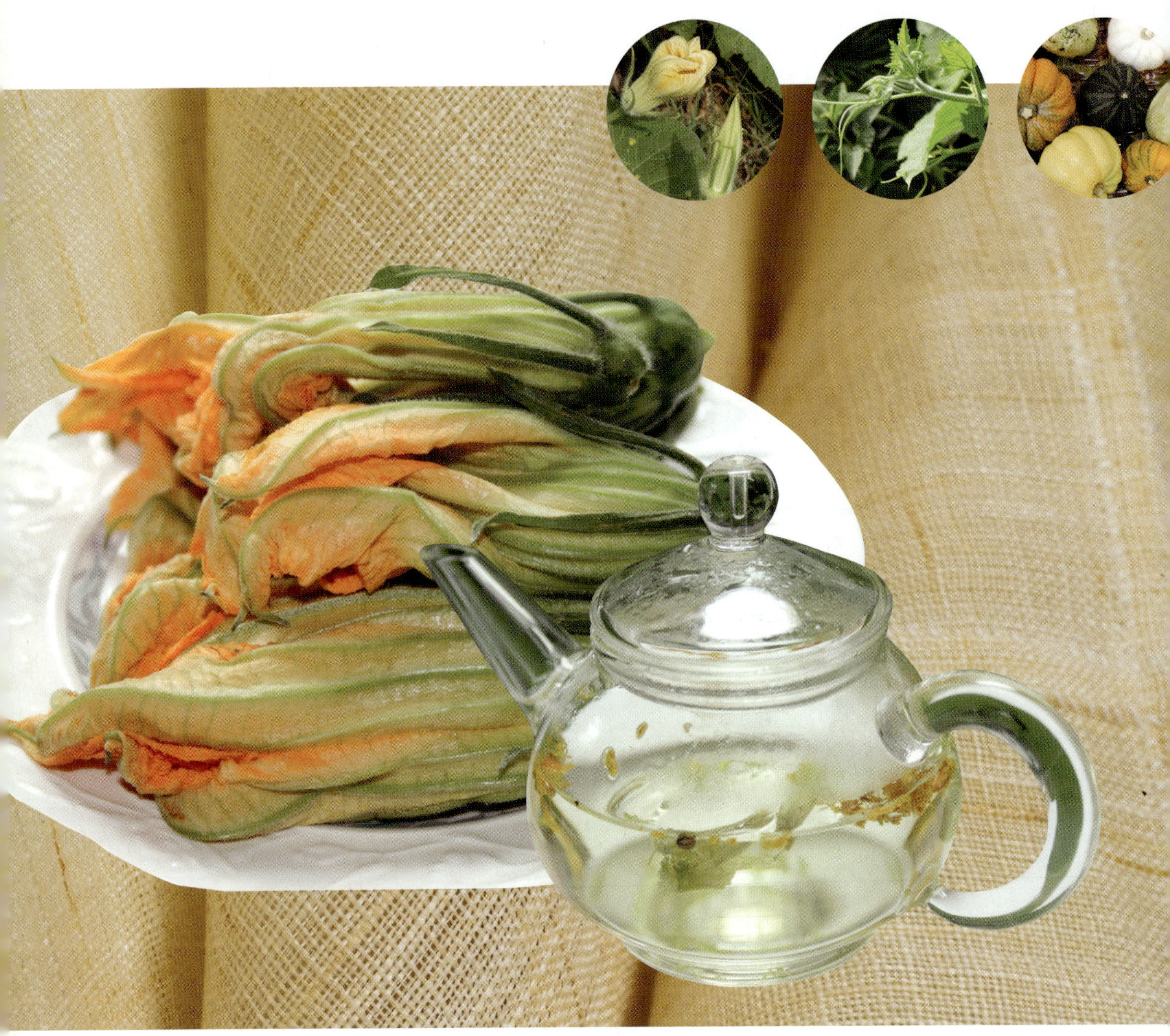

호박꽃차

| 꽃말 | 해독 | 학명 | *Cucurbita moschata* Duchesne

| 영명 | Pumpkin, Canada Pumpkin, Crookneck Squash

| 이명 | 당호박 | 과명 | 박과 | 원산지 | 열대 아프리카

| 생육상 | 한해살이풀 | 꽃색 | 노란색 | 번식방법 | 종자 | 개화시기 | 6~9월

이뇨, 구충, 백일해, 일사병 등에 효과. 벌레에 물렸을 때 잎이나 꽃을 따서 문지르면 효과가 있음

호박꽃은 쉽게 구할 수 있으면서도 영양가가 높은 꽃이다. 호박은 꿀벌이나 나비를 유인하기 위해 호박 특유의 냄새를 갖는데, 이것이 이뇨 효과가 있는 '쿠쿠비타신' 이다. 쿠쿠비타신은 꽃에서는 꿀벌이나 나비를 유인하지만 호박 속에 쓴맛으로 남아 그 외 다른 곤충이 열매를 파먹는 것을 방지한다. 호박꽃에는 쿠쿠비타신 성분 외에 아미노산과 흡수가 잘 되는 철, 당분, 카로틴, 비타민 C 등이 많이 들어 있다. 독일의 생약회사가 요도의 전립선 수축이 잘 안 돼 배뇨가 어려운 사람들을 위한 이뇨제를 개발했는데, 생약의 50%가 말린 호박꽃 가루이다. 호박꽃 그대로도 영양가가 높다. 서양에서는 주로 주키니 호박꽃을 사용하는데, 꽃에 들어 있는 카로틴은 지용성 비타민이기 때문에 물에 익히지 말고 기름에 살짝 데쳐서 이용한다.

호박은 식용, 약용으로 쓰고 약용이 되는 부분은 줄기, 잎, 꽃, 꼭지, 과실, 종자 등 모든 부위이며 구충, 백일해, 독충에 찔렸을 때 또는 디프테리아, 단독, 일사병 등에

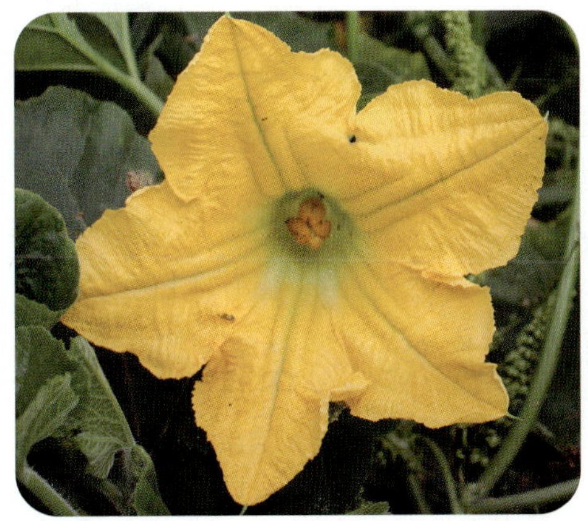

호박 수꽃

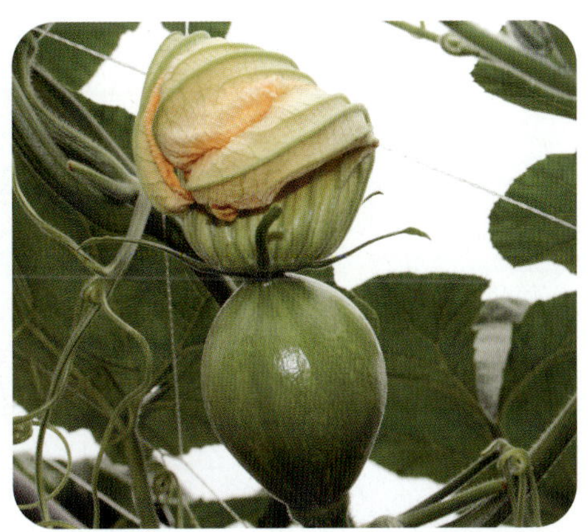

호박 암꽃과 열매

효과가 있다. 벌레에 쏘였을 때는 잎이나 꽃을 따서 문지르면 효과가 있다.

호박꽃은 호박꽃 볶음밥, 호박꽃 경단, 호박꽃을 곁들인 양갈비 구이 등의 요리에 사용된다. 꽃은 양분이 농축되어 있으며, 당분이 강하고 향이 강해서 맛도 좋고 보기에도 그만이다. 차색은 연한 갈색이고, 맛은 구수하며 단맛이 약간 난다. 호박을 말려 같이 넣어 마시면 다이어트 효과가 있다.

| 채취 방법 |

봉오리에서 바로 핀 것을 채취한다.

| 꽃차 만드는 방법 |

① 호박꽃을 깨끗이 손질하여 말린다.
② 말린 호박꽃 한 송이를 찻잔에 넣고 뜨거운 물을 부어 마신다.

| 차로 마신 후 꽃 이용법 |

① 재탕하여 마신다.
② 재건조하여 백설기를 할 때 호박 말린 것과 함께 섞는다.

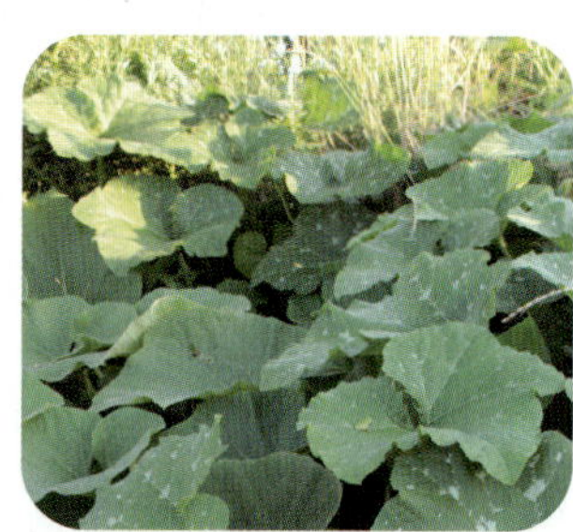

구충제 역할을 하는 호박잎

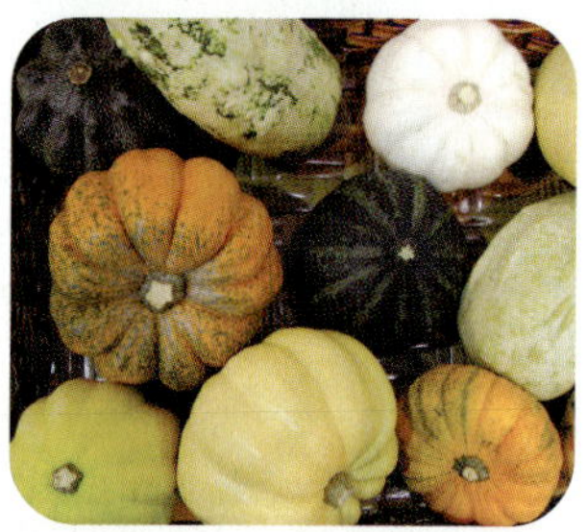

관상용 호박

더 알아보기

호박잎을 그늘에 말렸다가 분말로 만들어 한 스푼씩 1일 3회, 5~10일 동안 복용하면 구충에 효과가 있다. 회충 및 촌충에 특히 효과가 있고, 촌충 구제는 과실을 쇠절구로 빻은 다음 물을 넣고 크림처럼 만들어 마셔도 효과가 있다. 또한 호박을 잘라 말려 이 것을 분말로 해서 마셔도 효과가 있으며, 익히거나 굽든지 하여 계속 먹는 것만으로도 효과가 있다.

홍화차

| 꽃말 | 불변 | 학명 | *Carthamus tinctorius* L.
| 영명 | False Saffron, Bastard Saffron, Safflower | 이명 | 홍화, 이꽃
| 과명 | 국화과 | 원산지 | 이집트 | 생육상 | 한해살이풀 | 꽃색 | 주황색, 노란색
| 번식방법 | 종자 | 개화시기 | 7~8월

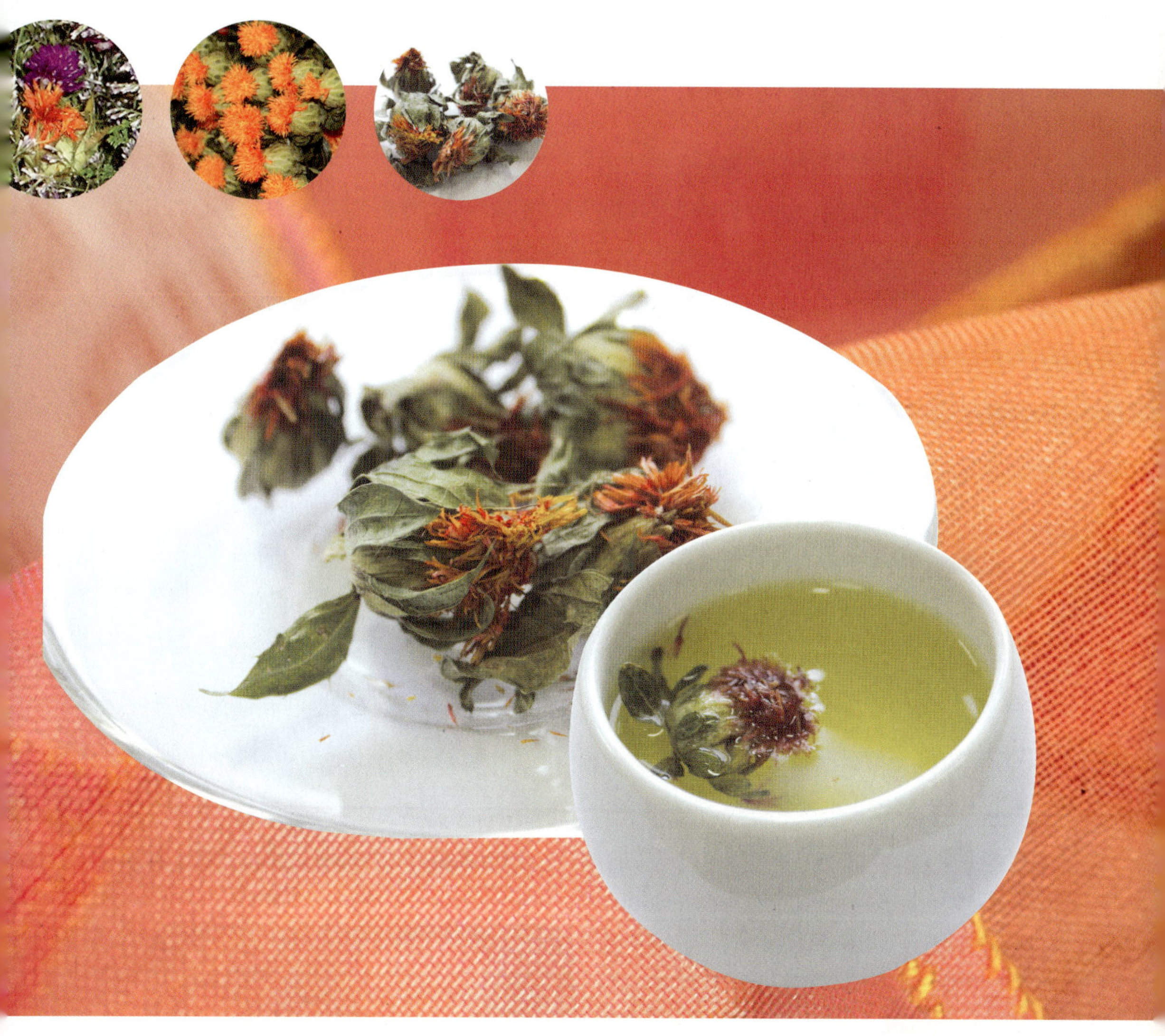

> 한방에서 부인병, 통경, 복통에 사용. 특히 홍화는 생리불순 치료약으로 널리 이용

이른 아침 이슬에 젖은 잇꽃을 따서 말린 것을 홍화라 한다.

홍화에는 물에 잘 녹는 샤프롤옐로우(safflower yellow), 물에 녹지 않는 카사민(carthamin)과 샤프로민A(safflomine A), 2-하이드록시악틴(2-hydroxyarctin)이 함유되어 있다.

천을 붉게 염색하거나 붉은색 화장품의 원료로 이용되는 것이 카사민이고, 약용으로의 효과는 샤프롤옐로우에 의한 것이다.

홍화는 여성의 생리통, 냉증 등에 이용되고 있다. 홍화차는 부인병에 효과가 있으며 정혈제, 냉습, 울혈 등에도 효과가 있다. 눈의 충혈, 급성결막염, 다래끼 등이 있을 때 눈에 생긴 열을 내려 소염 작용을 하며, 셀레늄 성분이 있어 기억력을 증진시키고 치매를 예방하는 효과가 있다. 혈액 순환을 통해 피부를 건강하게 하며 콜레스테롤 수치를 내려 주고, 동맥경화를 개선시켜 주는 효과가 있다. 또 활혈, 통경, 하

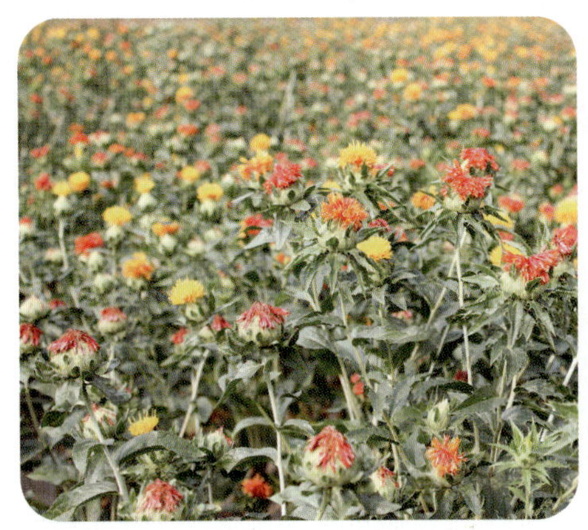

잇꽃 지상부

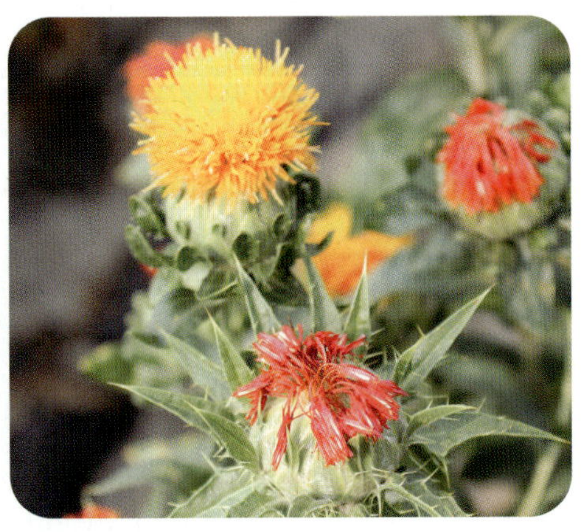

잇꽃

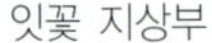

담, 지통의 효능이 있고, 무월경, 복중경결, 난산, 어혈에 의한 통증, 옹종, 타박상을 치료한다.

차색은 진한 노란색이다. 맛은 약간 쓴맛이 나지만 오렌지색의 꽃과 초록색 꽃받침이 예쁘게 펴오르는 것이 아름답다.

| 채취 방법 |

꽃이 노란색에서 붉은색으로 변할 때 채취해서 말려 사용한다.

| 꽃차 만드는 방법 |

① 홍화를 깨끗이 씻어 물기가 빠지면 꿀이나 설탕
　에 재어 놓는다.
② 재어 둔 홍화 3g을 찻잔에 넣어 뜨거운 물을 붓
　고 5분 정도 우려내어 마신다.
③ 하루 2회 정도 마시면 좋다.

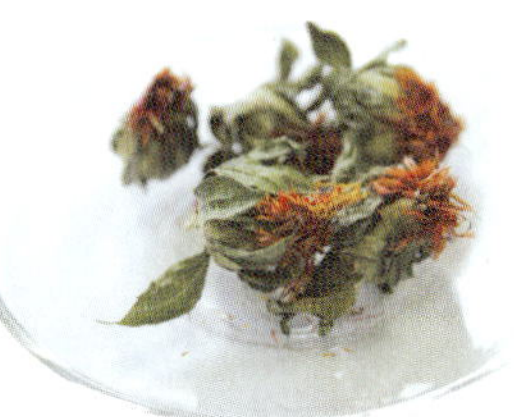

말린 잇꽃(홍화)

| 차로 마신 후 꽃 이용법 |

재탕하여 마신다.

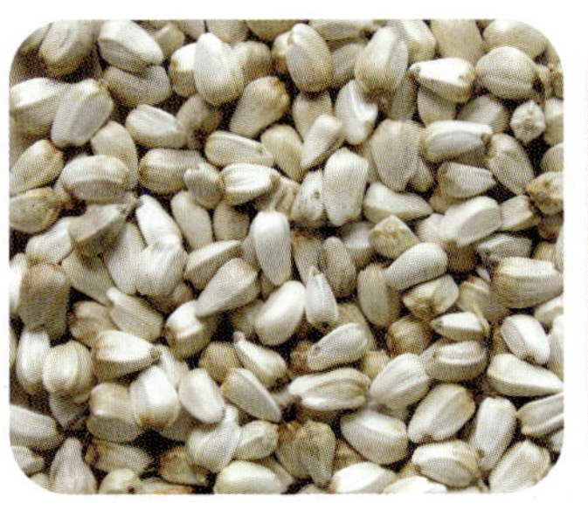

잇꽃 종자

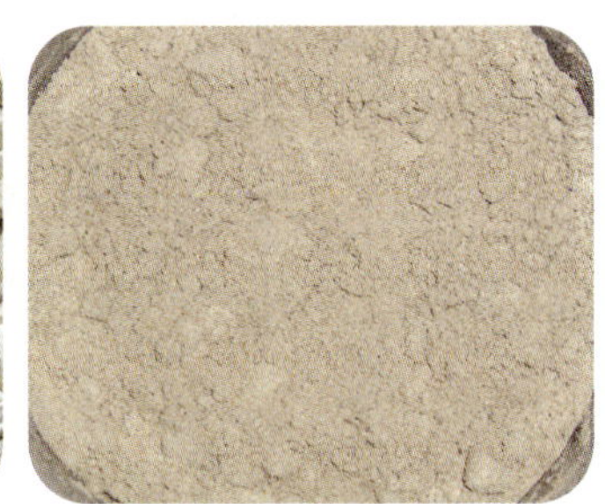

골절 치료에 많이 사용되는
잇꽃 종자로 만든 분말

- 식용에 주의해야 하는 꽃
- 식물 소재 의약 자원

식용에 주의해야 하는 꽃

　유독 식물 여부는 인간과 동물이 독을 가진 식물에 접촉되거나 먹을 경우에 몸에 발열이나 발진 등 이상 증상을 나타내거나 암 유발, 고혈압 등 치명적인 장해를 입게 되는 경우에 생각할 수 있다. 유독 식물은 알칼로이드(alkaloids), 글리코사이드(glycosides), 레신(resins), 알코올(alcohols), 페놀(phenols), 옥살레이트(oxalates) 등의 물질을 가진 식물들로, 함유 성분과 양에 따라 다르지만 유독 식물로 분류할 수 있다.

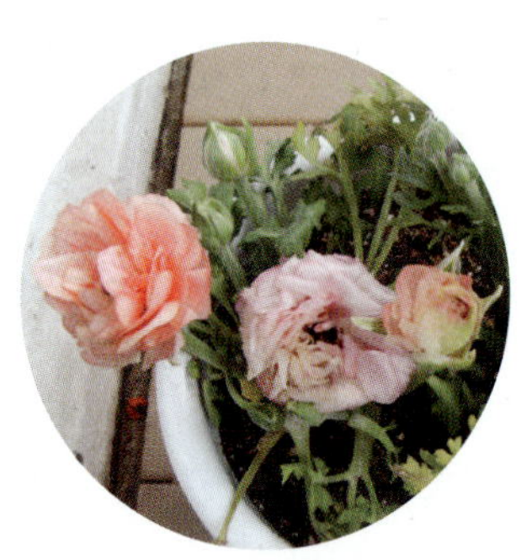
라넌큘러스

　면역성이 약한 연약한 피부의 경우 신선한 잎의 즙액 접촉만으로도 피부를 자극하여 물집이 생기며, 먹은 경우에는 입, 위, 장 등에 염증을 일으킨다. 라넌큘러스는 꽃, 잎, 줄기, 구근 등 식물 전체가 프로토아네모닌(protoanemonine)이라는 독성 물질을 가지고 있어 피부에 접촉하면 염증을 일으킨다고 한다. 오니소갈룸(*Ornithogalum umbellatum*) 또한 구근과 잎에 독성이 있는 알칼로이드(toxic alkaloids) 물질을 가지고 있다.

　유독 식물 중에는 인체에 유해하지 않을 정도로 독성이 적고, 소량의 함유량을 가지고 있어 약초 및 채소로 이용되고, 부위별로 독성이 없어 요리에 이용되기도 한다. 시금치, 근대 등은 옥살산(oxalic acid)을 함유하고 있지만 함유량이 적어 채소로 식탁에 오르고 있다. 등나무의 경우에도 종자와 꼬투리는 독성 물질이 많이 함유되어 있지만, 꽃의 경우는 튀김 요리에 이용되기도 한다.

　최근에는 이러한 식물들이 함유한 물질을 대량으로 추출하여 의학적, 약리적으로 인체에 유용한 약품을 만들어 약용식물 및 산업용품으로 이용하기도 한다. 주목의 종자 및 위조엽은 심장병을 일으키는 알칼로이드 및 탁신(Taxine) 성분이 있지만 암 치료제 신약 개발에 이용하고 있다. 단, 주목 종자 주위의 과육은 달콤해 먹을 수는 있

다. 또한 미나리아재비과
의 많은 식물들이 독성을
가지고 있어 식용은 안 되
지만 진통제로 이용 및 개
발되고 있고, 사포나리아
잎은 비누 대용품으로 이
용될 수 있다.

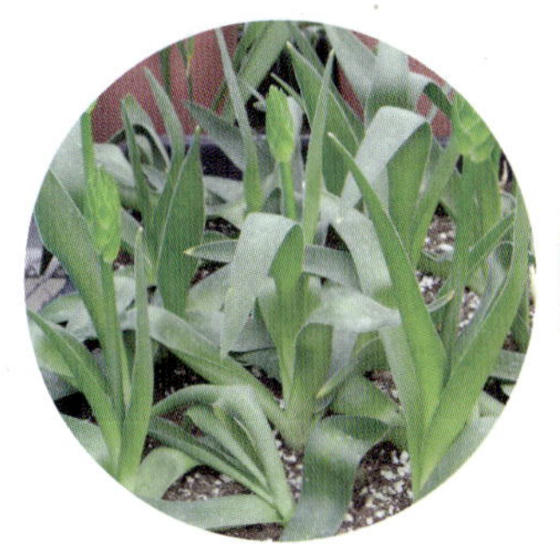

오니소갈룸 잎과 줄기

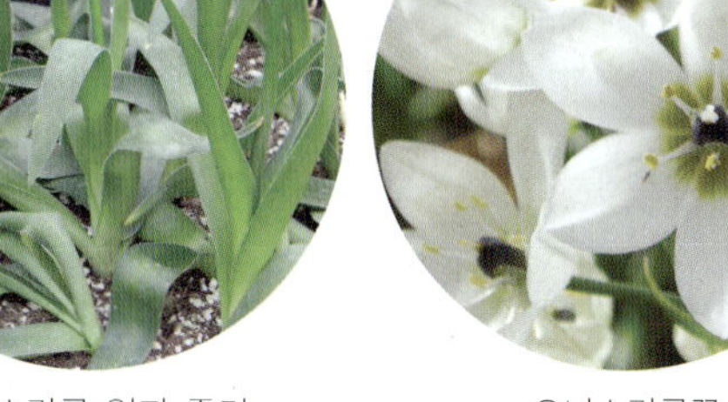

오니소갈룸꽃

유독 식물과 유독 부위

한국명	영 명	학 명	부 위
아마릴리스	Amaryllis	*Hippeastrum puniceum*	구근
아네모네	Anemone	*Anemone coronaria*	식물체 전체
크로커스	Autumn Crocus	*Colchicum autumnale*	전체
아잘레아	Azalea	*Rhododendron* spp.	전체
아마릴리스 벨라도나	Belladonna Lily	*Amaryllis belladonna*	전체(구근)
극낙조화	Bird-of-Paradise	*Strelitzia reginae*	종자, 꼬투리
라넌큘러스	Buttercup	*Ranunculus asiaticus* L.	전체
칼라디움	Caladium	*Caladium* spp.	전체
로벨리아	Cardinal flower	*Lobelia cardinalis*	전체(구근)
크레마티스	Clematis	*Clamatis* spp.	전체
금계국	Coreopsis	*Coreopsis* spp.	전체
크로커스	Crocus	*Colcbicum* spp.	전체
나팔수선	Daffodil	*Narcissus pseudonarcissus*	전체(구근)
독말풀	Datura	*Datura meteloides*	전체
금낭화	Decentra	*Decentra spectabilis*	전체
델피니움	Delphinium	*Delphinium* spp.	전체
디기탈리스	Foxglove	*Digitalis purpurea*	전체
글로리오사	Gloriosa Lily	*Gloriosa* spp.	전체
헬리오트로프	Heliotrope	*Heliotropium europaeum*	전체
칠엽수	Horse Chestnut	*Aesculus* spp.	종자, 꽃, 잎
아이리스	Iris	*Iris* spp.	잎, 근경
사이프리페디엄	Lady's Slipper	*Cypripedium pubescens*	전체
란타나	Lantana	*Lantana* spp.	전체
락스퍼	Larkspur	*Delphinium* spp.	전체

한국명	영 명	학 명	부 위
독일은방울꽃	Lily of the vally	*Convallaria majalis*	전체
루피너스	Lupine	*Lupinus* spp.	전체
수선	Narcissus	*Narcissus* spp.	전체
유도화	Oleander	*Nerium oleander*	전체
아네모네	Pasque Flower	*Anemone pulsatilla*	전체
포인세티아	Poinsettia	*Euphorbia pulcherrima*	전체
할미꽃	Pasque flower	*Pulsatilla cerrma*	전체
로벨리아	Lobelia	*Lobelia inflata*	전체
로도덴드론	Roddodendron	*Roddodendron* spp.	전체
사포나리아	Soapwort	*Saponaria officinalis*	전체
오니소갈룸	Star of Bethlehem	*Ornithogalum umbellatum*	전체
스위트피	Sweet Pea	*Lathyrus* spp.	전체
미국주목	American Yew	*Taxus canadensis*	종자, 잎
등나무	Wisteria	*Wisteria floribunda*, etc.	종자, 꼬투리

※한국명이 없는 식물은 영명으로, 종이 다른 것은 유사명으로 표기함.

식물 소재 의약 자원

1) 목련 꽃봉오리에서 천식 특효 물질 뽑아 - 리그난 물질을 천식 치료제로 개발

목련의 꽃봉오리는 민간요법에서 알레르기성 비염의 약물로 쓰여 왔다. 봄을 알리는 식물인 목련은 화사한 꽃을 자랑한다. 꽃이 피기 전의 목련 꽃봉오리인 '신이'가 약재로 좋다. 여러 종류의 목련 가운데 5가지 정도가 약용으로 쓰이는데, 민간에서는 전통적으로 두통이나 알레르기성 비염에 사용되어 왔다. 두통의 경우 신이를 달여서 그 물을 마시면 효과가 있고, 알레르기성 비염이 있을 때는 가루를 내어 코에 직접 뿌려 주면 콧물이 멈춘다.

한국생명공학연구원 바이오신약연구부 면역제어연구실에서는 특정 목련에서 천식에 효과가 좋은 성분을 발견했다. 목련과 천식 사이의 관련성을 어떻게 알아냈을까? 신이가 알레르기성 비염에 좋다는 사실을 듣고 천식의 경우 70% 정도가 알레르기성이라는 점에 착안해 신이가 알레르기성 천식에도 좋지 않을까 하고 추론했다. 결국 천식에 효과가 좋은 리그난 계열의 성분을 찾아낼 수 있었다.

천식은 발작이 일어나면 기도가 막혀 호흡 곤란이 발생한다. 천식 발작은 만성천식 환자에게 공포의 대상이다. 기관지는 평활근으로 되어 있는데, 강력한 근육 수축 작용 물질인 류코트리엔(leukotriene)이나 혈소판 활성화 인자(PAF)가 기관지를 수축시켜 기도를 막고 천식을 일으키는 호르몬 역할을 한다.

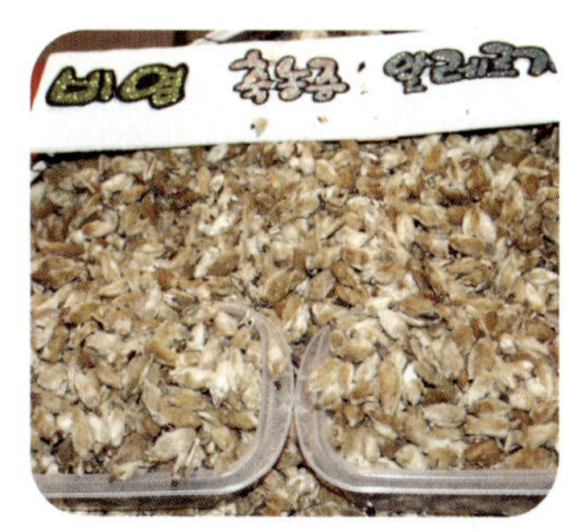
시중에서 판매되는 신이

리그난 성분은 혈소판 활성화 인자가 기관지 근육에 있는 수용체와 결합하는 것이나 류코트리엔을 생성하는 것을 원천적으로 막는다. 때문에 신이가 천식에 효과가 있는 것이다. 장기간 복용하면 폐와 기관지의 염증을 없애는 효과도 있다.

현재 신이에서 뽑아 낸 리그난 계열의 화학 물질 9가지를 이용해 국내 제약회사에서 천식 치료제를 개발하고 있다. 이 약은 환자들을 대상으로 임상시험이 진행 중인데, 최근 마지막 3상 시험에 들어가 머지않아 제품으로 출시될 예정이다.

2) 은행나무 잎에서 혈액순환 개선제를

독일 슈바베(Schwabe) 사가 은행나무잎에서 추출한 혈액순환 장애 치료제는 연 20억 달러 매출액을 실현하였다. SK케미칼 연구소는 신약 개발 분야에서 은행나무잎을 이용한 혈액순환 개선제와 새로운 관절염 치료제 등의 히트 상품을 잇따라 내놨다. 현재 당뇨병 치료제, 천식 치료제, 소염진통제, 치매 치료제, 항암제 등의 천연물 신약 개발에 힘을 쏟고 있다.

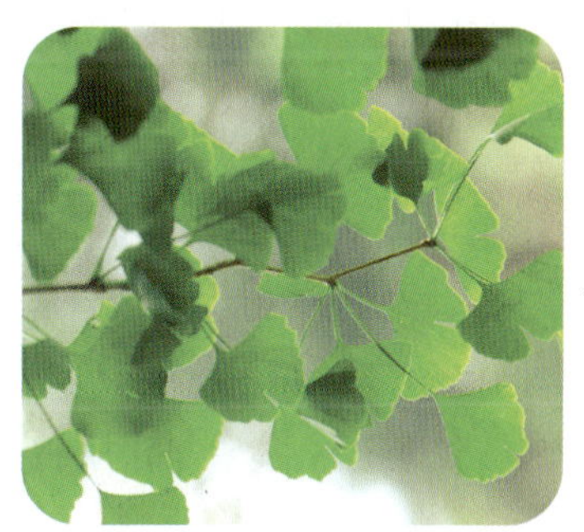
천연물 신약 개발에 이용되는 은행나무잎

3) 버드나무에서 아스피린을

기원전 5세기 버드나무 잎과 껍질이 통증 완화에 효과가 있다는 기록을 바탕으로 독일 바이엘사는 해열진통제 '아스피린'을 개발했다. 의학의 아버지로 불리는 히포크라테스도 산모의 통증을 줄이고 열을 내리는 데 아스피린의 주원료인 버드나무 껍질을 사용했다.

2000년 후 1883년 독일의 바이엘사는 버드나무에서 추출한 살리실산의 에스테르인 아세틸살리실산의 정제법을 발견했고, 1897년 세상에서 가장 유명한 약품이 된 바이엘 아스피린으로 탄생했다. 분말 형태로 시판된 것이 1899년부터, 알약 형태로는 1915년부터 시판됐다.

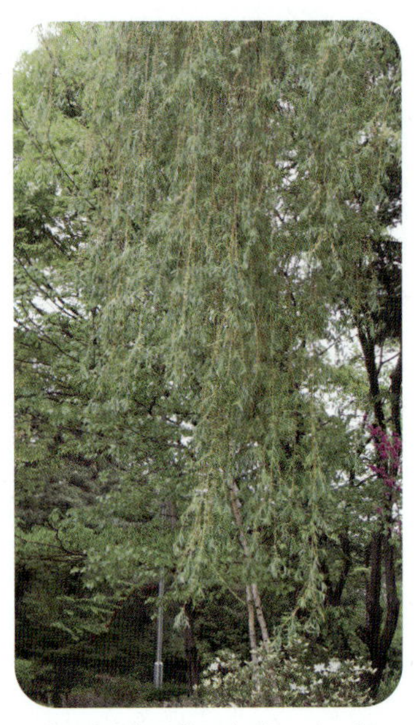
아스피린의 주원료가 되는 버드나무

아스피린에서 'a'는 아세틸, 'spir'는 조팝나무산(spiraeic acid)의 의미가 있다. 두통의 수호신이며 나폴리의 주교인 성 아스피리누스(Saint Aspirinus)의 이름을 땄다는 설도 있다.

아스피린은 결코 만병 통치약은 아니다. 그러나 단순 진통제도 아니다. 심장병, 뇌졸중, 임신 부작용, 고혈압, 식도암, 대장암, 직장암, 백내장 예방 및 치료 등 헤아릴 수 없이 많은 효능을 갖고 있다. 아직까지도 그 효능이 완전히 밝혀지지 않았다.

4) 주목 껍질에서 항암 물질을

미국 국립암연구소는 주목 껍질에서 항암 효과가 있는 '파크리탁셀'이란 물질을 발견하고, BMS사는 '탁솔'이라는 항암제로 시판을 승인받아 연 1

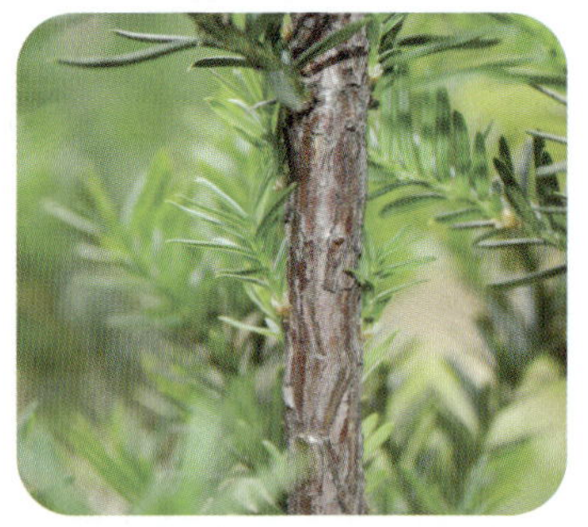
항암 물질을 가진 주목

조 원이 넘는 매출을 올리고 있다. WHO에 의하면, 전 세계 의약용 생약 시장 수요는 2004년 600억 달러로, 매년 15%의 성장률을 보여 2050년에는 5조 달러에 이를 것으로 추산되고 있다.

5) 쑥에서 급만성위염 약을

우리나라에서 최근 허가된 천연물 신약으로 애엽 성분의 스티렌캅셀(급만성위염), 하고초, 위령선, 괄루근 성분의 조인스정(관절염/진통제), 약쑥 성분의 스티렌 등은 100억이 넘는 국내의 블록버스터 제품으로 성장했으며, 현재 약 30개의 품목이 천연물 신약으로 동물시험 또는 임상시험을 진행하고 있다. 이런 모든 정보 및 기초 연구는 『동의보감』 및 전통의 비방에서 유래된 것이므로 정보만 잘 활용해도 승산이 있는 분야이다.

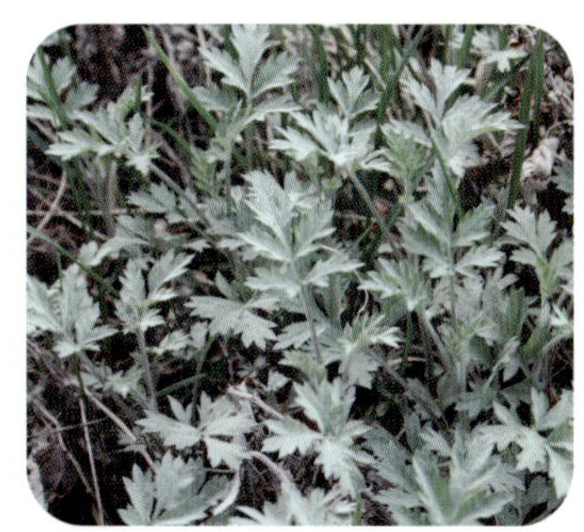

천연물 신약에 이용되는 쑥

6) 녹차에서 체지방 감소 성분을

2004년 일본 건강 지향 기능성 식품 중 가장 주목을 받은 제품은 일본 가오(花王)사의 '헬시아 녹차'이다. 헬시아 녹차는 2003년 일본 가오(花王)사에서 발매한 카테킨(Catechin) 강화 녹차 음료로, 특징 보건용 식품으로 허가하였다. 지속적으로 음용할 경우 체지방의 감소가 임상시험으로 입증되어 녹차 음료 중 유일하게 표시허가를 취득하였다.

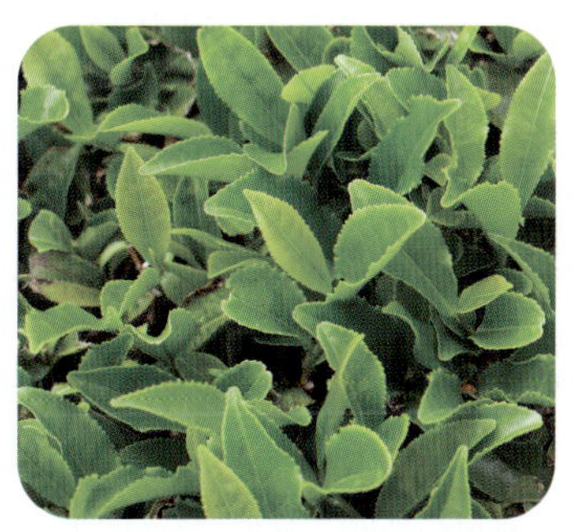

다이어트 효과가 있는 녹차

식물 기원 기능성 화학 물질

식 물	기능성 화학 물질
백합과 식물 (마늘, 양파, 골파, 부추)	알킬 설파이드(Alkyl sulfides)
십자화과 식물 (브로콜리, 컬리플라워, 양배추, 꽃양 배추, 케일, 순무, 꼭두서니, 양배추)	인돌/글루코시놀레이트 (Indoles/glucosinolates) 설파포라판드(Sufaforaphand) 이소티오시아네이트/티오시아네이트 (Isothiocyanates/thiocyanates) 티올(Thiols)
가지과 식물 (토마토, 후추)	라이코펜(Lycopene)
미나리과 식물 (당근, 셀러리, 코리안더(고수), 파슬리)	카로티노이드(Carotenoids) 프탈라이드(Phthalides) 폴리아세틸렌(Polyacetylenes)
엉겅퀴	실리마린(Silymarin)
감귤류 (오렌지, 레몬, 그레이프후루트)	구루카레이트 모노터펜(리모넨)--Monoterpenes(limonene) 카로티노이드(Carotenoids)
기타 과일 (포도, 나무딸기, 체리, 사과, 참외, 수박, 석류)	엘라그산(Ellagic acid) 페놀(Phenols) 플라보노이드(퀘르세틴)--Flavonoids(quercetin)
콩, 곡류, 종실 (대두, 귀리, 보리, 현미, 밀, 아마씨)	플라보노이드(이소플라본)-- Flavonoids(isoflavones) 피틴산(Phytic acid) 사포닌(Saponins)
향신료 (생강, 민트, 로즈마리, 오레가노, 타임, 세이지, 바질, 컬러웨이, 회향)	진저롤(Gingerols) 쿠르쿠민(Curcumin) 플라보노이드(Flavonoids) 모노터펜(리모넨)-Monoterpenes(limonene)
감초 녹차	글리시린진(Glycyrrhizin) 카테킨(Catechins)

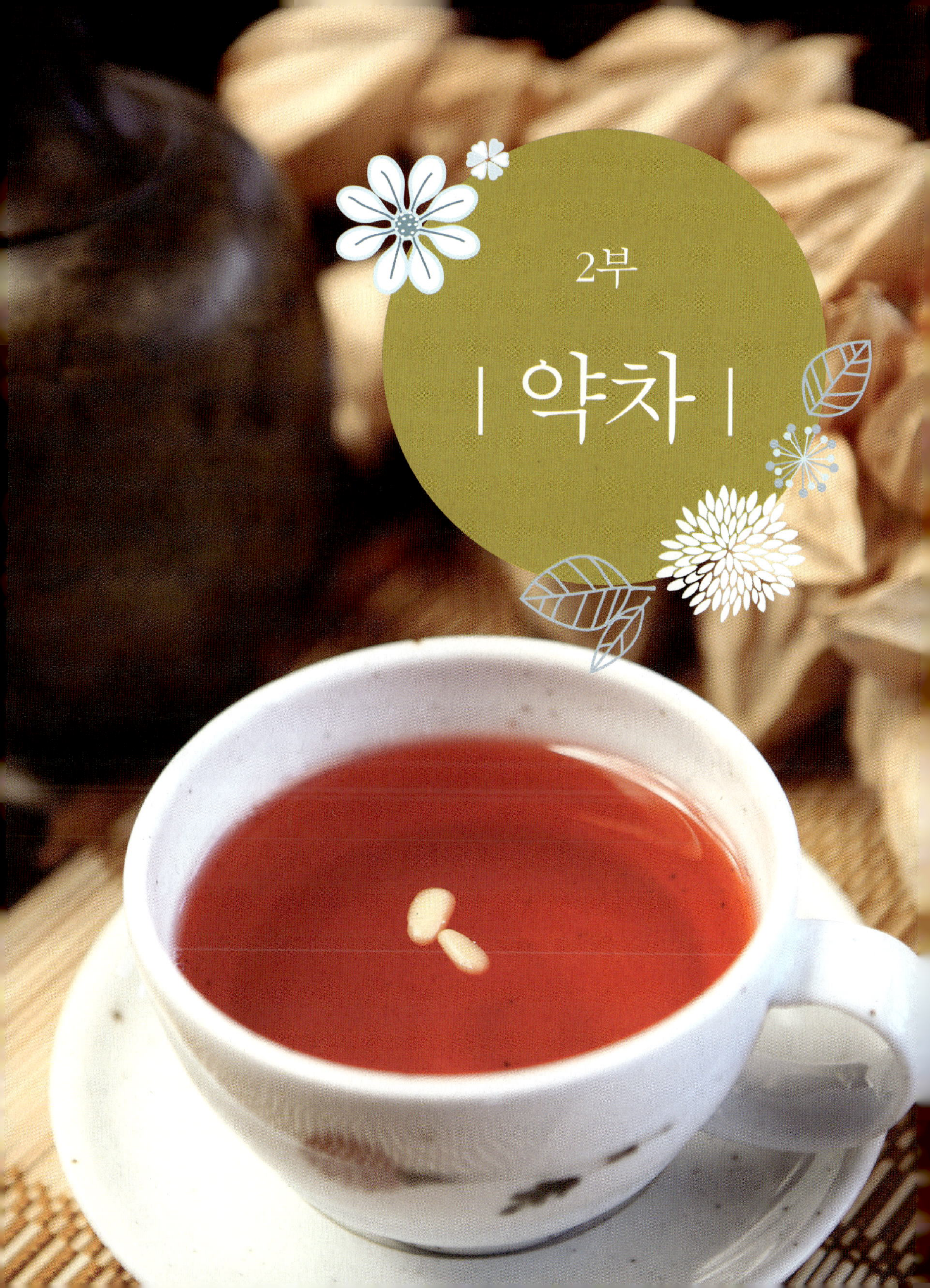
2부
| 약차 |

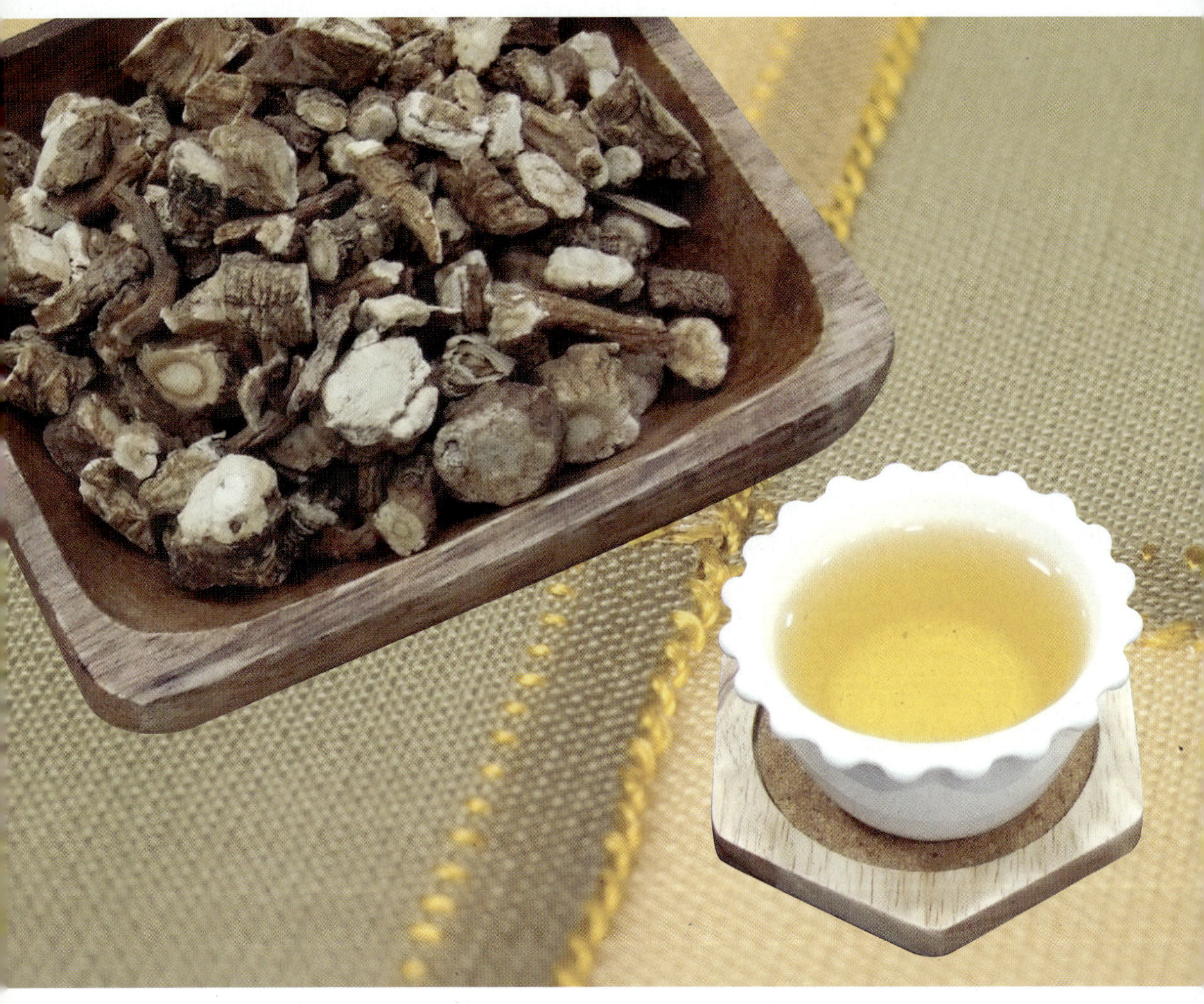

갯방풍차

| 식물명 | 갯방풍 | 학명 | *Glehnia littoralis* F. Schmidt ex Miq.

| 생약명 | GLEHNIAE RADIX(해방풍海防風)

| 이명 | 화방풍(和防風), 북사삼, 해사삼(海沙蔘), 빈방풍(濱防風)

| 과명 | 산형과(Umbelliferae) | 개화시기 | 6~7월

| 효능과 주치 |

폐의 기운을 맑게 하고(청폐淸肺), 기침을 멈추게 하며(진해鎭咳), 가래를 제거하고 (거담祛痰), 갈증을 멈추게 하는(지갈止渴) 등의 효능이 있어서 폐에 열이 있어 오는 마른기침(건해乾咳), 결핵성 해수(咳嗽), 기관지염, 감기, 입안이 마르는 증상(구건口乾), 인후부가 마르는 증상(인건咽乾), 피부의 가려움증 등을 다스리는 데 응용할 수 있다.

- 성분 : 뿌리에 정유가 함유되어 있다. 또 psoralen, imperatorin, bergapten 등 14 종의 쿠마린 및 쿠마린 배당체가 함유되어 있다.
- 사용 부위 : 뿌리를 해방풍이라 하며, 약용한다.
- 성품과 맛(성미) : 성품은 시원하고(양凉), 맛은 달고 맵다(감신甘辛).
- 작용 부위(귀경) : 폐(肺), 비(脾) 경락에 작용한다.

| 채취 방법 및 가공 |

늦가을에 뿌리를 채취하여 이물질을 제거하고 씻어서 말린 다음 그대로 이용한다. 캔 뿌리의 잔뿌리를 없애고 물로 씻어서 공기 중에서 약간 말린 다음 끓는 물에 데쳐서 껍질을 벗겨 말리기도 한다. 사용할 때는 프라이팬에 약한 불로 노릇노릇하게 볶

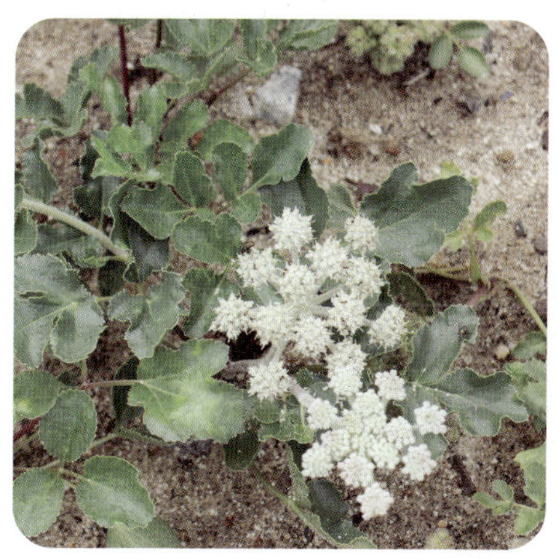

갯방풍꽃

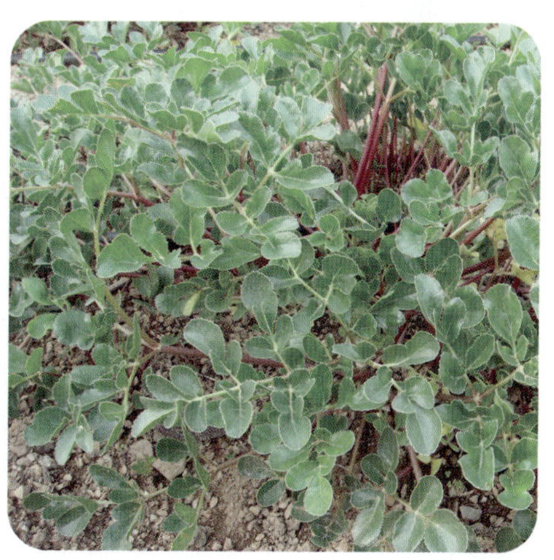

갯방풍 지상부

아서 사용하기도 한다.

| 차 만들기와 용법 |

말린 것으로 하루에 9~18g을 사용하는데, 보통 말린 재료 10~15g에 물 2L를 붓고 2시간 정도 끓여서 거른 뒤 기호에 따라서 가미하여 차로 복용한다. 환(丸) 또는 가루로 만들어 따뜻한 물에 아침저녁으로 한 스푼씩 복용하기도 한다.

| 사용상의 주의사항 |

이 약재는 성미가 차기 때문에 풍사(風邪)와 한사(寒邪)로 인한(보통 땀 흘리고 난 후 찬바람을 쏘였을 때 나타나는 증상) 해수(咳嗽, 기침)에는 사용을 금하며, 비위가 허하고 찬 사람은 사용하면 좋지 않다.

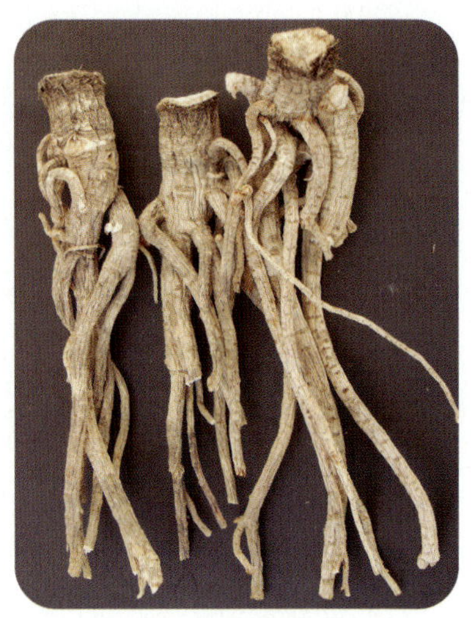

건조한 갯방풍 뿌리(해방풍)

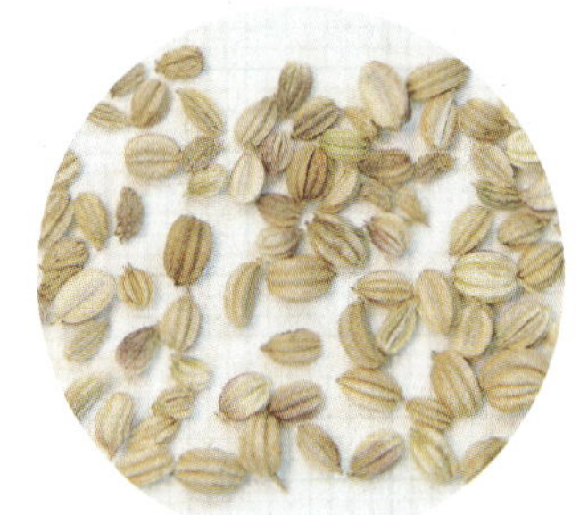

갯방풍 종자

응용

담이 없는 해수, 골증노열(骨蒸勞熱, 뼛속이 후끈후끈 달아오르는 증상으로 신정腎精의 과도한 소모나 지나친 과로로 진음이 부족하고 혈이 소모되어 골수가 고갈되어 생기는 증상), 피부 건조, 입이 쓰고 번갈이 나는 증상 등을 치료하기 위하여 이 약재에 맥문동(麥門冬), 지모(知母), 천패모(川貝母), 숙지황(熟地黃), 별갑(鱉甲), 지골피(地骨皮) 등을 각각 150~160g씩 합하여 환(丸)이나 고(膏)를 만들어 매일 아침식사 전에 12g씩 복용하기도 한다.

갯방풍의 기능성 및 효능에 관한 특허 자료

갯방풍 추출물을 유효 성분으로 포함하는 관절염 예방 또는 치료용 조성물

본 발명에 따른 갯방풍 추출물은 염증성 사이토카인 IL-17, IL-6 또는 TNF의 활성을 감소 또는 억제시키는 활성이 우수하고, 파골세포 분화를 감소시키는 효과가 우수하여 관절염 또는 골다공증의 예방 또는 치료할 수 있는 조성물로 유용하게 사용할 수 있다. 또한 세포독성이 일어나지 않으며, 약물에 대한 독성 및 부작용도 없어 장기간 복용 시에도 안심하고 사용할 수 있으며, 체내에서도 안정한 효과가 있다.

— 공개번호 : 10-2014-0089315, 출원인 : 가톨릭대학교 산학협력단

갯방풍 추출물을 함유하는 암 예방 및 치료용 약학적 조성물

본 발명은 갯방풍 추출물을 함유하는 암 예방 및 치료용 약학적 조성물에 관한 것으로, 보다 구체적으로는 갯방풍으로부터 추출 및 분리된 분획물과 이로부터 분리된 화합물들의 암 예방 및 치료용 용도에 관한 것이다.

— 공개번호 : 10-2010-0037781, 출원인 : 부경대학교 산학협력단

갯방풍 추출물을 포함하는 허혈성 뇌혈관 질환 예방 또는 개선용 조성물

본 발명은 갯방풍 추출물을 유효 성분으로 포함하는 허혈성 뇌혈관 질환 예방 또는 개선용 조성물에 관한 것으로, 상기 조성물에 의하는 경우, 뇌조직 신경세포의 사멸을 효과적으로 억제할 수 있고, 신경아교세포의 비정상적 활성화도 억제할 수 있어 뇌혈관 질환의 예방, 개선 또는 치료를 위해 다양하게 응용될 수 있다.

— 공개번호 : 10-2014-0077483, 출원인 : 강원대학교산학협력단

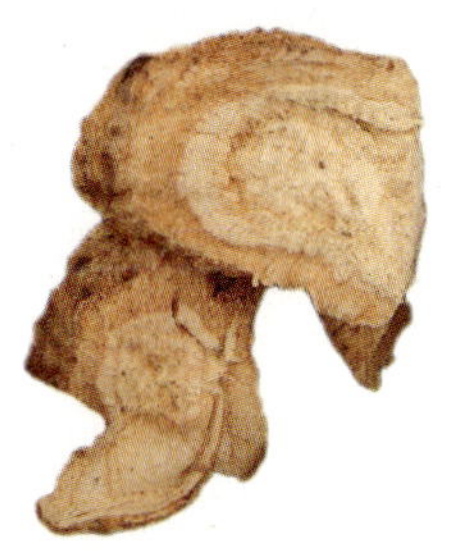

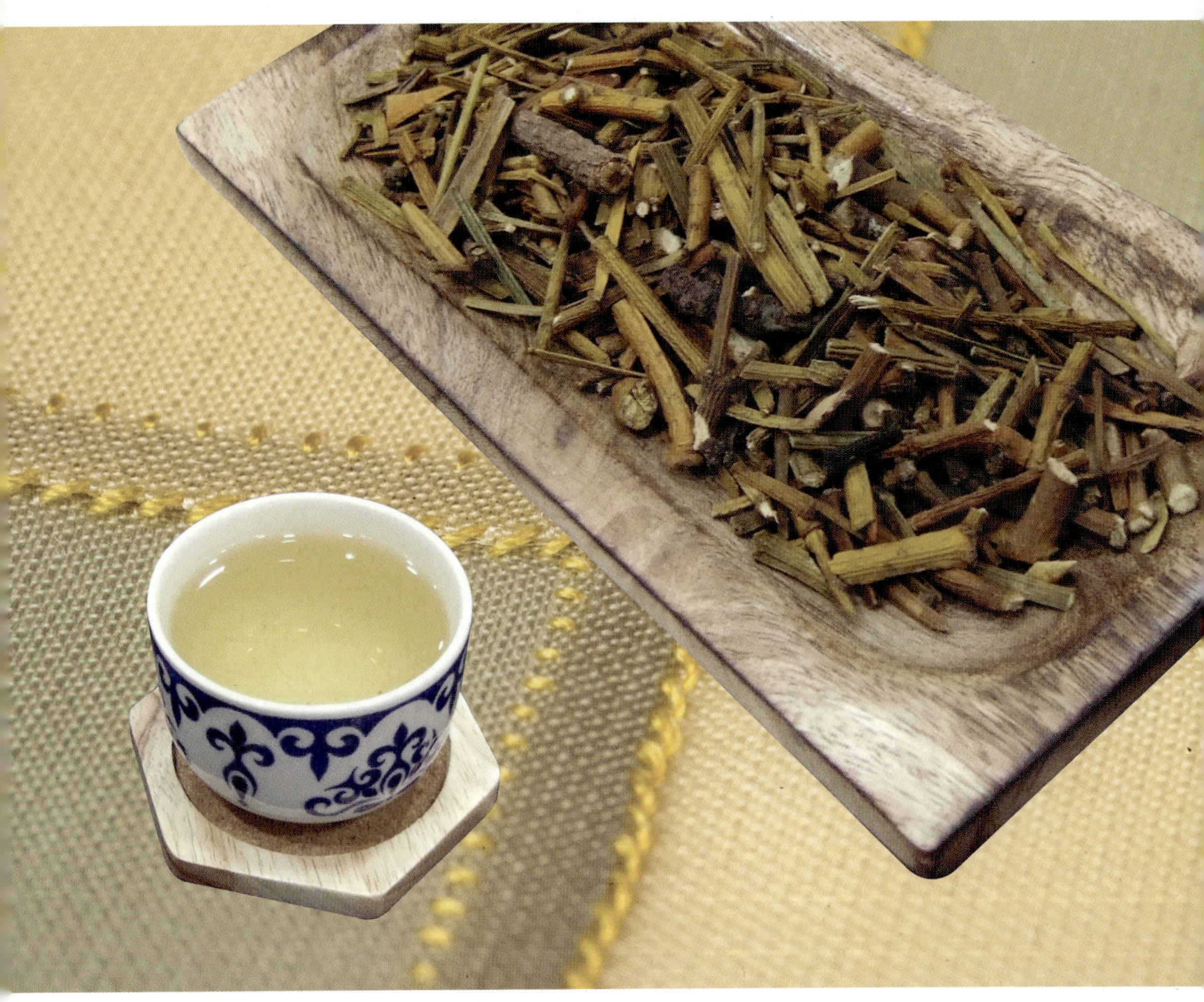

겨우살이차

| 식물명 | 겨우살이 | 학명 | *Viscum album* var. *coloratum* (Kom.) Ohwi

| 생약명 | VISCI HERBA(곡기생槲寄生)

| 이명 | 겨우사리, 북기생(北寄生), 동청(冬靑), 상기생(桑寄生), 유기생(柳寄生)

| 과명 | 겨우살이과(桑寄生科, Loranthaceae) | 개화시기 | 9~10월

풍습을 제거하는 거풍습(祛風濕), 간과 신을 보하는 보간신(補肝腎), 근골을 강하게 하는 강근골(强筋骨), 태아를 안정시키는 안태(安胎) 등의 효능이 있어 풍습비통(風濕痹痛, 풍사나 습사로 인하여 기혈의 순행이 되지 않아 결리고 아픈 증상), 요슬산연(腰膝酸軟, 허리나 무릎이 시리고 아픈 증상), 태동불안(胎動不安) 등을 다스린다. 최근 겨우살이 생즙, 알코올 추출물, 가열 추출물에 돌연변이 억제 효과가 각종 돌연변이 물질에 대해서 70% 이상의 억제 활성을 보이고, 특히 겨우살이 달인 물은 암세포의 성장을 77% 억제한다는 연구 결과가 보고되었다.

- 성분 : 잎이 붙은 곁가지에 flavonoid, triterpenoid, glucoside, alkaloid 등이 함유되어 있다. triterpenoid의 주성분은 β-amyrin, oleanolic 등이다. 열매 껍질에는 점액질이 있는데, β-amyrin과 lupeol의 palmitic acid ester가 함유되어 있다.

- 사용 부위 : 잎이 붙어 있는 줄기(경지莖枝)를 건조한 것을 곡기생이라 하며, 약용한다.

- 성품과 맛(성미) : 성품은 평(平)하고, 맛은 쓰며(『동의보감』에는 쓰고 달다고 함.), 독은 없다.

- 작용 부위(귀경) : 간(肝), 신(腎) 경락에 작용한다.

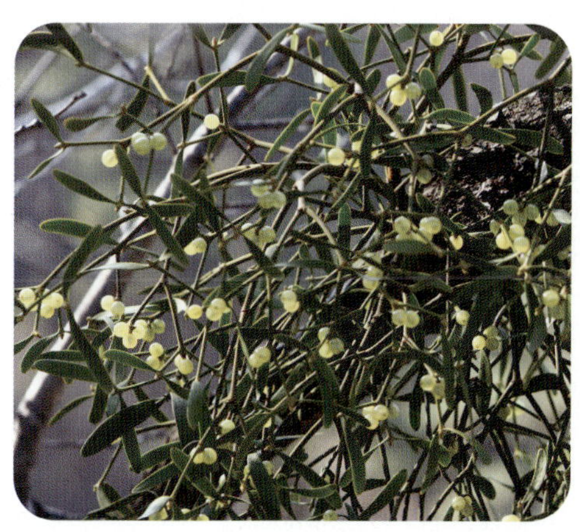

겨우살이 열매

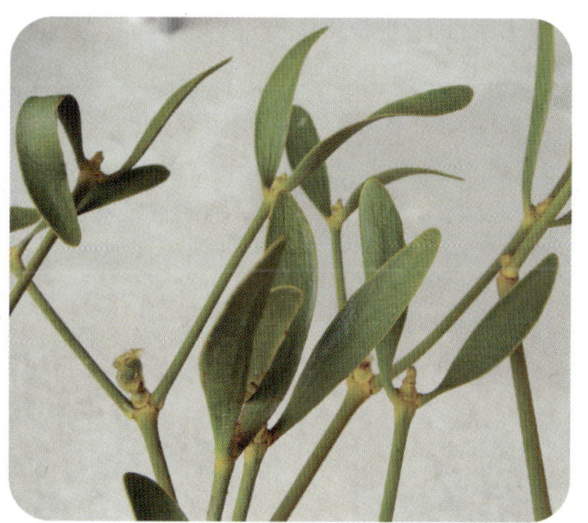

겨우살이 잎

| 채취 방법 및 가공 |

겨울부터 다음 해 봄 사이에 채취하여 햇볕에 말리거나 시루에 쪄서 말린다. 사용할 때는 이물질을 제거하고 가늘게 썰어서 사용한다.

| 차 만들기와 용법 |

말린 것으로 하루에 10~20g을 사용하는데, 보통 말린 약재 15~20g에 물 2L를 붓고 2시간 정도 끓여서 거른 뒤 가미하여 차로 복용한다. 가루 또는 환으로 만들어 복용하기도 한다.

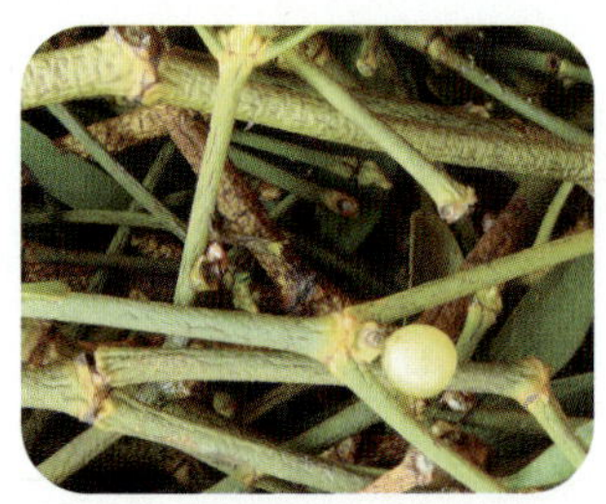

겨우살이 가지

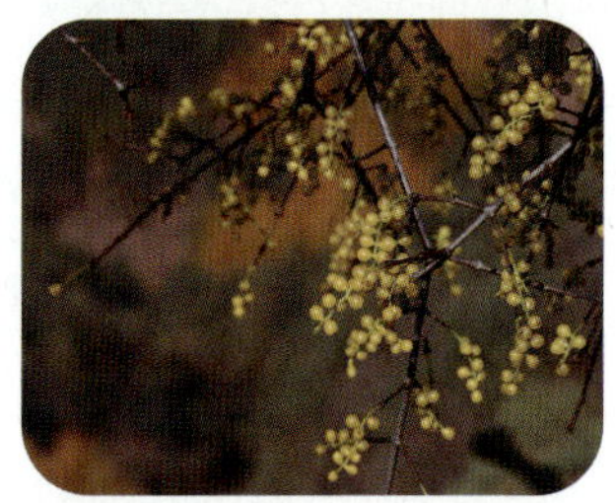

겨우살이 열매

겨우살이의 기능성 및 효능에 관한 특허 자료

렉틴으로 강화된 겨우살이 추출물을 유효 성분으로 하는 항암제용 조성물

본 발명은 렉틴으로 강화된 겨우살이 추출물을 유효 성분으로 하는 항암제용 조성물에 관한 것으로, 겨우살이로부터 분리, 정제한 렉틴과 증류수로 추출한 수추출물 및 상기의 렉틴과 수추출물을 혼합한 조성물은 신생 혈관 억제 활성이 있어 암의 전이 억제에 뛰어난 효과가 있고, 아폽토시스(apoptosis, 세포 계획사) 유도 활성, 텔로메라제 억제 활성, 항암 활성이 뛰어나며, 국소적으로 환부 투여가 가능한 피부암, 구강암, 인두암 등의 치료에 효과적이다. 특히 겨우살이로부터 분리, 정제한 렉틴과 수추출물을 혼합하여 제조한 본 발명 조성물은 부작용이 적고 항암 활성이 강화되는 뛰어난 효과가 있다.

— 공개번호 : 10-2003-0028855, 출원인 : (주)바이오메디팜

항노화 활성을 갖는 겨우살이 추출물

본 발명은 항노화 활성을 갖는 겨우살이 추출물에 관한 것으로, 본 발명에 따른 겨우살이 추출물 또는 이를 함유하는 기능성 식품 또는 약제학적 조성물은 생명을 연장시키는 효과가 있으며 전반적인 건강을 향상시키는 효과를 나타내는 바, 기능성 식품 또는 의약 분야에서 매우 유용한 발명이다.

— 공개번호 : 10-2010-0102471, 출원인 : (주)미슬바이오텍

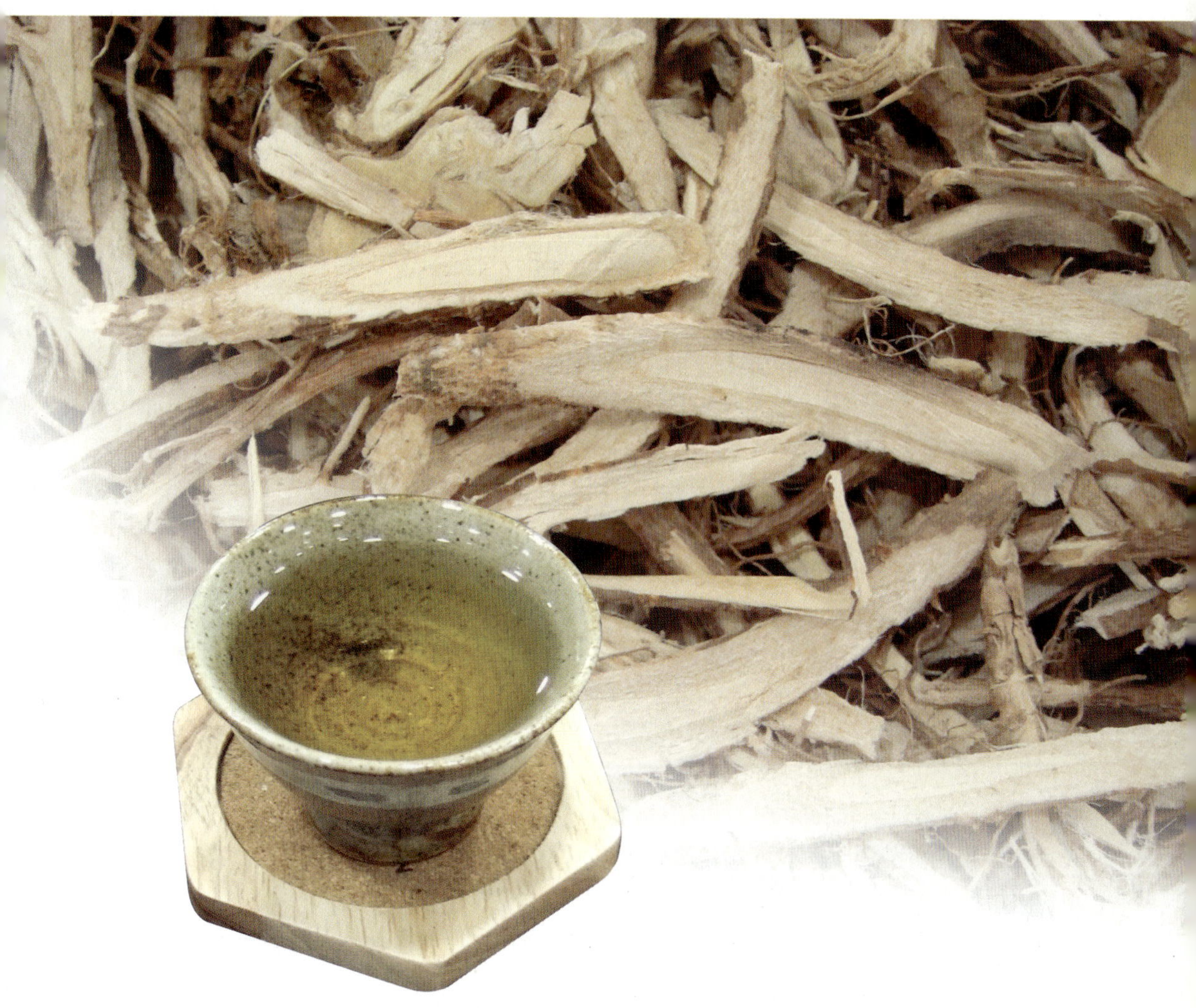

골담초차

| 식물명 | 골담초　|　학명 | *Caragana sinica* (Buc'hoz) Rehder
| 생약명 | CARAGANAE RADIX(골담근骨擔根, 금작근金雀根)
| 이명 | 판삼(板蔘), 금작근(金雀根), 토황기(土黃芪), 야황기(野黃芪)
| 과명 | 콩과(豆科, Leguminosae)　|　개화시기 | 5월. 꽃은 노란색을 띤 붉은색이다.

통증을 멈추는 진통, 혈을 활성화시키는 활혈(活血), 맥을 잘 통하게 하는 통맥(通脈) 등의 효능이 있으며 신경통, 통풍(痛風), 해수(咳嗽), 대하(帶下), 고혈압(高血壓), 타박상(打撲傷) 등에 이용할 수 있다.

- 성분 : 뿌리에 카라가닌(caraganin), 이노사이트(inosit), 막키아인(maackiain), 포르모네틴(formonetin), 스티그마스테롤(stigmasterol), 브라시카스테롤(brasicasterol), 캄페스테롤(campesterol), 콜레스테롤(cholesterol) 등이 함유되어 있고, 잎과 가지에는 플라보노이드(flavonoid), 껍질에는 알칼로이드(alkaloid)가 함유되어 있다.
- 사용 부위 : 주로 뿌리를 캐서 사용하는데, 꽃을 따서 술을 담그기도 한다.
- 성품과 맛(성미) : 평(平)하고 쓰고 맵다(고신苦辛). 약간의 독이 있다.
- 작용 부위(귀경) : 심, 비, 폐 경락에 작용한다.

| 채취 방법 및 가공 |

가을에 지상부 잎이 다 진 뒤에 뿌리를 캐서 이물질을 골라내고 물에 씻어서 말린 다음 잘게 썰어서 사용한다.

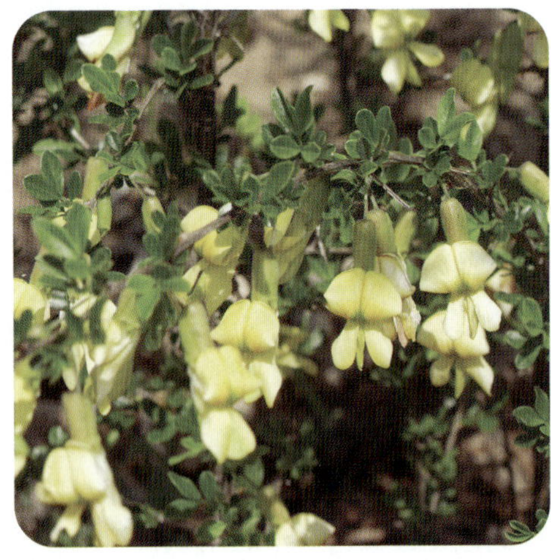

골담초꽃

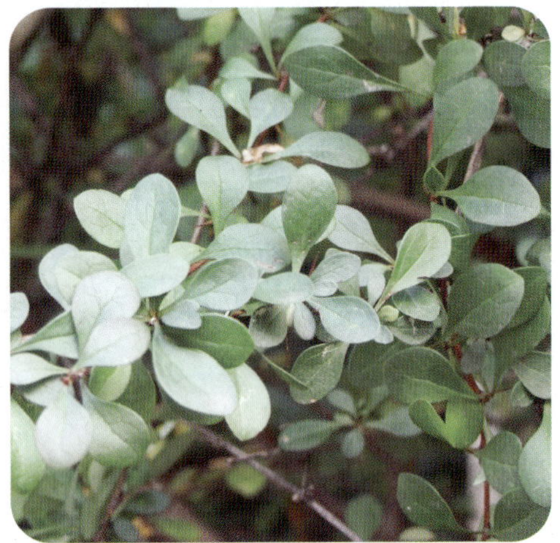

골담초 잎

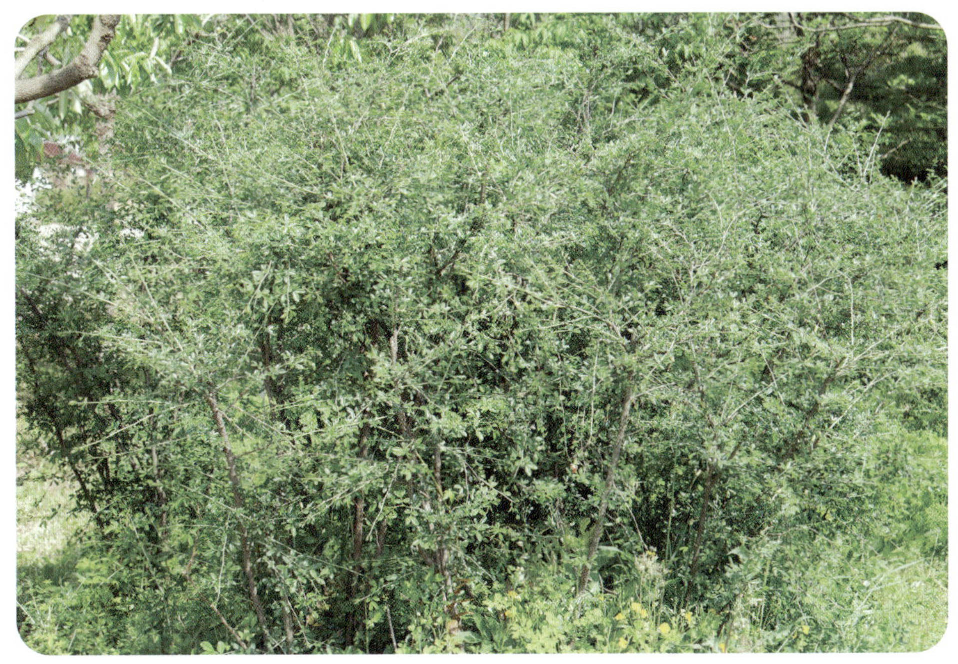

골담초 지상부

| 차 만들기와 용법 |

건조한 약재로 하루 15~30g을 사용하는데, 보통 건조된 뿌리 15~30g에 물 2L를 붓고 끓기 시작하면 약한 불로 줄여서 2시간 정도 끓여서 차로 마신다. 기호에 따라서 설탕이나 꿀을 가미하기도 한다.

응용

민간요법으로는 보통 술이나 식혜로 만들어 먹는데, 신경통 치료를 위하여 골담초 뿌리를 채취하여 맑은 물로 씻고 술을 빚을 때 뿌리를 썰어서 술밥과 함께 독에 넣어 술을 만들어 하루에 2~3회 반주[飯酒, 식사할 때 작은 소주잔(약 30mL 정도)으로 한 잔 정도를 마시는 것을 기준으로 함.]로 마신다. 또 관절염 치료를 위하여 골담초 뿌리를 건조시켜 곱게 가루 내어 3.5g씩 술에 넣어 하루 2회 복용한다.

골담초 생뿌리

골담초의 기능성 및 효능에 관한 특허 자료

골담초를 포함하는 천연 유래 물질을 이용한 통증 치료제 및 화장품의 제조 방법

본 발명은 골담초를 포함하는 천연 유래 물질을 이용한 통증 치료제 및 화장품의 제조 방법과 그 통증 치료제와 그 화장품에 관한 것이다. 본 발명에 따른 골담초를 포함하는 천연 유래 물질을 이용한 통증 치료제 및 화장품의 제조 방법은 현미 또는 백미와 누룩과 미생물과 미네랄 농축수가 혼합된 제1용액을 발효하는 단계, 골담초를 포함하는 천연 유래 물질의 생약 원료와 미생물이 혼합된 제2용액을 상기 제1용액에 혼합 후 발효하는 단계, 상기 생약 원료를 가열 및 가압하여 열수를 추출하는 단계, 상기 발효된 제1용액 및 제2용액과 상기 추출된 열수를 혼합하여 증류시키는 단계 및 상기 증류된 용액을 여과하는 단계를 포함하는 것을 특징으로 한다. 이에 의하여 부작용이 없고 단기간에 탁월한 통증 치료의 효과를 발휘할 수 있으며, 통증 치료제와 함께 화장품의 제조도 가능하다.

— 공개번호 :10-2014-0118173 (2014-10-08) 출원인 : 주식회사 파인바이오

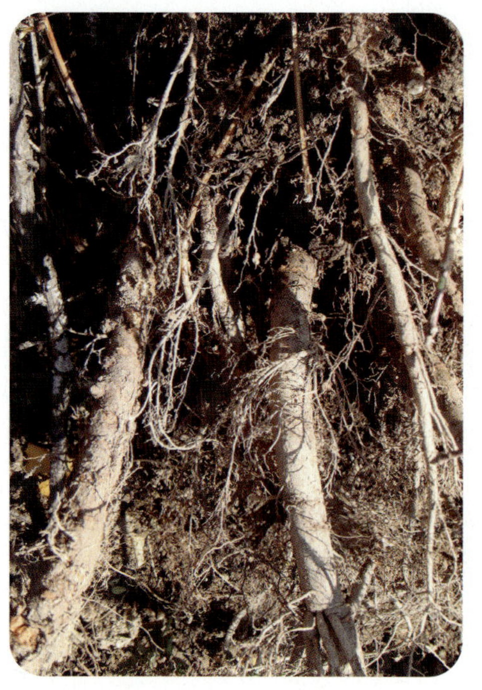

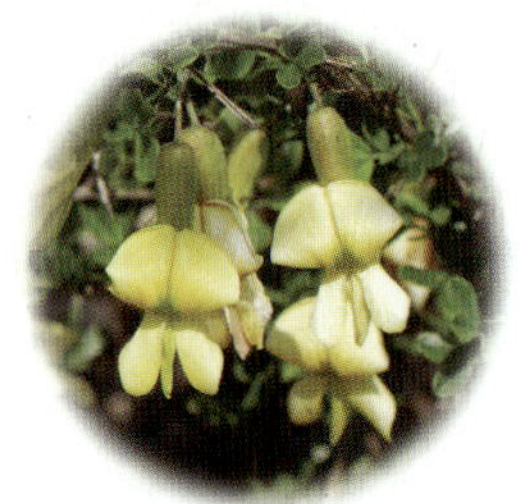

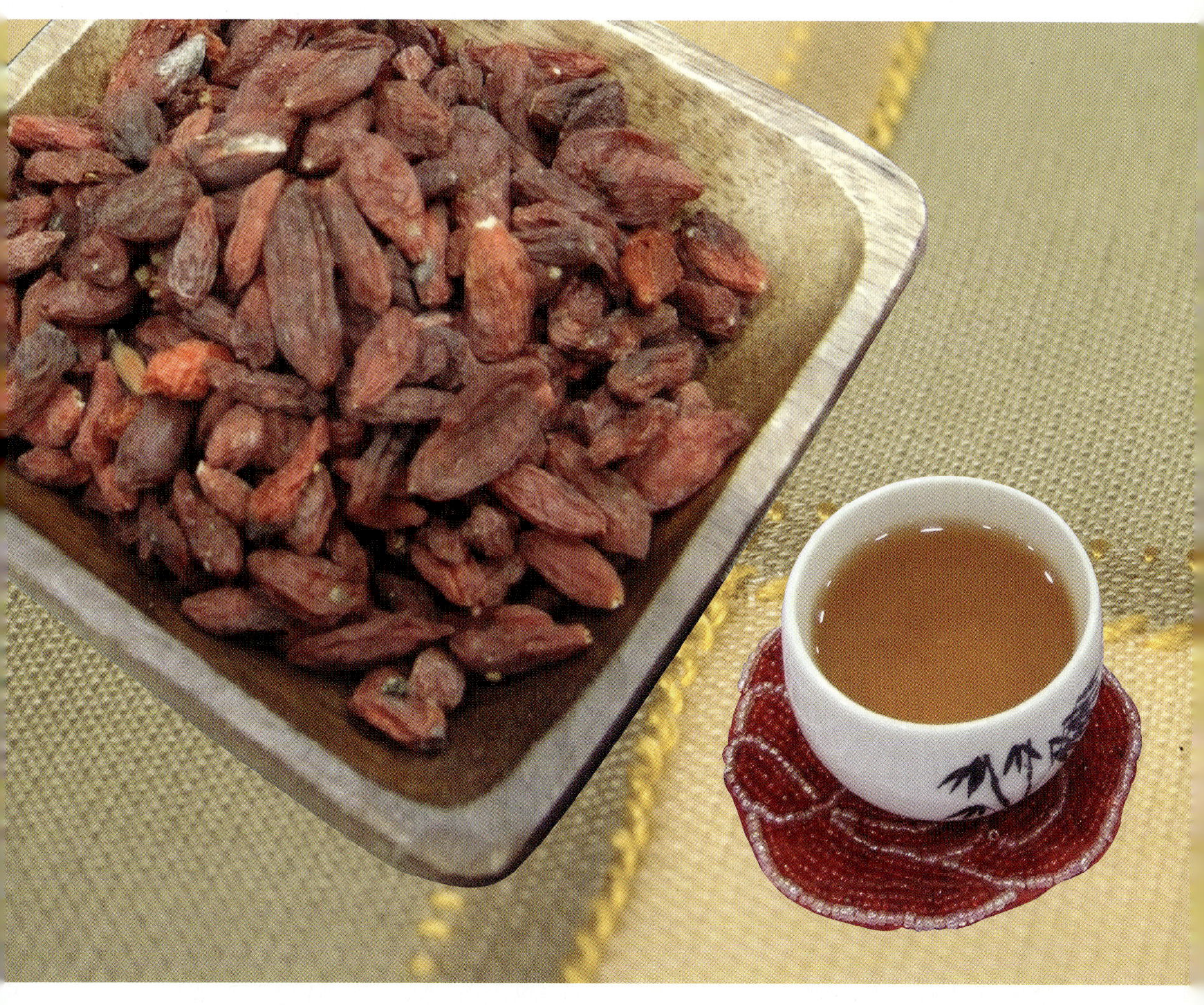

구기자나무차

| 식물명 | 구기자나무　　| 학명 | *Lycium chinense* Mill.

| 생약명 | LYCLL FRUCTUS(구기자枸杞子)　　| 이명 | 순기자(苟起子), 첨채자(甜菜子), 기(杞)

| 과명 | 가지과(Solanaceae)　　| 개화시기 | 6~9월

강장약(强壯藥)으로서, 간과 신(腎)을 보하는 최고의 약재다. 신(腎)의 기운을 자양하고(자신滋腎), 폐를 윤활하게 하며(윤폐潤肺), 간의 기운을 보하고(보간補肝), 눈을 밝게 한다(명목明目). 간과 신 경락의 음기가 훼손된 것을 치료하며(치간신음휴治肝腎陰虧), 허리와 무릎 아픈 데(요슬산연腰膝酸軟), 머리가 어지러운 데(두훈頭暈), 현기증(목현目眩), 눈이 침침하고 눈물이 많은 데(목혼다루目昏多淚), 허로(虛勞)에 의한 해수, 소갈(消渴, 당뇨), 유정(遺精, 정액이 흘러나가는 증상) 등을 치료하는 데 유용하다. 특히 간과 신의 음기(陰氣, 몸 안에서 에너지를 생성하는 데 필요한 에너지 소스)가 부족하여 오는 증상을 치료하는 데 구기자는 매우 유용하다. 지방간이나 고혈압에도 응용할 수 있으며, 정기를 보충하고, 안색을 희게 하며 눈을 밝게 하고 정신을 안정시키는 데 좋은 약재이다.

- 성분 : 열매(구기자)에는 Dehydroactinidiolide, safranal, β-jonone, megastigmatrienone 등이 함유되어 있으며, 열매껍질의 붉은색 색소에는 zeaxanthin, 뿌리껍질(지골피)에는 lycium amide, kukoamine betaine(0.1%), linoleic acid가 함유되어 있다.

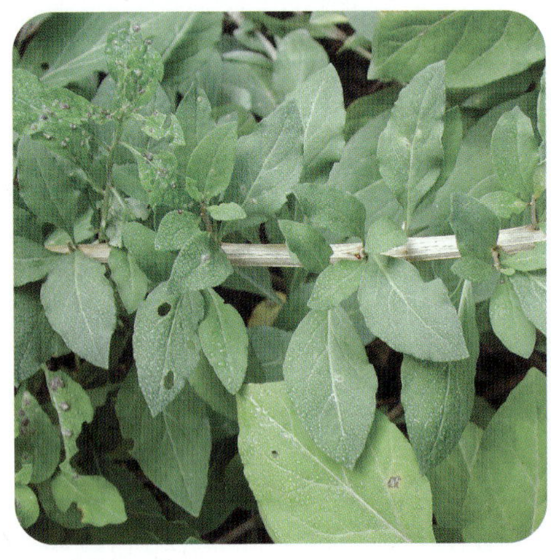

구기자나무 잎

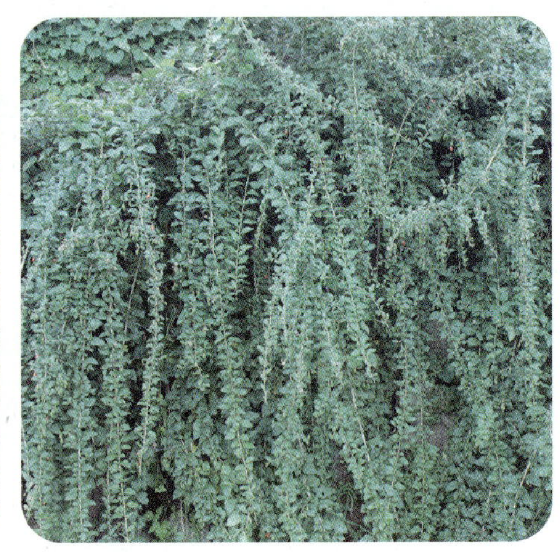

구기자나무 지상부

- 사용 부위 : 열매를 구기자, 뿌리는 지골피(地骨皮)라고 하며, 심을 빼내고 껍질 부위만 따로 사용한다. 잎은 구기엽, 싹은 구기순이라고 하며, 약용한다.
- 성품과 맛(성미) : 차고(한寒), 달며(감甘), 독성이 없다.(성미가 평하고 쓰다고도 함.)
- 작용 부위(귀경) : 간(肝), 신(腎) 경락에 작용한다.

| 채취 방법 및 가공 |

여름부터 가을에 걸쳐 잘 익은 열매(구기자)를 채취하며 양건한다. 구기자는 무한 화서(無限花序, 아래에서부터 끊임없이 꽃이 피고 열매가 맺는 성질로서 온도만 떨어지지 않고 양분과 수분 관리를 잘해 주면 겨울에도 계속 꽃이 핀다.)이기 때문에 고추처럼 계속해서 꽃이 피고 익는다. 따라서 열매가 익는 대로 채취하여 이물질을 제거하고 건조하여 이용한다. 가지와 꼭지를 떼어 내 버리고, 색깔이 선명한 것을 골라서 깨끗이 씻은 다음 청주나 막걸리에 하룻밤 담갔다가 사용하면 더욱 좋다. 건재상에서 구입하여 사용할 수도 있다.

사용 전 프라이팬에 넣고 살짝 볶아서 사용하면 구기자 고유의 매운맛을 제거하고 맛을 부드럽게 하는 데 좋다.

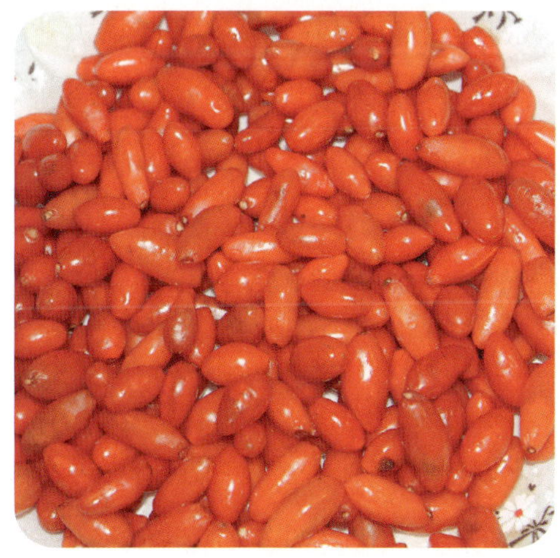

채취한 구기자나무 열매(구기자)

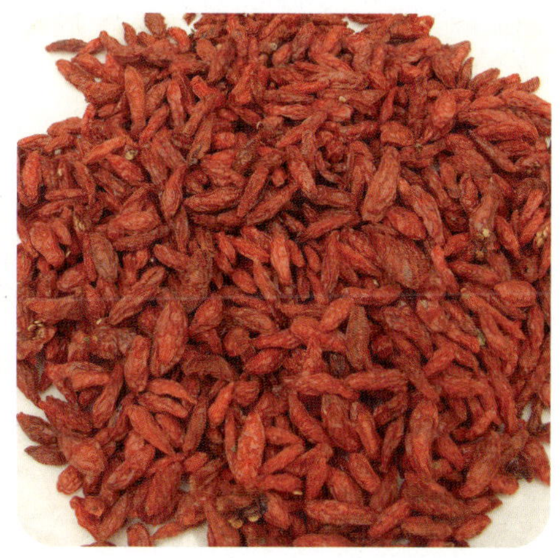

건조한 구기자나무 열매(구기자)

| 차 만들기와 용법 |

말린 것으로 하루에 6~12g을 사용하는데, 물에 끓여서 복용하거나 가루로 하여 복용한다. 보통 프라이팬에 볶아 낸 구기자 5~10g에 물 2L를 붓고 끓기 시작하면 약한 불로 줄여서 2시간 정도를 끓여서 차로 복용하는데, 당귀, 국화, 두충 등과 혼합하여 차로 달여서 마시기도 한다.

| 사용상의 주의사항 |

맛이 달고 질이 윤(潤)하기 때문에 비가 허(虛)하고 습사가 쌓여 막힌 증상 및 장활(腸滑, 장이 지나치게 윤활하여 설사 등이 나타나는 증상)인 경우에는 모두 사용을 삼간다.

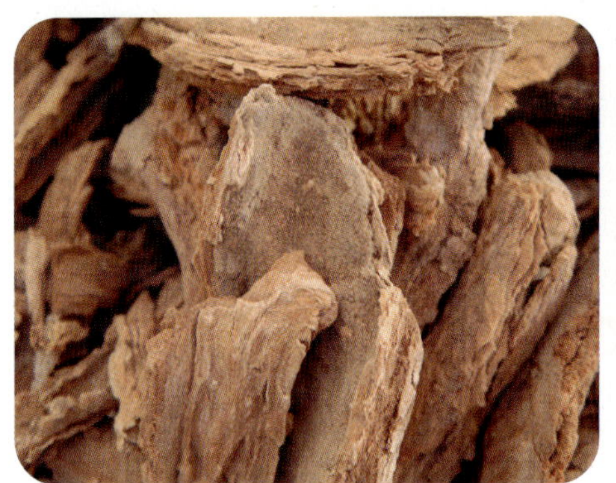

구기자나무 뿌리 절단(지골피)

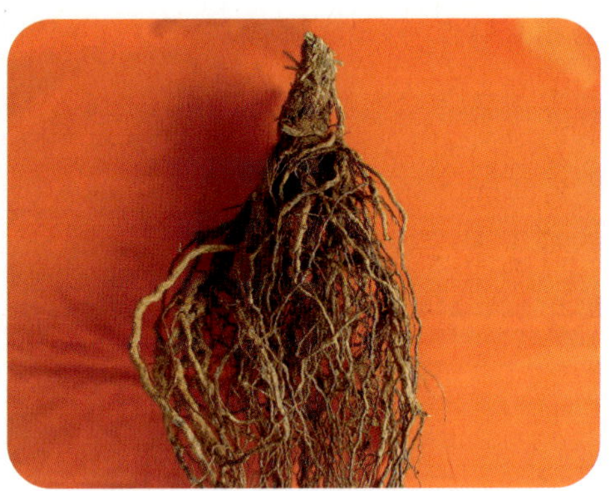

구기자나무 뿌리(지골피)

응용

국화, 숙지황, 산수유 등과 혼합하여 환을 만들어 복용하기도 한다(구국지황환枸菊地黃丸). 또한 산약, 지황, 황기 등과 배합하여 소갈(消渴, 당뇨)을 치료하는 데 이용하기도 한다. 말린 구기자와 용안육을 각각 5~6g씩 믹서기에 넣고 잘게 갈아서 찻잔에 넣고 끓인 물을 부어 우려내서 꿀이나 설탕을 약간 가미하여 마시면 미용과 피부 건강에 아주 좋다.

구기자의 기능성 및 효능에 관한 특허 자료

구기자 엑기스를 포함하는 피부 미용 조성물

본 발명의 구기자 조성물은 붉은 피부를 정상적인 맑은 피부로 만들어 주고, 늘어나고 확장된 혈관을 수축시켜서 붉어진 상태에서 정상으로 회복되는 시간이 빨라지고, 안면홍조 현상을 개선하는 효과가 있다.

— 등록번호 : 10-1034180, 출원인 : 김영복

구기자 추출물을 포함하는 식품 조성물

본 발명의 구기자 추출물은 천연물에서 유래한 것으로, 부작용이 없으며 고지혈증, 고콜레스테롤증을 현저하게 개선하므로 관련 질환의 치료용 식품 성분으로 이용할 수 있다.

— 공개번호 : 10-2007-0112546, 출원인 : 동신대학교 산학협력단

구기자 추출물을 포함하는 학습 및 기억력 향상 생약 조성물

본 발명은 구기자 추출물을 유효 성분으로 함유하는 학습 및 기억력 향상 생약 조성물에 관한 것으로, 구체적으로 본 발명의 생약 조성물은 구기자를 유기 용매로 추출하고 동결 건조시켜 제조한 구기자 추출물을 유효 성분으로 함유하여 학습 능력을 향상시키고 기억력을 증진시키는 효과가 우수하므로 청소년의 학습 능력 및 기억 능력의 향상, 노년기의 건망증 또는 치매 예방 및 치료제로서 유용하게 사용될 수 있을 뿐 아니라, 건강 보조 식품 및 식품 첨가제로도 응용될 수 있다.

— 공개번호 : 10-2002-0038381, 출원인 : 퓨리메드(주)

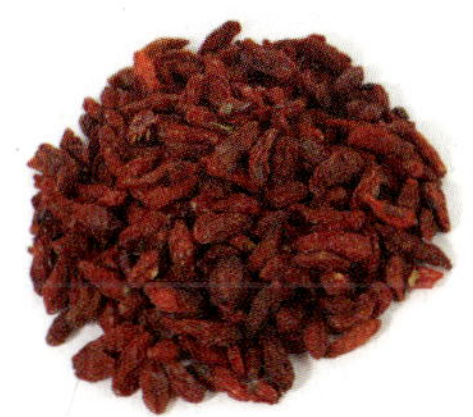

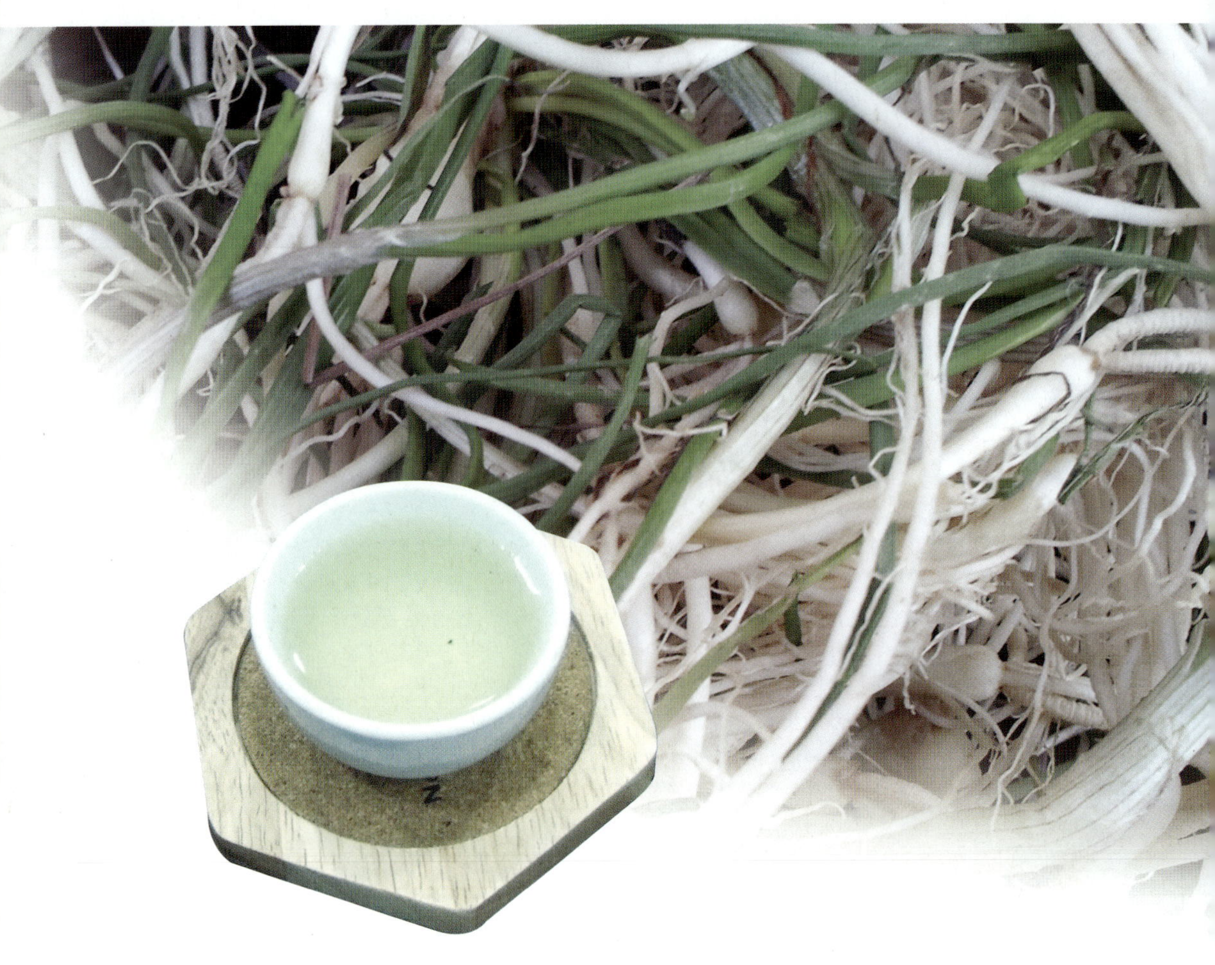

달래차

| 식물명 | 달래 | 학명 | *Allium monanthum* Maxim.

| 생약명 | 해백(薤白) | 이명 | 해엽(薤葉), 야산(野蒜), 해채(薤菜)

| 과명 | 백합과(Liliaceae) | 개화시기 | 4월

| 효능과 주치 |

진통, 행기(行氣, 기혈이 잘 돌게 함.), 온중(溫中, 중초, 즉 소화 기능을 따뜻하게 함.), 거담(祛痰, 가래를 제거함.)의 효능이 있으며 늑간신경통, 흉통, 심통, 협심증, 심장성천식, 소화불량, 구역비연(嘔逆鼻淵, 위의 내용물이 넘어오고 코에서 탁한 콧물이 줄줄 흐르는 증상) 등을 다스린다.

- 성분 : allin, methyallin, allicin, scorodose 등이 함유되어 있다.
- 사용 부위 : 비늘줄기를 해백(薤白)이라 하며, 약용한다.
- 성품과 맛(성미) : 성질은 따뜻하고 맛은 맵다(『동의보감』에는 맵고 쓰다고 함.).
- 작용 부위(귀경) : 심(心), 폐(肺), 위(胃) 경락에 작용한다.

| 채취 방법 및 가공 |

봄이나 가을에 비늘줄기를 채취하여 햇볕이나 그늘에 말린다.

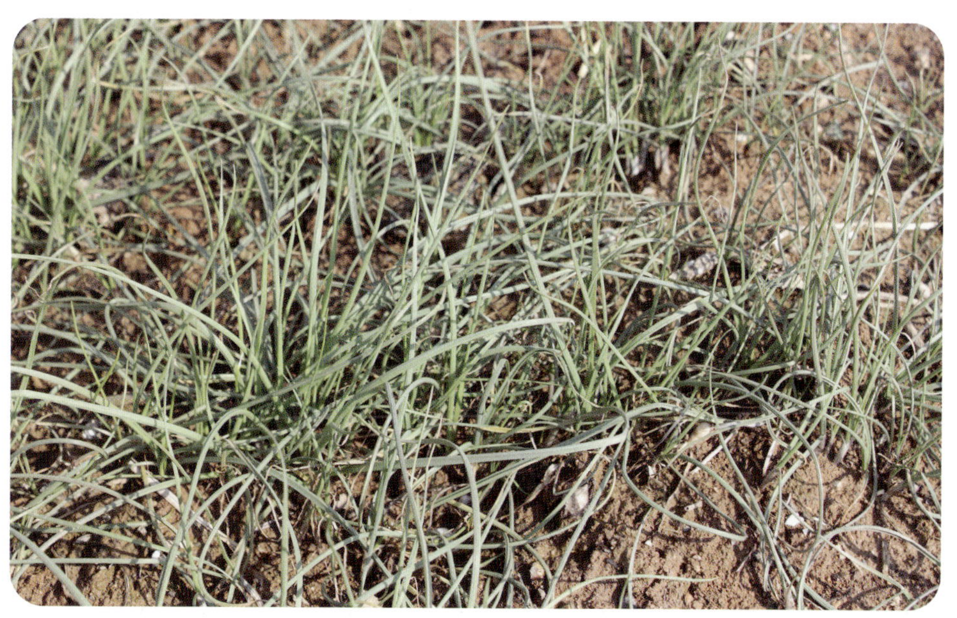

달래 군락

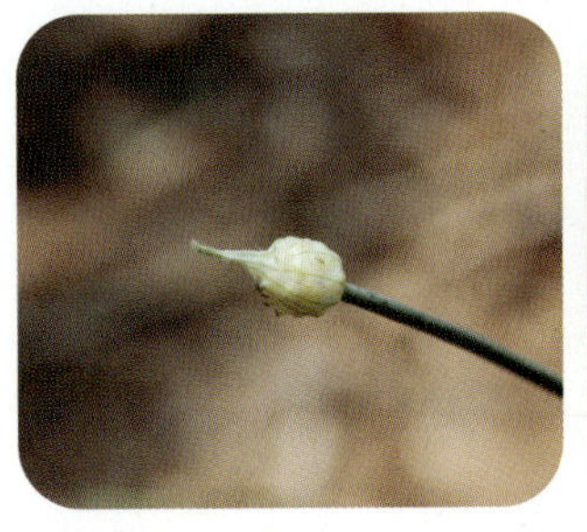

달래꽃

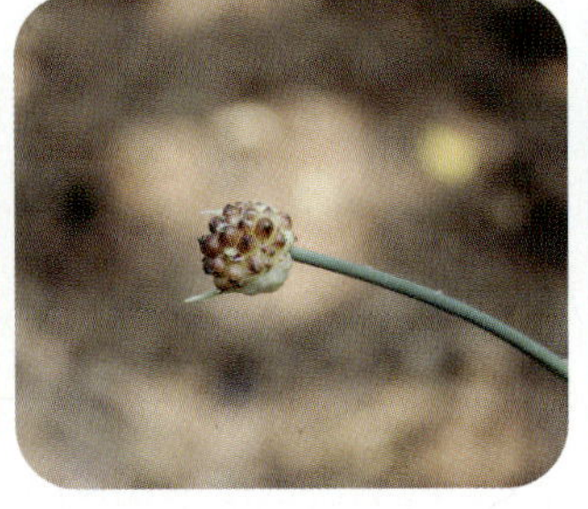

달래 열매

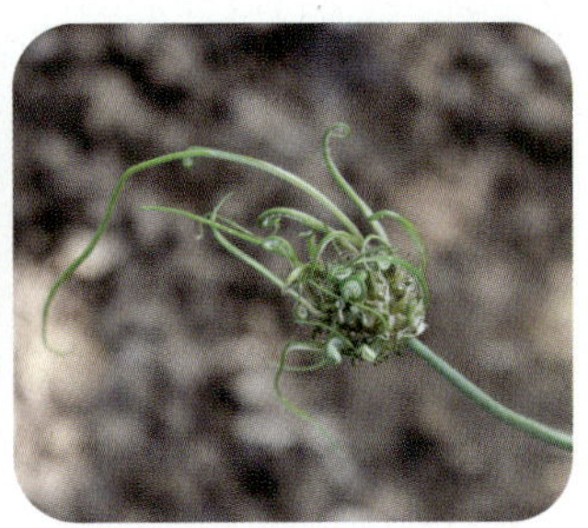

달래 종자 발아

| 차 만들기와 용법 |

말린 것으로 하루에 6~12g을 사용하는데, 물 2L를 붓고 끓여서 가미를 하여 복용한다.

| 사용상의 주의사항 |

기가 허하고 체기가 없는 경우, 음허(陰虛) 및 발열(發熱)하는 경우에는 신중히 사용해야 한다.

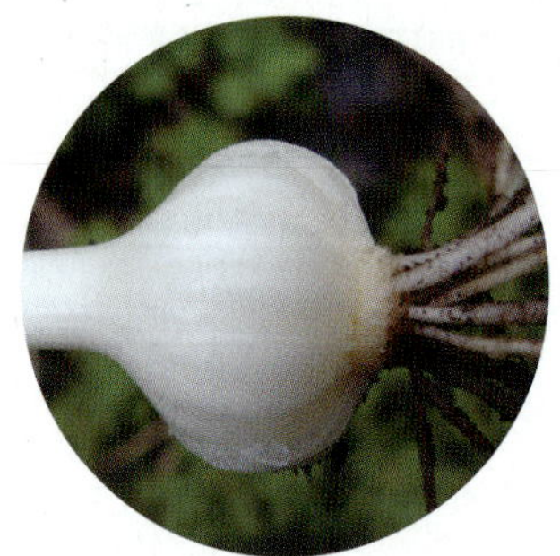

달래 비늘줄기

응용

잎과 비늘줄기 날것을 무침이나 부침 재료로도 이용한다.

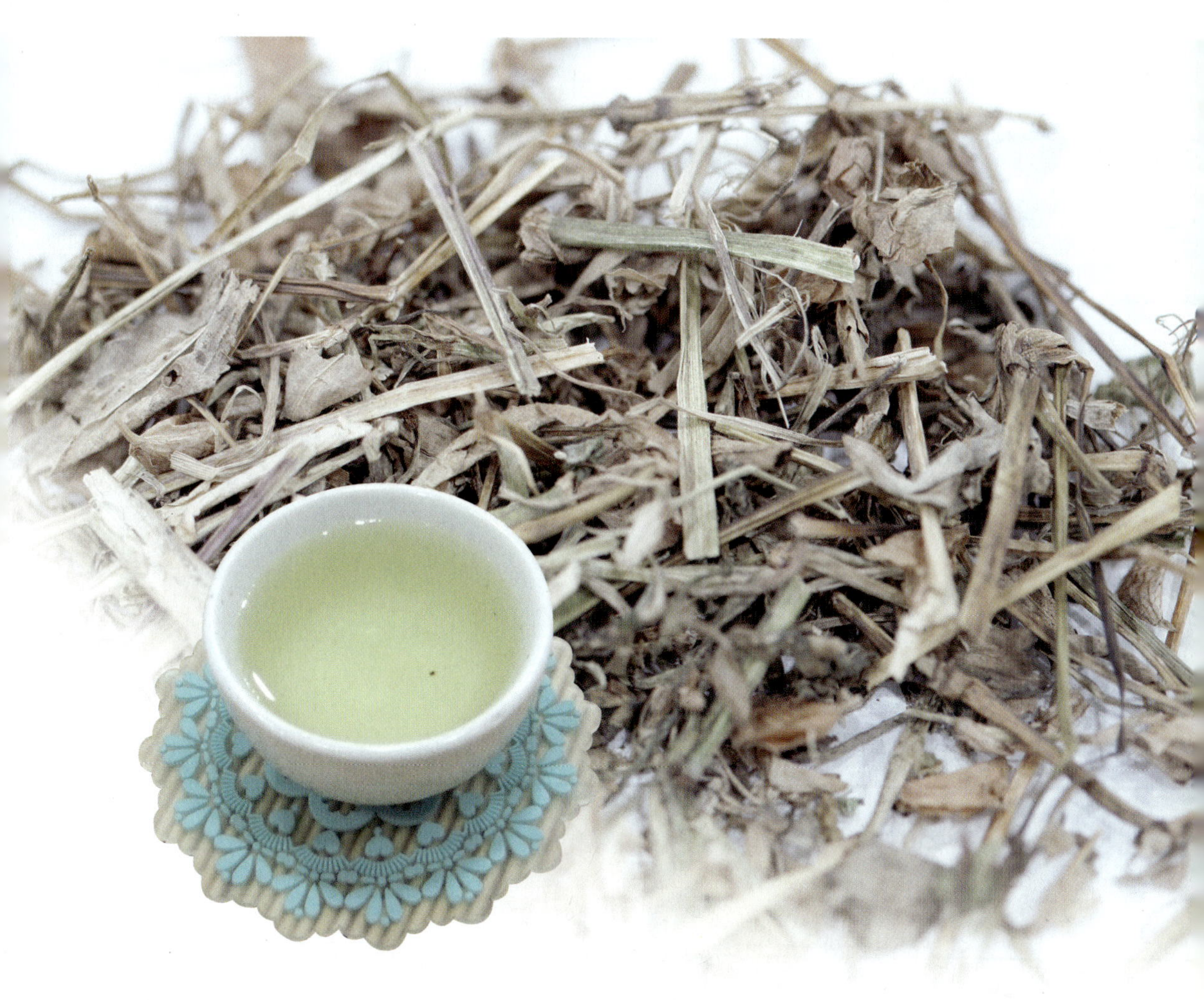

닭의장풀차

| 식물명 | 닭의장풀　｜ 학명 | *Commelina communis* L.
| 생약명 | COMMELINAE HERBA(압척초鴨跖草)
| 이명 | 계설초(鷄舌草), 벽죽초(碧竹草), 죽근채(竹根菜), 압자초(鴨仔草), 죽엽수초(竹葉水草)
| 과명 | 닭의장풀과(Commelinaceae)　｜ 개화시기 | 7~8월

소변을 잘 나가게 하는 이뇨(利尿), 몸의 열을 식히는 청열(淸熱), 피를 맑게 하는 양혈(凉血), 독을 푸는 해독(解毒) 등의 효능이 있어 수종(水腫)과 소변불리(小便不利), 풍열로 인한 감기(感氣), 피부가 붉고 화끈거리면서 열이 나는 단독(丹毒), 황달간염, 학질(瘧疾), 비뉵(鼻衄, 코피), 피오줌을 누는 증상(혈뇨血尿), 심한 하혈(혈붕血崩), 백대하(白帶下, 냉증), 인후부가 붓고 아픈 인후종통(咽喉腫痛), 옹저(癰疽), 종창 등을 다스린다. 예로부터 민간에서는 당뇨 예방에 널리 이용해 왔다.

- 성분 : 지상부에 Awobanin, commelin, flavocommelitin 등이 함유되어 있다.
- 사용 부위 : 지상부 전초를 건조한 것을 압척초(鴨跖草)라 하며, 약용한다.
- 성품과 맛(성미) : 차고(한寒), 달며 담백하고(감담甘淡) 독은 없다.
- 작용 부위(귀경) : 심(心), 간(肝), 비(脾), 신(腎), 대장(大腸), 소장(小腸) 경락에 작용한다.

| 채취 방법 및 가공 |

여름과 가을에 채취하여 이물질을 제거하고 절단하여 햇볕에 말린다.

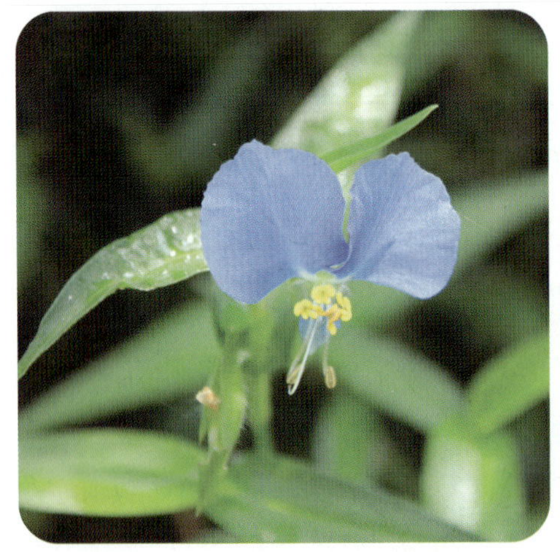

닭의장풀꽃

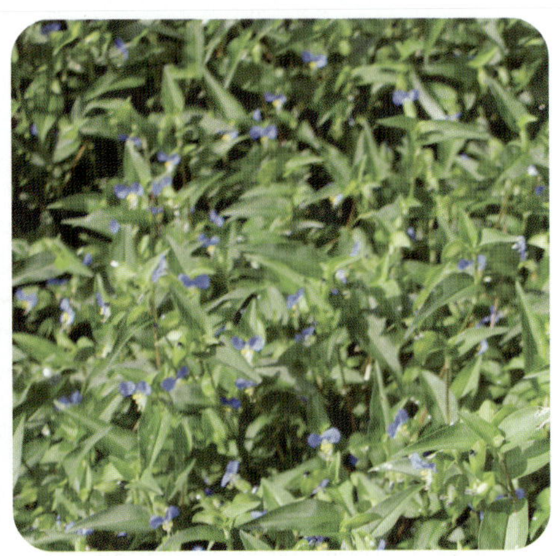

닭의장풀 군락

| 차 만들기와 용법 |

말린 것으로 하루에 10~15g 정도를 사용한다. 보통 말린 전초 10~15g에 물 2L를 붓고 끓여서 차로 복용한다. 기호에 따라 꿀이나 설탕을 가미하여 마셔도 좋다. 장기간 복용 시에는 냉장 보관하고, 갈증이 날 때마다 마신다.

| 사용상의 주의사항 |

열을 식히는 청열 작용이 있으므로 비위가 허한(虛寒)한 경우에는 신중하게 사용한다.

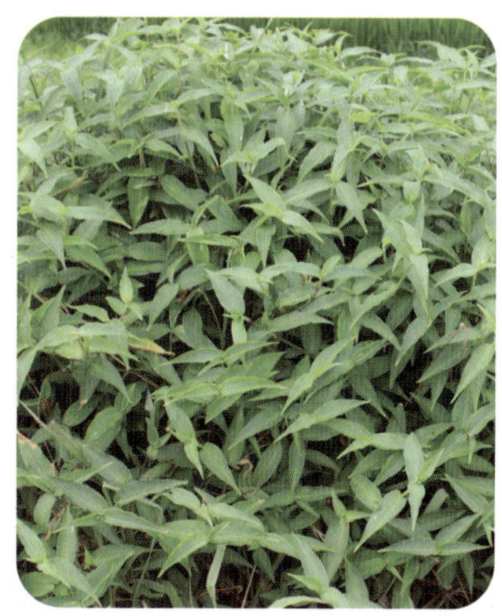

닭의장풀 지상부

응용

민간에서는 독사에 물렸을 때도 이용하는데, 주로 이 약재에 반변련(半邊蓮) 등을 배합하여 달여 먹거나, 외용(外用, 상처 부위에 짓이겨 붙임.)하기도 한다.

닭의장풀의 기능성 및 효능에 관한 특허 자료

혈당 강하 작용을 갖는 닭의장풀 추출물

본 발명은 탄수화물 대사에 필수적인 효소군인 글루코시다제 효소들의 가수분해 작용을 억제하여 인체와 동물에서 탄수화물 대사를 조절함으로써 식후 혈중 포도당 농도의 급격한 상승을 조절하여 당뇨병, 비만증 및 고지방증과 같은 질환의 치료 및 합병증 조절에 유효한 닭의장풀 추출물 및 이의 제조 방법에 관한 것이다.

— 공개번호 : 10-1997-0061260, 출원인 : 일동제약주식회사, 한국과학기술연구원

닭의장풀에서 추출된 당단백 성분을 포함하는 당뇨병 치료제

본 발명은 닭의장풀에서 추출된 당단백 성분을 포함하는 당뇨병 치료제 및 당뇨병 환자의 식이요법에 사용되는 식품에 관한 것으로, 본 발명의 닭의장풀에서 추출된 당단백 성분은 간 조직 내에서 당 대사 효소인 글루코스 6-인산 탈수소 효소의 활성과 동위 효소 형태를 정상으로 회복시킴으로써 간 대사 작용에 직접적인 영향을 나타낸다.

— 공개번호 : 10-1999-0073631, 출원인 : 조경혜

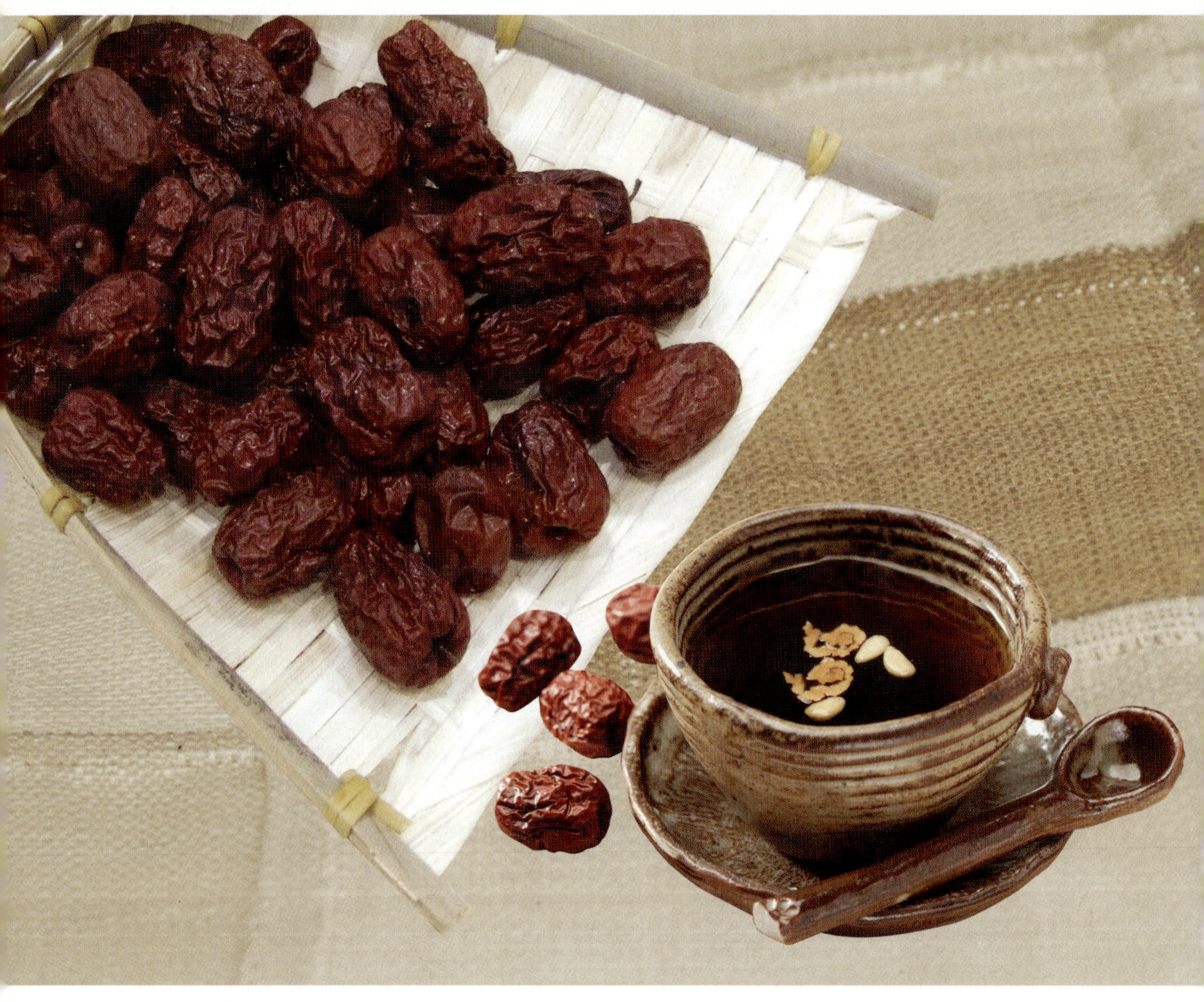

대추차

| 식물명 | 대추나무　　| 학명 | *Ziziphus jujuba* Mill. var. *inermis* (Bge.) Rehd
| 생약명 | FRUCTUS ZIZIPHI JUJUBAE(대조大棗)
| 이명 | 건조(乾棗), 미조(美棗), 양조(良棗)
| 과명 | 갈매나무과(Rhamnaceae)　　| 개화시기 | 4~5월. 잎겨드랑이에 뭉쳐 핀다.

비를 보하고 위를 조화롭게 하며(보비화위補脾和胃), 기를 더하고 진액을 생성하고 (익기생진益氣生津), 영혈(營血)과 위기(衛氣)를 조화롭게 하고(조영위調營衛), 혈을 기르고 정신을 안정시키며(양혈안신養血安神), 약재를 서로 조화롭게 한다(조화약성調和藥性). 또한 콜레스테롤 수치를 낮추고, 암세포 증식 억제 작용을 하는 것으로 알려져 있다. 비(脾)가 허하여 몸이 약한 증상, 몸이 권태롭고 기운이 빠지는 증상, 식욕부진 (食慾不振), 기혈(氣血)의 부족, 가슴이 답답하고 잠을 잘 이루지 못하는 증상 등에 이용할 수 있다.

- 성분 : 열매에는 단백질, 당질, 유기산, mucilage, 비타민 A, B_2, C, 미량의 칼슘과 인, 철 등이 함유되어 있다.

- 사용 부위 : 잘 익은 열매를 대조라고 하며, 약용한다.

- 성품과 맛(성미) : 맛은 달고, 성질은 따뜻하다(감온甘溫). 『천금방(千金方)』「식치(食治)편」에는 '맛은 매우 달고, 성질은 덥고 독이 없다.' 고 하였으며, 『신농본초경(神農本草經)』에는 '맛은 달고 성질은 평하다.' 고 하였고, 『맹선(孟詵)』에는 '성질이 따뜻하다.' 고 하였다.

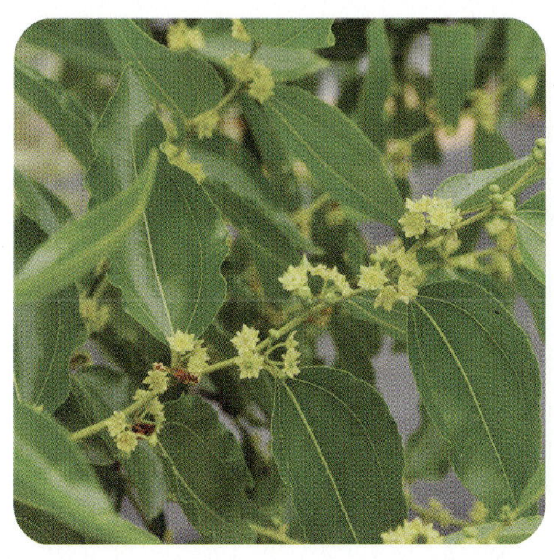

대추나무꽃

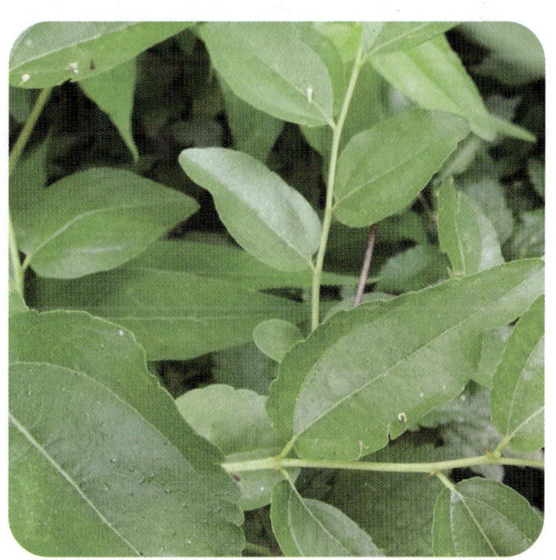

대추나무 잎

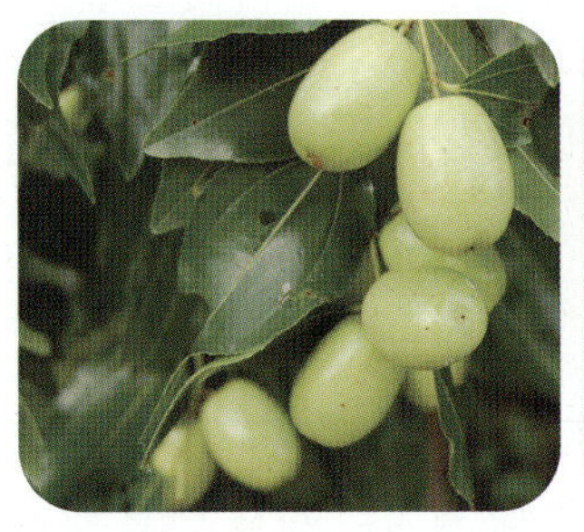
가지에 매달린 대추

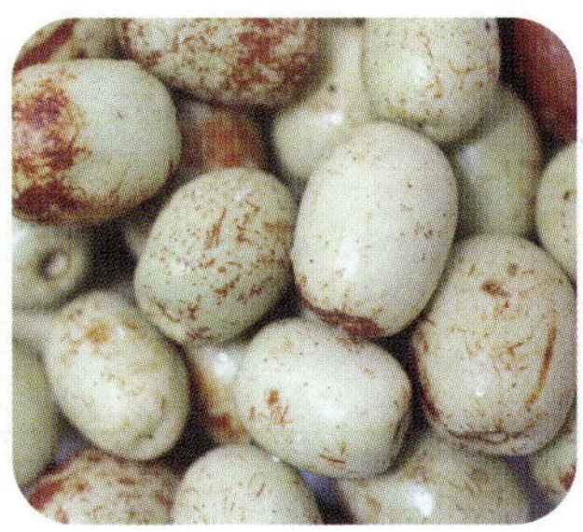
채취한 대추

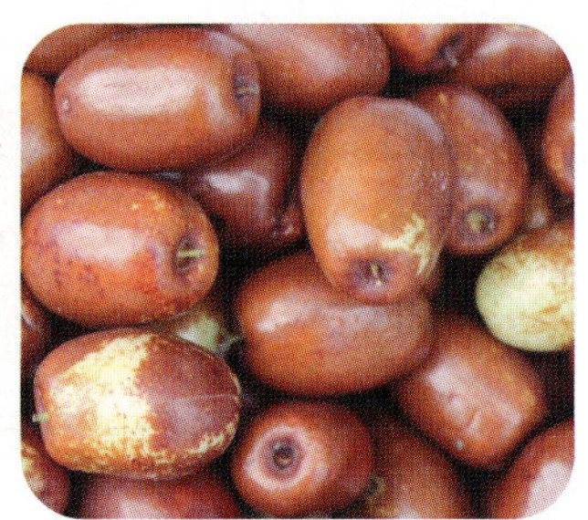
잘 익은 대추

● 작용 부위(귀경) : 비, 위 경락에 작용한다. 『본초강목(本草綱目)』에는 '비경(脾經)의 혈분(血分)으로 들어간다.' 고 하였으며, 『신농본초경』에는 '족태음비경과 족양명위경락으로 작용한다.' 고 하였다.

| 채취 방법 및 가공 |

가을에 잘 익은 열매를 채취하여 햇볕에 말린다.

| 차 만들기와 용법 |

씨를 발라 낸 대추 10개에 생강 1쪽과 꿀 1큰술을 넣고 물을 1L 정도 부어서 끓인 다음 차로 마신다. 마시기 전에 꿀을 타서 마시기도 한다.

| 사용상의 주의사항 |

습담(濕痰, 비에서 생기는 증상으로서 사지가 권태롭고 복통과 종창, 설사 증상이 발생하는 증상), 적체(음식이 소화되지 않고 쌓여서 막힌 질환), 중병이 있는 사람은 적합하지 않다. 단맛은 조습(燥濕) 효능이 있으며 먹어도 속이 더부룩하거나, 식욕부진 등을 일으키지 않으나 습담과 완복창만한 사람은 복용을 피해야 한다. 보통 한방에서 약을 달일 때나 음식을 할 때 무조건 대추를 넣는 것으로 오해할 수 있으나, 대추가 들어가지 않는 처방이 더 많고, 모든 사람에게 대추가 다 좋은 것은 아니다. 또한 몸이 수척하고 마르며 살이 오르지 않는 체질의 경우에는 대추를 많이 먹으면 안 된다(『本草綱目』). 특히 잘 익지 않은 풋대추는 복통을 일으키므로 주의해야 하며, 어패류와 함께 먹으면 복통을 유발할 수도 있다.

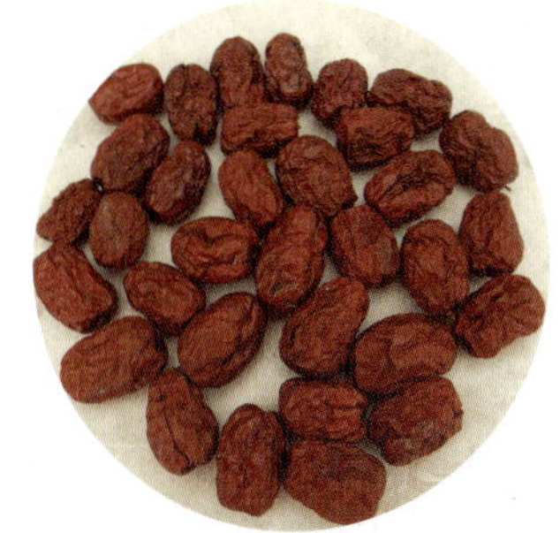

건조한 대추

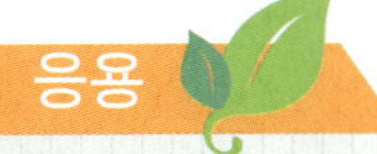

대조는 심복(心腹, 가슴과 배)의 사기를 치료하고, 중초(주로 소화기 계통의 장부)를 편안하게 하며 비(脾)의 기운을 돕고, 12경락을 돕는다. 위기를 편안하게 하고, 구규(九竅, 우리 몸에 있는 아홉 개의 구멍으로서 눈, 코, 귀, 입, 요도, 항문 등)를 잘 통하게 하며, 진액을 보하고, 크게 놀라거나 사지가 무지근한 것을 치료하고 모든 약의 독(毒)을 풀어 주는 해독 작용을 한다. 또한 오두(烏頭)의 독을 없애고, 중초를 보하고 기를 더하며(보중익기補中益氣), 힘을 강화시키고 번민(煩悶)을 제거하며, 심폐를 윤택하게 하고 기침을 멈추며 오장을 보하고 허로손상을 치료하며 장위(腸胃)의 통증을 제거한다.

대추의 기능성 및 효능에 관한 특허 자료

대추 추출물을 유효 성분으로 함유하는 허혈성 뇌혈관 질환의 예방 및 치료용 조성물

본 발명의 대추 추출물은 PC12세포주 또는 해마 조직 CA1 영역의 신경세포 손상을 효과적으로 예방하는 것을 확인함으로써, 허혈성 뇌혈관 질환의 예방 또는 치료용 조성물로 유용하게 이용될 수 있다.

— 등록번호 : 10-0757207, 출원인 : (주)네추럴에프앤피

대추를 이용한 숙취 해소 음료 및 이 제조 방법

본 발명은 씨를 포함한 대추 및 각종 한약재에서 과육을 추출하여 음용이 용이한 음료로 제조함으로써 숙취 해소 및 기력 증강에 도움을 줄 수 있다.

— 공개번호 : 10-2010-0026487, 출원인 : 충청대학 산학협력단

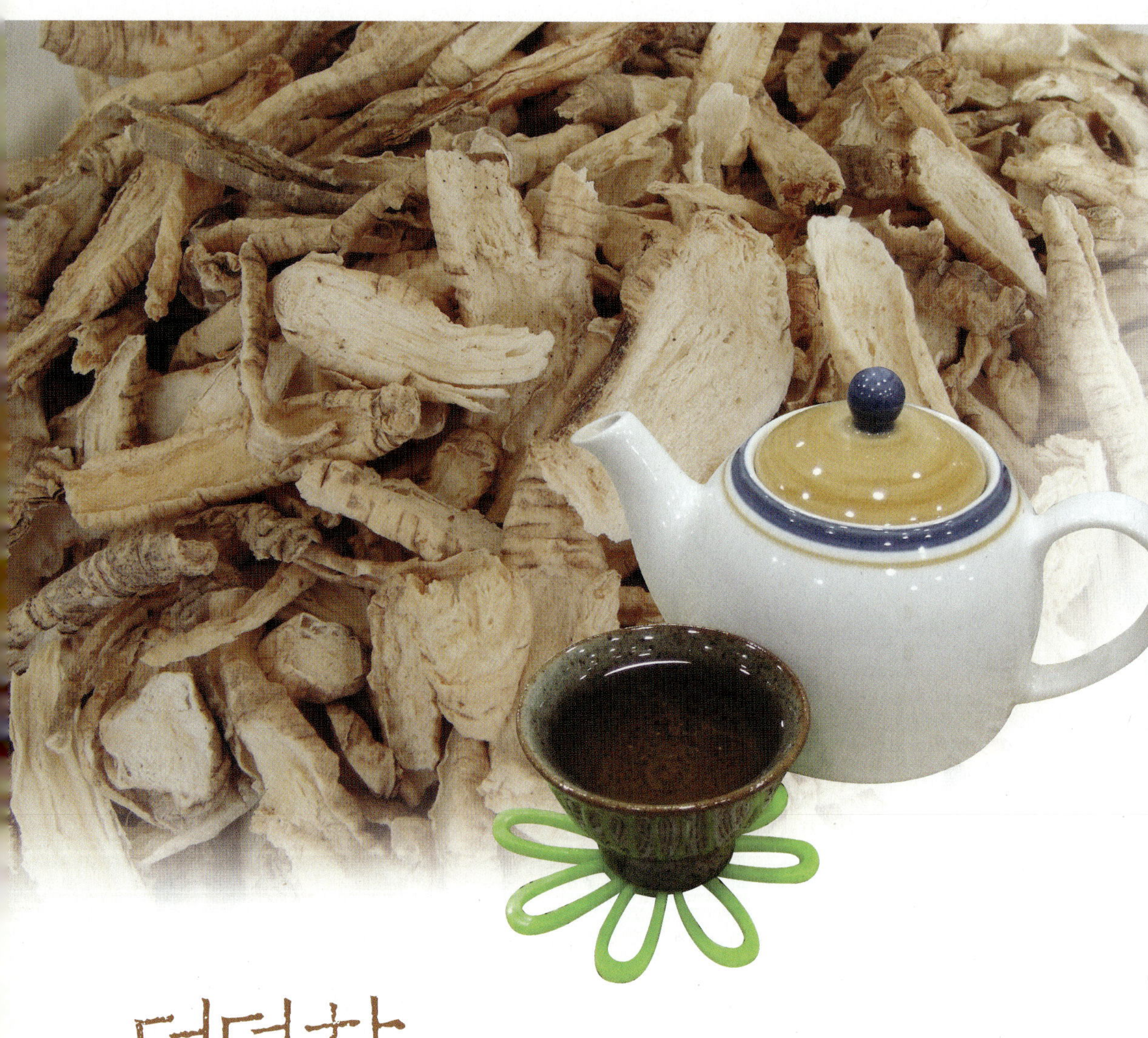

더덕차

| 식물명 | 더덕　　| 학명 | *Codonopsis lanceolata* (Siebold & Zucc.) Trautv.

| 생약명 | CODONOPSITIS LANCEOLATAE RADIX(양유근羊乳根)

| 이명 | 노삼(奴蔘), 지황(地黃), 통유초(通乳草), 사엽삼(四葉蔘), 백하거(白河車), 토당삼(土黨蔘)

| 과명 | 초롱꽃과(Campanulaceae) | 개화시기 | 8~9월

| 효능과 주치 |

가래를 제거하는 거담(祛痰), 고름을 배출하는 배농(排膿), 몸을 튼튼하게 하는 강장(强壯), 젖이 잘 나오게 하는 최유(催乳), 독을 푸는 해독(解毒), 종기를 삭히는 소종(消腫), 진액을 만들어 내는 생진(生津) 등의 효능이 있으며, 해수(咳嗽), 인후염(咽喉炎), 폐농양(肺膿瘍), 유선염(乳腺炎), 장옹(腸癰, 장에 생기는 종창), 옹종(擁腫, 악창과 부스럼), 유즙(乳汁) 부족, 사교상(蛇咬傷, 뱀에 물린 상처) 등에 이용한다.

- 성분 : 전초에 Apigenin, luteolin, alpha-spinasterol, stigmasterol, oleanolic acid, echinocystic acid, albigenic acid 등이 함유되어 있다. 뿌리에는 leoithin, pentosane, phytoderin, saponin이 함유되어 있다.
- 사용 부위 : 뿌리를 양유근이라 하며, 약용 또는 식용한다.
- 성품과 맛(성미) : 성은 평(平)하고(약간 따뜻한 쪽으로 봄.), 맛은 달고 맵다(감신甘辛).
- 작용 부위(귀경) : 비(脾), 폐(肺) 경락에 작용한다.

| 채취 방법 및 가공 |

가을철에 채취하여 품질별로 정선하고, 식용으로 사용할 것은 저온 저장을 하며, 약용할 것은 건조하여 저장한다.

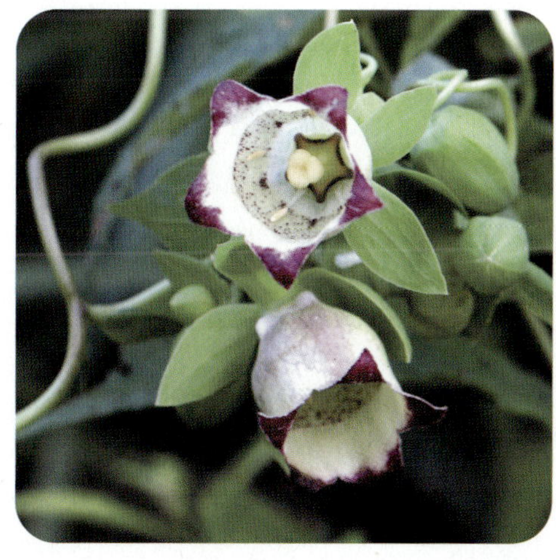

더덕꽃

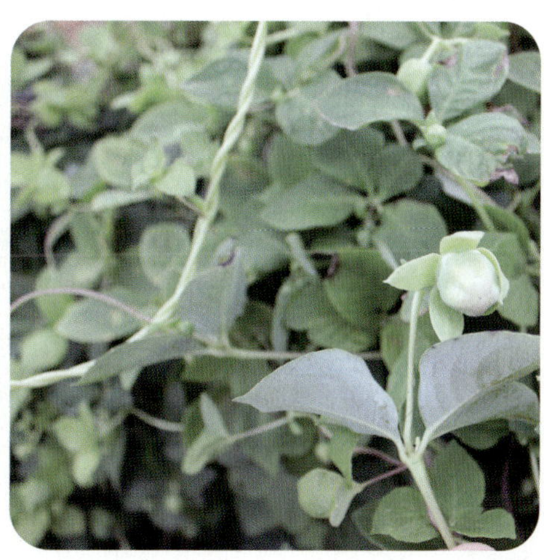

더덕 꽃봉오리

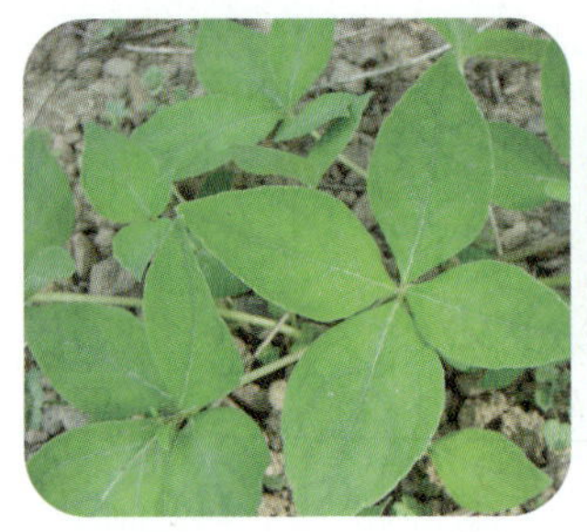
더덕 잎

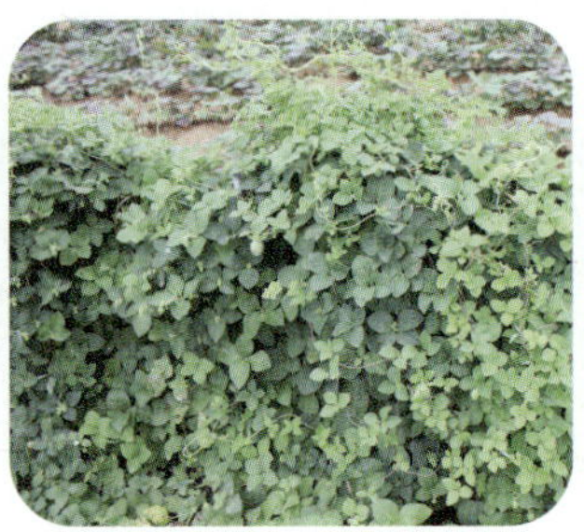
더덕 지상부

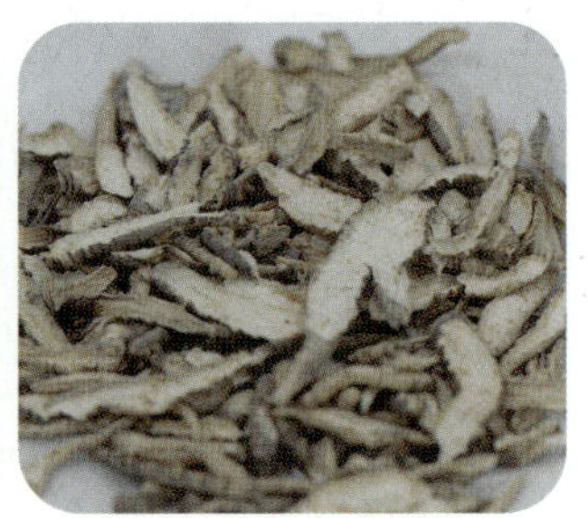
절단 건조한 더덕 뿌리(양유근)

| 차 만들기와 용법 |

말린 것으로 하루에 12~30g 정도를 사용하는데, 보통 뿌리 10~15g에 물 2L를 붓고 끓여서 복용한다. 또는 가루로 만들어 복용하기도 한다.

| 사용상의 주의사항 |

여로(藜蘆)와 함께 사용하지 않는다.

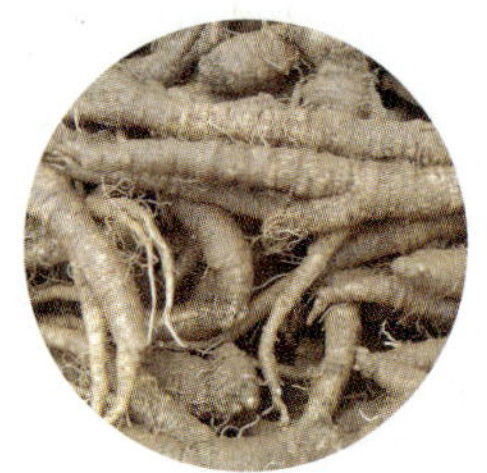
더덕 생뿌리

응용

몸 안의 진액을 기르고 폐(肺)의 기운을 촉촉하게 하는 작용이 있으므로, 병후에 몸이 허약해졌을 때, 폐의 음액이 부족할 때, 해수(심한 기침) 등의 병증에 응용할 수 있는데, 병후에 몸이 허약해졌을 때는 이 약재에 숙지황, 당귀 등을 배합하고, 폐음(肺陰) 부족으로 해수(기침)가 있을 때는 이 약재에 백부근(百部根, 덩굴백부 뿌리), 자완(紫菀, 개미취 뿌리), 백합(百合) 등을 배합하여 사용하며, 출산 후에 몸이 허약해진 경우나 젖이 잘 나오지 않을 때는 이 약재에 동과자(冬瓜子, 동아호박 씨), 의이인(薏苡仁, 율무), 노근(蘆根, 말린 갈대의 뿌리), 길경(桔梗, 도라지), 야국(野菊, 산국), 금은화(金銀花, 인동덩굴꽃), 생감초(生甘草) 등의 약물을 배합하여 응용한다. 독사에 물렸을 때도 응용할 수 있는데, 이 약재를 끓여서 복용하거나 또는 깨끗이 씻어서 짓찧어 환부에 붙이면 매우 효과가 좋다.

더덕의 기능성 및 효능에 관한 특허 자료

더덕 추출물을 유효 성분으로 포함하는 당뇨 또는 당뇨 합병증 예방 또는 치료용 조성물

본 발명에 따르면 더덕 추출물 또는 상기 추출물의 분획물을 유효 성분으로 함유하는 당뇨 및 당뇨 합병증의 예방 및 치료용 조성물이 제공된다.

— 공개번호 : 10-2011-0058556, 출원인 : 한림대학교 산학협력단

더덕 추출물을 포함하는 알코올성 간 질환 및 알코올성 고지혈증의 예방 및 치료용 조성물

본 발명은 더덕 추출물을 유효 성분으로 포함하는 알코올성 간 질환 및 알코올성 고지혈증의 예방 및 치료용 조성물에 관한 것이다. 본 발명에 따른 조성물은 알코올의 섭취로 인해 증가된 간 조직 및 혈장의 지질 농도, 지질과산화물 농도를 감소시키고 간 기능 지표 효소의 활성을 정상화하는 효과가 있으므로 알코올성 간 질환 및 알코올성 고지혈증의 예방, 경감 및 치료의 목적으로 유용하게 사용할 수 있다.

— 등록번호 : 10-0631073-0000, 출원인 : 연세대학교 산학협력단

더덕 추출물을 포함하는 허혈성 뇌혈관 질환 예방 또는 개선용 조성물

본 발명은 더덕 추출물을 유효 성분으로 포함하는 허혈성 뇌혈관 질환 예방 또는 개선용 조성물에 관한 것으로, 보다 상세하게는 상기 더덕 추출물은 뇌 해마 조직의 신경세포 보호능 및 신경세포사 억제능이 우수하고, 아교세포의 활성화 억제능이 뛰어나다는 것이 확인되어, 뇌허혈에 민감하다고 알려져 있는 뇌 해마 조직 CA1 영역의 신경 손상을 효과적으로 예방할 뿐만 아니라 인체에 무해하여, 상기 더덕 추출물을 유효 성분으로 포함하는 허혈성 뇌혈관 질환 예방 또는 개선용 조성물은 뇌허혈에 의한 질환의 치료, 예방 또는 개선을 위해 다양하게 응용될 수 있을 것으로 기대된다.

— 공개번호 : 10-2012-0053604, 출원인 : 강원대학교 산학협력단

더덕 추출물과 그를 함유한 비만 억제용 조성물

본 발명은 더덕 추출물과 그를 함유한 비만 방지용 조성물에 관한 것으로, 더덕의 잎, 뿌리, 줄기 등으로부터 물 또는 유기용매로 추출한 더덕 추출물은 알파글루코시다제 및 알파아밀라제 효소 활성을 억제하여 식후 당질 또는 전분질의 소화 흡수를 억제함으로써 인체나 동물의 비만 예방 및 치료에 이용할 수 있는 매우 뛰어난 효과가 있다.

— 공개번호 : 10-2003-0074979, 출원인 : 손건호, 장동재, 권정숙, 김정상

더덕 추출물 또는 더덕 사포닌 분획을 포함하는 발모 또는 양모 촉진용 조성물

본 발명은 더덕 추출물 또는 더덕의 사포닌을 유효 성분으로 포함하는 발모 또는 양모 촉진용 조성물 및 이를 포함하는 피부외용제 또는 기능성 식품에 관한 것이다. 본 발명의 조성물 및 이를 함유하는 제품은 사람뿐만 아니라 애완동물이나 털을 채취하거나 모피를 이용하는 동물에 적용할 수 있다.

— 공개번호 : 10-2010-0116882, 특허권자 : 강원대학교 산학협력단

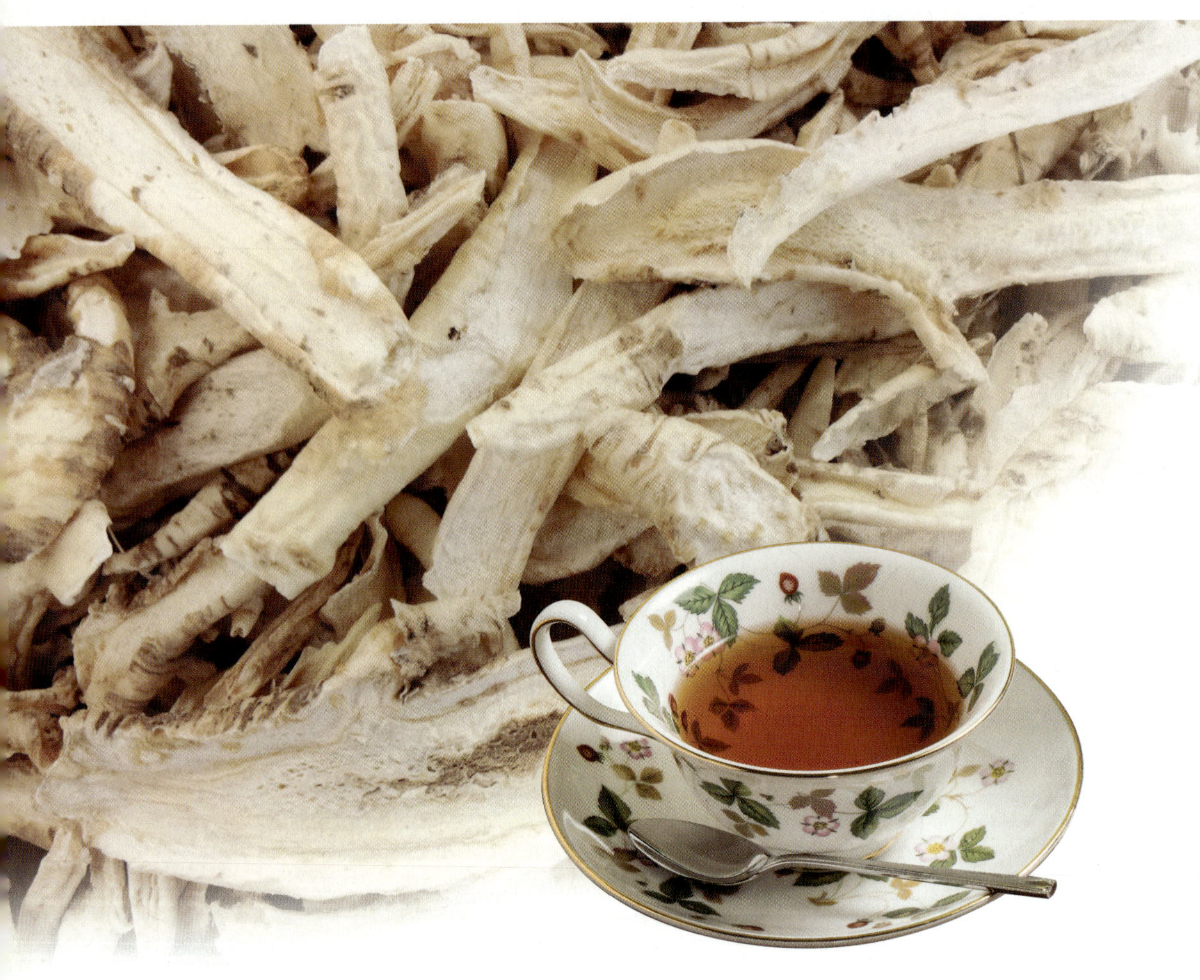

도라지차

| 식물명 | 도라지 | 학명 | *Platycodon grandiflorum* (Jacq.) A.DC.

| 생약명 | PLATYCODI RADIX(길경桔梗) | 이명 | 고경(苦梗), 고길경(苦桔梗), 제니(薺苨)

| 과명 | 초롱꽃과(Campanulaceae) | 개화시기 | 7~8월

폐의 기운을 이롭게 하고 인후부에 도움을 주며(선폐이인宣肺利咽), 담과 농을 배출하며(거담배농祛痰排膿), 해수와 담이 많은 데(해수담다咳嗽痰多), 가슴이 답답하고 꽉 막힌 데, 인후부의 통증, 폐에 옹저가 있거나 농을 토하는 증상 등을 치유하는 데 유용하다.

- 성분 : 뿌리에 약 2%의 triterpenoid saponin(platycodin A, B, D, D_2, polygalacin D, D_2), 0.3%의 sterol이 함유되어 있다. 그 밖에 inulin, betulin, α-spinasterol, platycodonin, 당질, 칼슘, 철 등이 함유되어 있다. 줄기와 잎에도 사포닌 성분이 있다. 또 뿌리에는 식이섬유가 많아 변비를 예방할 수 있다.
- 사용 부위 : 뿌리를 길경이라 하며, 약용 및 다양하게 이용한다.
- 성품과 맛(성미) : 평(平)하고, 맵고 쓰며(신고辛苦), 독은 없다.
- 작용 부위(귀경) : 폐(肺), 위(胃) 경락에 작용한다.

| 채취 방법 및 가공 |

이른 봄(싹이 나기 전)과 늦가을(지상부가 고사한 다음)에 채취하여 이물질을 제거하고 잘게 잘라서 건조기에 넣어 말린 후 사용한다.

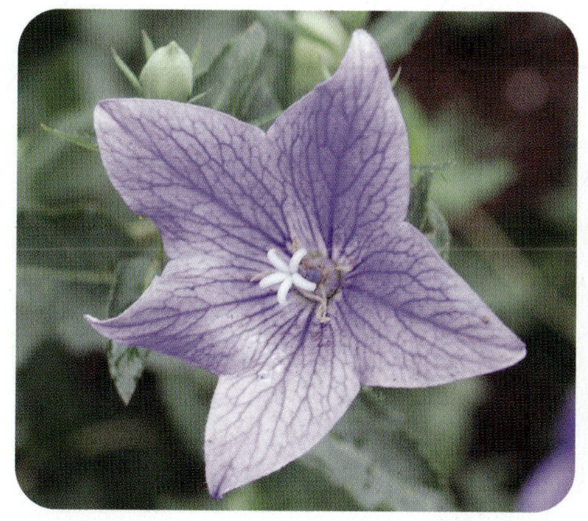

도라지꽃

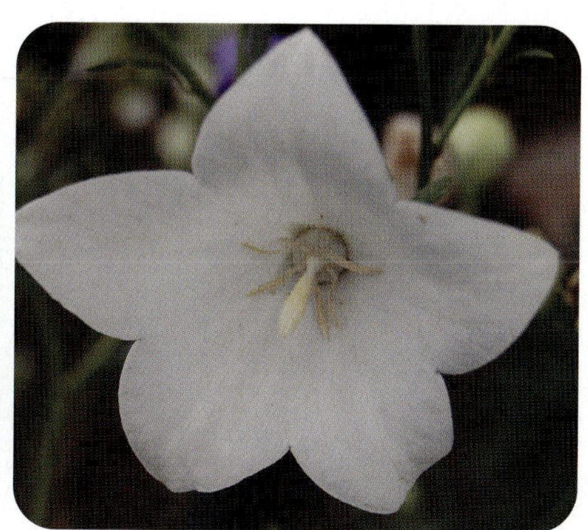

백도라지꽃

| 차 만들기와 용법 |

말린 것으로 하루에 4~12g을 사용하는데, 4~5g에 물 1~2L를 붓고 끓여서 체로 받쳐 걸러내고 꿀이나 설탕을 가미하여 마신다. 끓일 때 감초 5g과 꿀을 약간 첨가하면 좋다.

도라지는 용법이 매우 다양하다. 일상 식생활에서 껍질을 벗긴 후 물에 담가 쓴맛을 우려낸 후 나물로 무쳐 먹기도 하고, 튀김이나 구이용으로 사용하기도 하며, 말린 도라지를 적당량 물에 끓여서 차로 마시기도 한다. 특히 기관지염이나 가래가 많을 때 애용하는데, 가래를 묽게 하여 밖으로 배출하는 데 아주 요긴한 약재이다. 다만 말린 도라지를 물로 끓일 때는 쓴맛이 너무 강하므로 지나치게 많이 넣지 않도록 주의한다.

| 사용상의 주의사항 |

맛이 매운 약재이므로 진액을 소모(消耗)하는 작용이 있어 음허(陰虛)로 오래된 해수, 또는 기침에 피가 나오는 해혈(咳血)이 있는 경우에는 사용할 수 없고, 위궤양이 있는 경우에는 신중하게 사용한다. 또 내복하는 경우 많은 양을 사용하면 오심구토(惡心嘔吐)를 일으킬 수 있으므로 주의한다. 특히 도라지에는 쓴맛을 내는 사포닌 함량이 매우 많아서 차로 끓일 때 도라지를 지나치게 많이 넣지 않도록 주의하고, 뇌두를 제거하고 사용하면 오심구토를 예방할 수 있다.

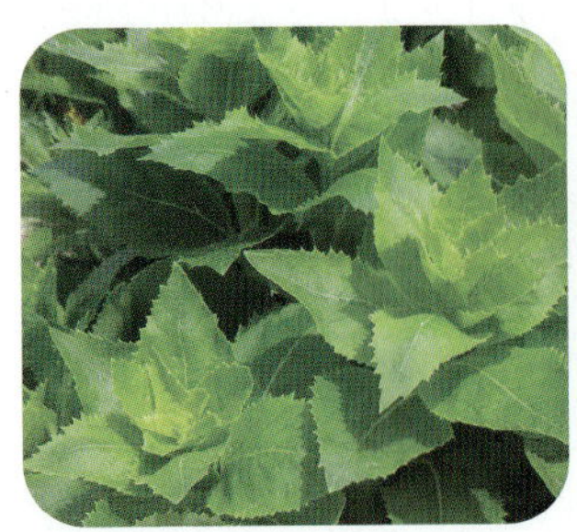

도라지 잎

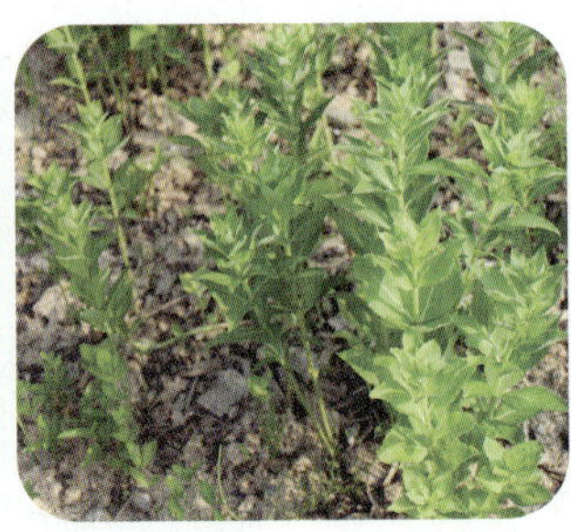

도라지 지상부

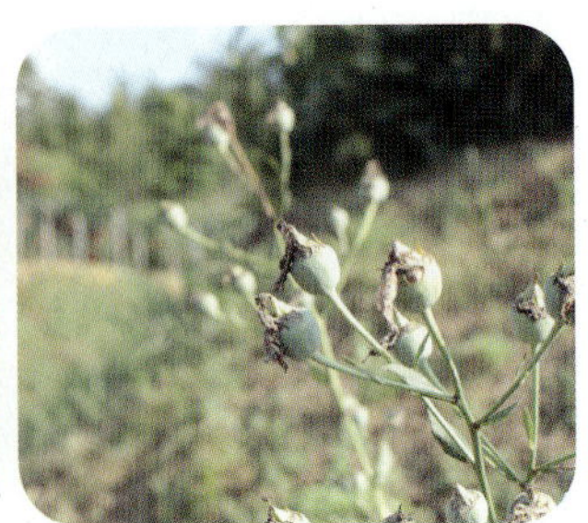

도라지 열매

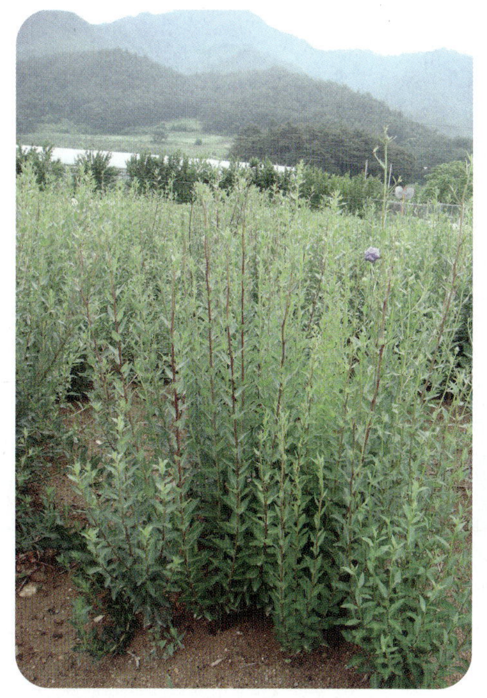

무리지어 자라는 도라지

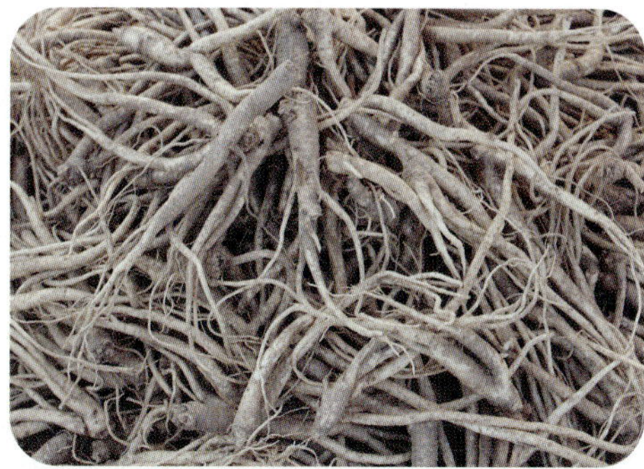

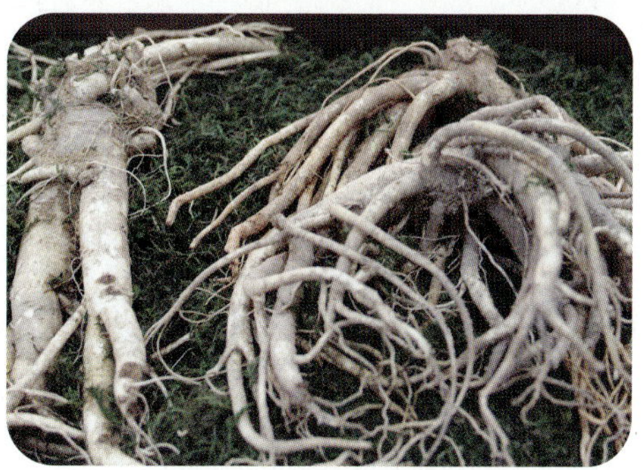

채취한 도라지 뿌리(길경)

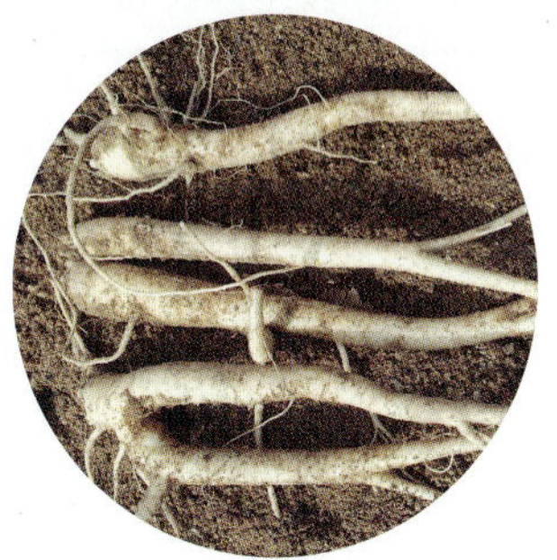

도라지 생뿌리

폐(肺)에 한사(寒邪)가 든 폐한(肺寒)의 경우나 폐에 열사(熱邪)가 든 폐열(肺熱)의 경우
를 막론하고 응용할 수 있는 장점이 있다. 가미감길탕(加味甘桔湯)이나 길경이진탕(桔
梗二陳湯) 참조

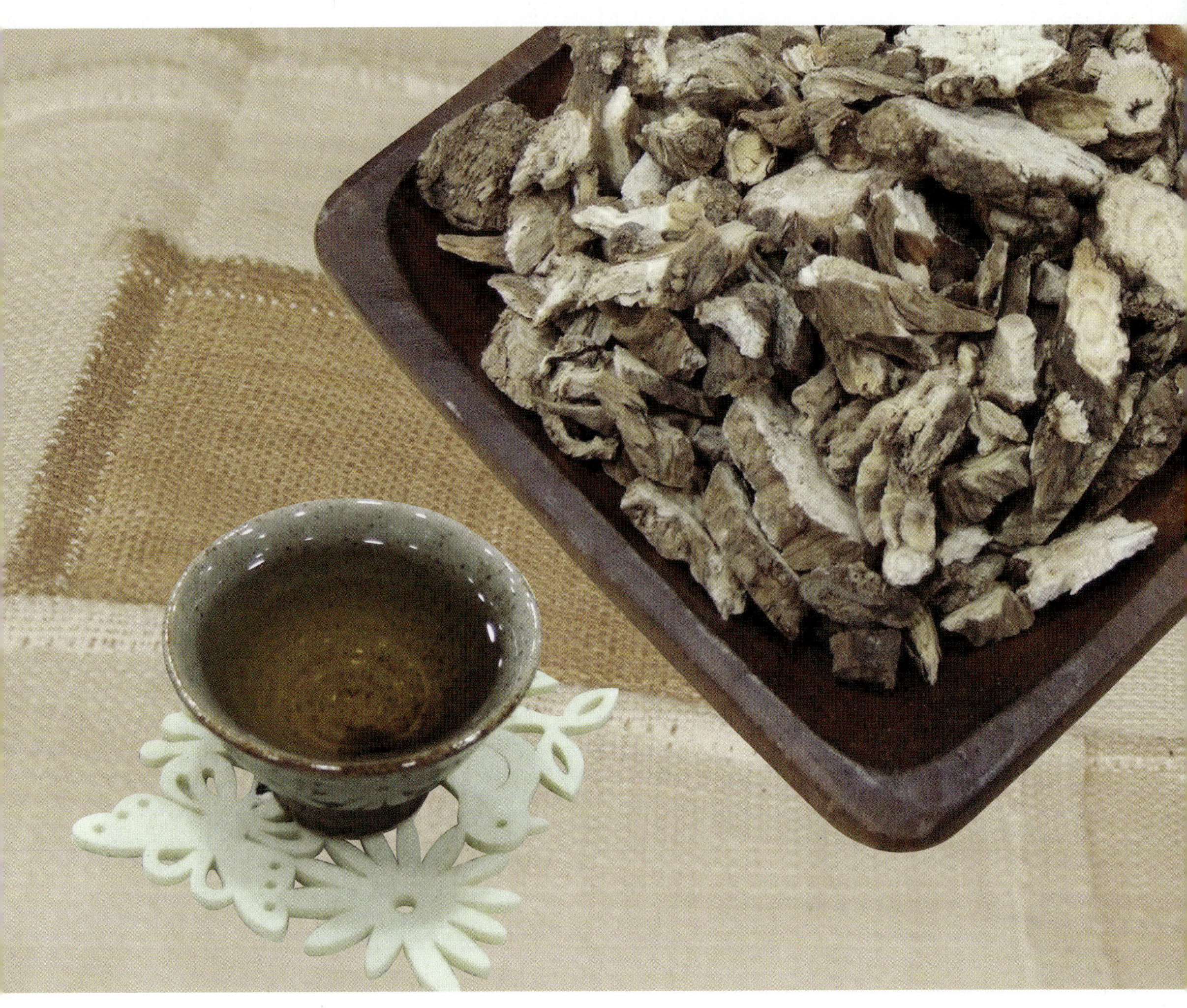

독활차

| 식물명 | 땅두릅 | 학명 | *Aralia cordata* var. *continentalis* (Kitag.) Y.C.Chu

| 생약명 | ARALIAE CORDATAE RADIX(독활獨活)

| 이명 | 강활(羌活), 강청(羌靑), 독요초(獨搖草), 독활(獨滑)

| 과명 | 두릅나무과(오가과五加科, Araliaceae) | 개화시기 | 7~8월

| 효능과 주치 |

풍사(風邪)와 습사(濕邪)를 제거하고(거풍제습祛風除濕), 표사(表邪, 바람이나 추위 또는 열 등 사기가 모공을 타고 들어와 피부 아래 머무는 증상으로 오한과 발열 또는 일사병 등을 수반하는 경우가 많음.)를 흩어지게 하며 통증을 멈춘다(해표지통解表止痛). 풍사와 한사, 습사로 인한 심한 통증(풍한습비風寒濕痺)을 다스리고, 허리와 무릎의 동통을 치료한다(요슬동통腰膝疼痛). 관절의 구부리고 펴는 동작이 어려운 것을 치료하며(관절굴신불리關節屈伸不利), 오한과 발열을 다스린다(오한발열惡寒發熱). 두통과 몸살을 치료하는 데 유용하다.

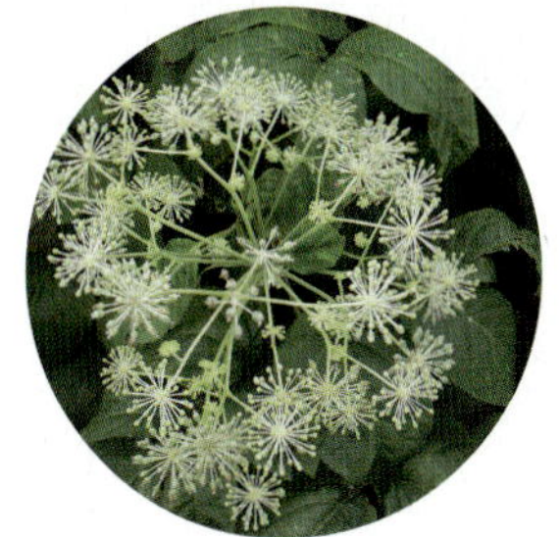

땅두릅 꽃

- 성분 : 정유가 0.07% 함유되어 있으며 성분은 주로 limonene, sabinene, myrcene, humulene 등이다.
- 사용 부위 : 건조한 뿌리를 독활이라 하며, 약용한다.
- 성품과 맛(성미) : 따뜻(혹은 약간 따뜻)하고(온溫 또는 미온微溫), 맵고 쓰며(신고辛苦), 독은 없다.
- 작용 부위(귀경) : 신(腎), 방광(膀胱) 경락에 작용한다.

| 채취 방법 및 가공 |

이른 봄과 가을에 채취하여 이물질을 제거하고 2~5㎜ 두께로 절단하여 말린다.

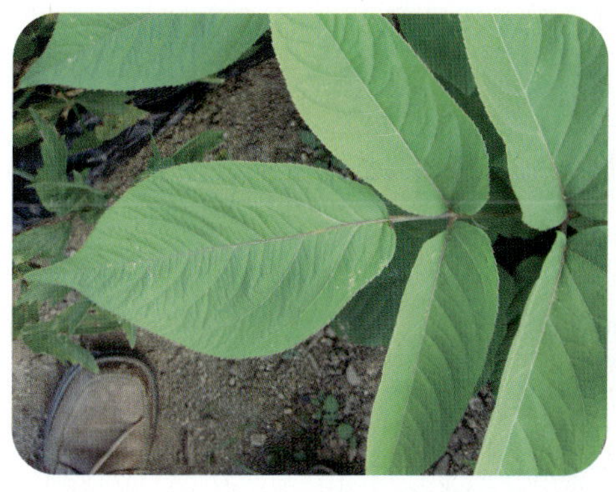

땅두릅 잎 생김새

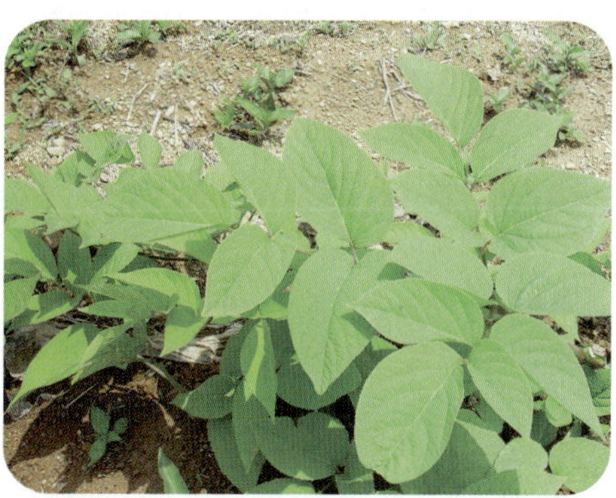

땅두릅 잎

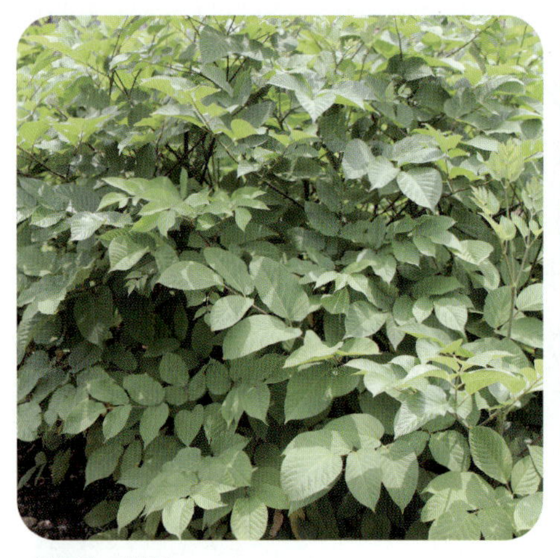
땅두릅 지상부

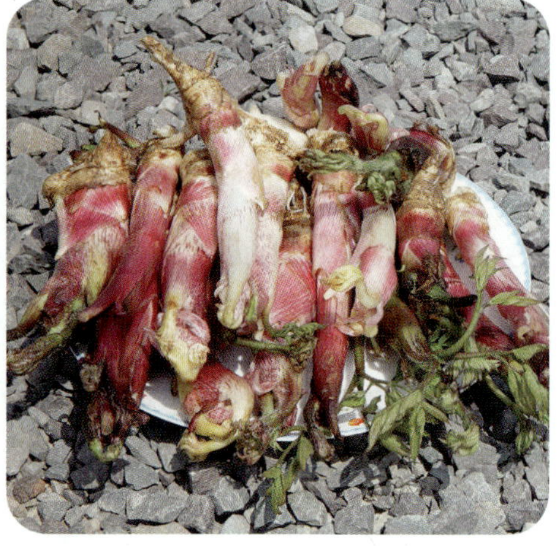
땅두릅 새순

| 차 만들기와 용법 |

건조한 약재로 하루 4~12g을 사용하는데, 단재로 끓여서 복용할 때는 말린 독활 5
~10g에 물 2L 정도를 붓고 끓기 시작하면 약한 불로 줄여서 2시간 정도 끓여서 복용
한다. 기호에 따라서 꿀이나 설탕을 가미해도 된다.

| 사용상의 주의사항 |

맵고 따뜻한 약재로서 습사(濕邪)를 말리고 흩어지게 하는 효능이 있으므로 몸 안

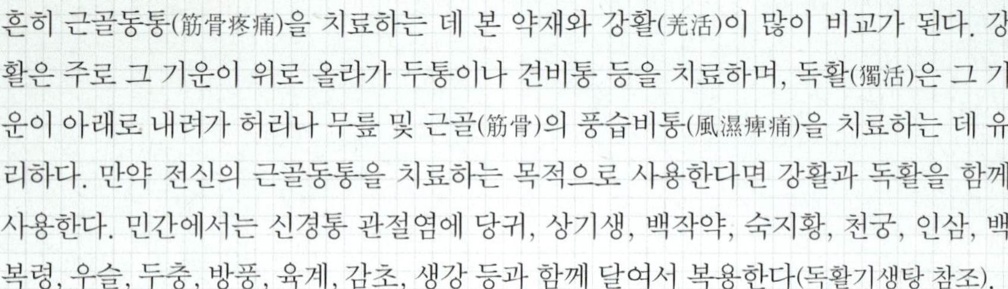

흔히 근골동통(筋骨疼痛)을 치료하는 데 본 약재와 강활(羌活)이 많이 비교가 된다. 강
활은 주로 그 기운이 위로 올라가 두통이나 견비통 등을 치료하며, 독활(獨活)은 그 기
운이 아래로 내려가 허리나 무릎 및 근골(筋骨)의 풍습비통(風濕痺痛)을 치료하는 데 유
리하다. 만약 전신의 근골동통을 치료하는 목적으로 사용한다면 강활과 독활을 함께
사용한다. 민간에서는 신경통 관절염에 당귀, 상기생, 백작약, 숙지황, 천궁, 인삼, 백
복령, 우슬, 두충, 방풍, 육계, 감초, 생강 등과 함께 달여서 복용한다(독활기생탕 참조).

의 진액이 상할 우려가 있어 음허혈조(陰虛血燥, 몸 안의 진액이 부족하고 음기가 허한 증상)의 경우에는 사용하면 안 된다.

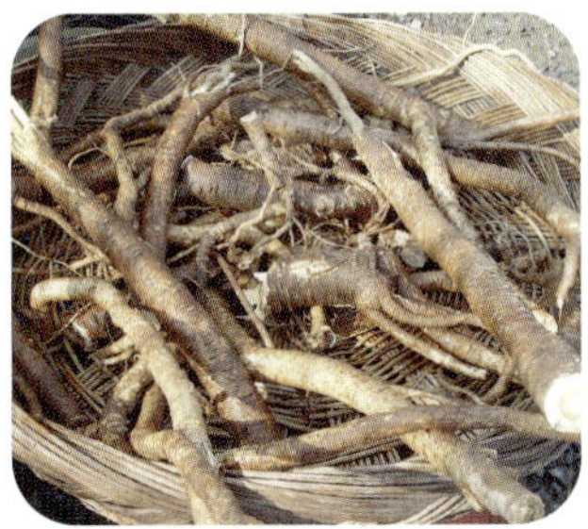
땅두릅 뿌리

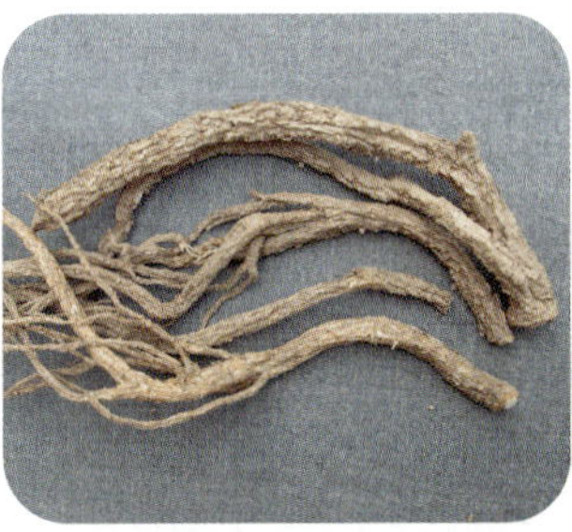
건조한 땅두릅 뿌리(독활)

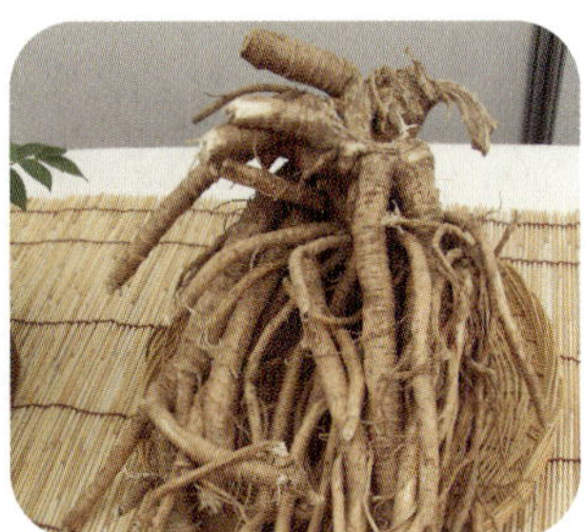
건조한 땅두릅 뿌리(독활)

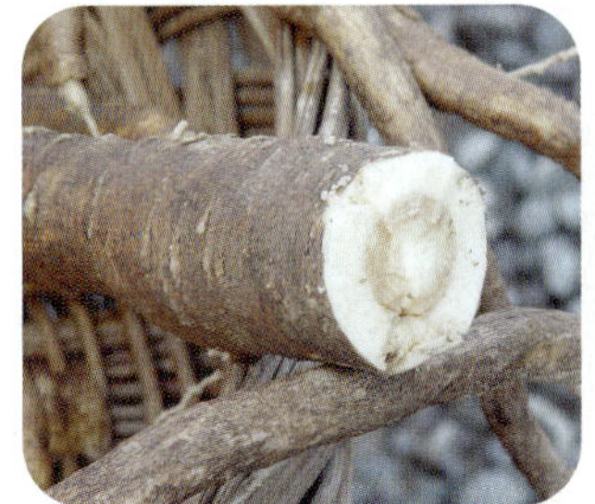
땅두릅 뿌리 단면

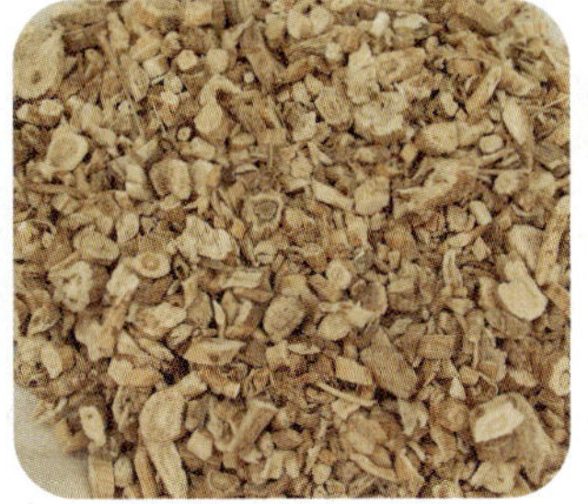
절단 건조한 땅두릅 뿌리(독활)

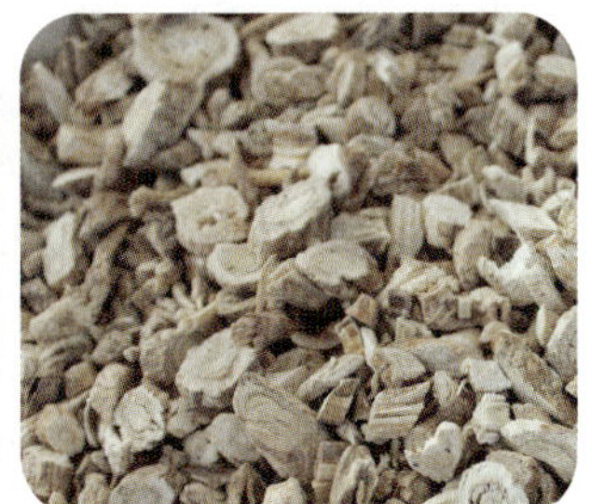
절단 건조한 땅두릅 뿌리(독활)

독활의 기능성 및 효능에 관한 특허 자료

독활 추출물을 포함하는 췌장암 치료용 조성물 및 화장료 조성물

본 발명에 따른 췌장암 치료용 조성물 및 화장료 조성물은 췌장암 세포의 성장을 억제하고 세포 사멸을 유도하는 효과가 있어 췌장암 치료 및 예방에 효과적으로 사용할 수 있다.

— 공개번호 : 10-2012-0122425, 출원인 : 주식회사 한국전통의학연구소, 정경채, 황성연

독활 및 만형자의 혼합 생약 추출물을 유효 성분으로 함유하는 관절염의 예방 및 치료용 조성물

본 발명의 독활 및 만형자의 혼합 생약 추출물은 시험관 내 실험에서 연골 구성 물질의 분해 억제 및 세포 괴사 억제 활성을 나타내며, 염증 및 통증 유발 동물에서 소염 및 진통 활성이 탁월하므로 관절염의 예방 및 치료에 유용한 약학 조성물 및 건강 기능 식품에 이용될 수 있다.

— 공개번호 : 10-2008-0055205, 출원인 : 경희대학교 산학협력단

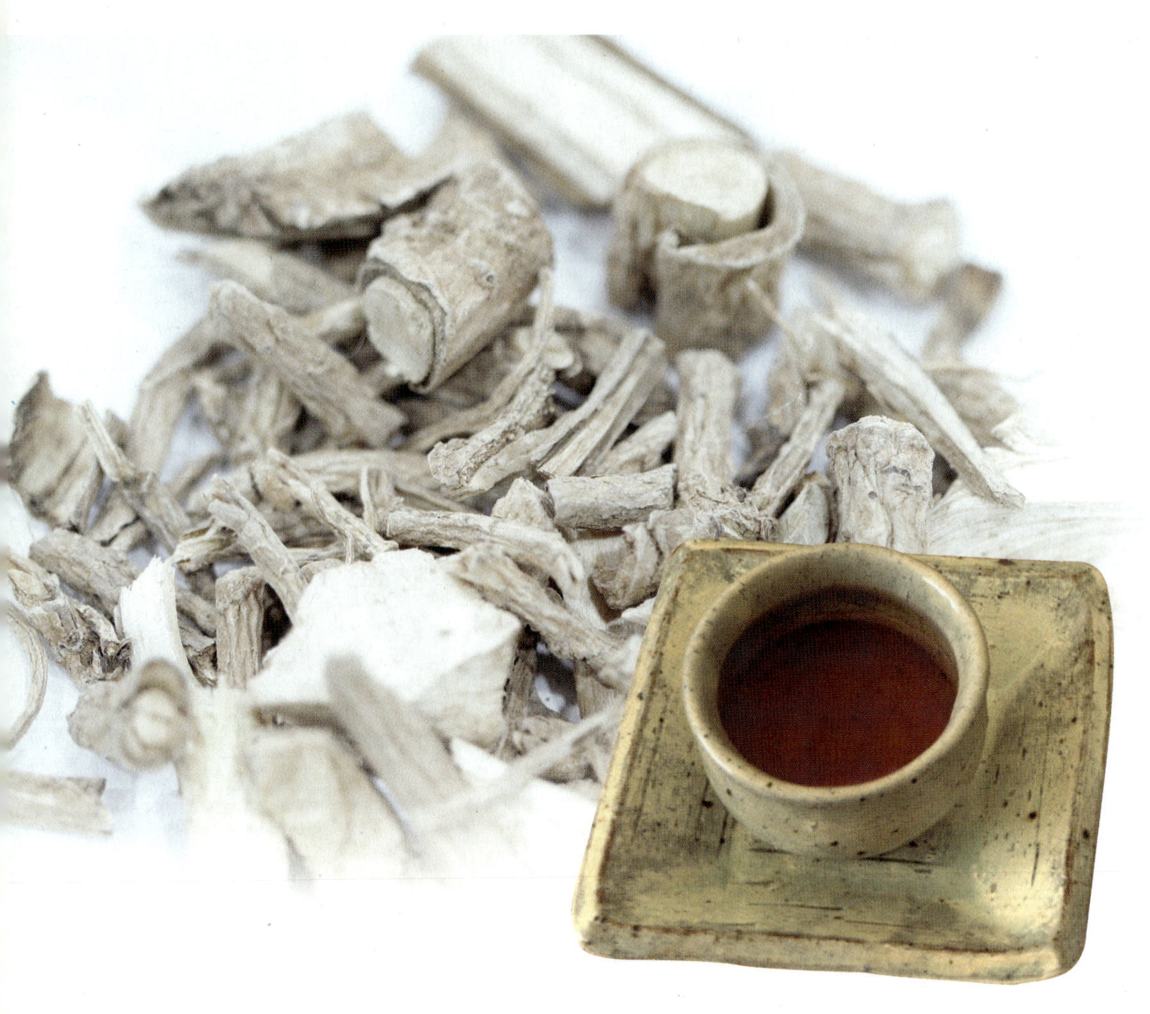

두릅나무차

| 식물명 | 두릅나무　　| 학명 | *Aralia elata* (Miq.) Seem.

| 생약명 | ARALIAE CORTEX(총목피楤木皮, 송목백피楤木白皮)　　| 이명 | 자노아(刺老鴉)

| 과명 | 두릅나무과(五加科, Araliaceae)　　| 개화시기 | 8월경

풍을 제거하는 거풍(祛風), 혈액 순환을 원활하게 해 주는 활혈(活血), 신(腎)의 정(精)을 튼튼하게 해 주고, 혈당을 낮추며, 수렴하는 효능이 있다. 풍습성관절염, 위경련, 위궤양, 간염, 당뇨병, 신경쇠약, 신기부족, 타박상 등에 이용할 수 있고 해열, 거담 작용이 있어 열을 내리고 가래를 없앤다. 당뇨병으로 인해 기력이 없고 머리가 아플 때도 좋다. 혈중 지질을 낮춰 고혈압 증상 완화, 불안, 초초, 불면증 등의 증세를 없애며, 우울증으로 두통, 어지럼증이 있을 때, 또한 스트레스를 해소하며, 자율신경 실조증에도 좋다. 부종, 신장염, 관절염, 신경통에 좋다.

- 성분 : 줄기 껍질과 뿌리껍질에는 트리터피노이드(triterpenoid)계 사포닌, 타닌, 콜린, 정유 등이 함유되어 있다. 헤데라제닌 등의 성분과 칼슘, 철, 비타민 B_2, 비타민 A와 B_1, 비타민 C, 칼슘, 칼륨, 디아스타제 등도 함유되어 있다.

- 사용 부위 : 뿌리껍질이나 줄기 껍질을 벗겨서 말린 것을 총목피(楤木皮), 송목백피(楤木白皮)라 하며, 약용한다. 민간에서는 보통 이른 봄에 가지 끝에 나오는 어린 순을 따서 끓는 물에 데쳐서 나물로 먹는다.

- 성품과 맛(성미) : 맛은 맵고 성질은 평하다. 『민동본초(閩東本草)』에는 맛은 약간 짜고 성질은 따뜻하다고 하였다.

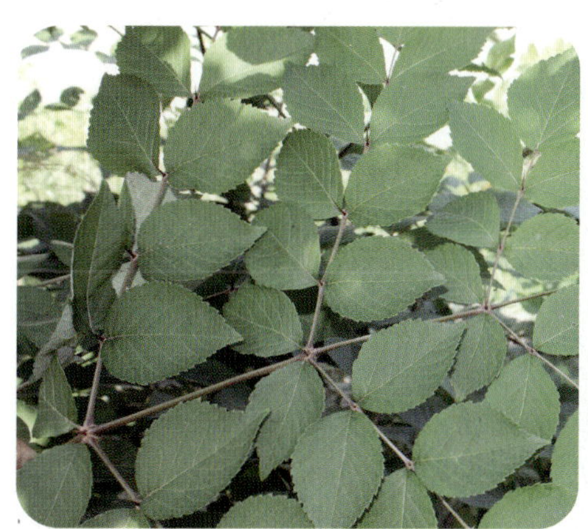

두릅나무 잎

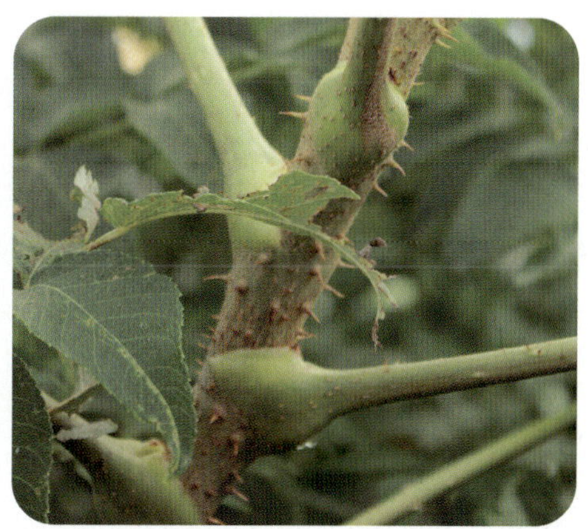

두릅나무 줄기

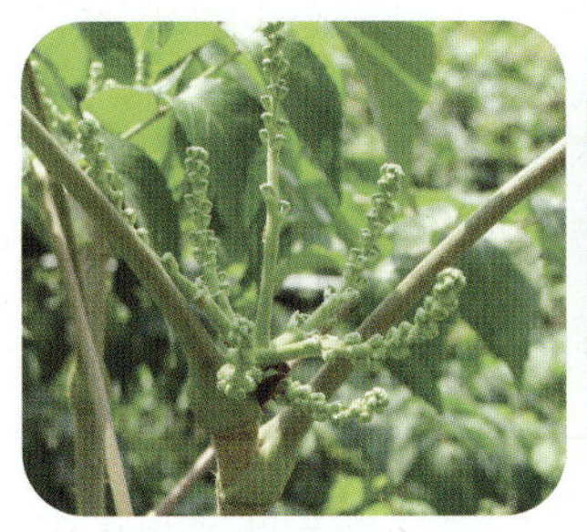
두릅나무 꽃봉오리

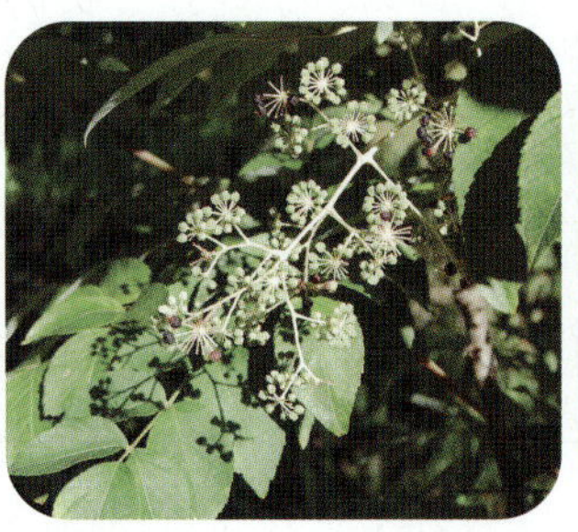
두릅나무꽃

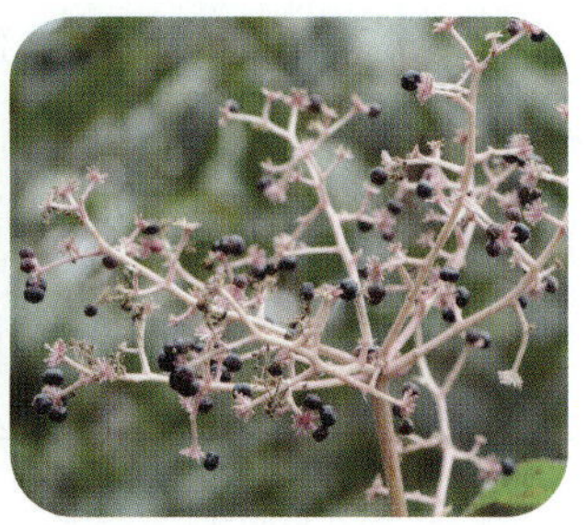
두릅나무 열매

● 작용 부위(귀경) : 간, 비, 신 경락에 작용한다. 『민동본초』에는 간(肝), 심(心), 신(腎) 경락에 작용한다고 하였다.

| 채취 방법 및 가공 |

봄철에 채취하여 가시는 제거하고 햇볕에 말린다.

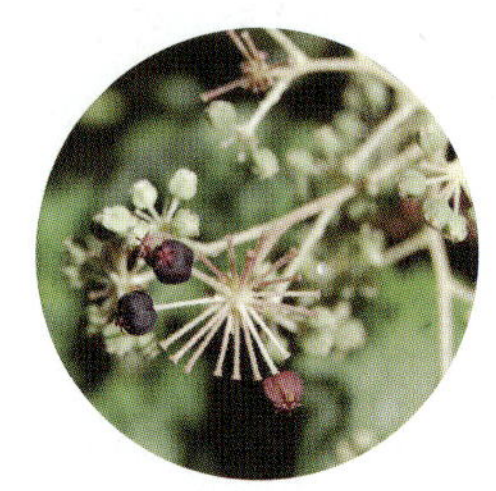
두릅나무 꽃과 열매

| 차 만들기와 용법 |

약용으로 할 때는 말린 것으로 하루 15~30g을 사용하는데, 보통 말린 줄기 껍질 또는 뿌리껍질 5~10g에 물 2L를 붓고 2시간 정도 끓인 후 가미하여 복용한다.

응용

『본초추진(本草推陳)』에는 나무껍질과 뿌리껍질은 모두 건위(健胃), 수렴(收斂), 이뇨 등의 효능이 있어 당뇨병, 신장병, 위궤양 등을 다스린다고 하였다. 『민동본초(閩東本草)』에는 허리와 신(腎)을 보양하고 근골을 강하게 하며 근육과 힘줄을 풀고 혈액 순환을 촉진시키며 어혈을 제거하고 통증을 완화시킨다고 하였다. 두릅 300g과 초고추장(고추장 3큰술, 간장 1큰술, 설탕 1큰술 반, 통깨 2작은술)을 재료로 하는 〈두릅숙회〉가 있다.

| 사용상의 주의사항 |

복용할 때 특별한 주의사항은 없다. 다만 식용할 때 두릅을 너무 익히면 두릅 특유의 맛과 향이 사라지므로 살짝 데치고, 데친 후에는 곧바로 찬물에 담가 식힌다.

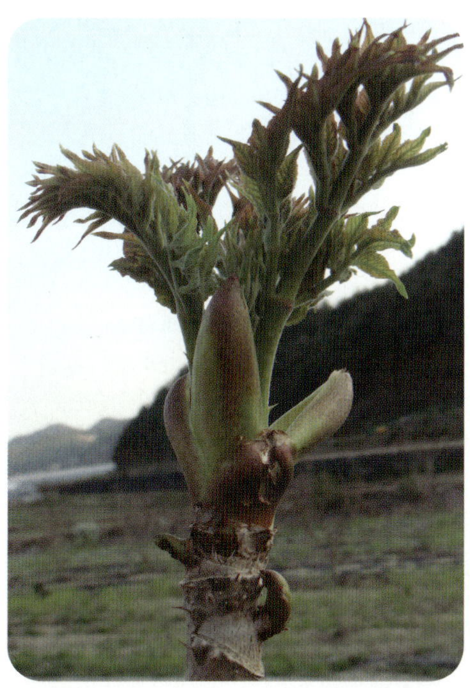

두릅나무 어린순

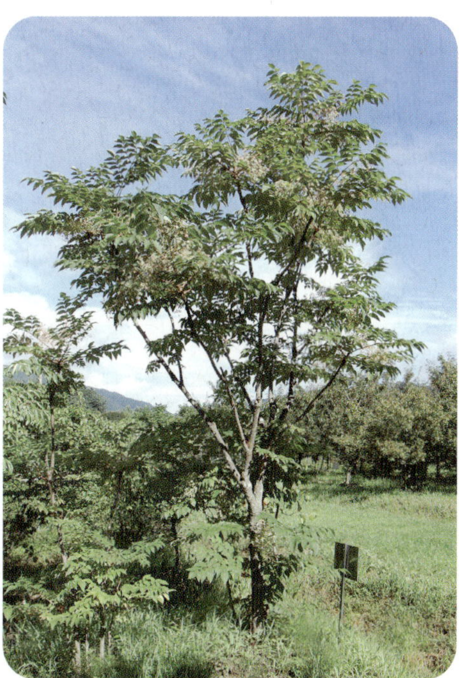

두릅나무

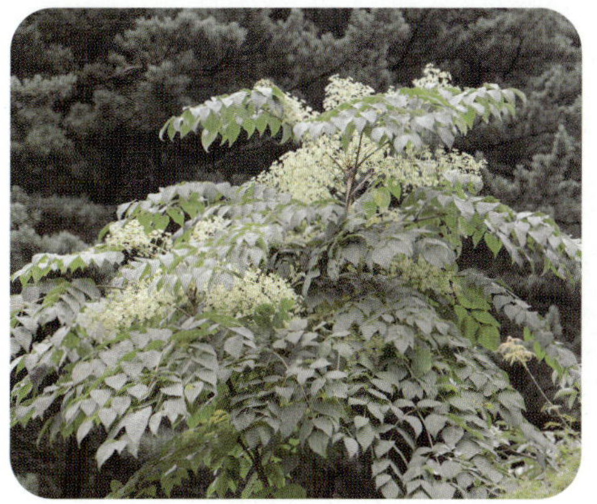

꽃이 핀 두릅나무

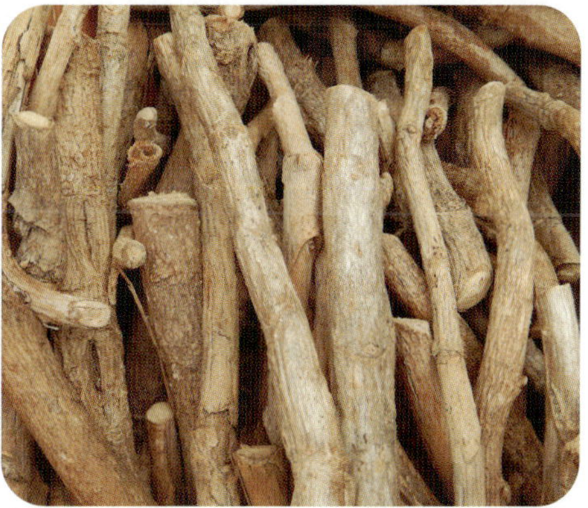

건조한 두릅나무 뿌리

두릅나무의 기능성 및 효능에 관한 특허 자료

두릅을 용매로 추출한 백내장에 유효한 조성물

본 발명은 두릅 추출물 및 이를 유효 성분으로 하는 치료제에 관한 것으로, 본 발명의 조성물 및 치료제는 백내장의 예방, 진행의 지연 및 치료의 효과가 있다. 본 발명에 따라 두릅의 수(水) 추출물을 4가지 용매-클로로포름, 에틸아세테이트, 부탄올 그리고 물로 추출한다. 이 추출물에 마이오-이노시톨 또는 타우린을 추가하면 백내장 치료의 상승 효과를 얻을 수 있다. 또한 두릅 추출물을 유효 성분으로 포함하는 음료, 생약제제, 건강보조식품은 경구 투여에 의해 당에 기인하는 백내장의 예방, 지연, 치료 및 회복의 효과를 얻을 수 있다.

— 출원번호 : 10-2000-0004354, 특허권자 : (주)메드빌

갯방풍 추출물을 함유하는 암 예방 및 치료용 약학적 조성물

본 발명은 두릅과 산딸기의 추출물로서 강력한 항산화 작용이 있어 노화로 인한 백내장 등의 질환을 예방, 진행의 지연 및 치료의 효과가 있는 조성물에 관한 것으로, 두릅과 산딸기를 물이나 알코올로 추출한다. 이 추출물은 기존에 알려져 있는 다른 항산화 물질들과 혼합하여 사용될 수 있으며, 마이오-이노시톨 또는 타우린을 포함하여 백내장 치료의 상승 효과를 얻을 수 있다. 또한 두릅과 산딸기 추출물을 유효 성분으로 포함하는 음료에 의해 음용을 가능하게 함으로써 노화에 따르는 여러 질병에 대해 예방, 지연 및 치료의 효과를 얻을 수 있다.

— 출원번호 : 10-2000-0025522, 특허권자 : (주)메드빌

두릅나무 추출물을 포함하는 혈압 강하용 조성물

본 발명은 두릅나무 추출물을 포함하는 혈압 강하용 조성물에 관한 것이다. 보다 구체적으로, 본 발명은 두릅나무를 물 또는 유기용매로 추출하여 수득한 두릅나무 추출물을 포함하는 것을 특징으로 하는 혈압 강하용 조성물에 관한 것이다. 본 발명에 따른 혈압 강하용 조성물은 고혈압 또는 고혈압 합병증과 같이 혈압이 비정상적으로 상승된 상태로 유지되는 것으로 인해 발생하는 질병의 치료 또는 예방에 매우 유용하게 사용될 수 있다.

— 공개번호 : 10-2002-0073456, 특허권자 : (주)싸이제닉

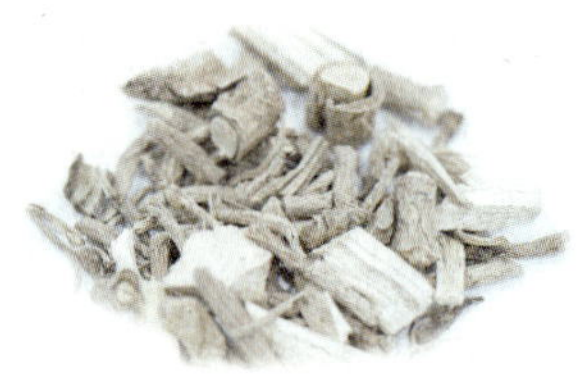

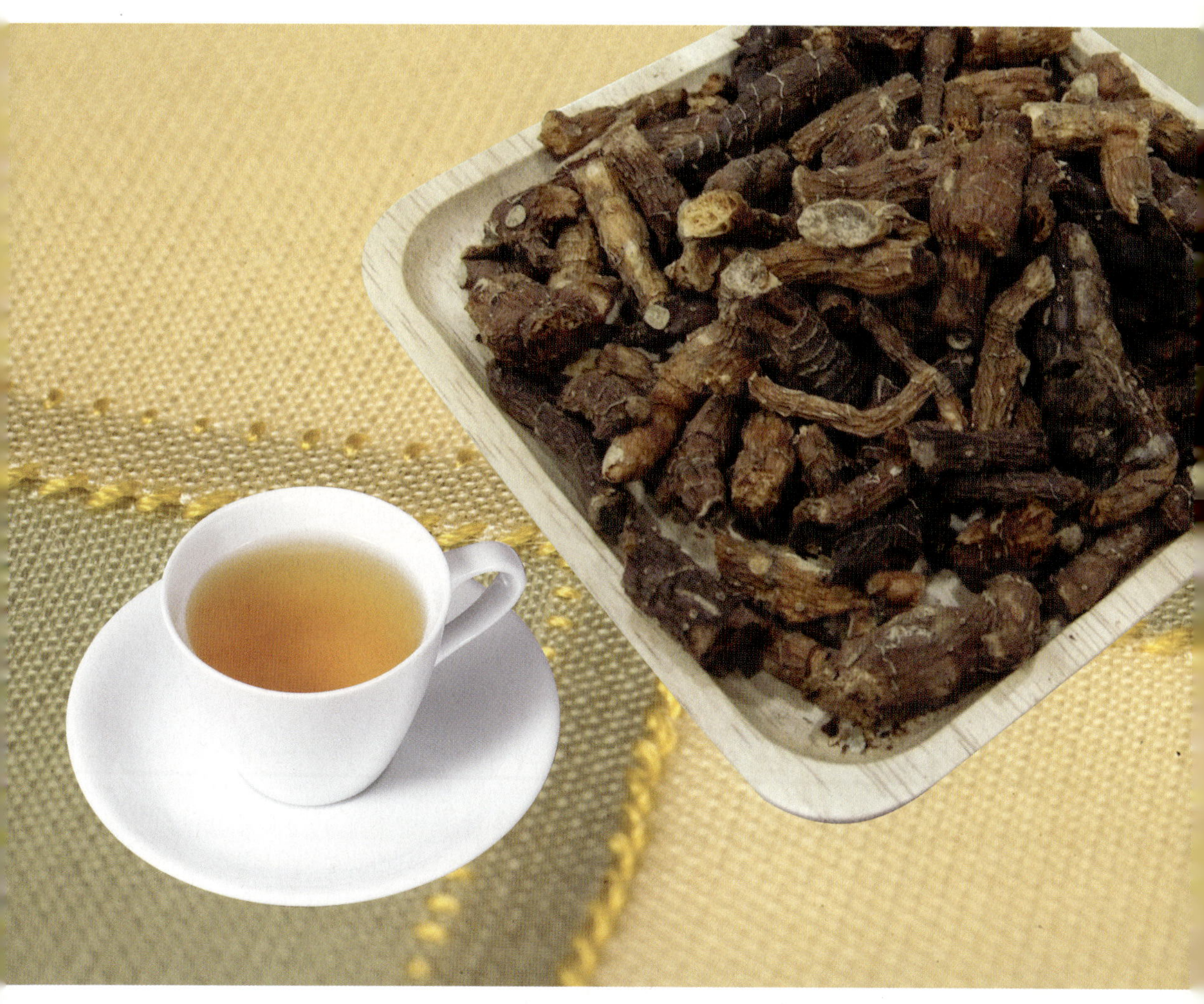

둥굴레차

| 식물명 | 둥굴레 | 학명 | *Polygonatum odoratum var. pluriflorum* (Miq.) Ohwi
| 생약명 | POLYGONATI OFFICINALIS RHIZOMA(옥죽玉竹)
| 이명 | 위유(萎蕤), 여위(女委), 황지(黃芝), 옥출(玉朮)
| 과명 | 백합과(Liliaceae) | 개화시기 | 5~6월. 담녹색 꽃이 통 모양(통형筒形)으로 핀다.

몸 안의 진액과 양기를 길러 주는 자양(滋養), 폐가 건조하지 않도록 윤활하게 해 주는 윤폐(潤肺), 갈증을 멈추어 주는 지갈(止渴), 진액을 생성해 주는 생진(生津) 등의 효능이 있어서, 허약체질의 개선, 폐결핵, 마른기침(건해乾咳), 가슴이 답답하고 갈증이 나는 번갈(煩渴), 당뇨병(糖尿病), 심장쇠약, 협심통, 소변빈삭(小便頻數, 소변이 자주 마려운 증상) 등을 치유하는 데 응용한다.

- 성분 : convallamarin, convallarin, chelidonic acid, azedidine-2carbonic acid, kaempferol-glucoside, quercitio-glycoside 등이 함유되어 있다.
- 사용 부위 : 뿌리줄기(근경根莖)를 옥죽(玉竹) 또는 위유(萎蕤)라고 하며, 약용 또는 식용한다. 뿌리줄기를 식용할 때는 팽화(볶거나 튀김)하여 차로 우려먹거나 술을 담가서 먹기도 하며, 꽃을 말려 두었다가 차로 우려먹는다.
- 성품과 맛(성미) : 성품은 평(平)하고 맛은 달다(감甘).
- 작용 부위(귀경) : 위(胃), 폐(肺), 신(腎) 경락에 작용한다.

가을에 지상부 잎과 줄기가 다 고사한 후부터 이른 봄 싹이 나기 전까지 채취하며, 줄기와 수염뿌리를 제거한 후 수증기로 쪄서 말린다.

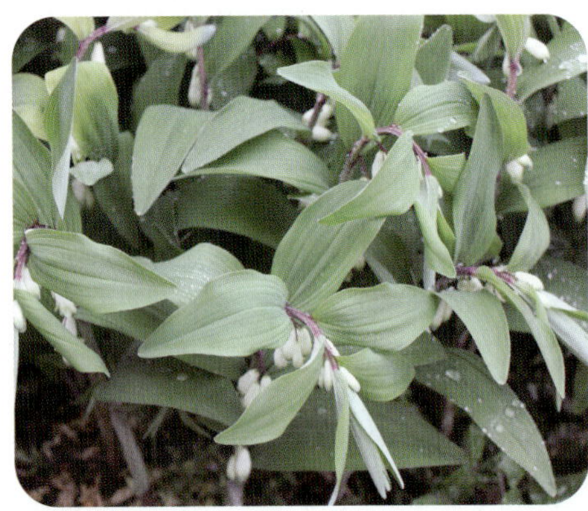

둥굴레꽃과 잎

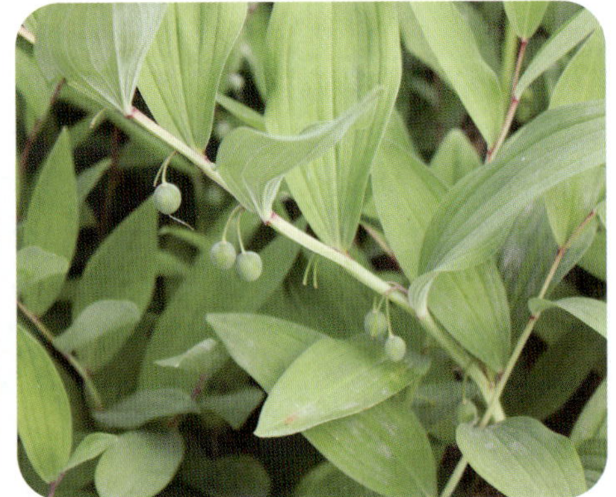

둥굴레 열매

| 차 만들기와 용법 |

말린 것으로 하루에 12~18g을 사용하는데, 보통 뿌리 10~15g에 물 2L를 붓고 끓기 시작하면 약한 불로 줄여서 2시간 정도 끓인 후 복용한다. 보통 민간에서 둥굴레차로 마실 때는 둥굴레를 볶거나 팽화(튀겨서)하여 사용하면 잘 우러나오고 향도 좋다.

| 사용상의 주의사항 |

달고 평한 성미가 있으므로 습사(濕邪)가 쌓여서 기혈의 운행을 막는 담습(痰濕)이나 기가 울체된 경우에는 사용을 피하고, 비허(脾虛)로 인하여 진흙 같은 변을 누는 사람은 신중하게 사용한다.

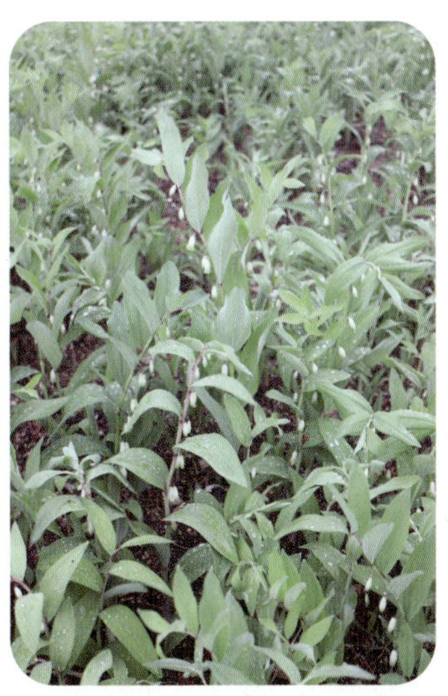

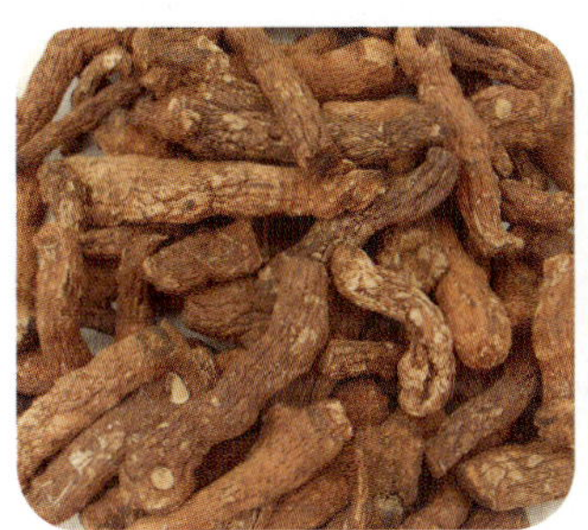

절단 건조한 둥굴레 뿌리줄기(옥죽)

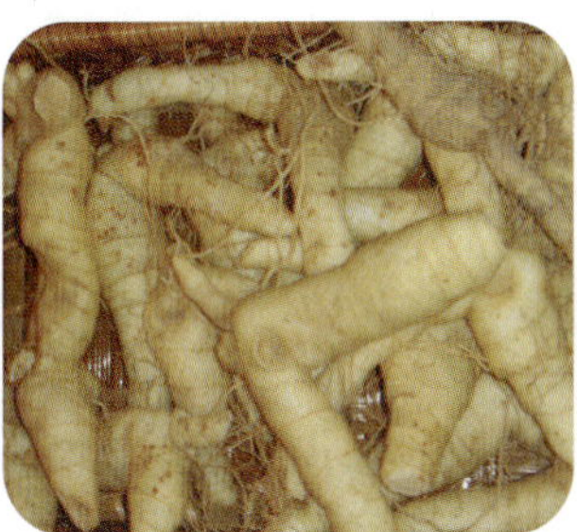

옥죽과 유사한 황정

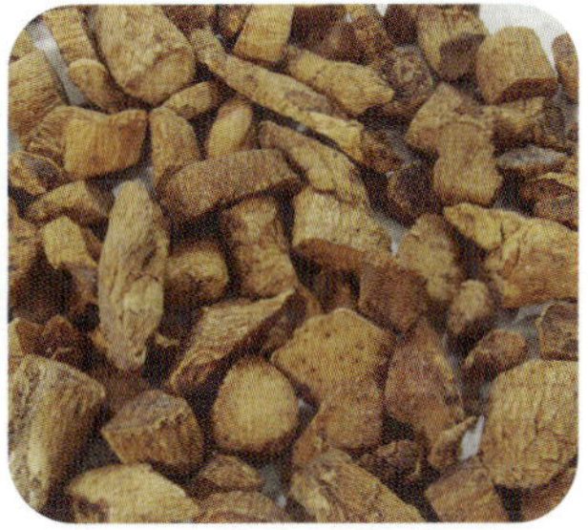

절단한 황정

응용

흔히 민간에서는 황정(黃精)과 혼동하는 경향이 있으나, 황정은 층층갈고리둥굴레, 층층둥굴레, 진황정 등의 뿌리줄기로서, 보중익기(補中益氣, 소화 기능을 담당하는 중초의 기운을 돕고 기를 더함.)의 기능과, 강근골(强筋骨, 근육과 뼈를 튼튼하게 하는 기능)의 효능이 강한 보기(補氣) 약재인 반면, 옥죽(둥굴레 뿌리줄기)은 보음(補陰) 약재로서 자양(滋養) 윤폐(潤肺)의 특징이 있으므로 구분해서 사용하는 것이 좋다.

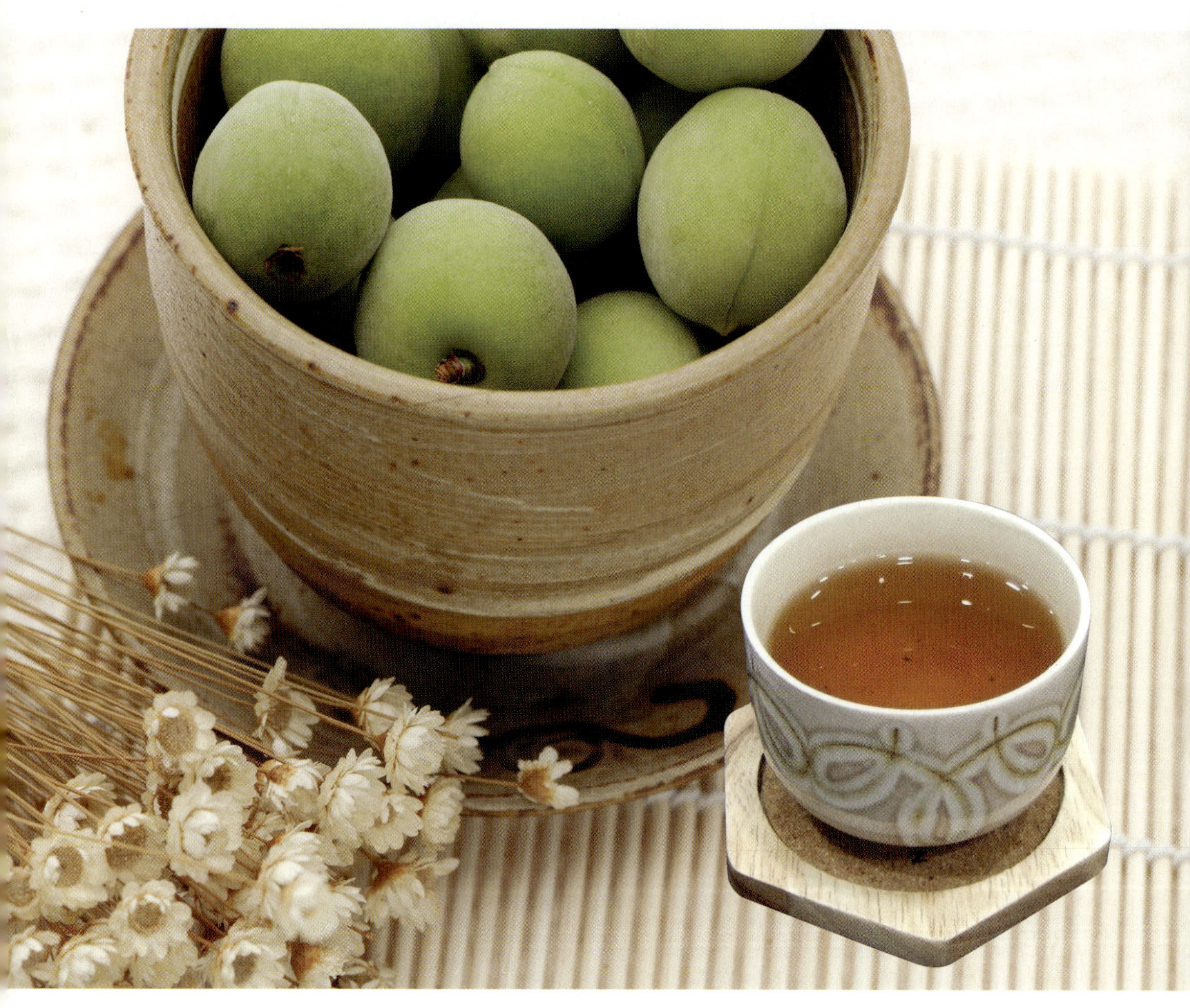

매실차

| 식물명 | 매실나무　| 학명 | *Prunus mume* Sieb. et Zucc.

| 생약명 | MUME FRUCTUS(오매烏梅)　| 이명 | 매실(梅實), 훈매(熏梅), 소연(巢煙)

| 과명 | 장미과(Rosaceae)　| 개화시기 | 3～4월

폐의 기운을 수렴하고 기침을 멈추게 하며, 회충을 진정시키고, 장의 수분을 흡수하며 설사를 멈추게 한다. 출혈을 멈추게 하고, 진액을 생성하며 부스럼을 다스리는 효능이 있다. 만성해수, 인후부의 종통, 진액이 손상되고 입이 마르는 증상, 설사, 이질, 위장염 등에 응용할 수 있다. 『신농본초경(神農本草經)』에 의하면 '기를 아래로 내리게 하고, 발열에 의한 가슴의 답답한 증상을 제거하며 마음을 가라앉힌다.' 하였고, 『명의별록(名醫別錄)』에는 '설사를 멎게 하고 타액을 자꾸 뱉어 내서 입안이 마르는 증상을 치료한다. 근맥을 잘 통하게 하고 저리는 증상을 제거한다.' 고 하였다.

- 성분 : 열매에는 시트르산(citric acid), 말산(malic acid), 석신산, 탄수화물, 시토스테롤(sitosterol), 납 물질, 올레산(oleic acid)이 함유되어 있다. 익으면 신남산(cinnamic acid)을 함유하는데, 주로 딱딱한 씨앗 속에 함유되어 있다. 당질과 유기산을 함유하며, 칼륨의 함유량이 비교적 높다.

- 사용 부위 : 푸른색을 띠는 청매실을 이용한다.

- 성품과 맛(성미) : 맛은 시고, 성질은 평하다.

- 작용 부위(귀경) : 간, 비, 폐, 대장 경락에 작용한다. 『뇌공포제약성해(雷公炮製

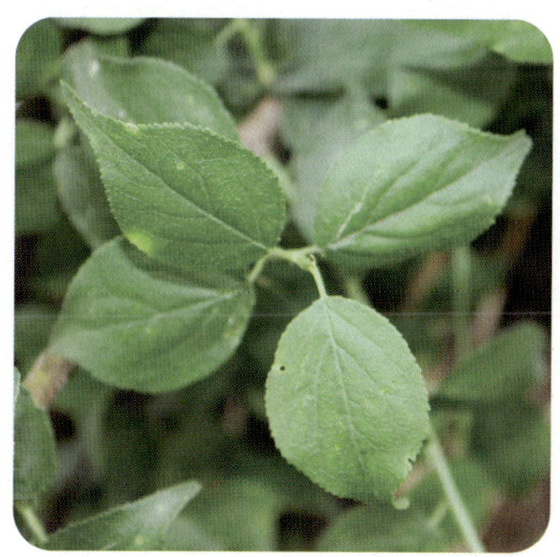

매실나무 잎

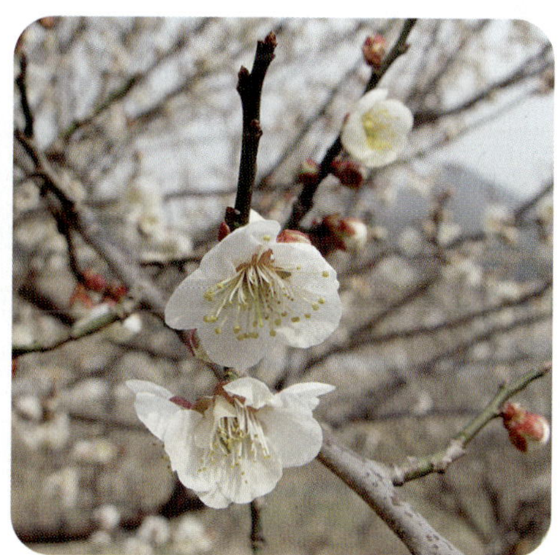

매실나무꽃

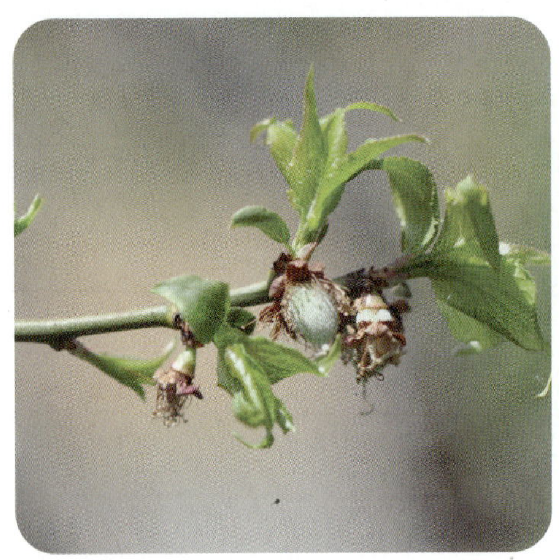

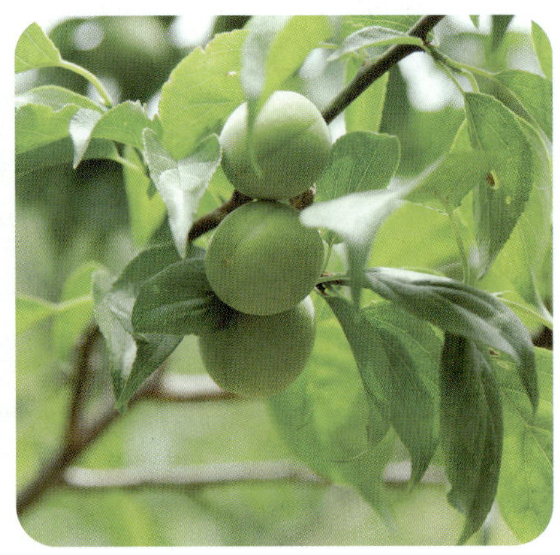

꽃이 지고 열매가 자라기 시작하는 모습　　　　잘 익은 매실

藥性解)』에는 '폐, 신 경락에 작용한다.' 하였고, 『신농본초경소(神農本草經疏)』에는 '간으로 들어간다.' 고 하였다.

| 채취 방법 및 가공 |

6월 중하순경 푸른색을 띤 청매를 따야 하며, 반드시 과육 속의 씨가 딱딱하게 영근 열매를 따서 사용해야 한다.

| 차 만들기와 용법 |

씨가 딱딱하게 잘 여문 청매실을 채취하여 설탕에 1:1의 비율로 한 켜씩 쌓아 둔 다음 과육이 충분히 우려지면 열매를 건져 내고 그대로 숙성을 시킨 뒤 끓는 물에 1~2스푼씩 타서 먹어도 좋고, 그 밖에도 청매실의 과육을 발라서 설탕을 넣어 졸여 낸 〈매실청〉은 살균 작용이 뛰어나 원인 모를 복통이 있을 때나 세균성 식중독이 의심스러울 때 따뜻한 물에 타서 복용하면 매우 효과가 좋은 가정상비약이다.

덜 익은 것(씨가 딱딱하게 굳지 않고 칼집을 넣어 보면 쉽게 잘린다.)에는 유독 물질인 amygdalin이 함유되어 있다. 또 매실을 많이 먹거나 오랫동안 복용하면 좋지 않다. 『맹선(孟詵)』은 '지나치게 많이 복용하면 이가 상한다.' 고 하였고, 『일화자제가본초(日華子諸家本草)』에는 '많이 복용하면 뼈가 상하고 비위가 손상을 입으며 열이 난다.' 고 하였다. 또 치통 및 병이 발산되고 있는 때에는 사용하면 안 되고, 기침의 초기 사기가 수반되는 경우에는 조심하여야 한다. 민간에서 청매실을 이용하여 술을 담그기도 하는데, 술을 담근 지 30~40일이 지나면 매실은 건져 내고 술만 밀봉하여 오랫동안 숙성을 시켜서 먹는다. 매실을 담근 채 몇 년씩 보관하지 않도록 주의한다.

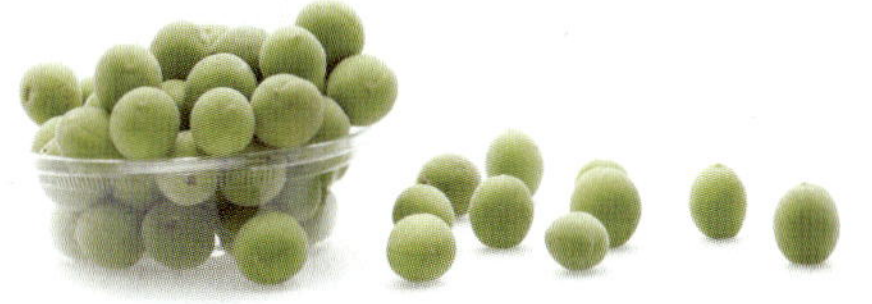

응용

매실을 먹고 치아가 신 경우에는 호두를 먹으면 풀린다. 또 매실과 차조기를 함께 먹으면 설사, 폐렴, 기관지염, 감기 등에 좋다. 열이 있을 때는 연뿌리 생즙을 배합하면 좋다. 매실과 달래를 배합하면 피부에 탄력을 주고 빈혈을 없애며, 간 기능을 돕고 숙면을 취하게 하며 정력을 증진한다. 감기에 잘 걸리는 허약한 경우에도 좋다. 또 생선이나 육류를 먹을 때 매실주를 곁들이면 좋은데, 피로하고 스태미나가 부족할 때, 여름철 더위로 갈증이 심할 때 혹은 식욕이 없을 때 매실주를 마시면 좋다. 매실탕액(1:1)은 탄저균, 디프테리아균, 위 디프테리아균, 포도상구균, 고초균, 폐렴구균 등에 대하여 억제 작용을 한다. 또한 탕액은 모창백선균 등의 병원성 진균에 대해서도 억제 작용이 있다.

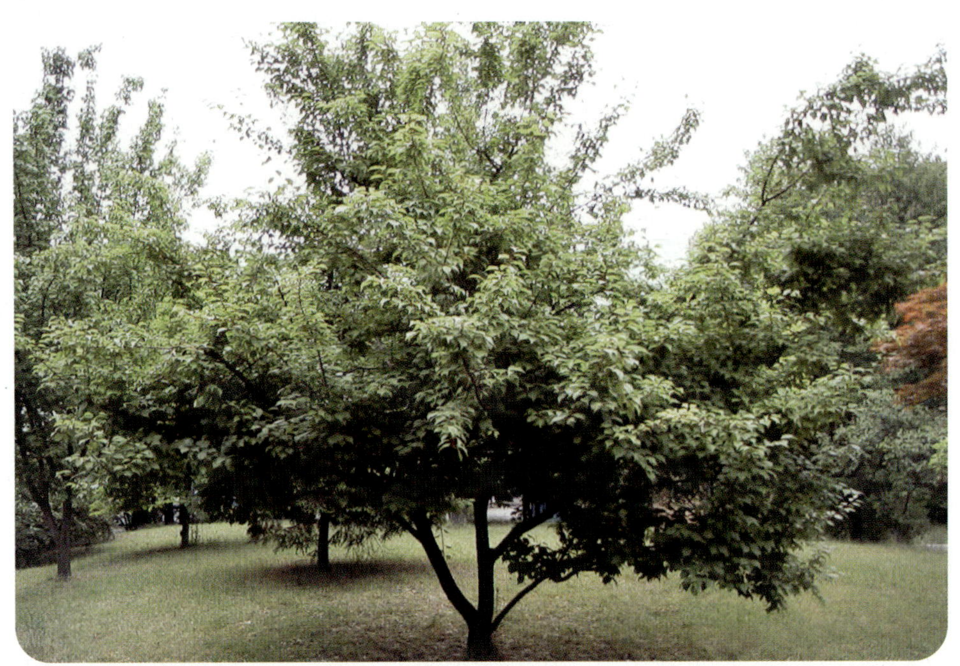

매실나무

매실의 기능성 및 효능에 관한 특허 자료

매실 추출물을 함유하는 피부 알레르기 완화 및 예방용 조성물

매실 추출물이 알레르기의 주된 인자인 히스타민의 유리를 탁월하게 억제하는 것으로부터 착안하여 피부 알레르기 완화를 목적으로 하는 조성물에 대한 것이다.
— 등록번호 : 10-0827195, 출원인 : ㈜엘지생활건강

항응고 및 혈전용해 활성을 갖는 매실 추출물

천연물로부터 유래되어 인체에 안전할 뿐 아니라 항응고 및 혈전용해 효과가 뛰어난 매실 추출물의 유효 성분을 함유하는 식품 및 의약 조성물을 제공한다.
— 공개번호 : 10-2011-0036281, 출원인 : 정산생명공학㈜

매실을 함유하는 화상 치료제

본 발명은 매실의 성분을 함유하는 화상 치료제에 관한 것으로서 수포, 동통, 발적과 같은 화상으로 인한 증상을 완화시켜 손상된 피부의 치유 기간을 단축시키는 역할을 한다.
— 등록번호 : 10-0775924, 출원인 : 한경동

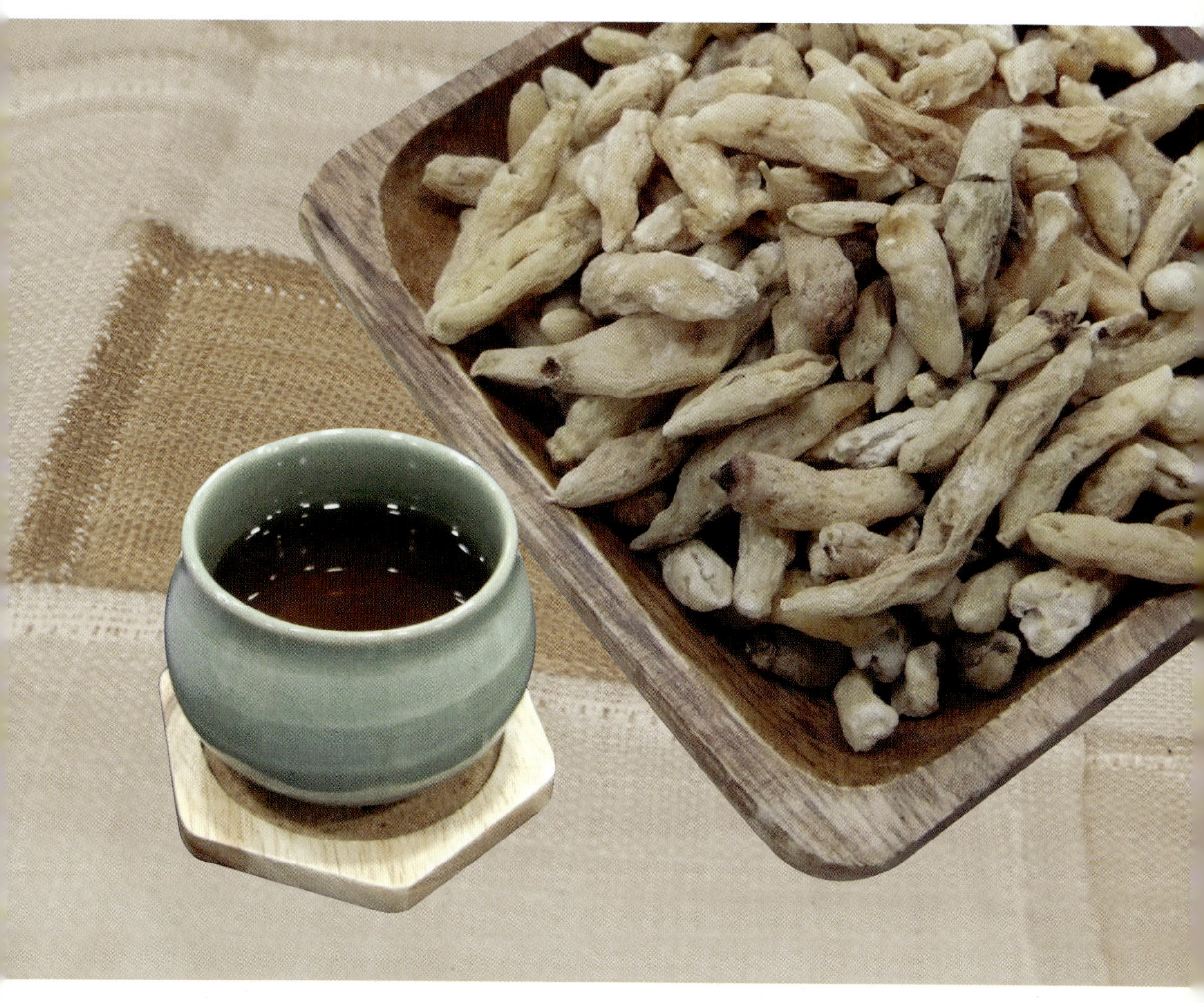

맥문동차

| 식물명 | 맥문동 | 학명 | *Liriope platyphylla* F. T. Wang & T. Tang

| 생약명 | LIRIOPIS TUBER(맥문동麥門冬) | 이명 | 맥동(麥冬), 문동(門冬)

| 과명 | 백합과(Liliaceae) | 개화시기 | 6~8월

| 효능과 주치 |

음기를 자양하고 폐를 윤활하게 하는 양음윤폐(養陰潤肺), 심의 기능을 맑게 하여 번다(煩多) 증상을 제거하는 청심제번(淸心除煩), 위의 기운을 돕고 진액을 생성하는 익위생진(益胃生津) 등의 효능이 있어서, 폐의 건조함으로 오는 마른기침을 다스리는 폐조건해(肺燥乾咳), 토혈(吐血), 객혈(喀血), 폐의 기운이 위축된 증상, 폐옹(肺癰), 허로번열(虛勞煩熱), 소갈(消渴), 열병으로 진액이 손상된 열병상진(熱病傷津) 증상, 인후부의 건조함과 입안이 마르는 인건구조(咽乾口燥) 증상, 변비(便秘) 등을 치료한다.

- 성분 : 오피오포고닌(ophiopogonin) A,B,C,D, 베타시토스테롤(β-sitosterol), 스티그마스테롤(stigmaterol) 등이 함유되어 있다.
- 사용 부위 : 덩이뿌리를 건조한 것을 맥문동이라 하며, 약용한다.
- 성품과 맛(성미) : 약간 차고(미한微寒), 달며, 조금 쓰다(감미고甘微苦). 독은 없다.
- 작용 부위(귀경) : 폐(肺), 위(胃), 심(心) 경락에 작용한다.

| 채취 방법 및 가공 |

반드시 겨울을 넘기고 봄(4월 하~5월 초)에 채취하여 건조하고, 포기는 다시 정리

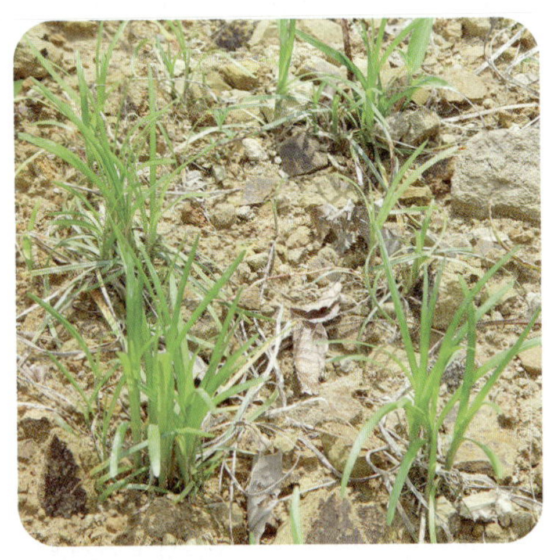

맥문동 어린잎

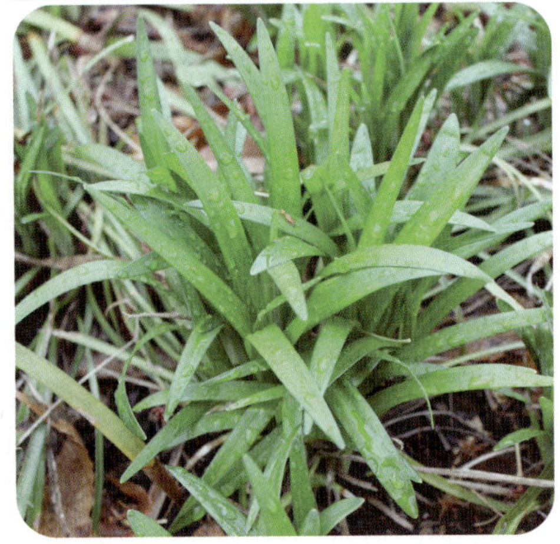

맥문동 잎

228

하여 분주묘(分株苗, 포기나누기용 묘)로 이용한다. 폐, 위의 음기를 청양(淸養, 맑게 길러 주는 것)하려면 맑은 물에 2시간 이상 담가서 습윤(濕潤, 습기를 머금어서 무르게 된 것)한 다음 거심(祛心, 약재의 중간부를 관통하고 있는 실뿌리를 제거하는 것)하고 사용하며, 자음청심(滋陰淸心, 음기를 기르고 심장의 열을 식힘.)하려면 거심하여 사용하고, 자보(滋補)하는 약에 넣으려면 주침(酒浸, 청주를 자작하게 부어서 충분히 스며들게 함.)하여 거심하여 사용하고, 정신을 안정시키는 안신(安神) 약제에 응용하려면 주맥문동(朱麥門冬, 속심을 제거한 맥문동을 대야에 담고 물을 조금 뿌려서 누기가 들게 한 다음 여기에 부드러운 주사朱砂 가루를 뿌려 줌과 동시에 수시로 뒤섞어 맥문동의 겉면에 주사가 고루 묻게 한 다음 꺼내어 말린다. 맥문동 5kg에 주사 110g 사용)을 만들어 사용하기도 한다.

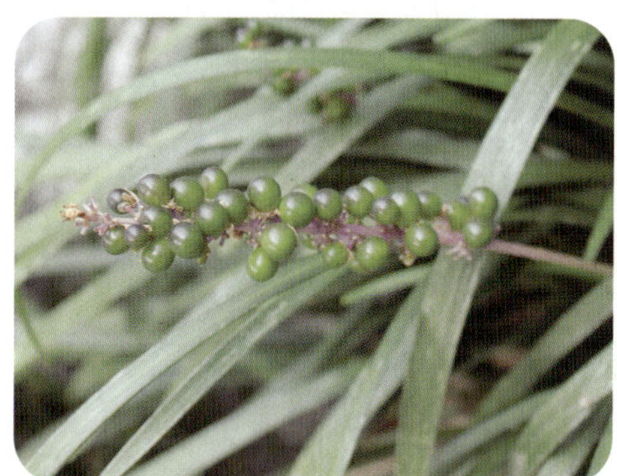

맥문동 열매

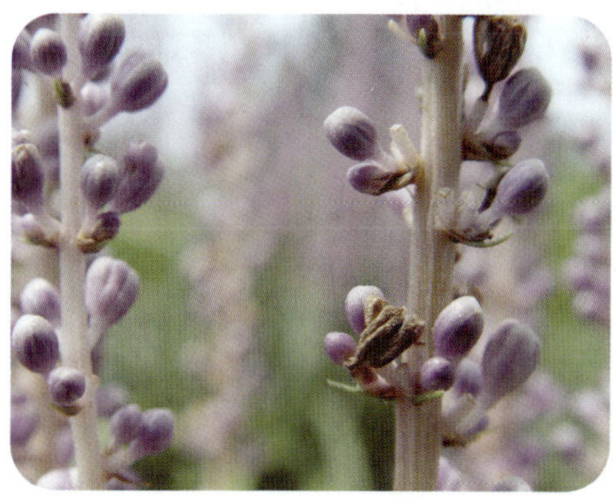

맥문동 꽃봉오리

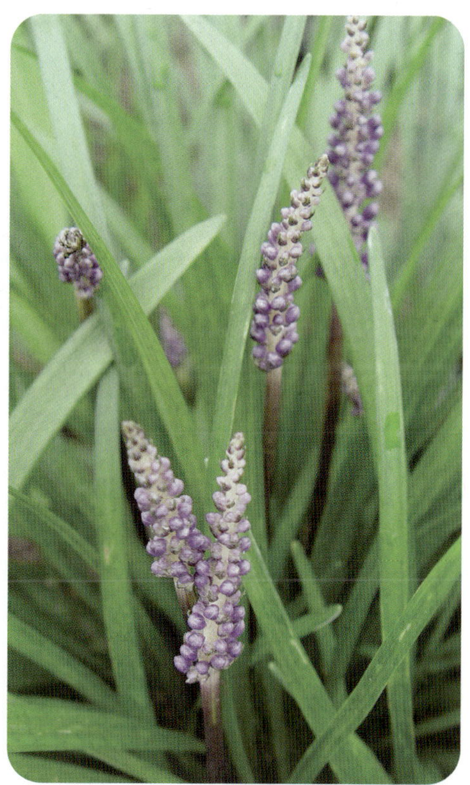

맥문동꽃

| 차 만들기와 용법 |

말린 것으로 하루에 4~16g 정도를 사용하는데, 말린 약재 10g에 물 2L를 붓고 끓기 시작하면 불을 약하게 줄여서 2시간 정도 끓여서 복용한다.

| 사용상의 주의사항 |

이 약재는 자이성(滋膩性, 매끄럽고 끈적끈적 들러붙는 성질)으로서 약하지만 달고 윤(潤, 젖은)한 성질, 약간의 찬 성질 등이 있기 때문에 비위가 허하고 찬 원인으로 인하여 설사를 하거나 풍사(風邪)나 한사(寒邪)로 인하여 기침과 천식이 유발된 경우에는 모두 피해야 한다.

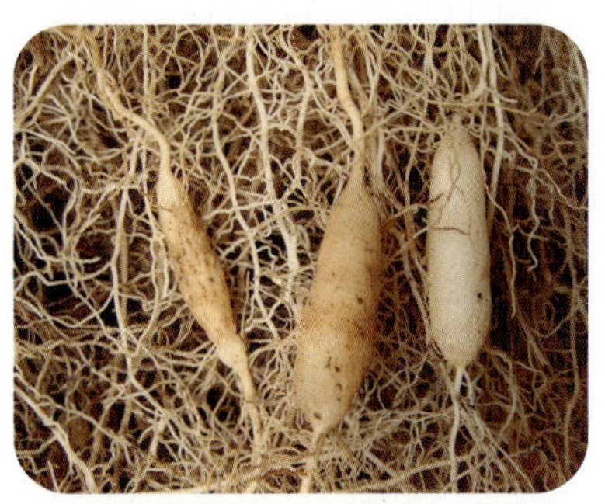

맥문동 덩이뿌리

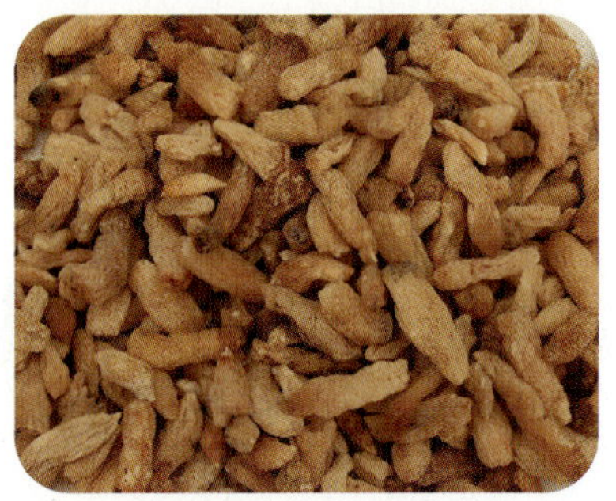

건조한 맥문동 덩이뿌리(맥문동)

응용

인삼, 오미자 등과 함께 달여서 여름철 땀을 많이 흘린 후의 갈증과 기력 회복에 최고의 음료수로 이용한다(생맥산生脈散). 또 위(胃)의 진액이 손상된 경우에는 이 맥문동에 사삼(沙蔘), 건지황(乾地黃), 옥죽(玉竹) 등을 배합하여 이용한다(익위탕益胃湯). 보통 정신불안(精神不安)에 사용하는 처방에는 맥문동을 쓰고, 유정(遺精), 강장(强壯) 등의 처방에는 천문동(天門冬)을 사용한다. 맥문동과 천문동을 배합하면 마른기침(건해乾咳)과 지나친 방사(성행위)로 인한 기침(노수勞嗽)을 치료한다. 또한 맥문동 15g에 오미자와 구기자 각 10g을 배합하여 잘게 찧어서 찻잔에 넣고 끓는 물을 부어 5분 정도 우려낸 뒤 마시는 방법으로 하루 3~4회 정도 복용하면 자음윤폐(滋陰潤肺)하고 신장과 심장을 보양하여 노년기 체력 저하나 기억력 감퇴 등의 증상, 현기증이나 입안이 건조한 증상에도 매우 효과가 좋다. 또 맥문동 10g에 행인(살구씨, 반드시 뾰족한 끝을 제거하고 써야 됨.) 5g의 비율로 적당량의 물을 붓고 달여서 하루 2~3회 정도 마시면 오래된 기침을 멎게 하고 진액을 생성하는 데 도움이 된다.

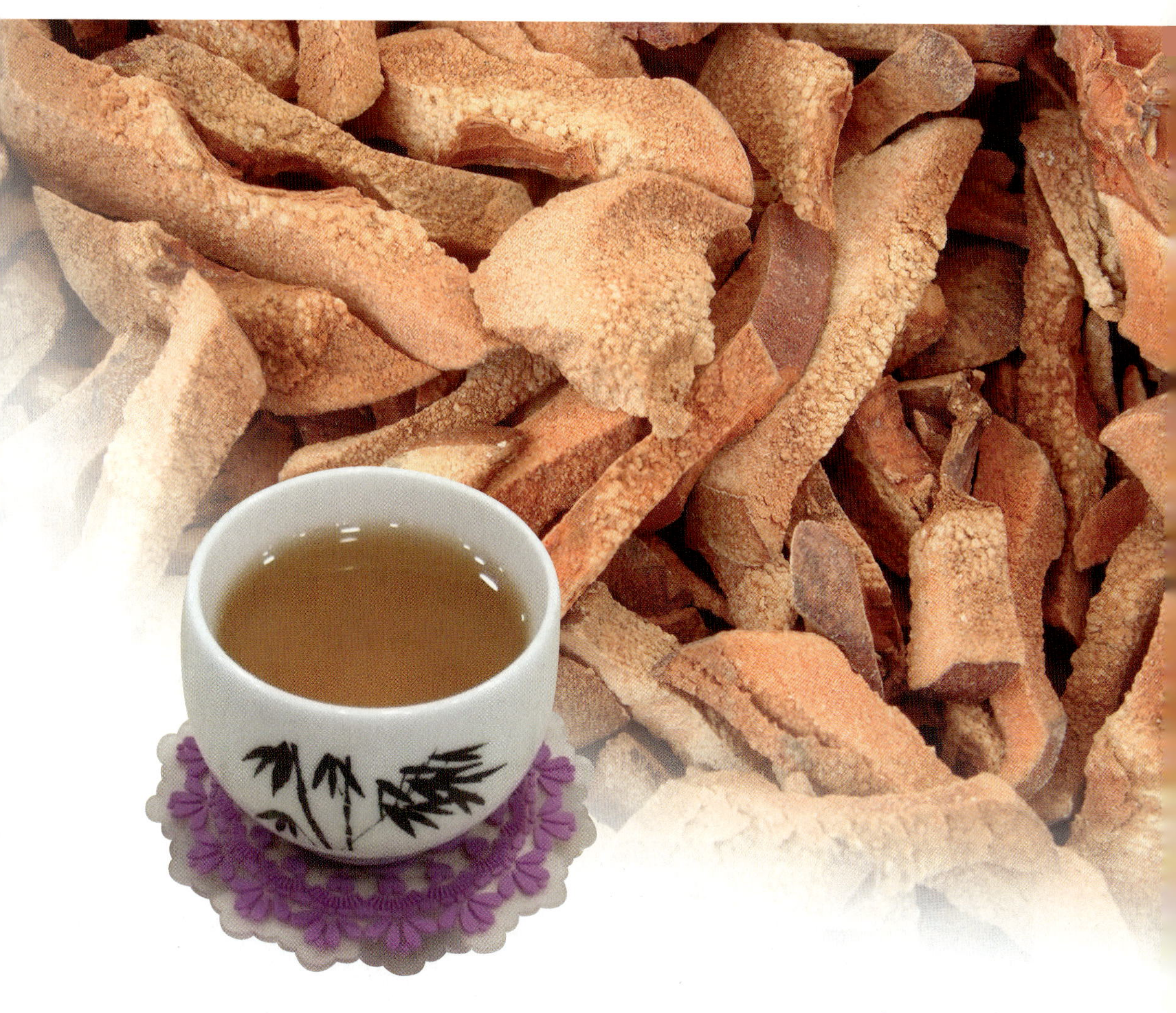

모과차

| 식물명 | 모과나무　| 학명 | *Chaenomeles sinensis* Koehne

| 생약명 | CHAENOMELIS FRUCTUS (모과木瓜)

| 이명 | 목저(木杼), 목계(木季), 만로(蠻櫨), 명로(榠櫨), 보개(保介), 해당(海棠)

| 과명 | 장미과(Rosaceae)　| 개화시기 | 5월

간을 편안하게 해 주고, 위를 조화롭게 하며, 습사(濕邪)를 제거하여 근육을 풀어 주는 효능이 있다. 습사로 인하여 결리고 아픈 증상, 각기병, 이질 등을 치료한다. 항이뇨 작용이나 해수에서 기가 위로 올라가는 해역증에도 좋다.

- 성분 : 플라보노이드, 비타민 C, 사포닌, 타닌, 말산, 타타르산, 시트르산 등이 함유되어 있다. 종자에는 HCN이 함유되어 있다.

- 사용 부위 : 잘 익은 열매를 모과라 하며, 약용 및 식용한다.

- 성품과 맛(성미) : 맛은 시고 떫고 성질은 따뜻하며, 독은 없다. 『뇌공포자론(雷公炮炙論)』에는 '향기가 나고 맛이 달콤하고 새콤하다.' 하였고, 『명의별록(名醫別錄)』에는 '맛은 새콤하고 성질은 따뜻하며 독이 없다.' 고 하였다. 『천금방(千金方)』 「식치(食治)」에는 '맛은 시큼하고 짜고 떫으며 성질은 따뜻하다.' 고 하였고, 『옥추약해(玉楸藥解)』에는 '맛은 맵고 성질은 떫으며 조금 차다.' 고 하였다.

- 작용 부위(귀경) : 간, 비 경락에 작용한다. 『뇌공포제약성해(雷公炮製藥性解)』에는 '폐, 비, 간 경락에 작용한다.' 하였고, 『신농본초경소(神農本草經疏)』에는 '족태음비경과 족양명위경, 그리고 족궐음간경락으로 들어간다.' 고 하였다.

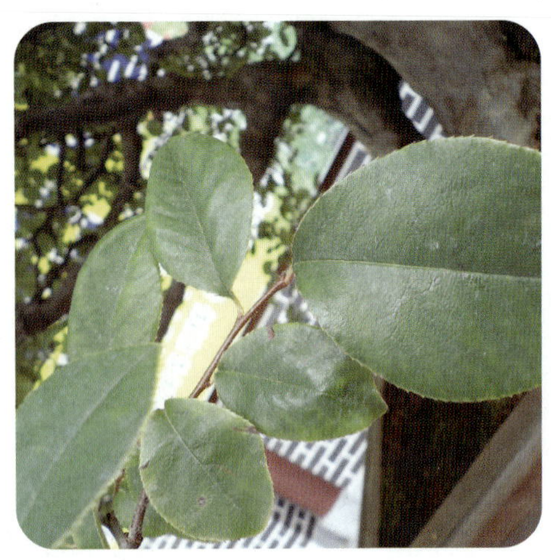

모과나무 잎

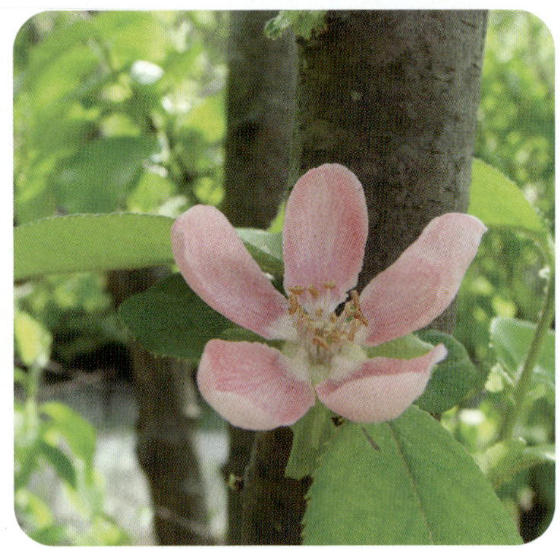

모과나무꽃

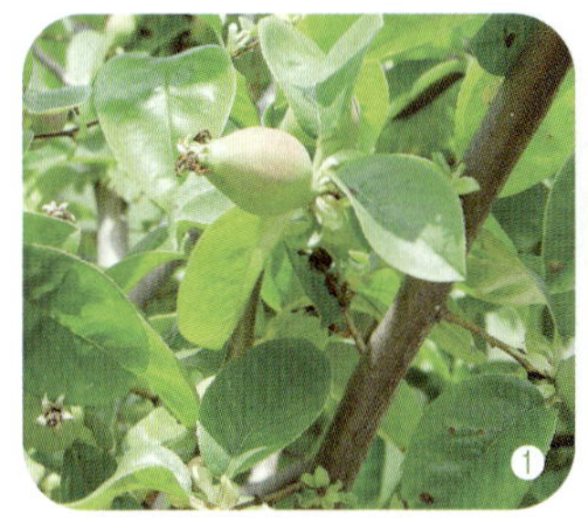 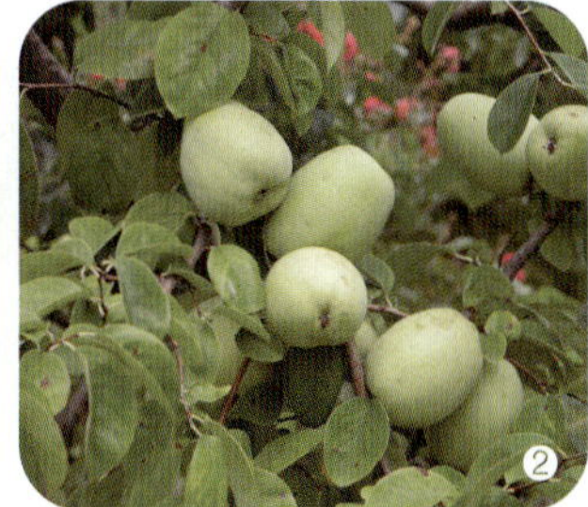 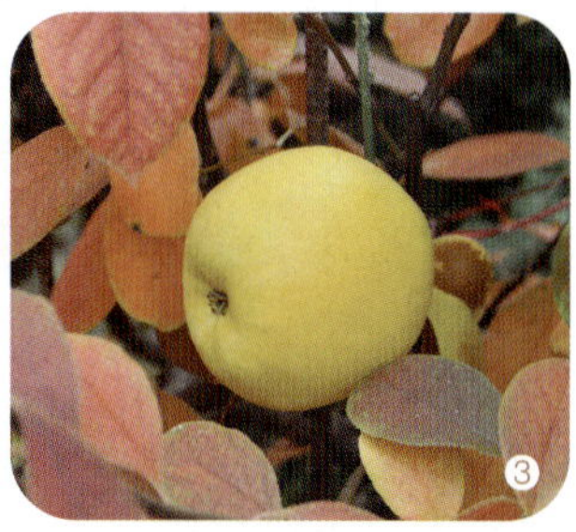

모과 열매 성장 과정

| 채취 방법 및 가공 |

늦은 가을 서리가 내린 뒤에 채취하여 끓인 물에 5~10분 정도 담가 두었다가 꺼내어 햇볕에 말려서 외피가 주름이 지면 2~4조각으로 쪼개어 재차 햇볕에 말리면 홍색이 되는데, 이것을 보관하여 두고 쓴다. 생것을 사용할 때는 얇게 썰어서 설탕과 1:1로 켜켜로 재어 두고 차로 이용한다.

| 차 만들기와 용법 |

썰어서 말려 둔 모과 3~5g에 물 2L를 붓고 2시간 정도 끓여서 마신다. 또는 생모과를 설탕에 재어 두었다가 모과편과 시럽을 적당량 물에 넣고 끓여서 따뜻하게 마신다.

| 사용상의 주의사항 |

모과는 쇠와 납을 꺼린다. 따라서 쇠붙이에 대지 말고 구리칼로 껍질과 씨를 긁어 버리고 얇게 썰어서 볕에 말려 약용해야 한다. 보통 서리가 내린다는 상강(霜降)이 지나서 채취해야 향이 좋고, 맑은 물로 이물질이나 먼지를 터는 정도로 씻고 잠깐 담가 두었다가 수분이 스며들게 한 다음 시루에 넣고 잘 쪄서 뜨거울 때 얇게 잘라 햇볕에 말리고 밤이슬을 맞히는데, 적색에서 검은 자줏빛으로 될 때까지 계속한다. 치아와 뼈를 손상시킬 수가 있으므로 많이 먹지 않도록 한다. 또 허리와 무릎에 힘이 없는 증상이 정혈(精血)이 허하고 진음(津陰)이 부족한 원인으로 오는 것이라면 모과를 먹어

서는 안 되며, 급성위염에 의해서 비위가 아직 쇠약해지지 않았고 적체(積滯)가 많은
사람도 사용을 금한다. 잘 익은 모과는 표피에 끈적끈적한 것이 묻어나는데 이것을
닦아 내면 안 된다.

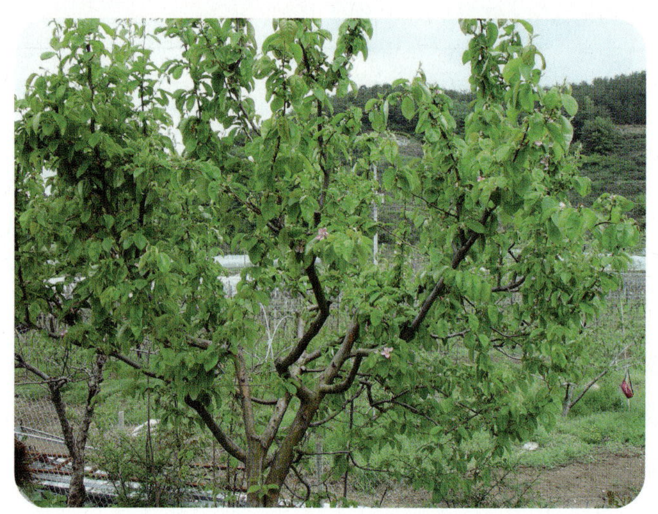

모과나무

태양인의 하체 무력증에 좋고, 주독을 풀어 주며, 퇴행성관절염으로 관절이 변형을 일
으키고 관절을 움직일 때마다 소리가 나거나 통증이 있을 때 좋다. 구토나 설사를 멈
추게 한다. 기와 혈을 조화시키는 작용을 하며, 곡기(穀氣)를 돕는다(『뇌공포자론(雷
公炮炙論)』). 또 곽란으로 심하게 토하고 설사를 하는 병, 쥐가 나서 근육이 오그라드
는 병을 다스린다(『명의별록(名醫別錄)』). 구토 후에 생긴 전근(轉筋, 쥐가 나는 증상)을
치료하는 데 모과 달인 즙을 마신다(『식료본초(食療本草)』). 『일화자제가본초(日華子諸
家本草)』에 의하면 심복통(心腹痛)을 멎게 하고 갈증을 치료한다고 하였다. 또 모과와
생강을 함께 사용하면 가래, 기침에 좋고 소화가 잘된다. 또 모과에 소금을 약간 첨가
하여 사용하면 관절과 근육 질환 및 감기나 호흡기 질환 치료에 도움이 된다.

234

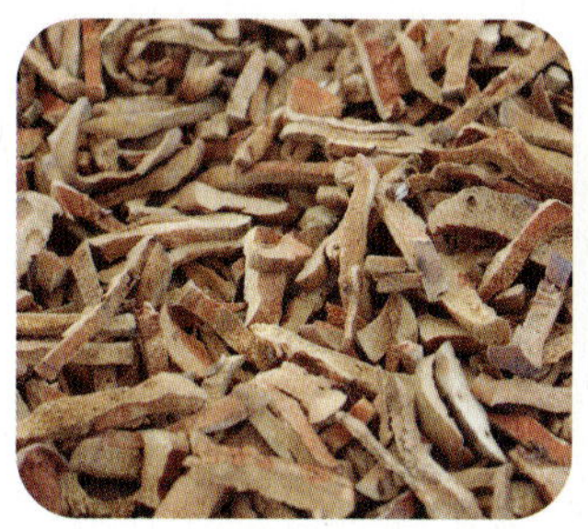
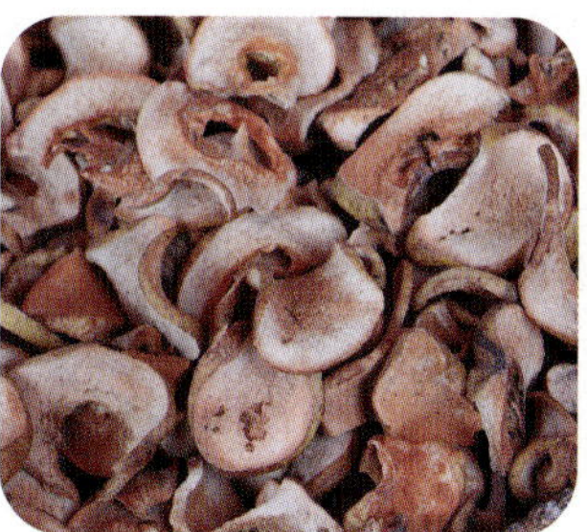
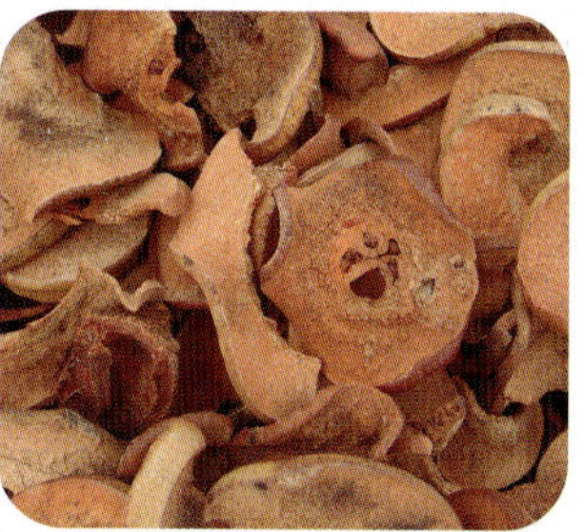

건조한 모과 열매(세절)　　　　　건조한 모과 열매(절편)　　　　　건조한 모과 열매(절편)

모과의 기능성 및 효능에 관한 특허 자료

모과 열매 추출물을 유효 성분으로 함유하는 당뇨병의 예방 및 치료용 약학 조성물 및 건강식품 조성물

본 발명은 모과 열매의 용매 추출물을 유효 성분으로 함유하는 당뇨병의 예방 및 치료용 약학 조성물 및 건강 기능 식품에 관한 것이다.

— 공개번호 : 10-2011-0000323, 출원인 : 공주대학교 산학협력단

모과나무 추출물을 유효 성분으로 하는 과민성 면역 질환 예방 또는 개선용 약학 조성물

본 발명은 모과나무 추출물을 유효 성분으로 하는 과민성 면역 질환 예방 또는 개선용 약학 조성물에 관한 것으로, 상기 약학 조성물은 모과나무 추출물을 유효 성분으로 함으로써 비만세포에서의 알레르기 유발 물질의 분비를 근원적으로 차단할 수 있기 때문에, 알레르기성 질환뿐 아니라 나아가 과민성 면역 질환을 치료 또는 예방할 수 있는 장점이 있다.

— 공개번호 : 10-2014-0043610, 출원인 : 대전대학교 산학협력단

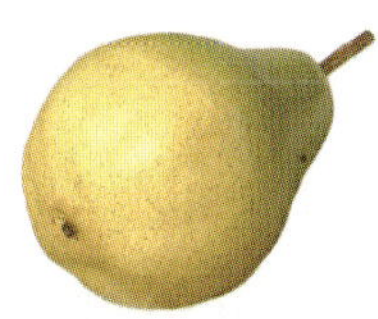

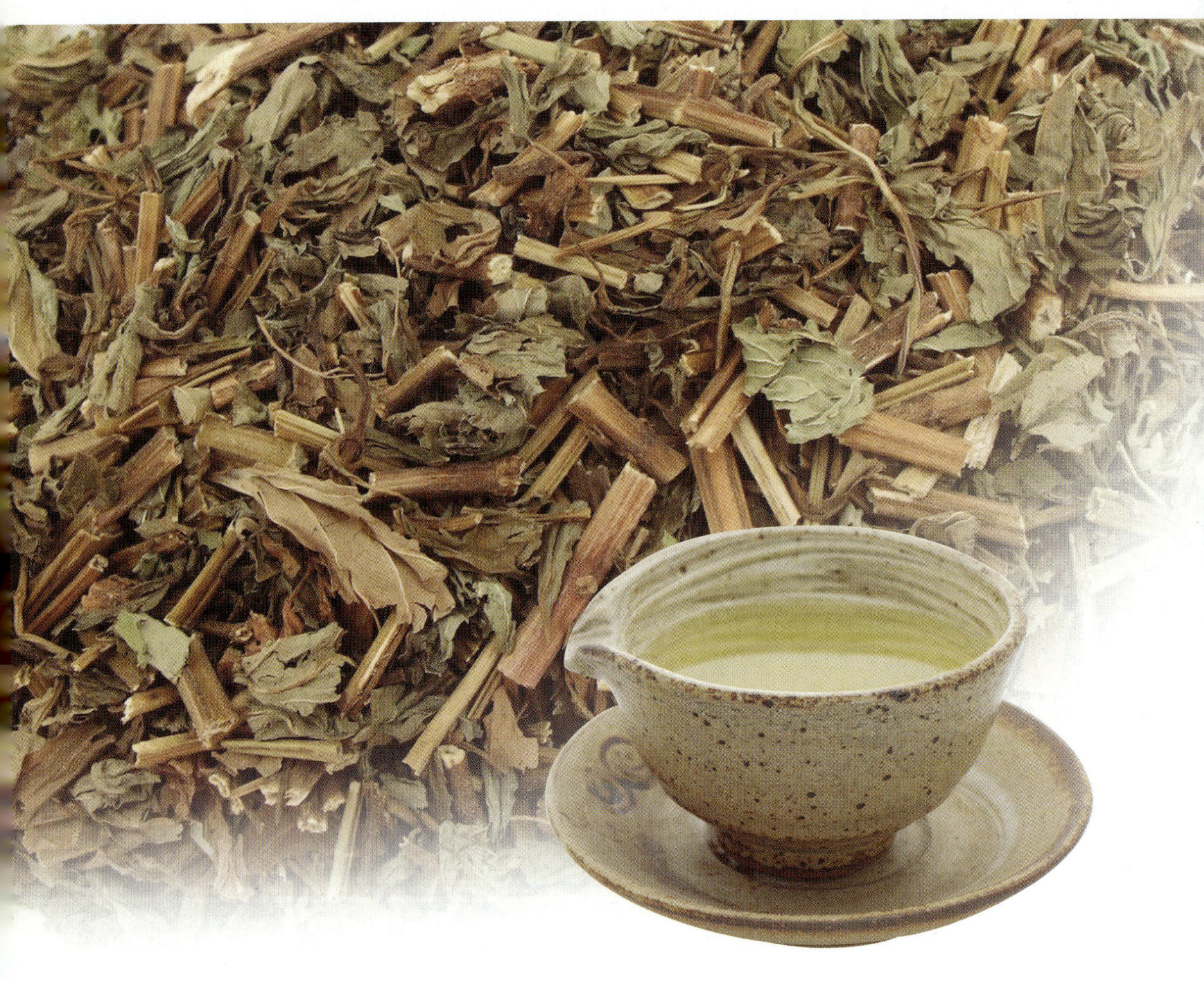

모시대차

| 식물명 | 모시대 | 학명 | *Adenophora remotiflora* (Siebold & Zucc.) Miq.

| 생약명 | REMOTIFLORAE RADIX(제니薺苨)

| 이명 | 기니(芪苨), 매삼(梅蔘), 행삼(杏蔘), 취소(臭蘇), 공사삼(空沙蔘), 모싯대

| 과명 | 초롱꽃과(Campanulaceae) | 개화시기 | 8~9월

236

| 효능과 주치 |

열을 내리게 하는 해열(解熱), 가래를 제거하는 거담(祛痰), 독을 푸는 해독(解毒), 종기를 없애는 소종(消腫) 등의 효능이 있어서, 기관지염(氣管支炎), 인후염(咽喉炎), 해수(咳嗽), 폐결핵(肺結核), 옹종(癰腫), 창독(瘡毒), 약물중독(藥物中毒) 등에 응용할 수 있다. 『명의별록(名醫別錄)』에 의하면 '해백약독(解百藥毒)'이라 하여 모든 약물의 독을 풀어 준다고 하였는데, 갈홍(葛洪)에 의하면 '제니 단미(單味)로서 여러 가지 독(毒)을 아울러 해독하려 할 경우에는 제니 농축액 2되(3.6L)를 복용하거나 가루로 만들어 복용하여도 좋다.'고 하였다.

- ● 성분 : 뿌리에 사포닌이 함유되어 있다.
- ● 사용 부위 : 뿌리를 제니(薺苨)라 하며, 약용하고 식품으로도 사용한다.
- ● 성품과 맛(성미) : 성은 차고(한寒), 맛은 달다(감甘).
- ● 작용 부위(귀경) : 비(脾), 폐(肺) 경락에 작용한다.

| 채취 방법 및 가공 |

가을에 지상부 줄기나 잎이 고사한 후부터 이른 봄 대사 작용이 시작되기 전에 채취하여 햇볕에 말리거나 생것을 그대로 사용한다.

| 차 만들기와 용법 |

약용으로 사용할 때는 말린 것으로 하루에 6~12g을 사용하는데, 보통 말린 약재 5~6g에 물 2L를 붓고 끓기 시작하면 불을 약하게 줄여서 2시간 정도 끓여서 차로 복용한다. 환을 만들어 복용하기도 한다. 또한 급만성기관지염을 치료하는 데는 겉껍질을 대충 벗긴 신선한

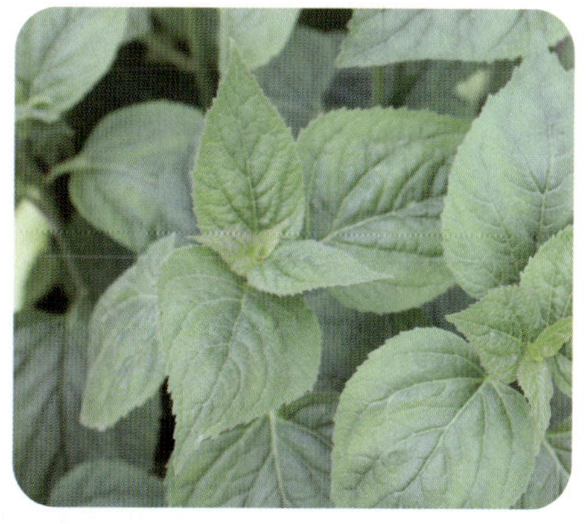

모시대 잎

제니 뿌리 40g(건조한 것은 10g)에 털을 제거한 비파엽(枇杷葉) 15g을 더하여 물 1,200mL를 붓고 1/3 정도로 달여서 하루에 두 차례로 나누어 복용한다.

| 사용상의 주의사항 |

특별히 금기 사항은 없다.

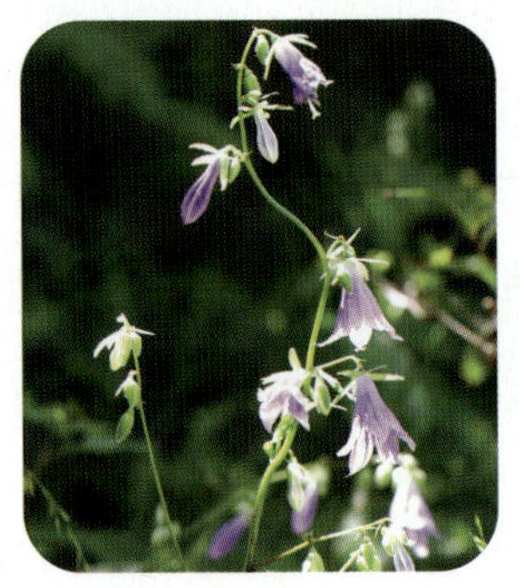

모시대꽃

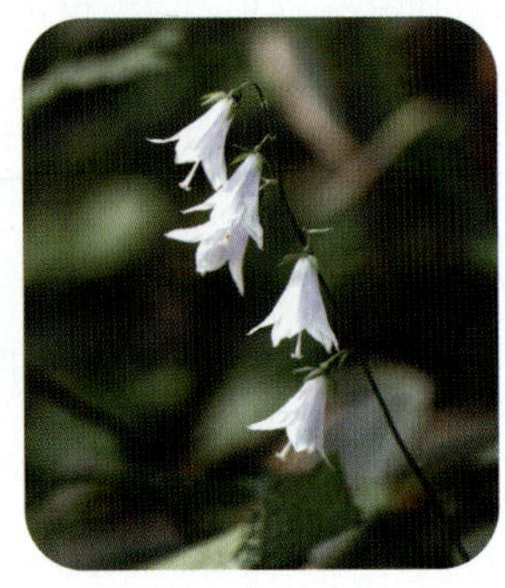

흰모시대꽃

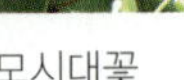

응용

어린잎은 나물로 이용하고 뿌리는 캐서 껍질을 벗기고 나물로 무쳐 먹을 수 있다. 가을에 채취한 뿌리를 말려 두고 하루 10g 정도를 2L의 물에 끓여서 차 대용으로 마셔도 좋다.

모시대의 기능성 및 효능에 관한 특허 자료

모시대 추출물과 그를 함유한 혈당 강하용 조성물

본 발명은 모시대 추출물과 그를 함유한 혈당 강하용 조성물에 관한 것으로, 모시대의 잎, 뿌리, 줄기 등으로부터 물 또는 유기용매로 추출한 모시대 추출물은 알파글루코시다제 및 알파아밀라제 효소 활성을 억제하여 식후 혈중 포도당 농도의 급격한 상승을 억제하여 인체나 동물의 당뇨병 예방 및 치료에 이용할 수 있는 매우 뛰어난 효과가 있다.
— 공개번호 : 10-2002-0035230, 출원인 : 손건호, 장동재, 권정숙, 김정상

모시대 추출물과 그를 함유한 비만 억제용 조성물

본 발명은 모시대 추출물과 그를 함유한 비만 억제용 조성물에 관한 것으로, 모시대의 잎, 뿌리, 줄기 등으로부터 물 또는 유기용매로 추출한 모시대 추출물은 알파글루코시다제 및 알파아밀라제 효소 활성을 억제하여 식후 당질 또는 전분질의 소화 흡수를 억제함으로써 인체나 동물의 비만 예방 및 치료에 이용할 수 있는 매우 뛰어난 효과가 있다.
— 공개번호 : 10-2003-0074978, 출원인 : 손건호, 권정숙, 김정상, 장동재

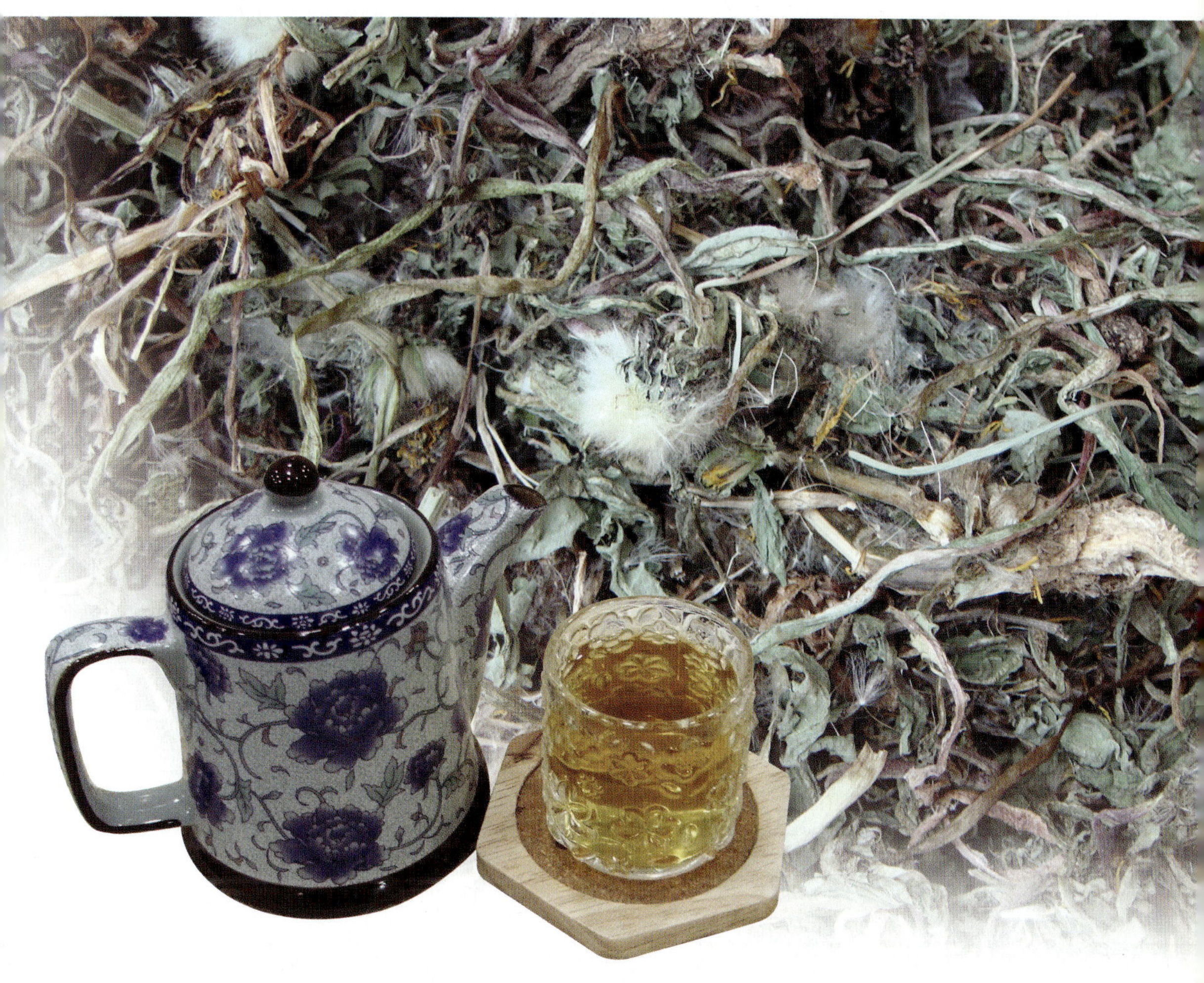

민들레차

| 식물명 | 민들레　　| 학명 | *Taraxacum platycarpum* Dahlst.
| 생약명 | TARAXCI HERBA(포공영蒲公英)
| 이명 | 부공영(鳧公英), 포공초(蒲公草), 지정(地丁)　　| 과명 | 국화과(Compositae)
| 개화시기 | 이른 봄

239

열을 내리고 독을 푸는 청열해독(淸熱解毒), 종기를 없애고 기가 뭉친 것을 흩어지게 하는 소종산결(消腫散結), 소변을 잘 나가게 하고(이뇨통림利尿通淋), 종기 또는 배가 그득하게 차오르는 증상(종창腫脹), 유옹(乳癰), 연주창(나력瘰癧), 눈이 충혈되고 아픈 목적(目赤), 목구멍의 통증(인통咽痛), 폐의 농양(폐옹肺癰), 장의 농양(장옹腸癰), 습열황달(濕熱黃疸) 등을 치료하는 효과가 있다.

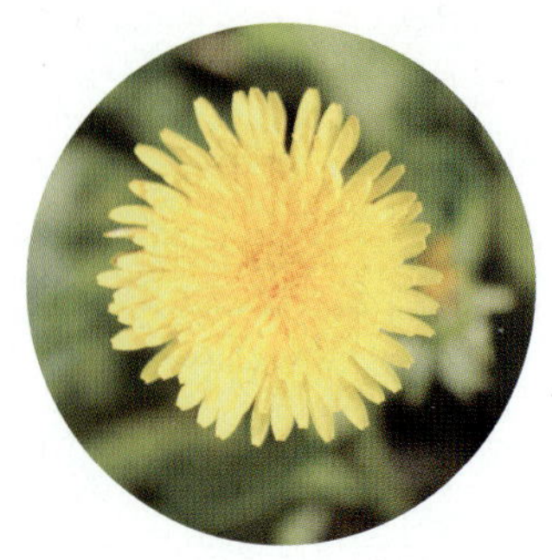

민들레꽃

- 성분 : 전초에 taraxasterol, taraxarol, taraxerol 이 함유되어 있고, 잎에는 rutein, vioaxanthin, plastoquinone, 꽃에는 arnidiol, lutein, flavoxanthin 이 함유되어 있다.

- 사용 부위 : 뿌리를 포함한 전초를 건조한 것을 포공영(蒲公英)이라 하며, 약용한다. 뿌리를 포함한 전초를 캐서 나물 또는 김치를 만들어 먹기도 하고, 건조 후 가루를 내어 국수 등으로 가공하여 식용하기도 한다.

- 성품과 맛(성미) : 차고(한寒) 쓰며 달다(감고甘苦). 독성은 없다.

- 작용 부위(귀경) : 간(肝), 위(胃) 경락에 작용한다.

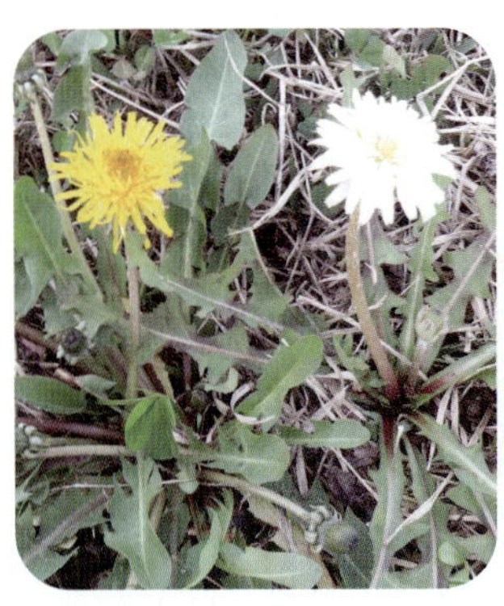

민들레꽃

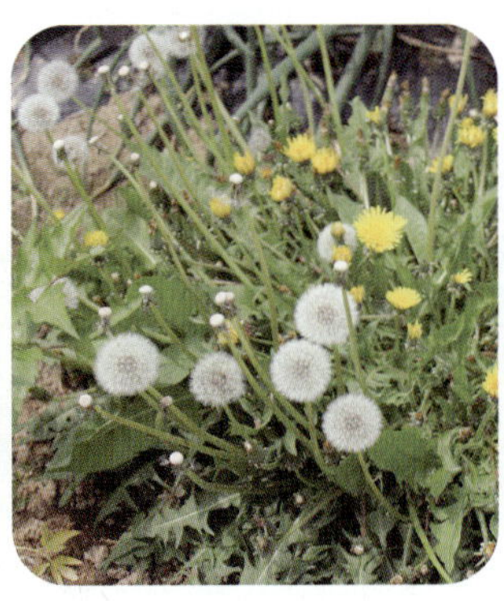

민들레 지상부

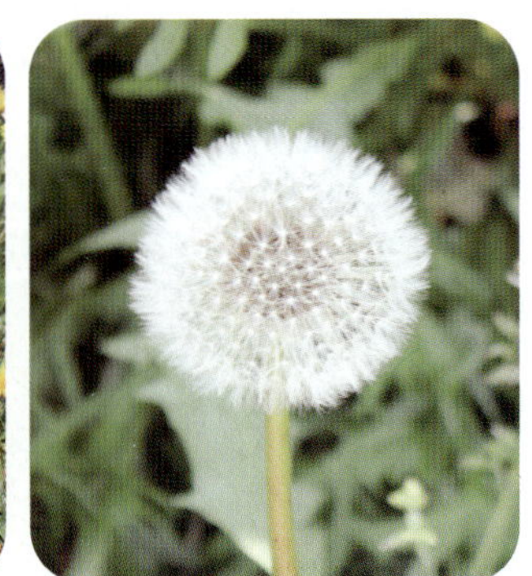

민들레 씨

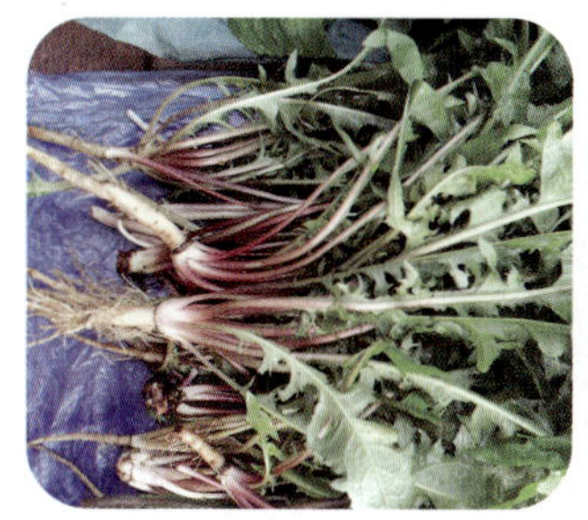
민들레 전초

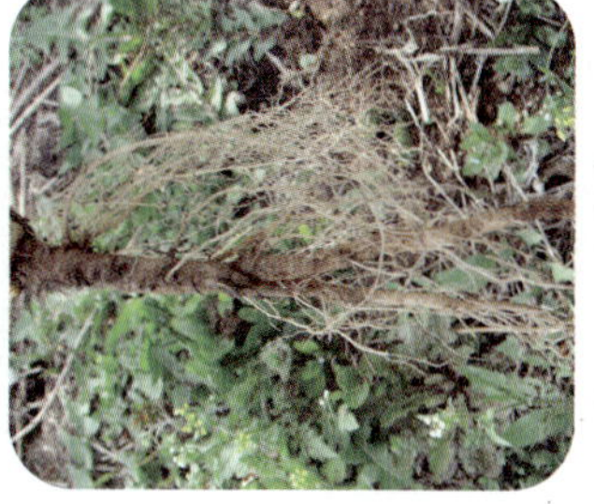
민들레 뿌리

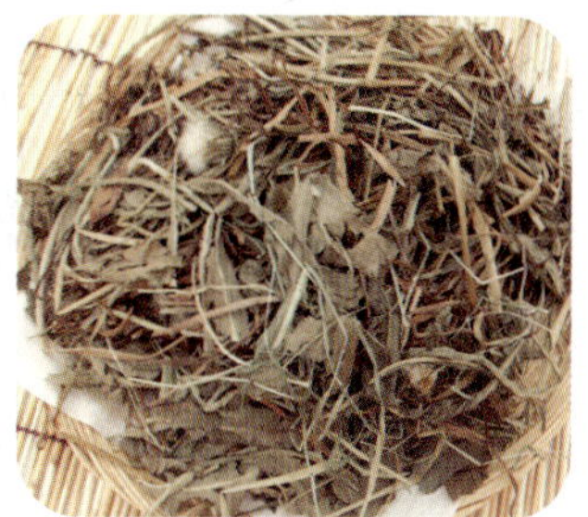
건조한 민들레 전초(포공영)

| 채취 방법 및 가공 |

봄과 여름에 꽃이 피기 전이나 후에 채취하여 흙먼지나 이물질을 제거하고 가늘게 썰어서 말린 후 사용한다.

| 차 만들기와 용법 |

말린 것으로 하루에 12~20g을 약용하는데, 보통 말린 약재 10~15g에 물 2L를 붓고 끓기 시작하면 불을 약하게 줄여서 2시간 정도 끓여서 복용한다. 녹차처럼 가볍게 덖어서 우려 마시기도 하며, 티백 차나 환으로 만들어 복용하기도 한다.

| 사용상의 주의사항 |

쓰고 찬 성미로 인하여 열을 내리고 습사를 다스리는 청열이습(淸熱利濕) 작용이 있으므로 실증이 아니거나 음달(陰疸)인 경우에는 신중하게 사용해야 하며, 덖어서 사용하면 완화할 수 있다.

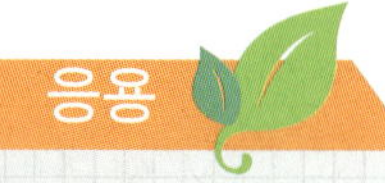
응용

분말을 혼합한 가루로 국수 등 다양한 식품으로 개발, 판매되기도 한다. 간의 피로를 풀고, 위를 튼튼하게 하여 소화력을 돕는 귀한 자원으로서 활용 가치가 매우 높다.

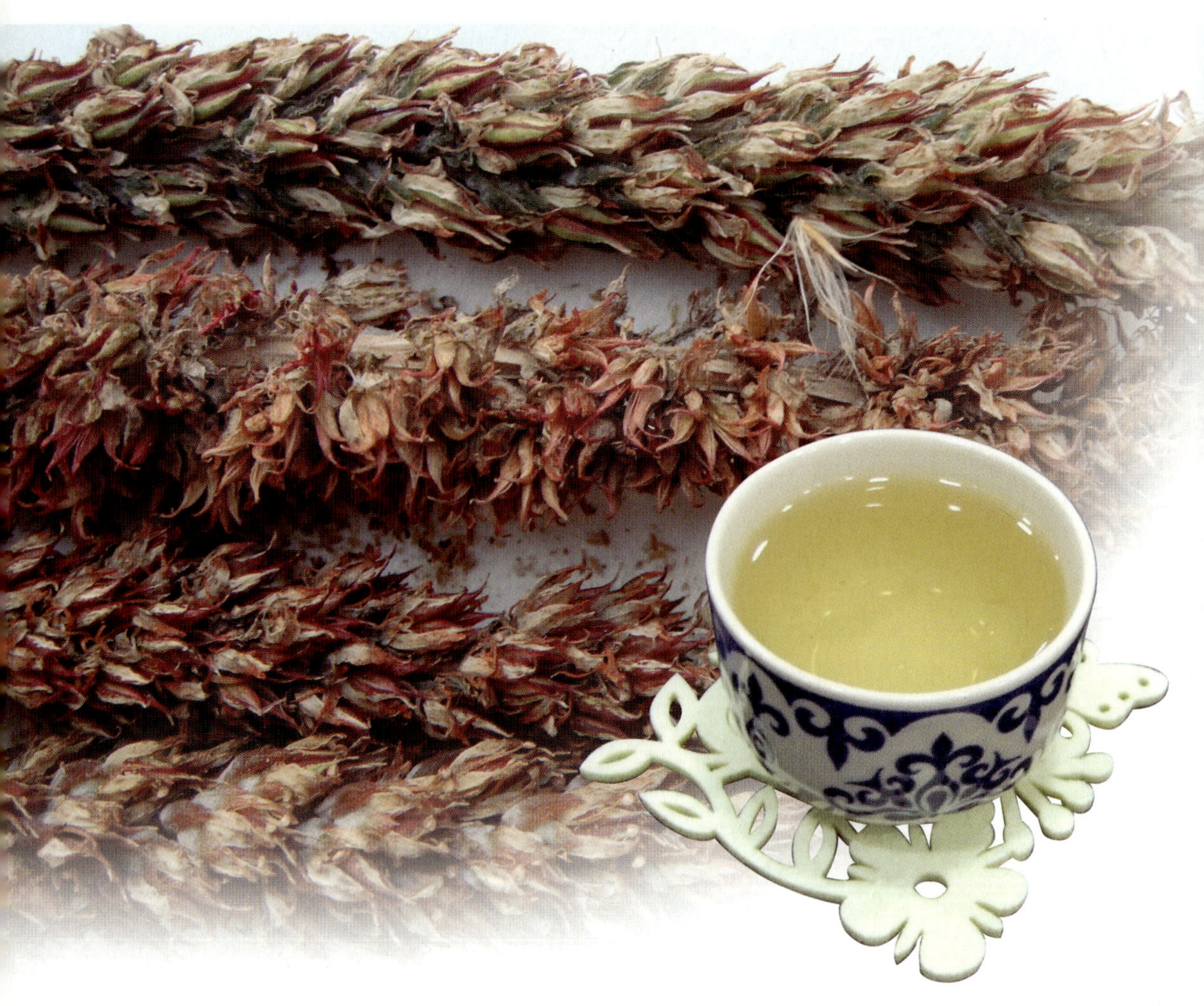

바위솔차

| 식물명 | 바위솔　| 학명 | *Orostachys japonica* (Maxim.) A. Berger

| 생약명 | 와송(瓦松)　| 이명 | 지붕직이, 와송, 넓은잎지붕지기, 오송, 넓은잎바위솔(북)

| 과명 | 돌나물과(景天科, Crassulaceae)　| 개화시기 | 9월경

열을 식히는 해열(解熱), 종기를 삭이는 소종(消腫), 출혈을 멈추게 하는 지혈(止血), 습사(濕邪, 습이 병을 일으키는 나쁜 기가 됨.)를 다스리는 이습(利濕) 등의 효능이 있어서 간염, 습진, 치창(痔瘡, 치핵, 치질), 말라리아, 옹종(癰腫, 피부나 근육에 국부적으로 생기는 종기), 코피, 적리(赤痢)라고도 하는 혈리(血痢, 대변에 피가 섞여 나오는 이질), 화상(火傷) 등을 치료한다.

- 성분 : 수산, 15-methyl-heptadecanoic acid, 1-hexacosene, arachidic acid, behenic acid, beta-amyrin, friedelin, glutinol, glutinone, hexatriacontanol, stearic acid 등이 함유되어 있다.

- 사용 부위 : 전초를 와송(瓦松)이라 하며, 약용한다. 전초를 즙을 내어 먹거나 끓는 물에 넣고 차로도 먹으며, 말린 후 가루를 내서 먹기도 한다.

- 성품과 맛(성미) : 성질은 시원하고, 맛은 시고 쓰다(『동의보감』에는 성질이 평하고 맛은 시다고 하였음.).

- 작용 부위(귀경) : 간(肝), 폐(肺) 경락에 작용한다.

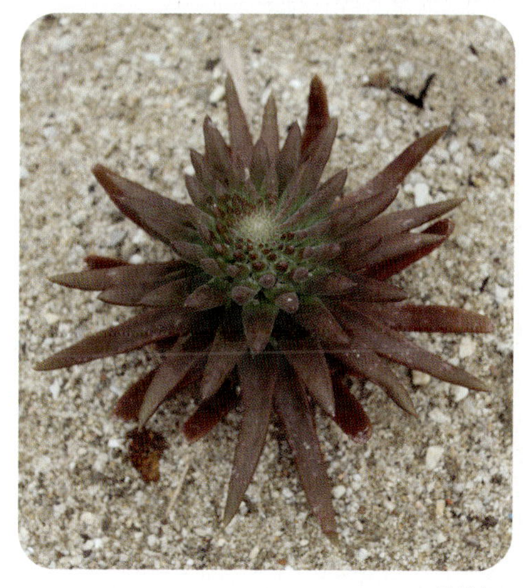

바위솔

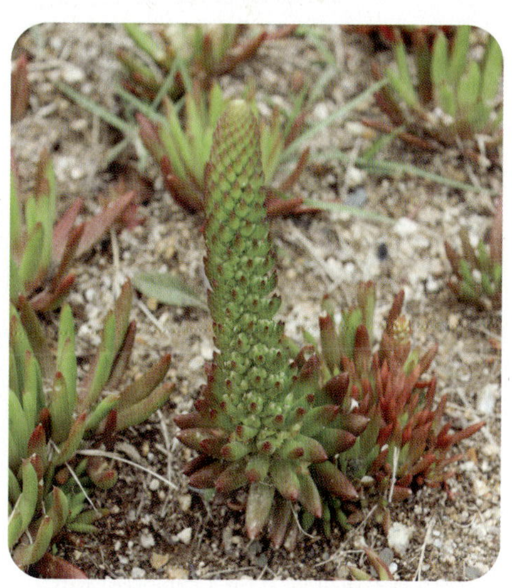

바위솔 꽃대

| 채취 방법 및 가공 |

여름~가을에 전초를 뽑아 뿌리와 이물질을 제거하고 햇볕에 말린다.

| 차 만들기와 용법 |

말린 것으로 하루에 15~30g을 사용하는데, 물 1L를 붓고 달여서 2~3회에 나누어 복용하거나 환제를 만들어 먹기도 하고, 즙을 내어 복용하기도 한다. 짓찧어서 또는 숯을 만들어서 분말로 하여 환부에 바른다.

| 사용상의 주의사항 |

청열(淸熱)하는 작용이 있으므로 비위(脾胃)의 기운이 허하고 찬 경우에는 사용을 금한다.

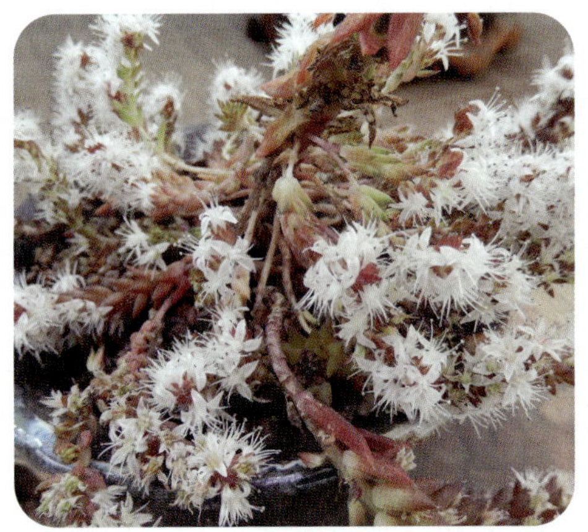

바위솔꽃

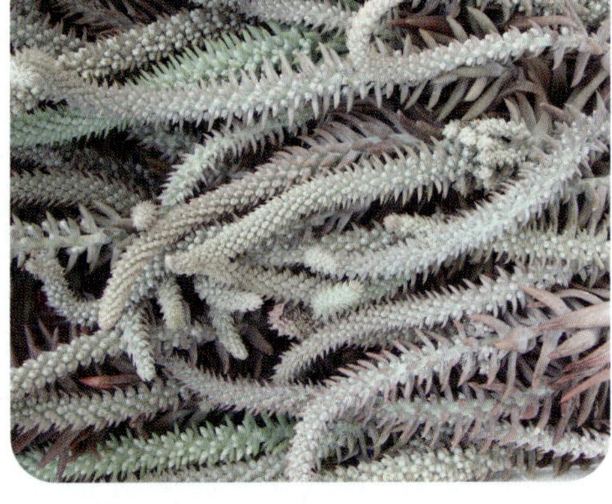

채취한 바위솔

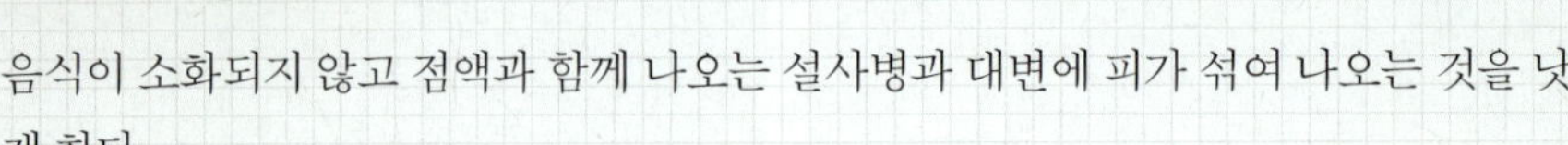

응용

음식이 소화되지 않고 점액과 함께 나오는 설사병과 대변에 피가 섞여 나오는 것을 낫게 한다.

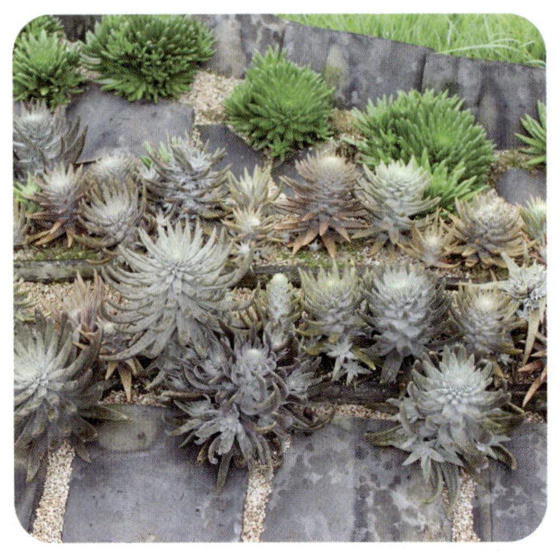

무리지어 자라는 바위솔

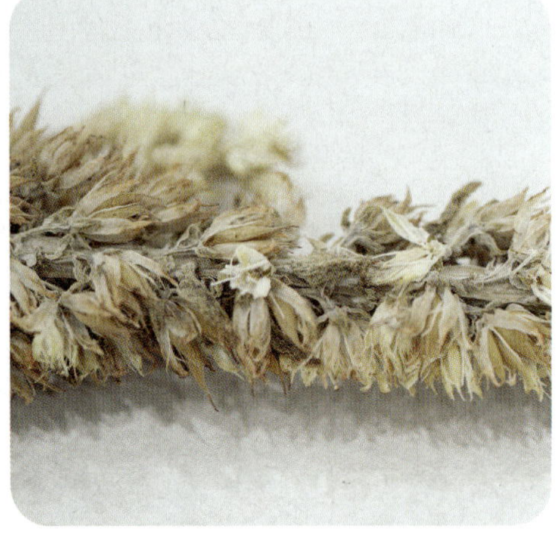

건조한 바위솔(와송)

바위솔의 기능성 및 효능에 관한 특허 자료

바위솔(와송) 추출물을 유효 성분으로 포함하는 항혈전 약학 조성물

본 발명은 바위솔(와송) 추출물을 포함하는 항혈전 조성물에 관한 것이다. 바위솔 추출물은 출혈 시간 또는 응고 시간을 연장시키거나 조직인자의 활성을 감소시킴으로써, 항혈전 예방 또는 치료에 유용하게 사용될 수 있다.

— 공개번호 : 10-2011-0019262, 출원인 : 사단법인 진안군친환경홍삼한방산업클러스터사업단

바위솔(와송)의 에틸아세테이트 분획물을 유효 성분으로 포함하는 간암의 예방 또는 치료용 조성물

본 발명에 따른 와송 에틸아세테이트 분획물은 세포독성이 없고, 항세포사멸 인자인 bcl-2, caspase-3, caspase-8 및 caspase-9를 억제하며 세포사멸을 유도한다고 알려져 있는 시토크롬C의 발현을 촉진 또는 증가시켜 간암 세포의 세포사멸을 유도하는 활성을 가지고 있다. 본 발명에 따른 바위솔의 에틸아세테이트 분획물을 유효 성분으로 포함하는 본 발명의 조성물은 간암의 치료 및 예방에 유용한 치료제 및 간암을 개선할 수 있는 기능성 식품의 제조에 사용할 수 있는 효과가 있다.

— 공개번호 : 10-2010-0037781, 출원인 : 부경대학교 산학협력단

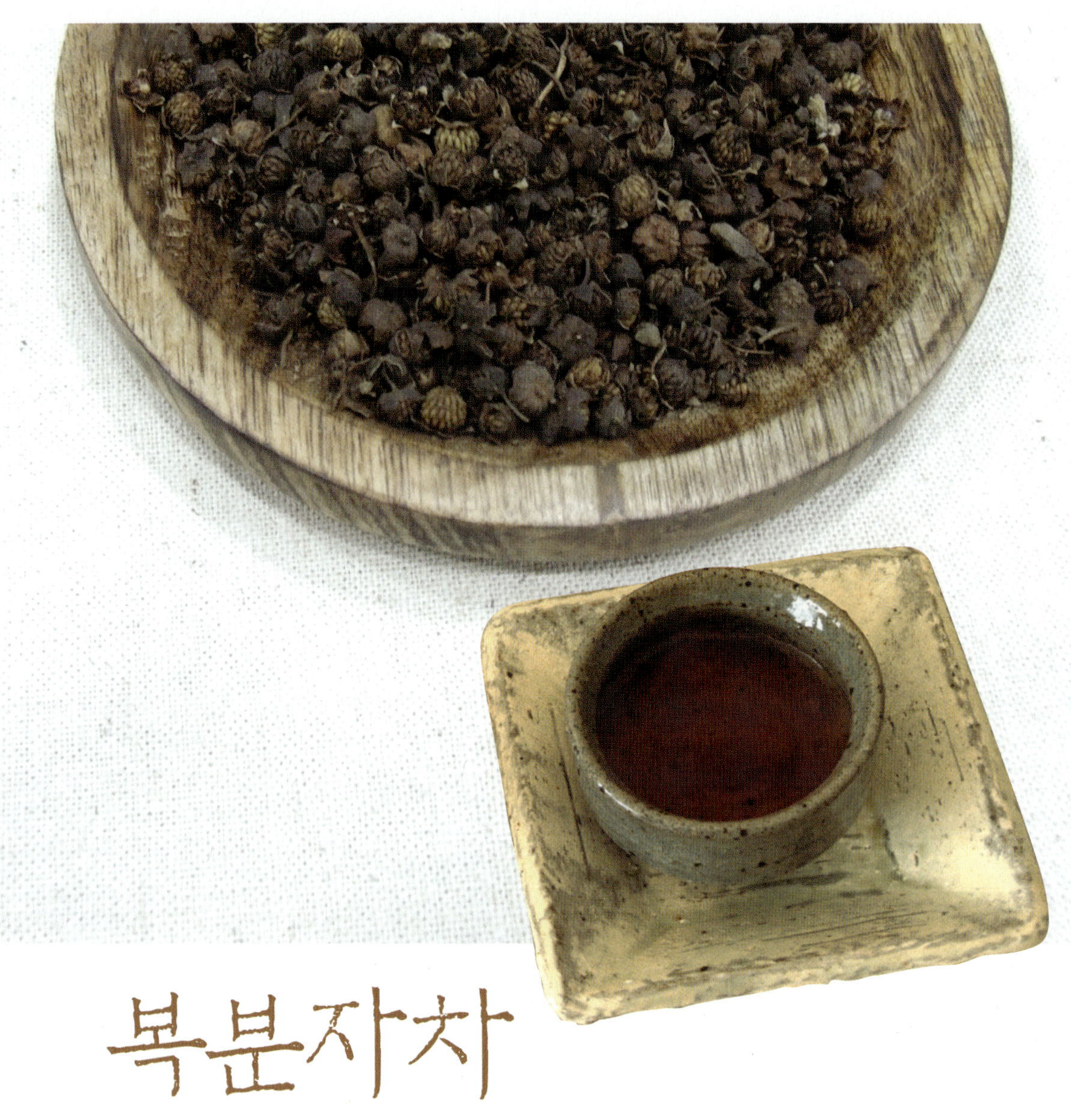

복분자차

| 식물명 | 복분자딸기　 | 학명 | *Rubus coreanus* Miq.

| 생약명 | RUBI FRUCTUS(복분자覆盆子)

| 이명 | 복분(覆盆), 결분(缺盆), 오천자(烏薦子), 대맥매(大麥莓)

| 과명 | 장미과(Rosaceae)　 | 개화시기 | 5~6월

몸을 튼튼하게 하는 강장(强壯), 정력을 강화하는 강정(强精), 간의 기운을 보하는 보간(補肝), 소변을 잘 다스리는 축소변(縮小便), 눈을 밝게 하는 명목(明目) 등의 효능이 있어서 신체허약, 양위(陽痿, 양도가 위축되는 증상, 조루 또는 임포텐츠), 유정(遺精), 빈뇨(頻尿, 소변을 자주 봄.) 등의 치료에 응용할 수 있다.

- 성분 : organic acid, malic acid, salicylic acid, 유기산, 당류 및 소량의 비타민 C 등이 함유되어 있다.
- 사용 부위 : 미성숙 열매는 한방에서 복분자로 사용하며, 까맣게 잘 익은 열매는 술을 담그거나 즙을 내서 이용한다.
- 성품과 맛(성미) : 성은 평(平)하고, 맛은 달고 시다(감산甘酸).
- 작용 부위(귀경) : 간(肝), 신(腎), 비(脾) 경락에 작용한다.

| 채취 방법 및 가공 |

6월 하순에서 7월경 미성숙 녹색 과실을 채취하여 햇볕에 말리거나 끓는 소금물에 1~2분 정도 넣었다가 꺼내어 햇볕에 말린다. 까맣게 잘 익은 열매를 채취하여 술을 담그거나 주스로 만들어 먹기도 한다.

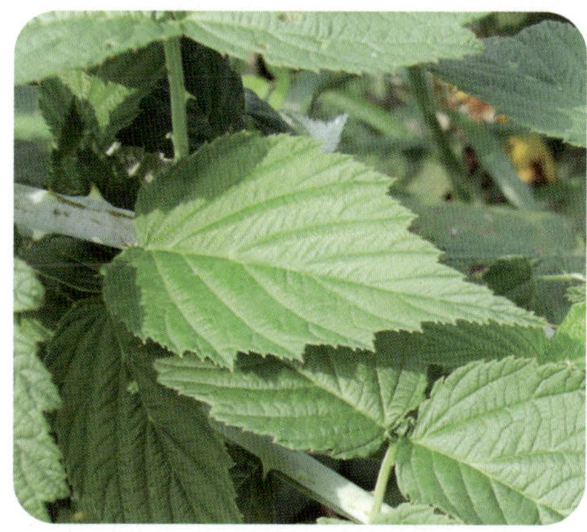

복분자딸기 잎 생김새

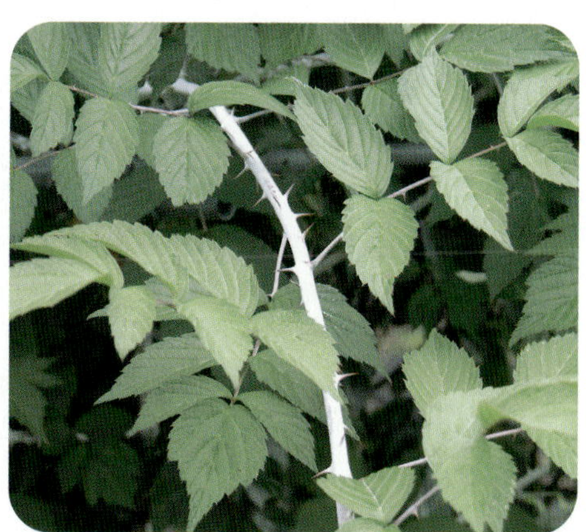

복분자딸기 가지(흰색을 띤다.)

| 차 만들기와 용법 |

건조한 약재로 하루 6~12g을 사용하는데, 보통 복분자 5~10g에 물 2L를 붓고 2시간 정도 끓여서 복용한다. 가루 또는 환으로 만들어 복용하기도 한다.

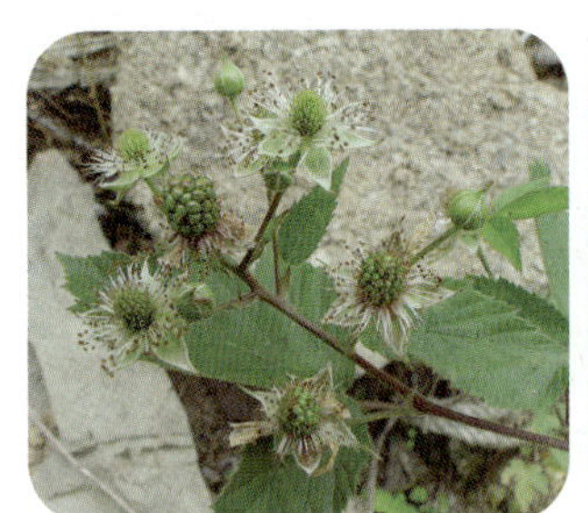

복분자딸기꽃

| 사용상의 주의사항 |

시고 따뜻한 성미로 인하여 양기를 보하고, 정기를 단단하게 하며 거두어들이는 고삽(固澁)작용이 있으므로 소변이 단삽(短澁)한 증후나 음허화왕(陰虛火旺, 음적 진액이 부족하면서 양기가 솟아오르는 증상)에는 모두 사용을 피한다.

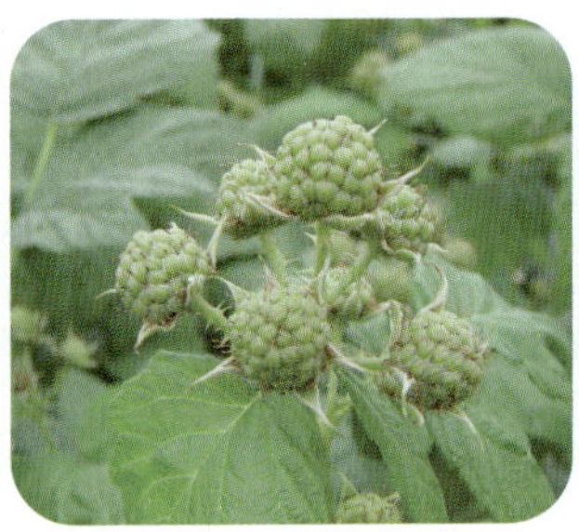

복분자딸기 열매

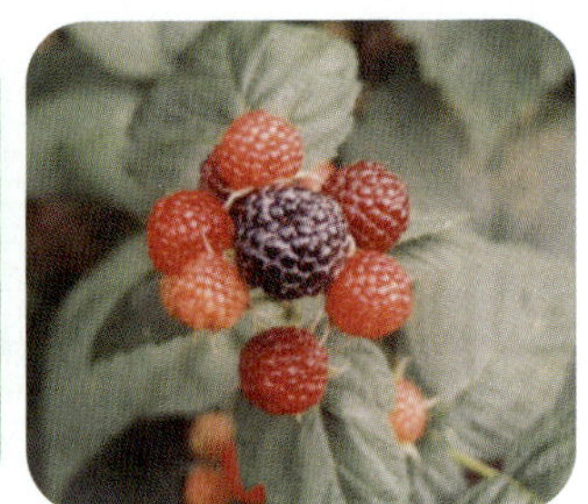

덜 익은 복분자딸기 열매

잘 익은 복분자딸기 열매

응용

민간에서는 까맣게 잘 익은 열매 500g에 술(소주) 1.8L를 부어 한 달 이상 우린 다음 복용하기도 한다.

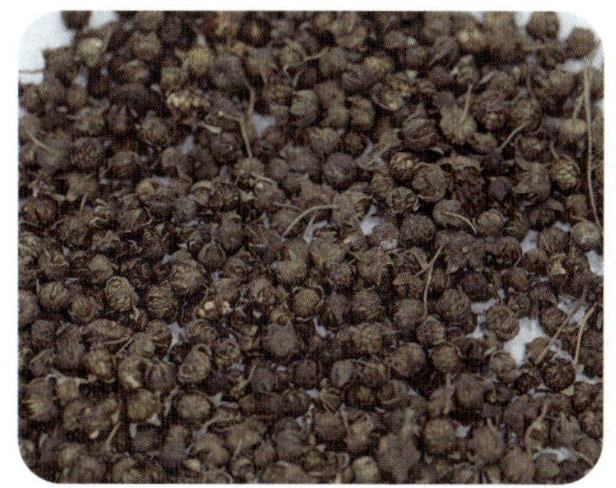

건조한 복분자딸기 열매(복분자)

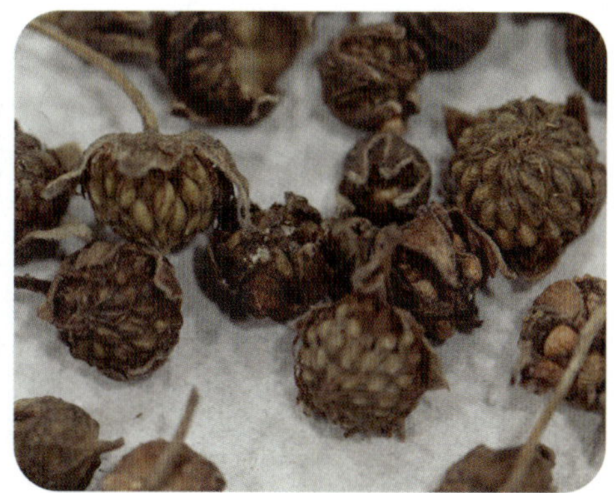

건조한 복분자딸기 열매(복분자)

복분자딸기의 기능성 및 효능에 관한 특허 자료

복분자 추출물을 함유하는 골다공증 예방 또는 치료용 조성물

본 발명의 조성물은 조골세포 활성 유도뿐만 아니라 파골세포 활성 억제 효과를 동시에 나타내므로, 다양한 원인으로 인해 유발되는 골다공증의 예방 또는 치료에 유용하게 사용될 수 있다.

— 등록번호 : 10-0971039, 출원인 : 한재진

복분자 추출물을 포함하는 기억력 개선용 식품 조성물

본 발명은 복분자 추출물을 유효 성분으로 포함하는 기억력 개선용 식품 조성물에 관한 것으로, 인체에 무해하고 부작용이 문제되지 않는 복분자 추출물을 유효 성분으로 포함하는 기억력 개선용 식품 조성물에 관한 것이다.

— 공개번호 : 10-2012-0090140, 출원인 : 한림대학교 산학협력단 외

복분자 추출물을 이용한 비뇨 기능 개선용 조성물

본 발명의 복분자 추출물은 비뇨 기능 개선용 의약품 및 건강 기능성 식품의 조성물로 제공할 수 있다.

— 등록번호 : 10-1043596, 출원인 : 전라북도 고창군

복분자 추출물을 포함하는 불안 및 우울증의 예방 및 치료용 약학 조성물

복분자 추출물을 포함하는 불안, 우울증 및 치매의 예방 및 치료와 기억 증진용 조성물에 관한 것으로, 현대인들의 불안, 우울증 및 치매의 예방 및 치료와 기억력 증진 효과를 유발하는 약제 및 건강 보조 식품에 이용할 수 있다.

— 등록번호 : 10-0780333, 출원인 : 김성진

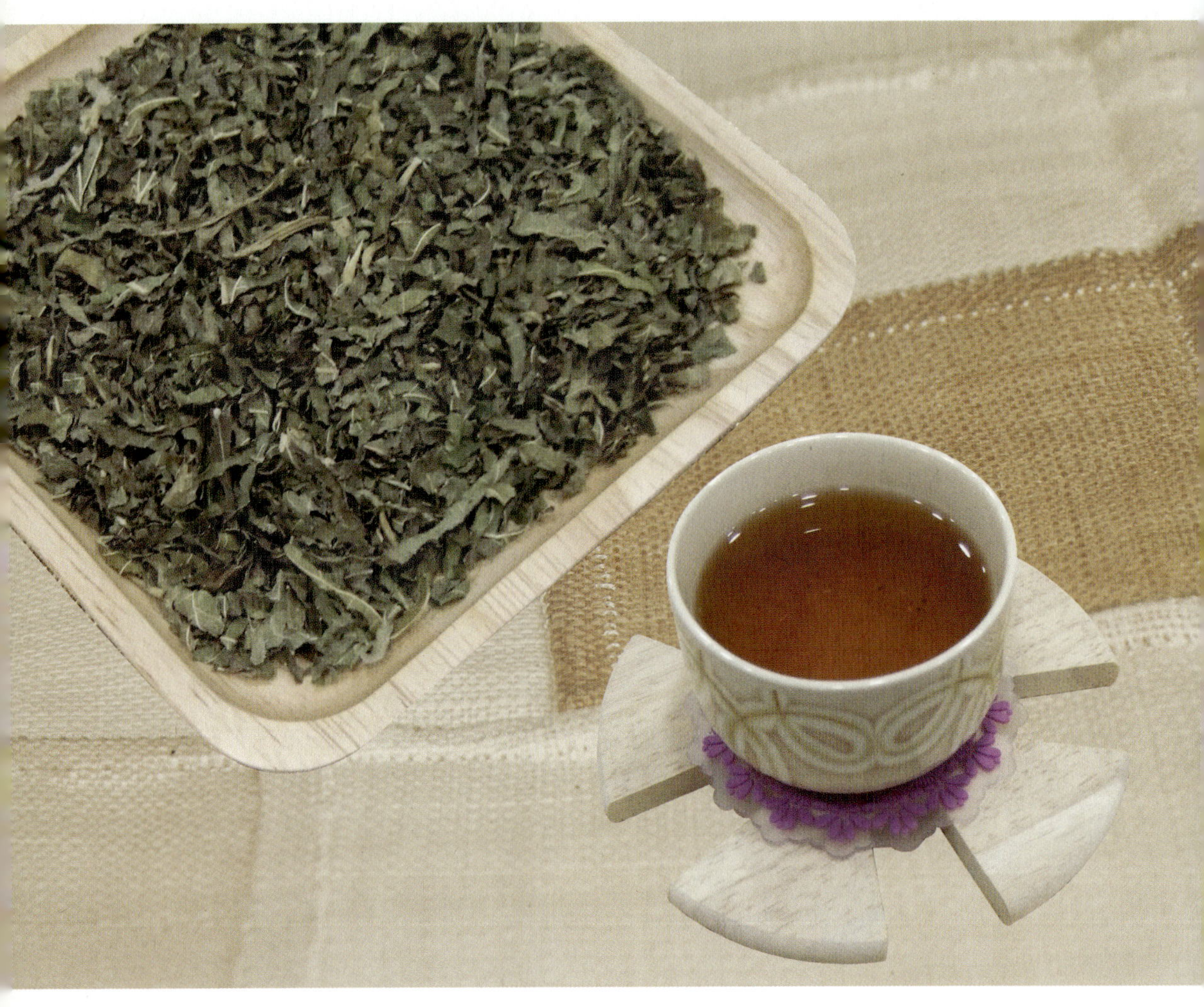

뽕나무차

| 식물명 | 뽕나무　　| 학명 | *Morus alba* L.

| 생약명 | MORI FRUCTUS(상심자桑椹子, 상백피桑白皮, 상지桑枝, 상엽桑葉)

| 이명 | 상실(桑實), 오심(烏椹), 흑식(黑椹)

| 과명 | 뽕나무과(桑科, Moraceae)　　| 개화시기 | 6월

혈을 보하고 음기를 자양시키는 보혈자음(補血滋陰), 진액을 생성하고 건조함을 윤활하게 하는 생진윤조(生津潤燥), 어지럼증과 귀울음(현운이명眩暈耳鳴), 심계항진과 불면증(심계실면心悸失眠), 머리카락이 빨리 희어지는 증상(수발조백鬚髮무白), 진액이 손상되어 입이 마르는 증상(진상구갈津傷口渴), 내열소갈(內熱消渴), 혈허변비(血虛便秘) 등의 증상을 치유한다.

● 성분 : 열매에는 당분, 타닌, 말산 및 비타민 B_1, B_2, C와 카로틴이 함유되어 있다. 상심유의 지방산은 주로 리놀산과 소량의 스테아린산, 올레인산 등으로 구성된다. 잎에는 rutin, quercetin, isoquercetin, quercetin-3-triglucoside 등이 함유되고, 정유 성분 중에는 formic acid, propionic acid, lactic acid, olactic acid, valeric acid phenol 등이 함유되어 있다. 줄기에는 tannin, 유리 sucrose, fructose, stachyose, glucose, maltose, arabinose, xylose가 함유되어 있다.

● 사용 부위 : 잘 익은 열매(상심자桑椹子), 뿌리껍질(상백피桑白皮), 잎(상엽桑葉), 가는 가지(상지桑枝) 등 부위에 따라서 달리 이용한다. 잘 익은 열매를 짜서 술을 담그거나 즙을 내어 식용한다. 가는 가지는 잘라서 말려 두고 차를 끓여서 복용

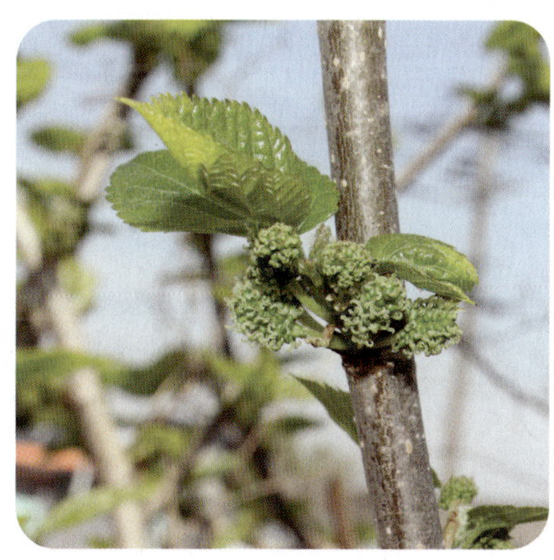

뽕나무 어린잎

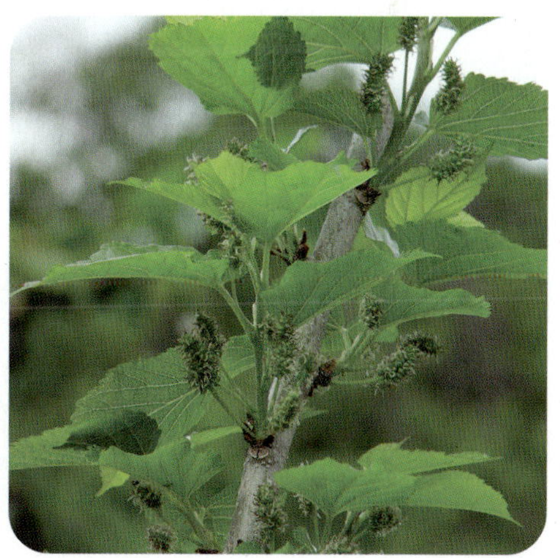

뽕나무 잎

하기도(상지차) 하는데, 지절통(肢節痛)에 좋다.

- 성품과 맛(성미) : 성은 차고, 맛은 달고 시며(감산甘酸), 무독하다.
- 작용 부위(귀경) : 심(心), 간(肝), 신(腎) 경락에 작용한다.

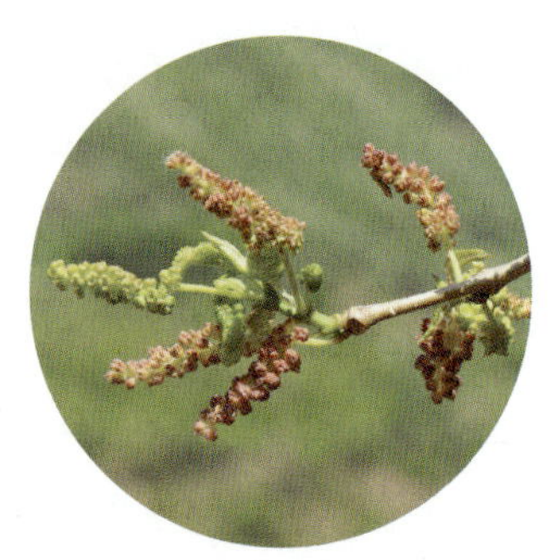
뽕나무꽃

| 채취 방법 및 가공 |

잎(상엽桑葉)은 가을에 서리가 내린 뒤에 따서 말리고, 뿌리(상백피桑白皮)는 수시로 캐서 껍질을 벗겨서 말린다. 열매(상심자桑椹子)는 자홍색(紅紫色)을 나타낼 때 채취하여 이물질을 제거하고 말린다. 가지(상지桑枝)는 늦가을 잎이 진 이후나 이른 봄 싹이 나기 전에 잔가지를 채취하여 그대로 잘게 잘라서 말린다.

| 차 만들기와 용법 |

열매는 말리기 전에 그대로 생식하기도 하며, 소주를 부어 술을 담그기도 하고(잘 익은 열매 500g에 소주 1.8L짜리 두 병 정도를 부어 한 달 이상 우려낸 다음 밀봉해 두고 마신다.), 즙액을 짜서 이용하기도 한다. 약재를 이용할 때는 말린 것으로 하루에 12~20g 정도를 사용하는데, 말린 것을 그대로 생용하거나, 소금물(약재 무게의 약 2% 정도의 소

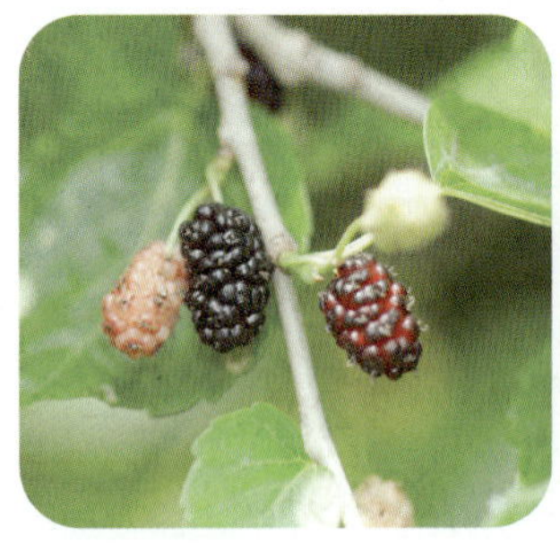
뽕나무 열매

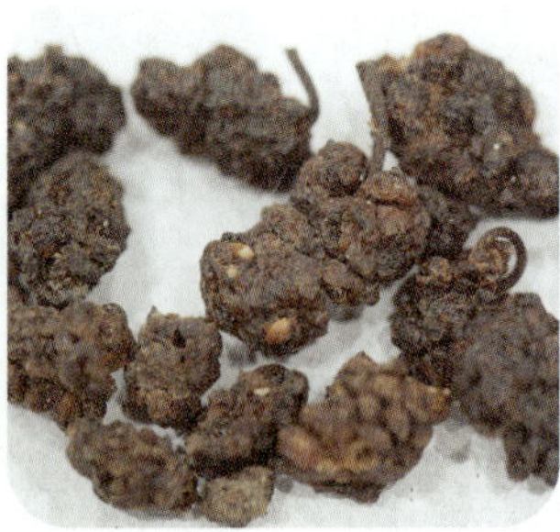
건조한 뽕나무 열매(상심자)

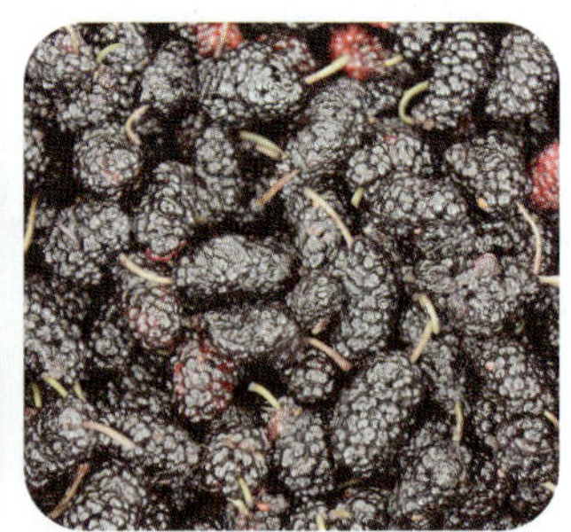
채취한 뽕나무 열매

금을 물에 풀어서 사용)에 담갔다가 말려서 사용하기도 한다.

달고 찬 성미가 있어서 비허변당(脾虛便糖, 비기가 허하여 진흙처럼 대변을 보는 증)한 경우에는 사용하지 않는다.

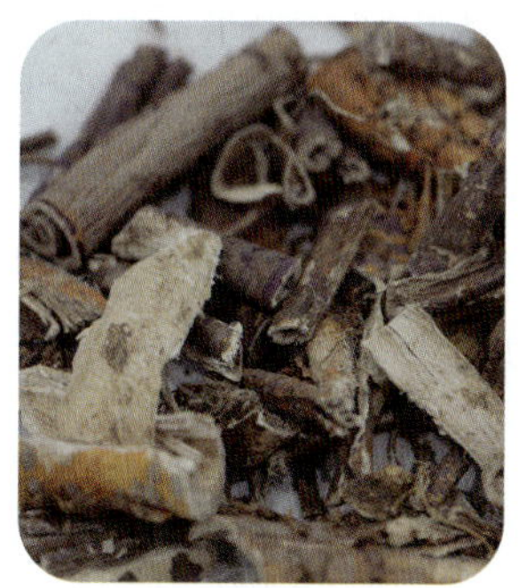

건조한 뽕나무 뿌리껍질(상백피)

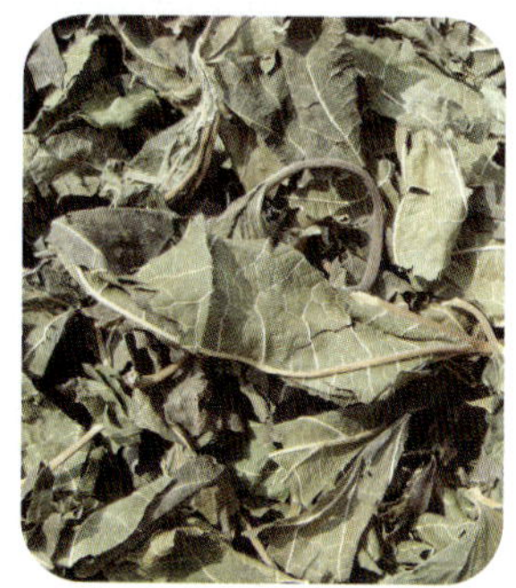

건조한 뽕나무 잎(상엽)

응용

열매를 추출한 액에 벌꿀(봉밀蜂蜜)을 첨가하고 중탕하여 엿처럼 졸여서(오고熬膏) 사용하기도 한다.

뽕나무의 기능성 및 효능에 관한 특허 자료

산뽕나무 줄기 추출물 옥시레스베라트롤(oxyresveratrol)을 포함하는 항암제 조성물

본 발명은 산뽕나무(뽕나무과) 식물 추출물의 유효 성분인 옥시레스베라트롤(oxyresveratrol)이 세포 증식 억제의 약리 작용을 갖는 성분으로서, 항암제 및 이를 포함하는 건강 기능성 식품 조성물의 개발을 포함하는 것을 특징으로 한다.

— 공개번호 : 10-2013-0025602, 출원인 : 한림대학교 산학협력단

산뽕나무 추출물을 유효 성분으로 함유하는 관절염 예방 및 치료용 조성물

본 발명은 활막세포 활성 및 파골세포 분화를 억제하고, 염증성 매개체들과 사이토카인(cytokine)의 생성을 억제하여 소염 효과를 갖는 산뽕나무 추출물을 유효 성분으로 함유하는 관절염의 예방 및 치료용 약학 조성물에 관한 것이다. 상기와 같은 본 발명에 따르면, 관절염 유발 물질의 분비를 차단함으로써 기존의 증상 회복 위주의 개선제와는 달리 근본적인 치료로 파골세포 분화 억제 및 관절염 발병을 억제하는 효과가 있다.

— 공개번호 : 10-2011-0132183, 출원인 : 건국대학교 산학협력단

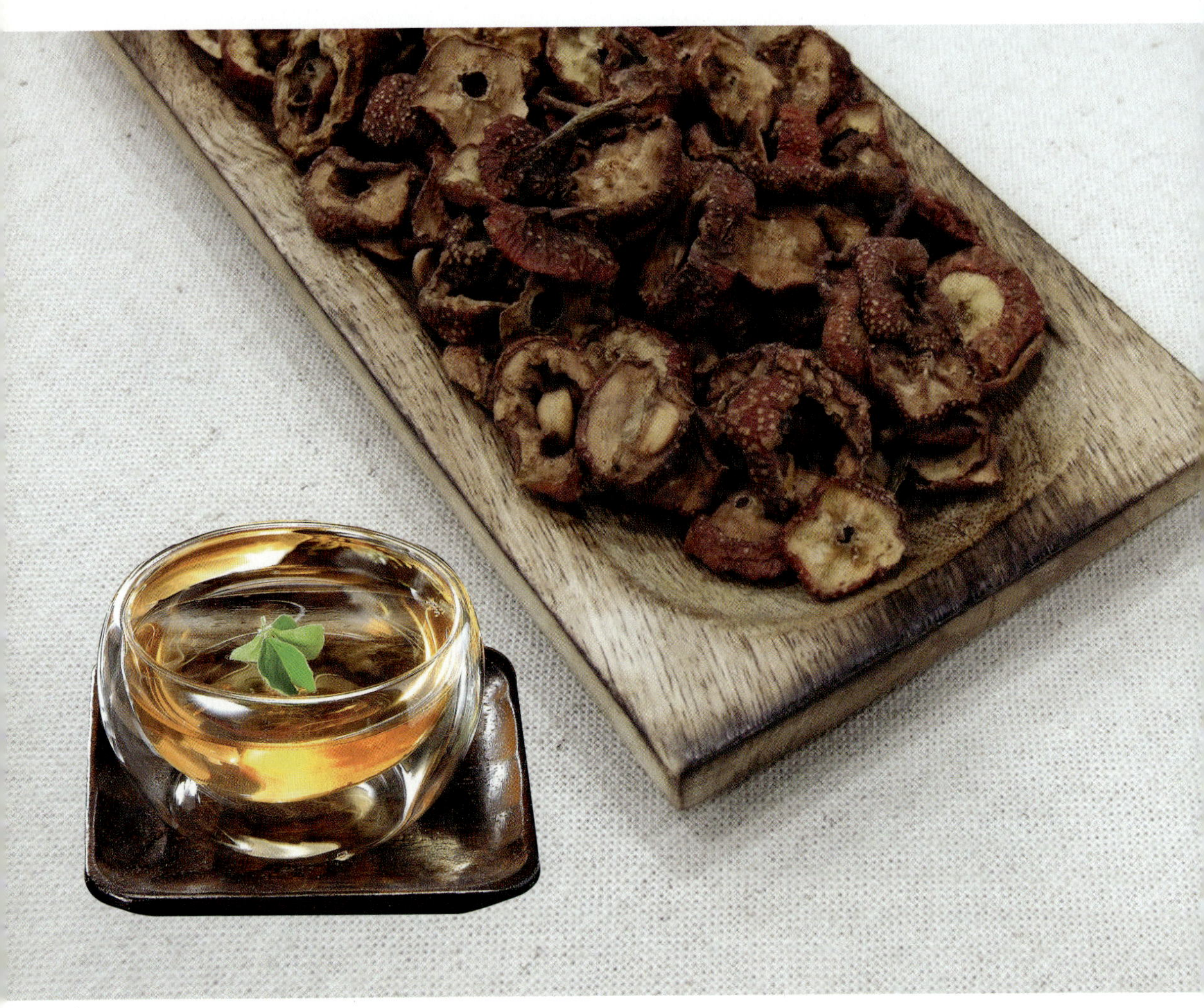

산사차

| 식물명 | 산사나무　　| 학명 | *Crataegus pinnatifida* BUNGE

| 생약명 | CRATAEGI FRUCTUS(산사山楂)

| 이명 | 산로(山路), 산사(酸査), 구자(杬子), 서사(鼠査), 시사자(柿査子)

| 과명 | 장미과(Rosaceae)　　| 개화시기 | 5~6월

음식을 먹고 체한 것을 다스리고 위를 튼튼하게 한다. 어혈을 없애고 설사, 직장궤양, 요통, 어린아이의 식체를 다스리는 데도 좋다. 특히 육식(肉食)으로 인한 적체를 다스리는 데 매우 요긴하게 쓰이는 재료이다. 육식을 한 후 편안한 속을 기대한다면 반드시 산사를 이용할 줄 알아야 한다. 특히 소음인 체질에게 좋다.

- 성분 : 유기산으로 타타르산(tartaric acid), 시트르산(citric acid), 말산(malic acid), 클로로겐산(chlorogenic acid) 등이 있고, 플라보노이드(flavonoid), 쿠에르세틴(quercetin), 비텍신(vitexin), 쿠에르세틴 루틴(quercetin rutin) 등이 함유되어 있다. 그 밖에도 타닌(tannin), 사포닌(saponin), 프룩토오스(fructose), 비타민 C, 단백질 및 지방 등이 함유되어 있다.

- 사용 부위 : 잘 익은 열매를 산사라고 하며, 약용한다.

- 성품과 맛(성미) : 『본초강목(本草綱目)』에는 '맛은 시고 달며 성질은 약간 따뜻하다.' 고 하였다. 『당본초(唐本草)』에는 '맛은 시며 성질은 차고 독이 없다.' 고 하였고, 『일용본초(日用本草)』에는 '맛은 시고 달며 독이 없다.' 고 하였으며, 『본초몽전(本草蒙筌)』에는 '맛은 달고 매우며 기는 평하고 독이 없다.' 고 하였다.

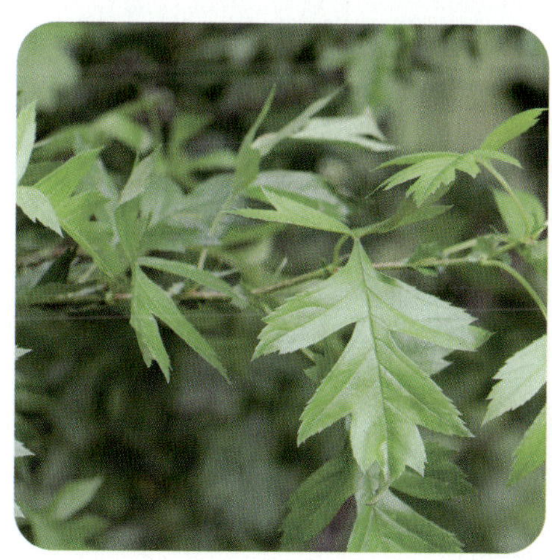
산사나무 잎

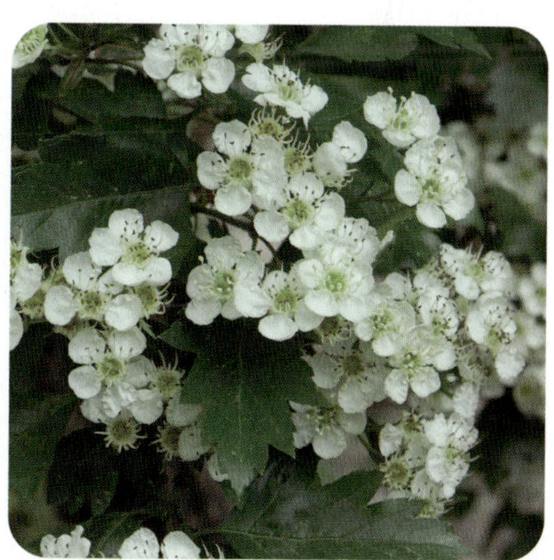
산사나무꽃

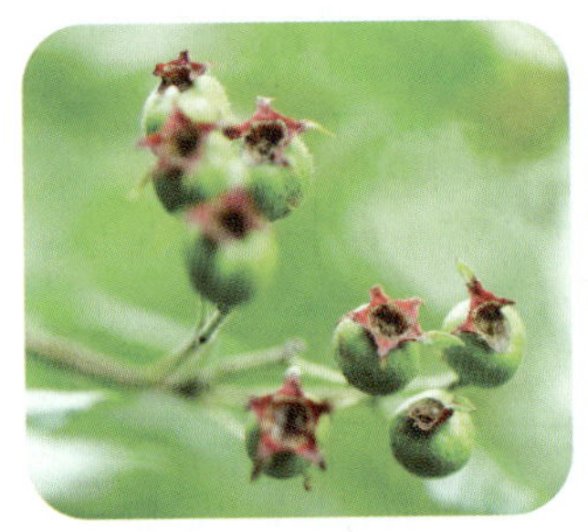

덜 익은 산사나무 열매

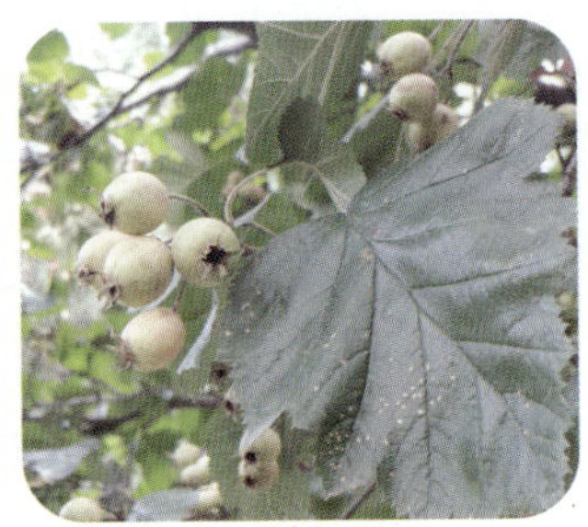

익어 가는 산사나무 열매

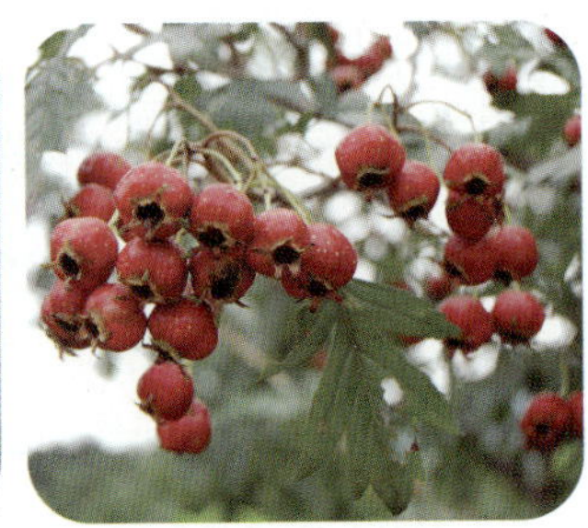

잘 익은 산사나무 열매

● 작용 부위(귀경) : 비, 위, 간 경락에 작용한다. 『뇌공포제약성해(雷公炮製藥性解)』에는 '비경락으로 들어간다.' 고 하였고, 『신농본초경소(神農本草經疏)』에는 '족양명위경락과 족태음비경락으로 들어간다.' 고 하였다.

| 채취 방법 및 가공 |

가을에 잘 익은 열매를 채취하여 1.5~3㎜ 두께로 절단하여 햇볕에 말리거나 혹은 압착하여 말려 두고 사용한다.

| 차 만들기와 용법 |

말린 것으로 하루에 6~15g을 사용하는데, 물 2L에 5~10g을 넣고 끓여서 차로 마신다. 산사를 말려서 가루로 만든 다음 쑥을 달인 물 한 잔에 5g 정도를 타서 마시면 장출혈 증상에 매우 효과적이다.

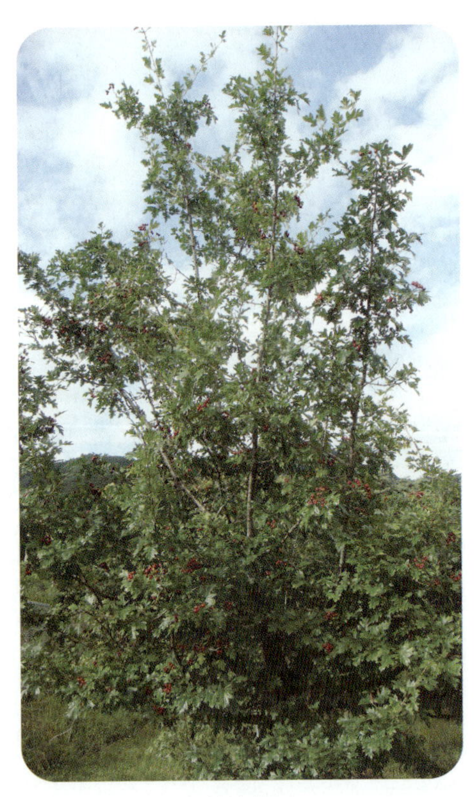

산사나무

비위가 허약한 환자는 복용에 신중을 기해야 한다. 일반적으로 생것을 많이 복용하면 변이 건조해지고 쉽게 배가 고프며 치아가 손상된다. 충치가 있는 사람은 특히 안 좋다. 인삼을 복용한 사람은 산사를 복용하면 안 된다. 많이 복용하면 기를 소모하고, 특히 공복 시 또는 쇠약한 사람이나 앓고 난 환자는 복용해서는 안 된다.

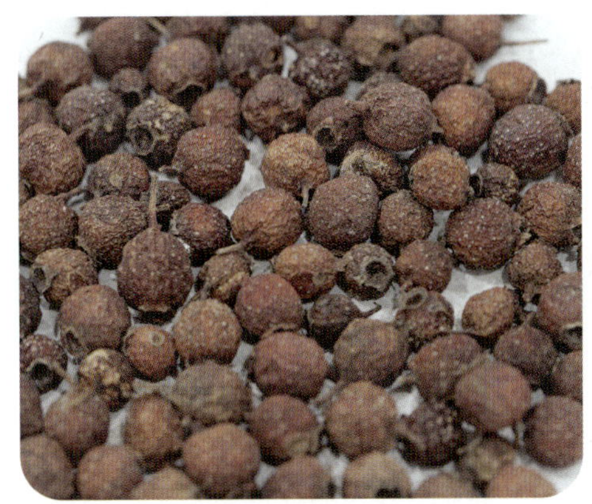

건조한 산사나무 열매(산사)

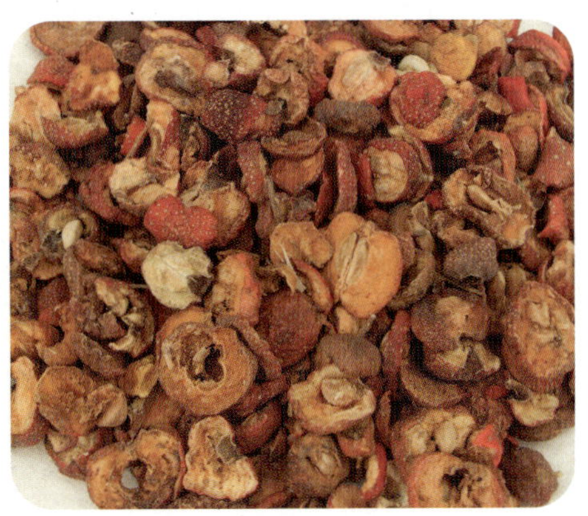

절단 건조한 산사나무 열매(산사)

응용

고기 먹고 체한 데, 위가 더부룩하고 부풀어 오르는 증상, 설사를 하면서 배가 아픈 증상, 어혈과 월경이 막힌 증상, 산후에 어혈이 다 빠져나오지 못한 증상, 고지혈증 등에 이용할 수 있다.

산사 160g에 백출 160g과 신곡 80g을 가루 내어 쪄서 오동나무 씨앗 크기로 환을 만들어 끓인 맹물로 복용하면 각종 소화불량을 다스리는 데 효과가 매우 좋다. 또 고기를 먹고 소화가 되지 않는 경우나, 모든 체로 인하여 배가 아픈 경우에는 산사육(山楂肉) 160g을 삶아서 먹고 그 물도 마신다.

산사 50g에 맥아(엿기름) 30g을 적당량의 물에 20분 이상 달여서 매 식후에 복용하면 각종 소화불량과 식욕부진에 도움이 된다. 또는 산사 15g에 맥아 10g, 나복자(무씨) 8g, 대황 2g을 잘게 다져서 찻잔에 넣고 끓는 물을 부어 우려낸 다음 매 식후에 복용하고 하루 3~4회 수시로 복용하면 식욕부진에 매우 좋다.

산사나무(산사자)의 기능성 및 효능에 관한 특허 자료

산사자 추출물을 유효 성분으로 함유하는 퇴행성 뇌질환 치료 및 예방용 조성물

본 발명은 장미과에 속하는 산리홍의 성숙한 과실인 산사자의 추출물을 유효 성분으로 함유하는 건망증 개선 및 퇴행성 뇌질환 치료용 약학 조성물 또는 건강 기능 식품에 관한 것으로, 상세하게는 본 발명의 산사자 추출물은 스코폴라민에 의해 유도된 기억력 감퇴 동물군에서 수동 회피 실험, 모리스 수중 미로 실험 및 Y 미로 실험에서 학습 증진 및 공간지각 능력을 높은 수준으로 향상시키는 탁월한 효능을 나타내므로 건망증 개선 및 퇴행성 뇌질환 치료에 유용한 약학 조성물 또는 건강 기능 식품을 제공한다.

— 공개번호 : 10-2011-0065151, 출원인 : 대구한의대학교 산학협력단

산사 및 진피의 복합 추출물을 유효 성분으로 함유하는 비만 또는 지질 관련 대사성 질환의 치료 또는 예방용 약학 조성물

본 발명은 산사 및 진피의 복합 추출물을 유효 성분으로 포함하는 약학 조성물 또는 건강 기능 식품을 제공한다. 상기 복합 추출물은 체중을 감소시키고, 혈관 내 지질을 감소시키는 효과를 나타낸다.

— 공개번호 : 10-2014-0028293, 출원인 : (주)뉴메드

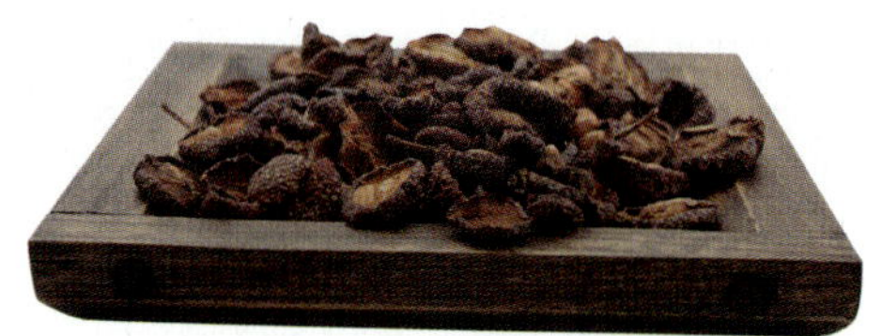

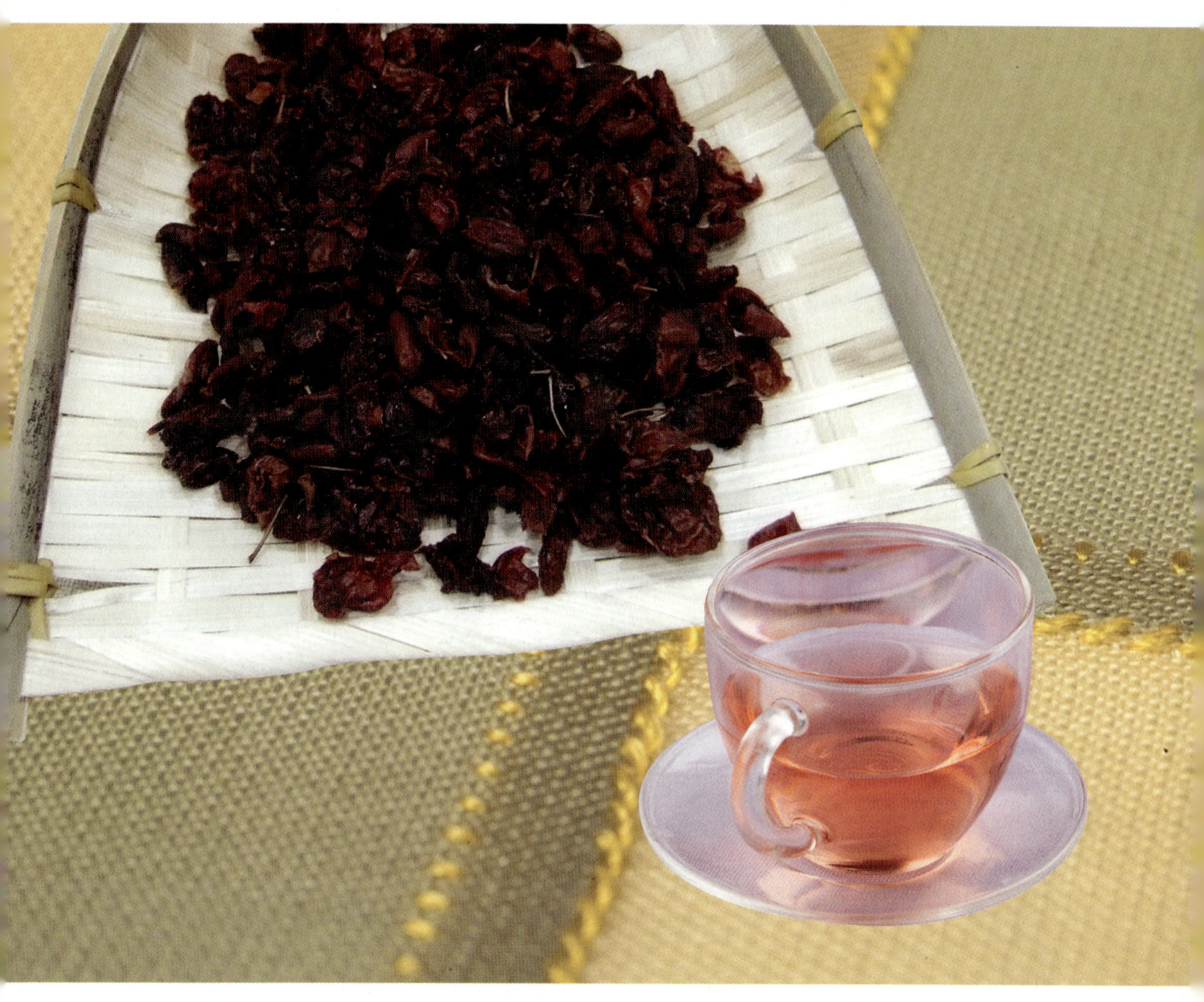

산수유차

| 식물명 | 산수유나무 | 학명 | *Cornus officinalis* Siebold & Zucc.

| 생약명 | CORNI FRUCTUS(산수유山茱萸)

| 이명 | 촉조(蜀棗), 기실, 서시(鼠矢), 산수육(山茱肉)

| 과명 | 층층나무과(山茱萸科, Cornaceae) | 개화시기 | 3~4월

259

| 효능과 주치 |

빈뇨를 다스리는 한방약차의 대명사이다. 간과 신을 보하는 보익간신(補益肝腎), 정액을 단단하게 하여 밖으로 흘러나가지 못하게 붙들어 주는 삽정고탈(澁精固脫), 어지럼증과 귀울음(현훈이명眩暈耳鳴)을 치료하고, 허리와 무릎의 통증인 요슬산통(腰膝酸痛)을 치료한다. 양도가 위축되고 정액이 흐르는 양위유정(陽萎遺精), 정액이 소변을 따라 흘러나가는 유뇨(遺尿), 요의(尿意)를 자주 느끼는 요의빈삭(尿意頻數), 여성들의 붕루(崩漏)와 대하(帶下), 지나치게 땀을 많이 흘리며 허탈증에 빠지는 대한허탈(大汗虛脫), 내열소갈(內熱消渴) 등을 치유하는 아주 중요한 약재이다.

- 성분 : 타타르산, 말산, 타닌, 코르닌, 비타민 A, 우르손, 베르베날린 등이 함유되어 있다.

- 사용 부위 : 열매를 산수유라고 하며, 씨를 제거한 과육을 말려 두었다가 차로 이용한다.

- 성품과 맛(성미) : 성품은 약간 따뜻하고, 맛은 시고 떫으며(산삽酸澁) 독성은 없다.

- 작용 부위(귀경) : 간(肝), 신(腎) 경락에 작용한다.

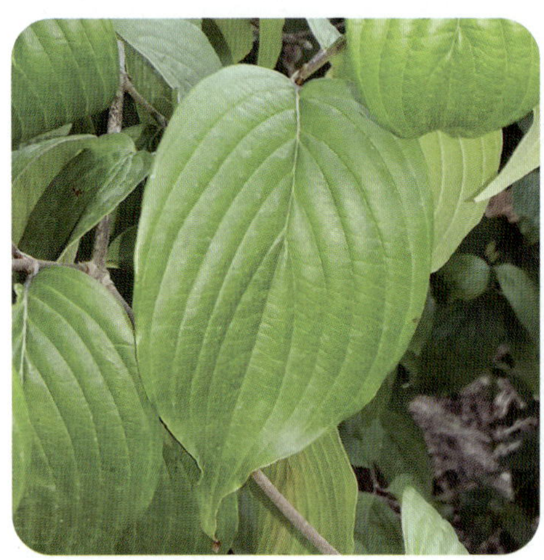

산수유나무 잎 생김새

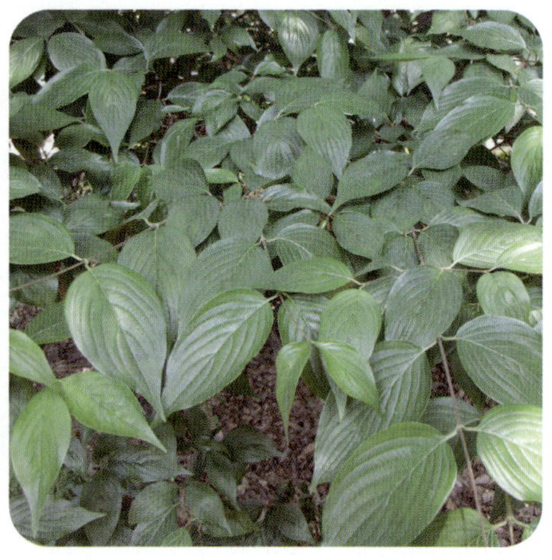

산수유나무 잎

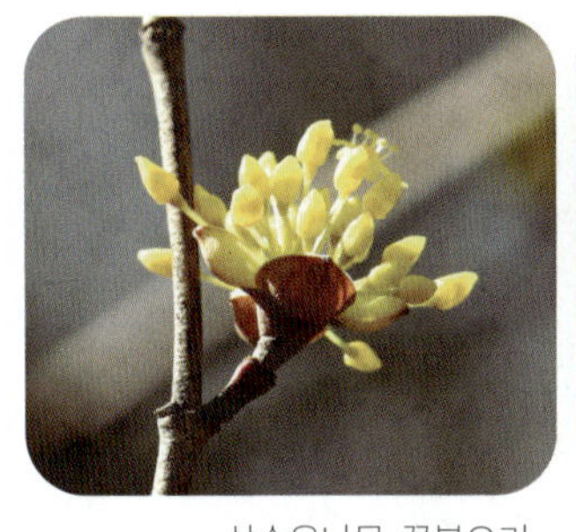
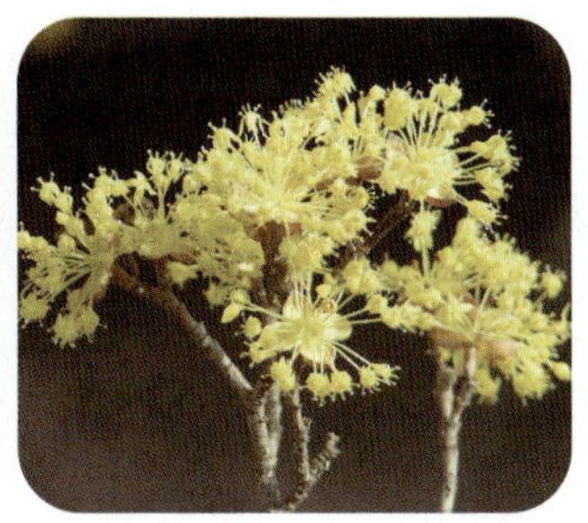
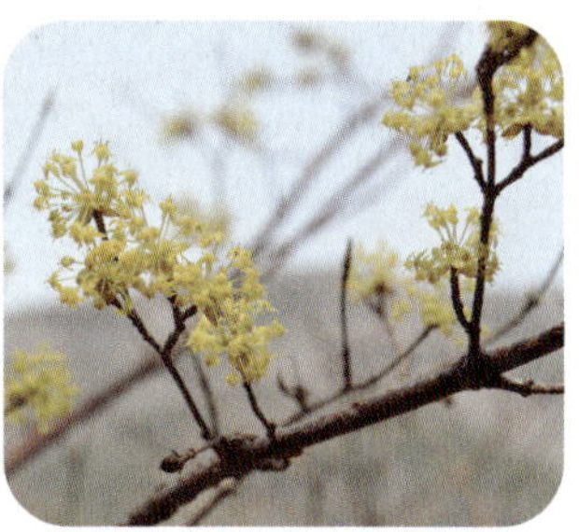

산수유나무 꽃봉오리 활짝 핀 산수유나무꽃 산수유나무꽃

| 채취 방법 및 가공 |

늦은 가을과 초겨울에 열매껍질(과피果皮)이 홍색으로 변한 것을 채취하여 끓는 물에 약간 삶아(끓인 물을 80℃ 정도로 식힌 후 생산수유를 담가 2~3분 정도 데친 다음 바로 꺼내면 씨와 과육이 분리되어 씨를 제거하기가 쉽다.) 핵(과육 속의 딱딱한 씨앗)을 빼내고 햇볕에 말린다. 이물질과 남아 있는 종자나 열매자루(과병果柄) 등을 제거하고 과육(果肉)만을 취하여 주증(酒蒸, 술을 흡수시켜 시루에 찐다.)하면 신장의 정기를 보하는 보신정(補腎精)의 작용이 증강되고, 말린 것을 그대로 생용(生用)하면 염음지한(斂陰止汗, 체내의 음적 에너지 소스를 거두어들이고 땀을 멈추게 하는 작용)의 작용이 우수하다.

| 차 만들기와 용법 |

말린 것으로 하루에 8~16g을 사용하는데, 보통 8~10g 정도에 2L 정도의 물을 붓고 끓여서 차로 복용한다.

| 사용상의 주의사항 |

온보(溫補)하고 수렴(收斂)하는 약물이므로 습열(濕熱), 또는 소변이 임삽(淋澁: 성병)한 경우에는 사용을 피한다. 특히 주의할 것은 산수유 씨는 활정(滑精) 작용을 하기 때문에 신(腎)의 정기를 보하는 보신정(補腎精) 및 수렴하고 지한(땀을 멈추게 하는) 등의 효능 효과를 목적으로 사용하고자 할 때는 씨를 반드시 제거하여야 한다.

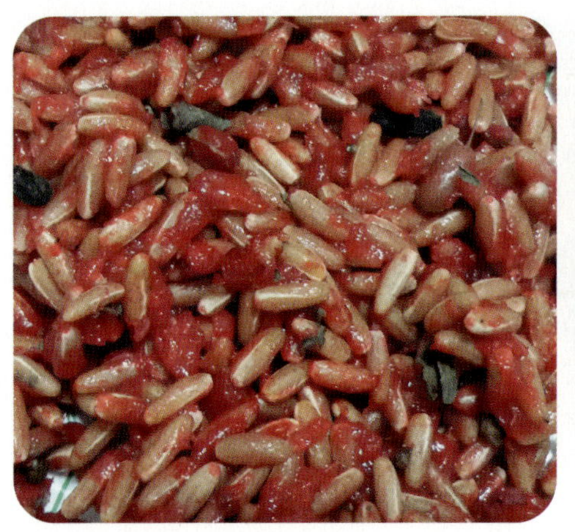

산수유나무 열매 속 씨앗

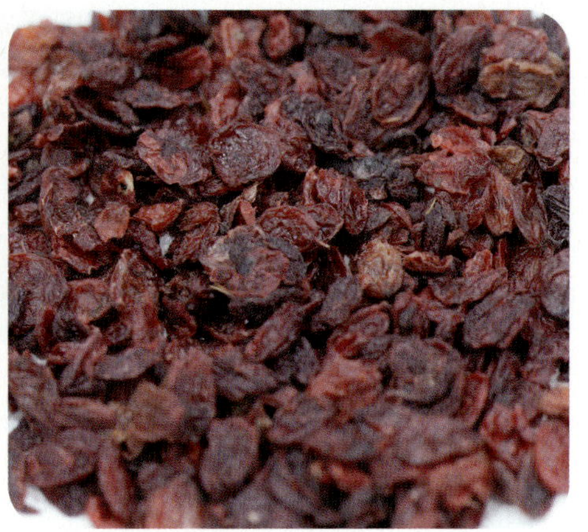

산수유나무 열매 속 씨앗을 제거하고 건조시킨 과육

산수유 60g에 익지인 50g, 당삼과 백출 각 25g을 배합하여 적당량의 물을 붓고 달인 다음 10회 정도로 나누어 복용하면 비(脾)와 신(腎)을 덥게 보하고 정(精)을 간직하여 빈뇨를 다스린다. 또한 신허로 인한 허리와 무릎의 시큰거림을 다스리고 현기증, 이명, 발기부전, 유정 등에도 좋다.

산수유의 기능성 및 효능에 관한 특허 자료

산수유 추출물을 함유하는 혈전증 예방 또는 치료용 조성물

산수유 추출물을 유효 성분으로 함유하는 약학 조성물은 트롬빈 저해활성 및 혈소판 응집 저해활성을 나타내어 혈전 생성을 효율적으로 억제할 수 있으며 추출액, 분말, 환, 정 등의 다양한 형태로 가공되어 상시 복용 가능한 제형으로 조제할 수 있는 뛰어난 효과가 있다.
— 공개번호 : 10-2013-0058518, 출원인 : 안동대학교 산학협력단

포제를 활용한 산수유 추출물을 함유하는 항노화용 화장료 조성물

포제를 활용한 산수유 추출물을 함유하는 화장료 조성물은 프로콜라겐 생성 촉진 및 콜라게나제 발현 억제 효과를 나타냈으며, 두 가지 활성의 복합 상승 작용으로 인하여 우수한 피부 주름 개선 및 항노화 효과를 갖는다.
— 공개번호 : 10-2009-0128677, 출원인 : (주)아모레퍼시픽

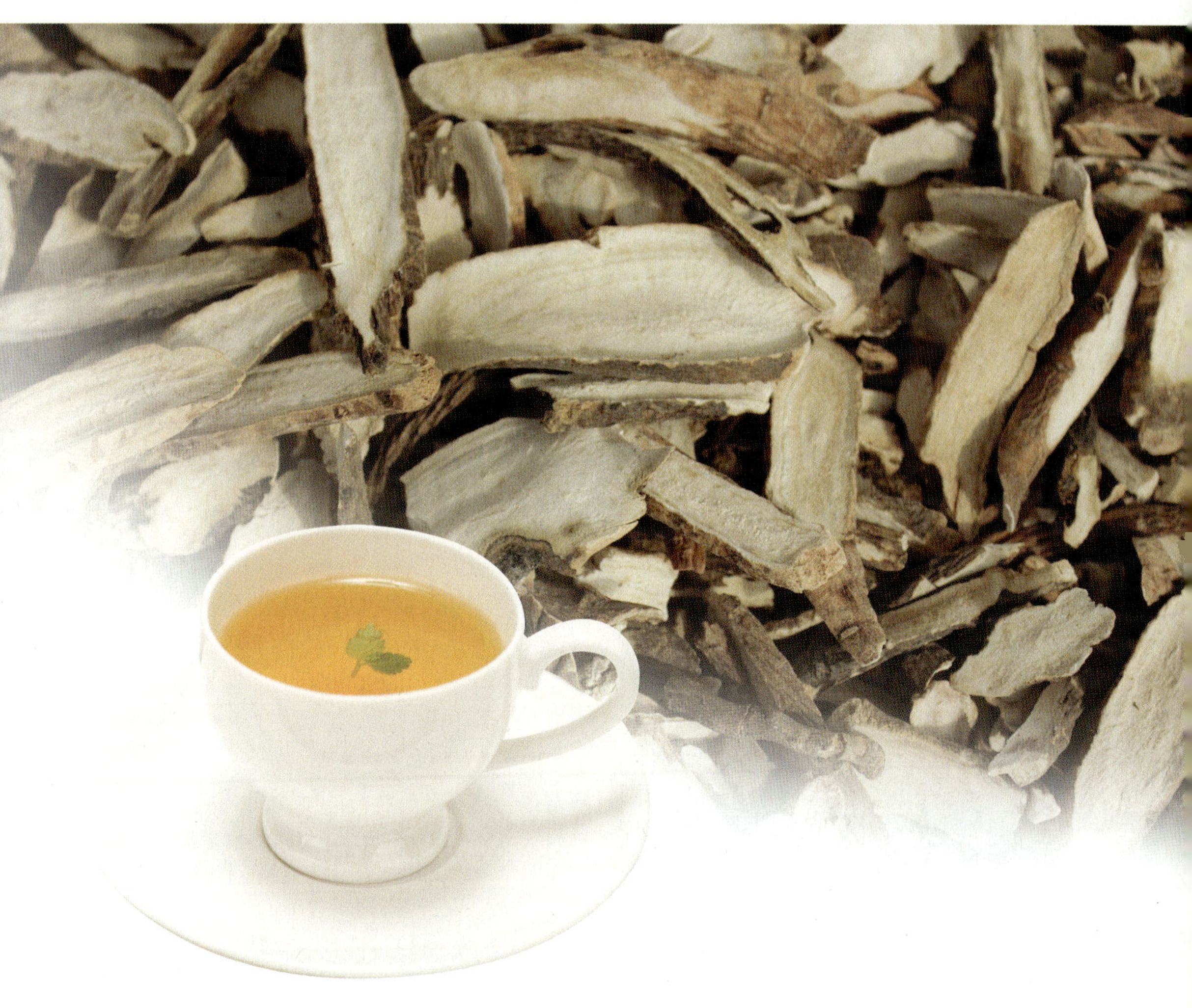

산작약차

| 식물명 | 산작약　　| 학명 | *Paeonia obovata* Max.
| 생약명 | PAEONIAE RADIX ALBA(작약芍藥)
| 이명 | 백작(白芍), 작약(芍藥), 금작약(金芍藥)　　| 과명 | 작약과(Paeoniaceae)
| 개화시기 | 6월

혈을 자양하며 간 기능을 보하는 양혈보간(養血補肝), 통증을 멈추는 진통(鎭痛), 경련을 완화시키는 진경(鎭痙), 완화(緩和), 땀을 멈추게 하는 지한(止汗) 등의 효능이 있어서 신체허약(身體虛弱)을 다스리고, 음기를 수렴하며 땀을 거두어들인다(염음수한斂陰收汗). 가슴과 복부 그리고 옆구리의 동통을 치료하고(치흉복협륵동통治胸腹脇肋疼痛), 설사와 복통을 다스리며(사리복통瀉痢腹痛), 자한과 도한을 치유한다(자한도한自汗盜汗). 그 밖에도 음허발열(陰虛發熱), 월경부조(月經不調), 붕루(崩漏), 대하(帶下) 등을 다스린다.

- 성분 : 전초에 flavonoid와 alkroide, 뿌리에 paeoniflorin, albiflorin 등이 함유되어 있다.
- 사용 부위 : 뿌리를 작약이라고 하며, 건조하여 약용한다.
- 성품과 맛(성미) : 성은 시원하고(양凉), 맛은 쓰고 시다(고산苦酸).
- 작용 부위(귀경) : 간(肝), 비(脾) 경락에 작용한다.

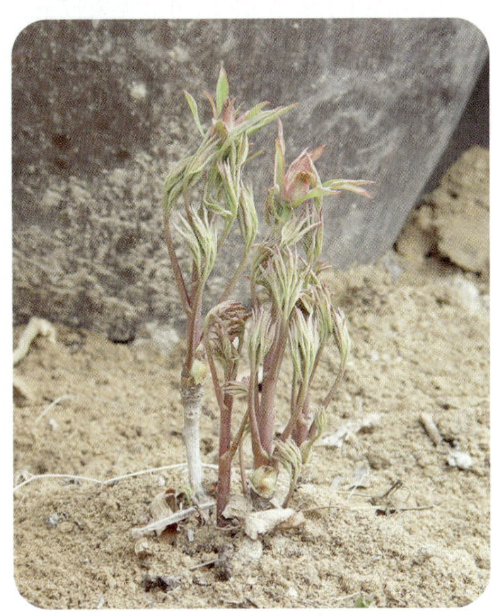

산작약 어린순

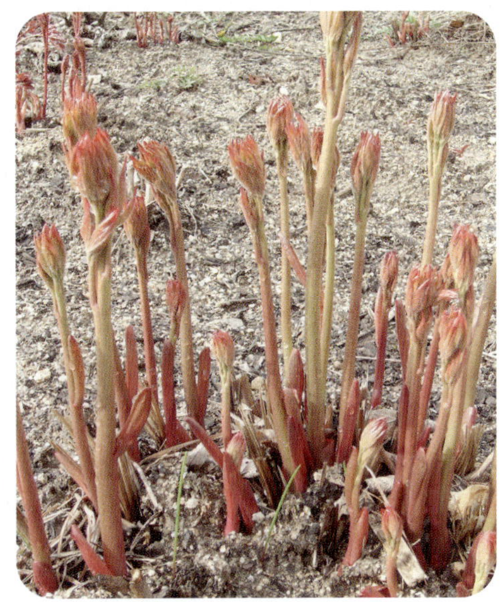

성장한 산작약

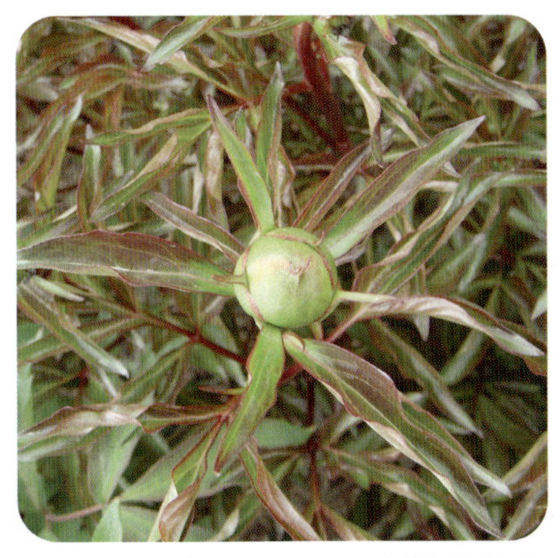

산작약 꽃봉오리

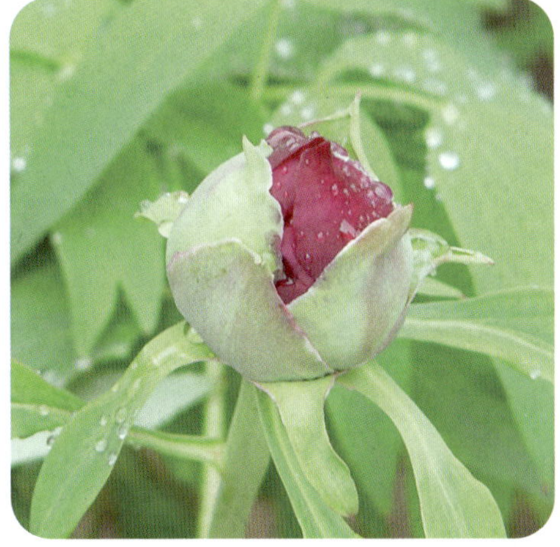

피기 시작하는 산작약꽃

| 채취 방법 및 가공 |

가을에 채취하여 뿌리의 겉껍질(조피粗皮)을 벗긴 후 말린다. 쪄서 말리기도 한다. 말린 것을 그대로 사용하는 생용(生用)을 하면 음기를 수렴하여 간(肝)의 기를 평하게 하는 염음평간(斂陰平肝)의 작용이 강하여 간양상항(肝陽上亢)으로 인한 두통(頭痛), 현훈(眩暈, 어지럼증), 이명(耳鳴, 귀울음) 등의 증상에 적용하고, 술을 흡수시킨 후 볶아서 사용하는 주초용(酒炒用, 약재 무게의 20~25%에 해당하는 술을 미리 약재에 흡수시킨 뒤 프라이팬에서 약한 불로 노릇노릇하게 볶아 주는 것) 하면 시고 찬(산한酸寒) 성미가 완화되어 중초의 기운을 완화(화중완급和中緩急)하는 효능이 있어 협륵동통(脇肋疼痛)과 복통(腹痛)을 치료하는 데 응용하며, 주자(酒炙, 위 주초용과 같음.)하면 산후 복통(産後腹痛)을 치료하고, 초용(炒用)하면 성이 완화(緩和)되어 혈액을 자양하고 음기를 수렴하는 양혈렴음(養血斂陰)의 효능이 있어 간의 기운이 항성되고 비의 기운이 허한 간왕비허(肝旺脾虛)의 증상에 사용한다.

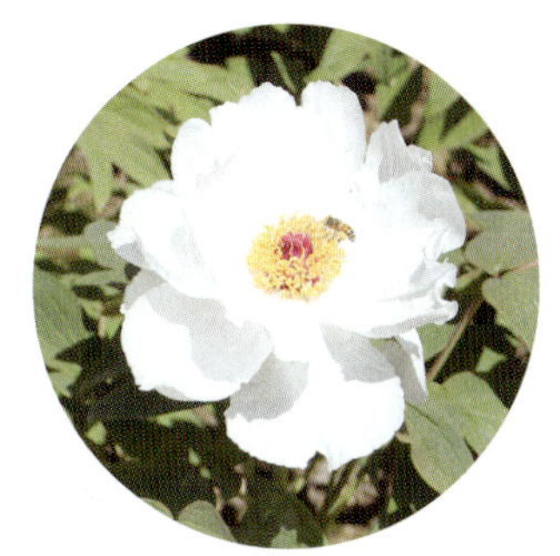

활짝 핀 백작약꽃

| 차 만들기와 용법 |

말린 것으로 하루에 6~15g 정도를 사용하는데, 작약은 용도가 다양하다. 차로 사용할 때는 말린 작약 5~6g에 물 2L를 붓고 2시간 정도 끓여서 수시로 마신다.

| 사용상의 주의사항 |

양혈(凉血)하고 염음(斂陰, 음적 기운을 수렴하는 작용)이 있으므로 허한복통(虛寒腹痛), 설사(泄瀉)의 경우에는 신중하게 사용해야 하며, 여로(藜蘆)와는 함께 사용하면 안 된다.

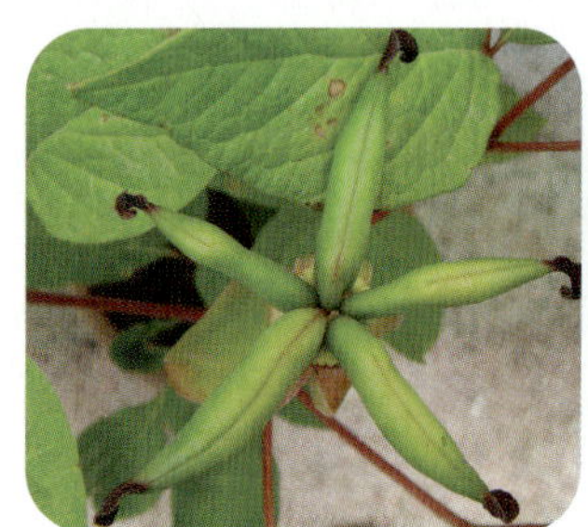

산작약 열매

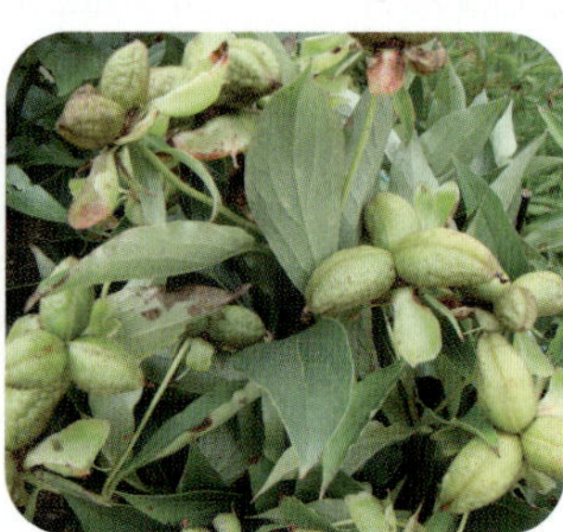

익어 가는 산작약 열매

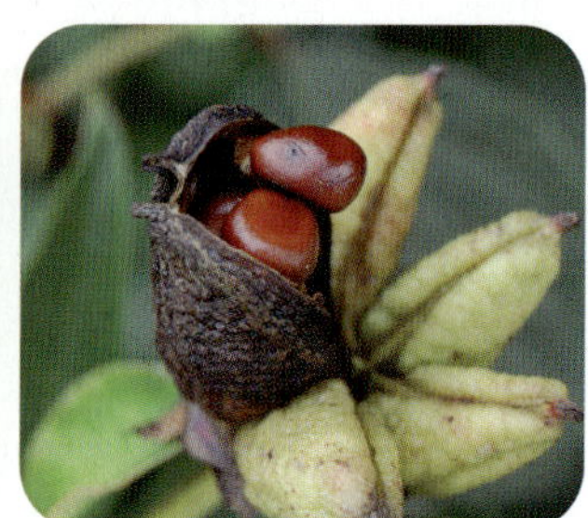

잘 익은 산작약 열매

응용

담석증의 치료를 위하여 작약 10g, 감초 6g을 물에 달여 하루 2~3회 나누어 식사하는 사이에 먹는데, 이 약을 작약감초탕이라고 한다. 평활근의 경련을 푸는 작용이 있어서 담석증으로 오는 경련성 통증을 멈추게 한다.

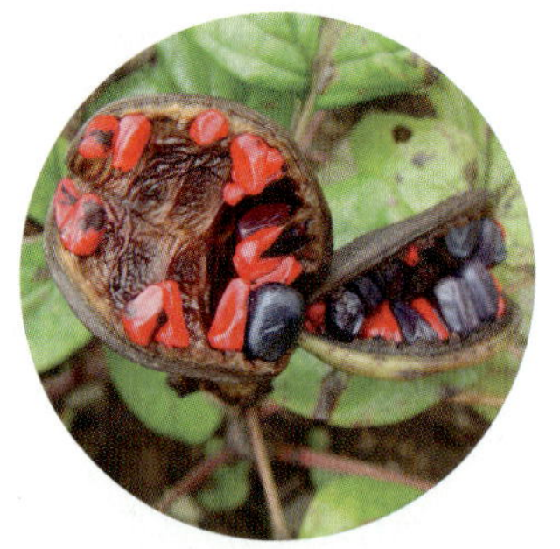

산작약 완숙 열매

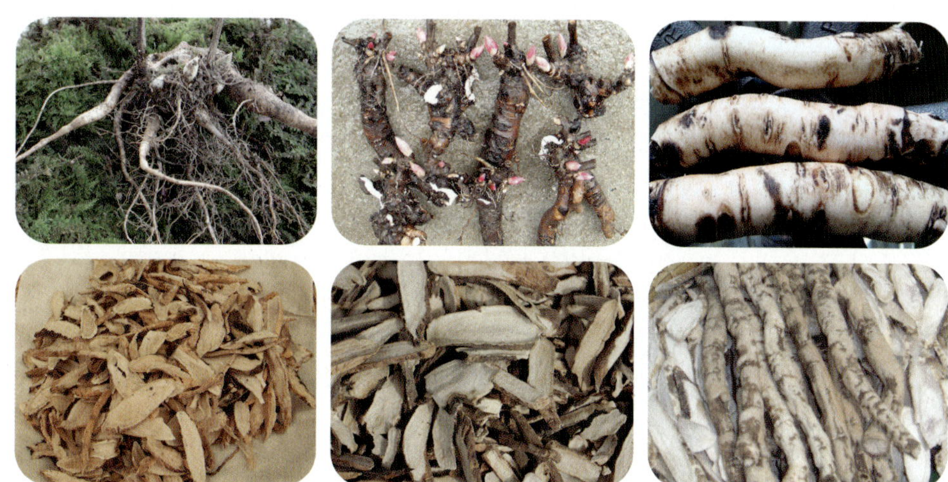

산작약 생뿌리(윗줄), 산작약 뿌리 절단 건조(아랫줄)

작약(백작약)의 기능성 및 효능에 관한 특허 자료

작약 종자 추출물을 유효 성분으로 함유하는 퇴행성 뇌질환 예방 또는 치료용 약학적 조성물

본 발명에 따른 작약 종자의 추출물, 이의 분획물 또는 이로부터 분리한 화합물은 BACE-1 활성을 저해시켜 알츠하이머형 치매, 파킨슨병, 진행성 핵상마비 등 퇴행성 뇌질환의 예방 또는 치료에 유용하게 사용될 수 있다.

— 공개번호 : 10-2012-0016861, 출원인 : 한국화학연구원

작약 추출물을 유효 성분으로 하는 B형 간염 치료제 조성물

본 발명은 작약 추출물과 작약 추출물에 포함된 1, 2, 3, 4, 6-펜타-O-갈로일-베타-D-글루코스의 새로운 의학적 용도에 관한 것으로, 구체적으로 작약의 에틸아세테이트 추출물과 작약의 주요 성분인 1, 2, 3, 4, 6-펜타-O-갈로일-베타-글루코스를 유효 성분으로 하는 B형 간염 치료제에 관한 것이다.

— 공개번호 : 10-2008-0092167, 출원인 : 한경대학교 산학협력단

작약을 우려낸 물을 함유하는 두피 또는 모발용 화장료 조성물

본 발명은 작약을 우려낸 물을 함유하는 모발 화장료 조성물에 관한 것으로, 보다 상세하게는 항산화 성분인 레스베라트롤을 풍부하게 함유한 작약을 우려낸 물을 함유하여 모발과 두피의 노화 및 세포 손상을 막아 주는 항산화 효과 및 두피의 보습인자 파괴를 막아 보습 효과를 제공하는 두피 또는 모발용 화장료 조성물에 관한 것이다.

— 공개번호 : 10-2010-0037906, 출원인 : (주)아모레퍼시픽

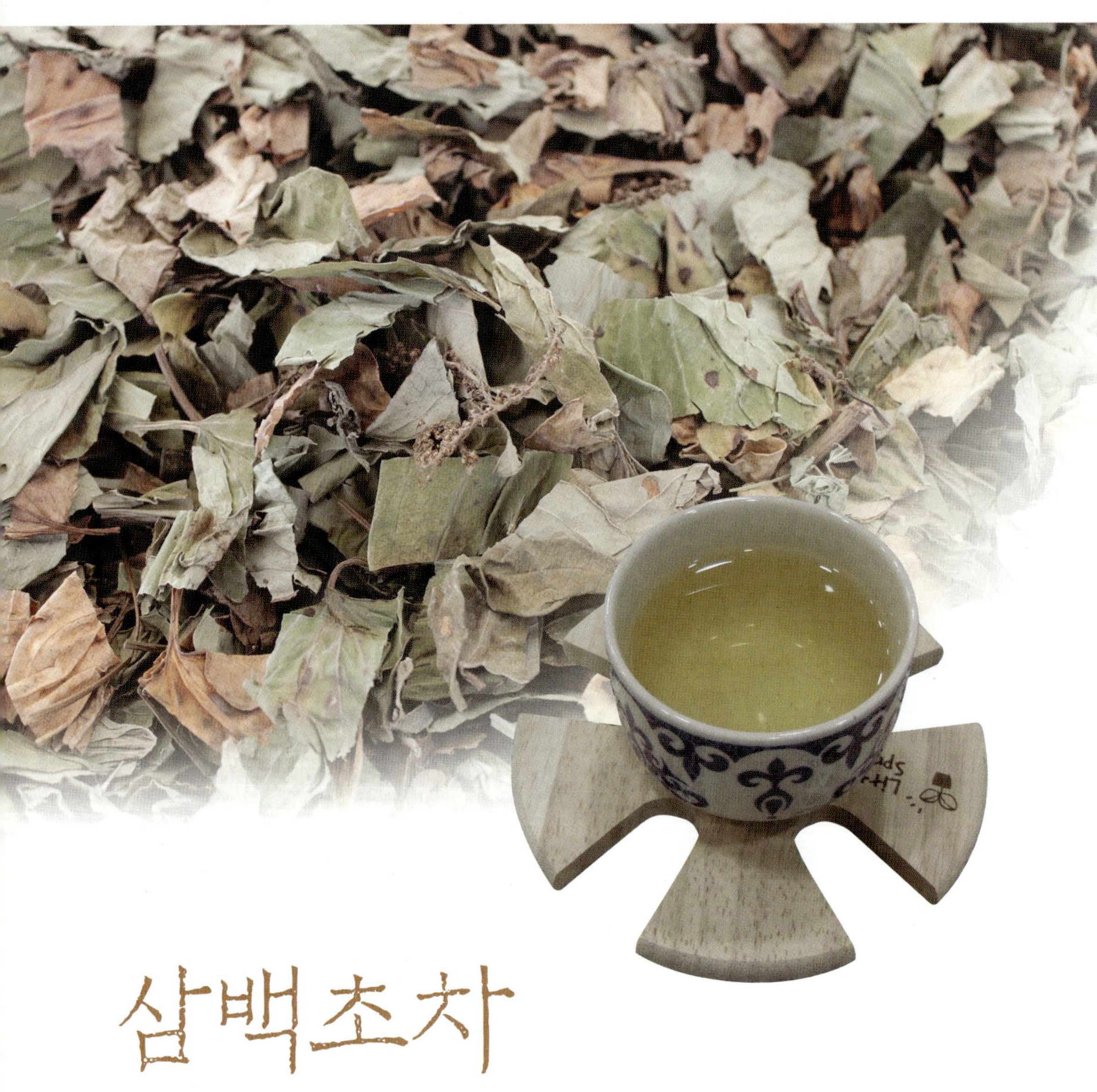

삼백초차

| 식물명 | 삼백초　　| 학명 | *Saururus chinensis* (Lour.) Baill.
| 생약명 | SAURURI HERBA SEU RHIZOMA(삼백초근三白草根)
| 이명 | 수목통(水木通), 오로백(五路白), 삼점백(三點白)
| 과명 | 삼백초과(aururaceae)　　| 개화시기 | 6~8월

| 효능과 주치 |

열을 식히고 소변을 잘 나가게 하는 청열이수(淸熱利水), 독을 풀고 종기를 삭히는 해독소종(解毒消腫), 담을 제거하는 거담(祛痰) 등의 효능이 있어서 수종(水腫)과 각기(脚氣), 황달(黃疸), 임탁(淋濁), 대하(帶下), 옹종(癰腫), 종독(腫毒) 등을 치료한다.

- 성분 : 전초에 정유가 함유되어 있으며, 주성분은 methyl-n-nonylketone이다. 그 외에 quercetin, isoquercitrin, avicularin, hyperin, rutin 등이 함유되어 있다.
- 사용 부위 : 뿌리를 삼백초근, 전초를 삼백초라 하며, 약용한다.
- 성품과 맛(성미) : 성은 차고(한寒), 맛은 쓰고 맵다(고신苦辛). 독성은 없다.
- 작용 부위(귀경) : 폐(肺), 방광(膀胱) 경락에 작용한다.

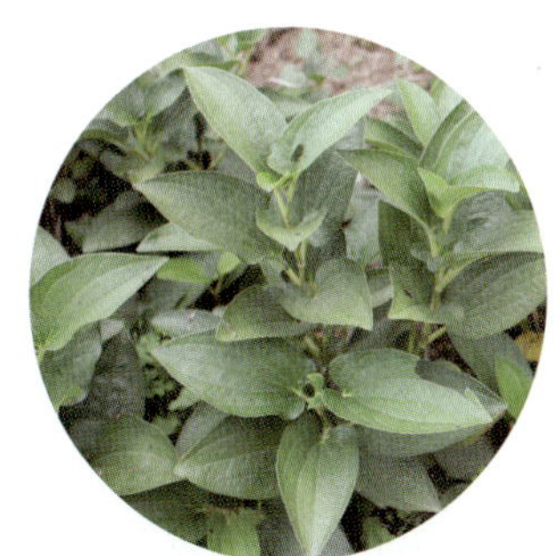

삼백초 어린잎

| 채취 방법 및 가공 |

7~8월에 뿌리와 전초를 채취하여 햇볕에 말린다. 토사와 이물질을 제거하고 가늘게 썰어서 사용한다.

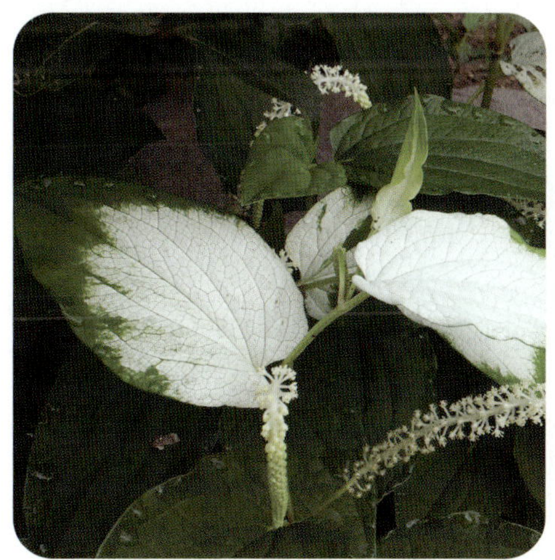

삼백초꽃과 잎

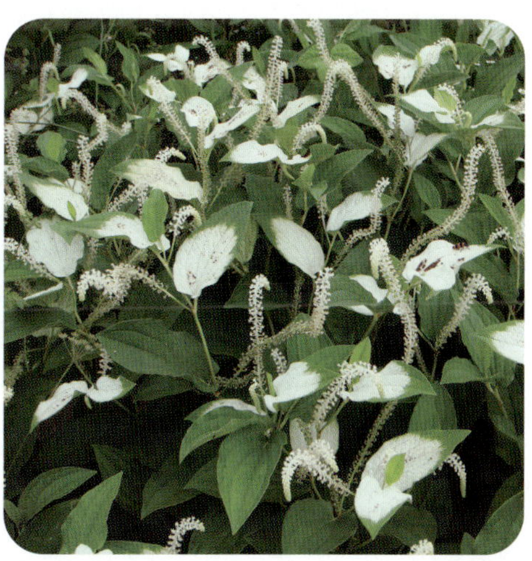

성장한 삼백초

| 차 만들기와 용법 |

　건조한 약재로 하루 12~20g 정도를 사용하는데, 청열, 이수, 대하 등에 단방으로 이 약재 10~15g에 물 2L 정도를 붓고 끓기 시작하면 불을 약하게 줄여서 2시간 정도 끓인 다음 복용한다. 단방으로 사용하기도 하며, 다른 약재들을 적당하게 배합하여 이용하기도 한다.

| 사용상의 주의사항 |

　찬 성질의 약재이므로 비위가 허하고 찬 경우에는 사용에 신중을 기한다.

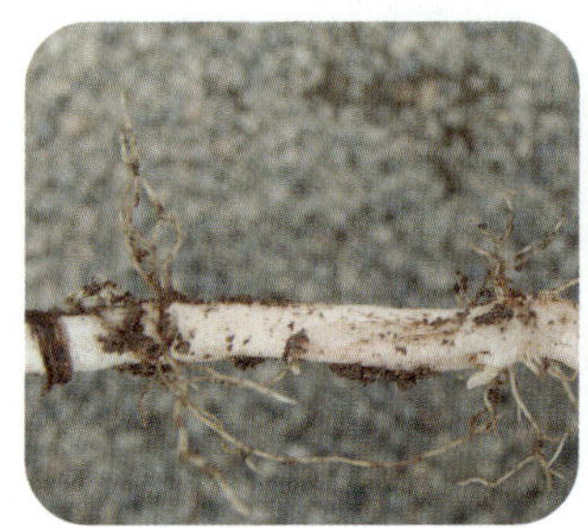

삼백초 생뿌리

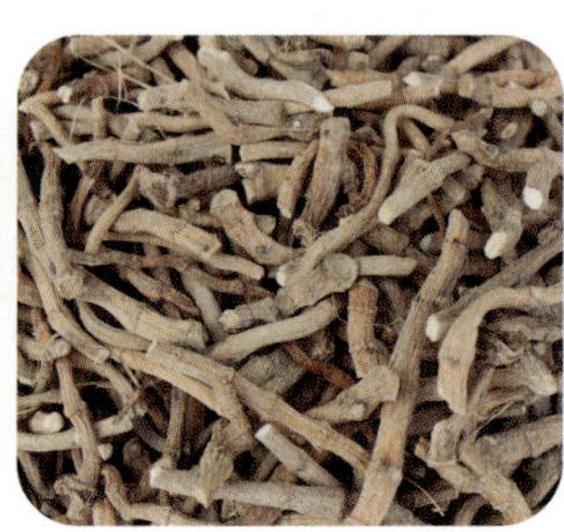

절단 건조한 삼백초 뿌리(삼백초근)

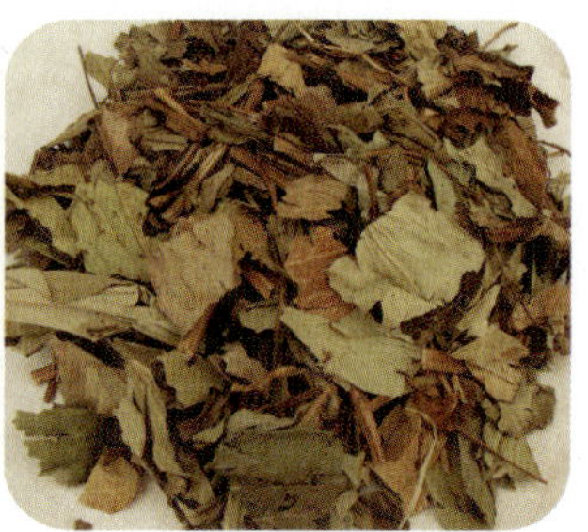

건조한 삼백초 잎(삼백초)

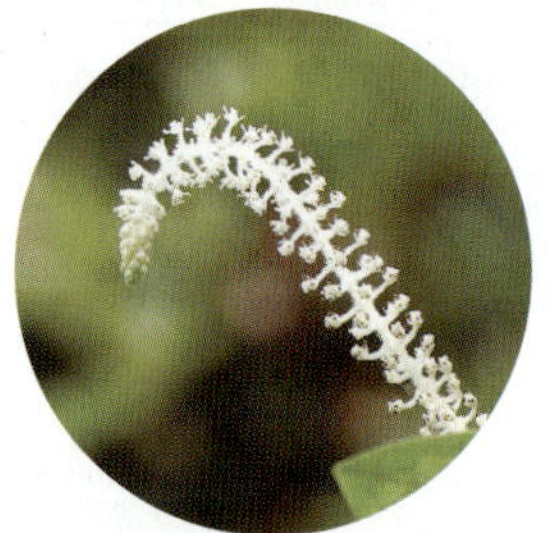

삼백초꽃

응용

특히 민간에서는 간암복수가 있을 때, 황달이나 각기, 부녀자들의 대하에 응용한다.

삼백초의 기능성 및 효능에 관한 특허 자료

삼백초 추출물을 포함하는 당뇨병 예방 및 치료용 조성물

본 발명은 현저한 혈당 강하 효과를 갖는 삼백초 잎 추출물을 유효 성분으로 함유하는 조성물에 관한 것으로서, 본 발명의 삼백초 잎 추출물은 우수한 α-글루코시다제 저해활성을 나타낼 뿐만 아니라, 식후 탄수화물의 소화 속도를 느리게 하여 혈중 포도당 농도의 급격한 상승을 억제하므로, 이를 포함하는 조성물은 당뇨병 예방 및 치료를 위한 의약품 및 건강 기능 식품으로 유용하게 이용될 수 있다.

— 공개번호 : 10-2005-0093371, 특허권자 : 학교법인 인제학원

삼백초 추출물을 유효 성분으로 포함하는 신장암 예방 또는 치료용 조성물

본 발명은 삼백초 추출물을 유효 성분으로 포함하는 신장암 예방 또는 치료용 조성물 및 삼백초 추출물을 유효 성분으로 포함하는 신장암 예방 또는 개선용 건강 기능 식품에 관한 것이다. 본 발명에 따른 삼백초 추출물은 암세포의 세포 사멸을 유도하는 활성 또는 세포 침투 또는 세포 부착을 억제하여 암 전이를 억제하는 활성을 통해 신장암에 대해 우수한 항암 효과를 갖는다.

— 등록번호 : 10-1189959, 특허권자 : 인제대학교 산학협력단

퇴행성 뇌신경계 질환 예방 또는 치료 효과를 갖는 삼백초 추출물 및 이 추출물을 활성 성분으로 함유하는 약학적 제제

본 발명은 삼백초를 유기용매로 추출하고, 용매를 제거하여 얻어진 퇴행성 뇌신경계 질환의 예방 또는 치료 효과를 갖는 삼백초 추출물 및 이 삼백초 추출물을 약제학적으로 허용하는 부형제와 혼합하고 통상의 약학적 제제의 제조 방법으로 약학적 제제로 제제화시켜서 제조된 퇴행성 뇌신경계 질환의 예방과 치료 효과를 가지는 약학적 제제에 관한 것이다.

— 공개번호 : 10-2002-0030648, 특허권자 : 주식회사 엘컴사이언스

삼백초 추출물을 함유하는 항암제용 약학 조성물 및 그의 제조 방법

본 발명은 삼백초로부터 추출한 신규 화합물 HNP-98701A, HNP-98701B 및 HNP-98701C의 항암제로서의 용도와 이의 제조 방법 및 이를 유효 성분으로 함유하는 항암제용 약학적 조성물에 관한 것이다. 본 발명의 항암 활성을 갖는 화합물은 암세포주 유래의 세포에만 선택적으로 작용하여 아폽토시스(apoptosis)에 의한 세포 사멸을 유발하므로 기존의 항암제보다 정상 세포에 대한 부작용은 적으면서 항암 활성이 매우 우수한 선택적인 항암제의 개발에 유용하게 사용될 수 있다.

— 공개번호 : 10-2003-0019384, 특허권자 : 그린텍이십일 주식회사

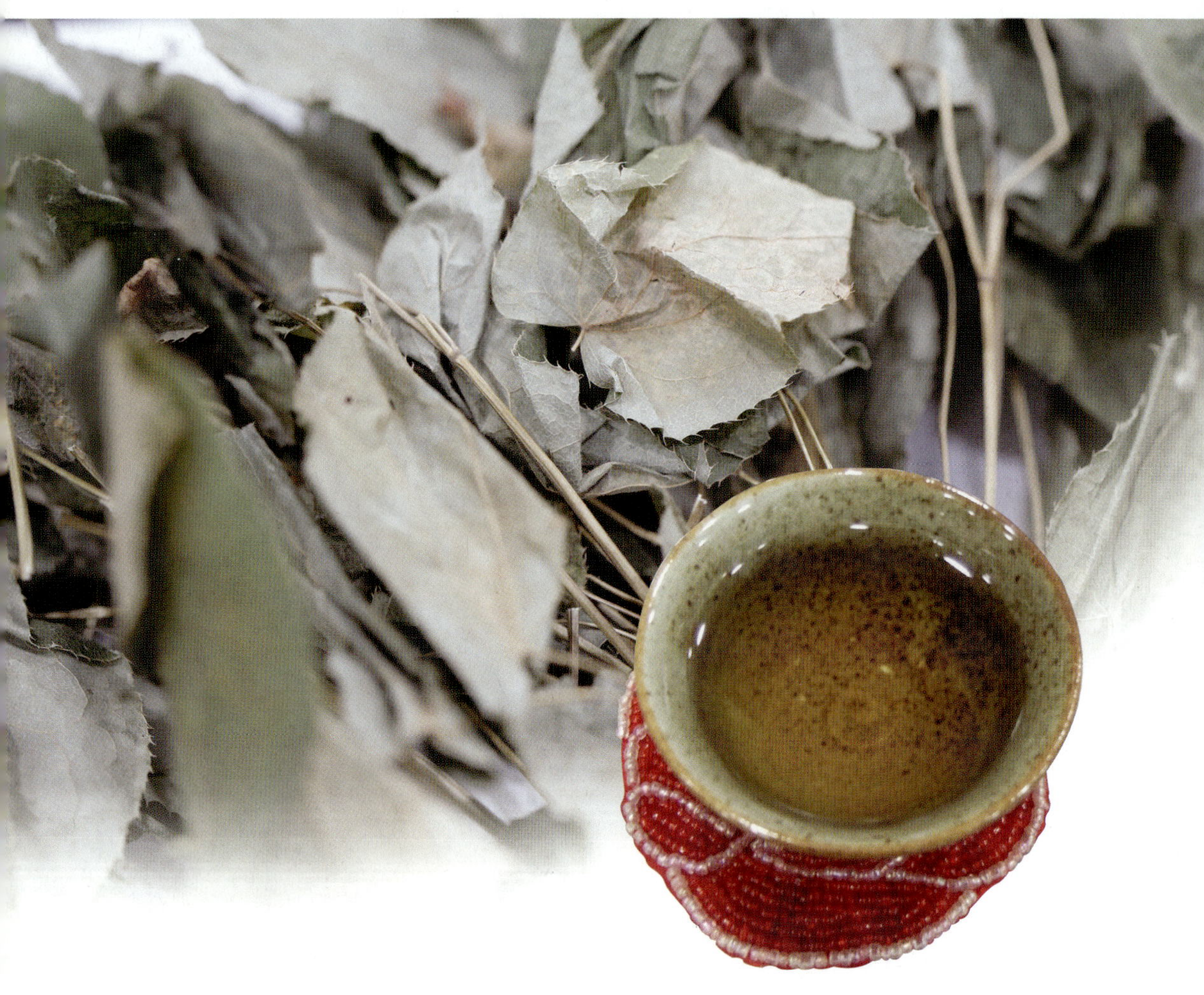

삼지구엽초차

| 식물명 | 삼지구엽초 | 학명 | *Epimedium koreanum* Nakai

| 생약명 | EPIMEDII HERBA(음양곽淫羊藿)

| 이명 | 삼지구엽초(三枝九葉草), 선령비(仙靈脾), 천냥금(千兩金)

| 과명 | 매자나무과(小蘗科, Berberidaceae) | 개화시기 | 4~5월

신(腎)을 보하며 양기를 튼튼하게 하는(보신장양補腎壯陽), 풍사(風邪, 풍으로 인한 사기)를 물리치고 습사(濕邪, 습으로 인한 나쁜 기운)를 제거하는(거풍제습祛風除濕) 등의 효능이 있어서, 양도가 위축되어 일어서지 않는 증상을 치료하며(치양위불거治陽萎不擧), 소변임력(小便淋瀝), 반신불수(半身不遂), 허리와 무릎의 무력증(요슬무력腰膝無力), 풍사와 습사로 인하여 결리고 아픈 통증(풍습비통風濕痺痛), 기타 반신불수(半身不遂)나 사지불인(四肢不仁), 갱년기 고혈압증(更年期高血壓症) 등을 치료하는 데 이용한다.

- 성분 : 지상부(잎, 줄기)에는 icariin, cerylacohol, henitriacontane, phytosterol, palmitic acid, oleic acid, linoleic acid 등이 함유되어 있으며, 뿌리에는 des-O-methylicariin이 함유되어 있다.

- 사용 부위 : 전초를 건조한 것을 음양곽이라 하며, 약용한다.

- 성품과 맛(성미) : 성은 따뜻하고(온溫), 맛은 맵고 달며(신감辛甘), 독성은 없다.

- 작용 부위(귀경) : 간(肝), 신(腎) 경락에 작용한다.

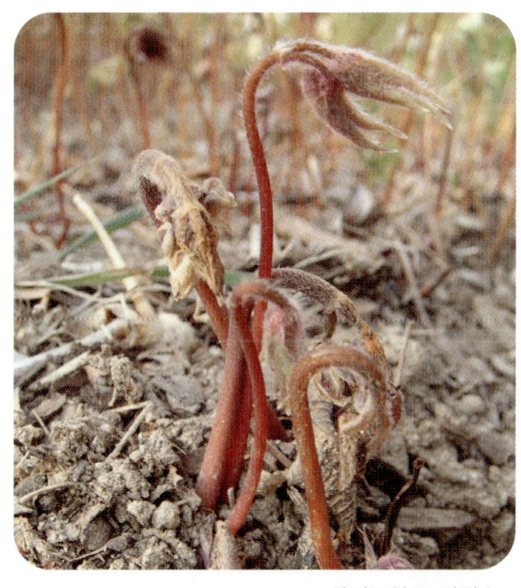

삼지구엽초 어린순

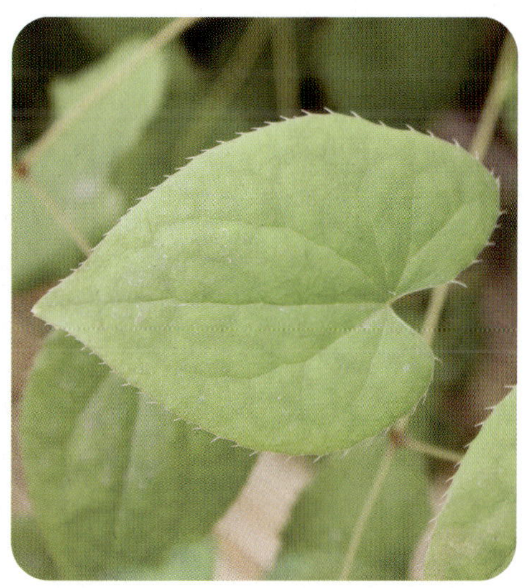

삼지구엽초 잎 생김새

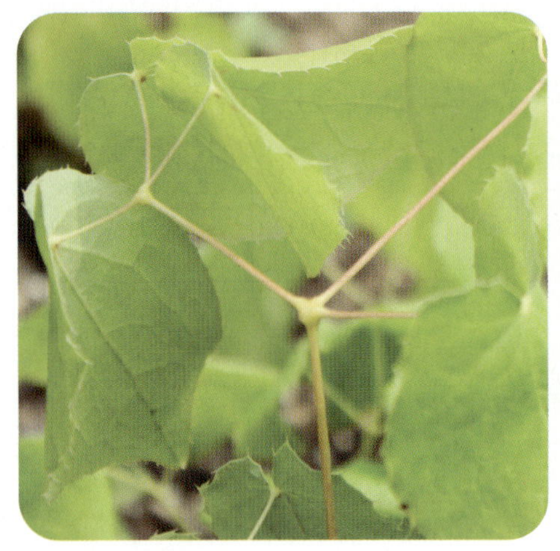

삼지구엽초 줄기

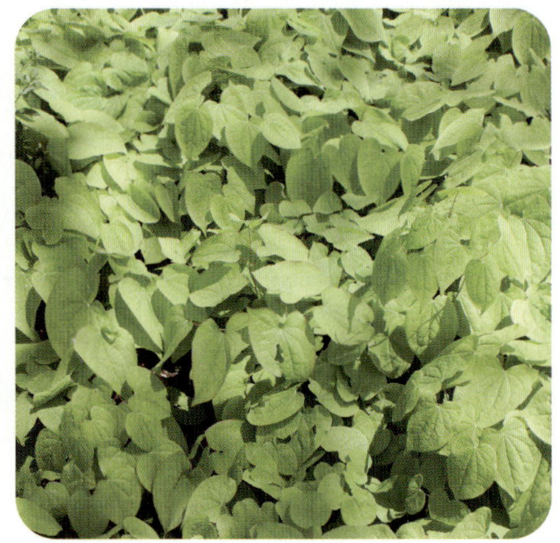

무리지어 자라는 삼지구엽초

| 채취 방법 및 가공 |

여름과 가을에 줄기와 잎이 무성할 때 채취하여 햇볕에 또는 그늘에서 말린다. 사용할 때는 그대로 사용하거나 특별한 가공을 하여 사용하는데, 가공을 하여 사용하면 약효를 높일 수 있다.

㉠ 양지유(羊脂油) 가공 : 양지유(羊脂油, 양의 지방 부위를 팬에 눌러 가며 기름을 추출하여 모은 것)를 가열하여 용화(熔化)하고 가늘게 절단한 음양곽을 넣어 약한 불(文火)로 볶아서(炙) 음양곽에 양지유가 충분히 흡수되어 겉면이 고르게 광택이 날 때 꺼내어 건조한 후 사용한다.

㉡ 연유(酥乳, 수유) 가공 : 음양곽 무게 약 15% 무게의 연유를 용기에 넣고 약한 불로 가열하여 완전히 녹인 뒤에 재차 음양곽을 넣고 고르게 저어 주면서 볶아 낸다.

㉢ 술 가공(주제酒製) : 음양곽에 황주(막걸리)를

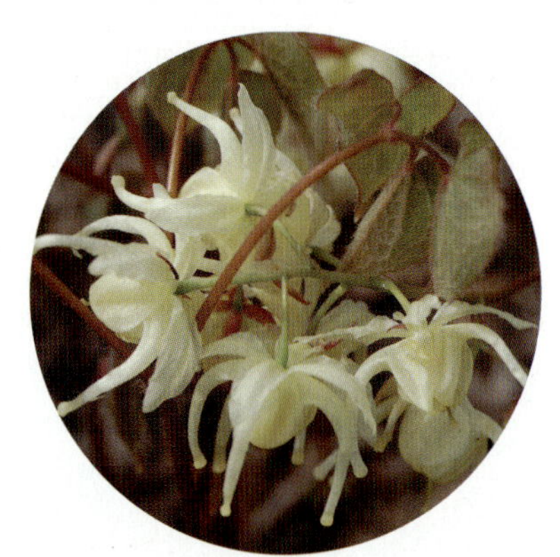

삼지구엽초꽃

분사하여 황주가 음양곽에 충분히 스며들게 한 뒤에 볶아 준다(황주 20~25%).

| 차 만들기와 용법 |

말린 것으로 하루에 4~12g 정도를 사용하는데, 풍습을 제거(거풍습祛風濕)하는 데는 말린 약재를 그대로 사용하고(生用), 신(腎)의 양기를 보하고자(익신보양益腎補陽)할 때, 또 몸을 따뜻하게 하여 한사(寒邪)를 흩어지게 하고자 할 때(온산한사溫散寒邪)에는 양지유(羊脂油)로 가공하여 사용한다. 전통적으로 민간에서는 남성불임(음양곽 20g을 차처럼 달여서 하루 동안 여러 차례 나누어 마심.), 빈혈 치료, 부인 냉병 치료 등에도 널리 이용하였다. 보통 말린 약재 4~5g에 물 2L를 붓고 끓기 시작하면 불을 약하게 줄여서 2시간 정도 달여서 차로 마신다.

| 사용상의 주의사항 |

성미가 맵고 따뜻하면서 양기를 튼튼하게 하는 작용이 있으므로 음허(陰虛)로 상화(相火, 스트레스)가 쉽게 발동하는 경우에는 사용을 피한다.

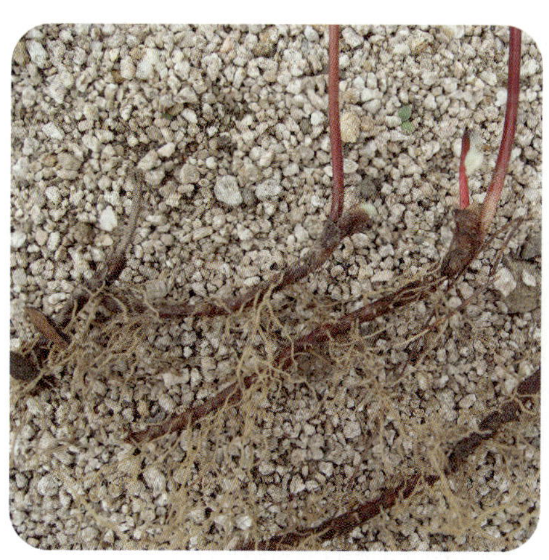

삼지구엽초 뿌리줄기

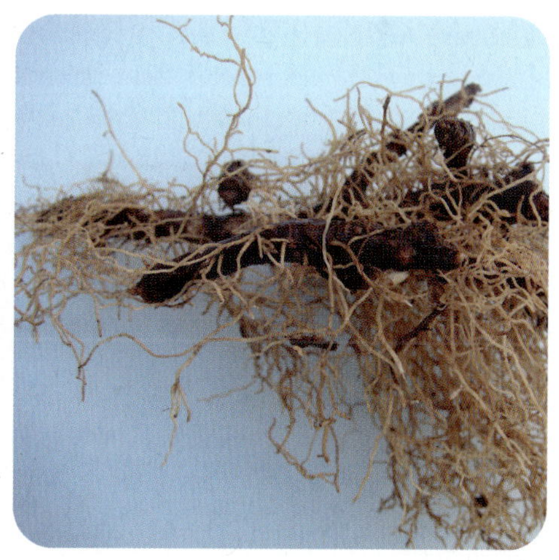

삼지구엽초 뿌리

일부 민간에서 '꿩의다리' 종류를 삼지구엽초라고 잘못 알고 이용하는 사람이 있으나 기원이 다르므로 주의해야 한다.

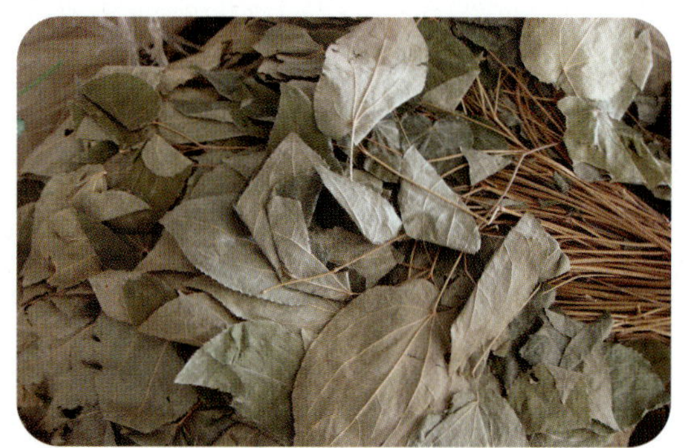

건조한 삼지구엽초(음양곽)

삼지구엽초(음양곽)의 기능성 및 효능에 관한 특허 자료

삼지구엽초 추출물을 포함하는 허혈성 뇌혈관 질환 예방 또는 개선용 조성물

본 발명은 삼지구엽초 추출물을 포함하는 허혈성 뇌혈관 질환 예방 또는 개선용 조성물에 관한 것으로, 보다 상세하게는 뇌허혈에 민감하다고 알려져 있는 해마 조직 CA1 영역의 신경세포 손상을 효과적으로 예방할 뿐만 아니라, 인체에 부작용을 발생시키지 않는 무해한 삼지구엽초 추출물을 포함하는 허혈성 뇌혈관 질환 예방 또는 개선용 조성물을 제공할 수 있다.

— 공개번호 : 10-2007-0092497, 출원인 : (주)네추럴에프앤피

인지력 향상 효과를 갖는 음양곽 추출물을 함유하는 조성물

본 발명은 인지력 향상 효과를 갖는 음양곽(삼지구엽초 잎과 줄기) 추출물을 유효 성분으로 포함하는 조성물에 관한 것으로, 상세하게는 본 발명의 음양곽 추출물은 아세틸콜린에스테라제의 활성을 저해하여 아세틸콜린의 농도를 증가시키는 효과가 있으므로, 이를 포함하는 조성물은 인지력 향상 및 치매, 특히 아세틸콜린의 감소를 포함하는 콜린성 신경 기능 퇴화로 인한 알츠하이머병의 예방 및 치료에 유용한 의약품 및 건강 기능 식품으로 이용할 수 있다.

— 공개번호 : 10-2005-0116199, 출원인 : 중앙대학교 산학협력단

전립선 비대증 및 전립선염 치료용 음양곽 추출물을 포함하는 약학적 조성물

본 발명은 전립선 비대증 및 전립선염 치료용 약학적 조성물에 관한 것이다. 상기 약학적 조성물은 음양곽(삼지구엽초 잎과 줄기) 약재로부터 2-8 : 8-2의 중량 비율로 추출한 플라보노이드 및 다당류를 포함하며, 플라보노이드는 20%～90%의 플라본을 함유하며 다당류의 분자량은 1000～70만 돌턴이다.

— 공개번호 : 10-2005-0084420, 출원인 : 브라이트 퓨처 파마수티컬 라보라토리스 리미티드

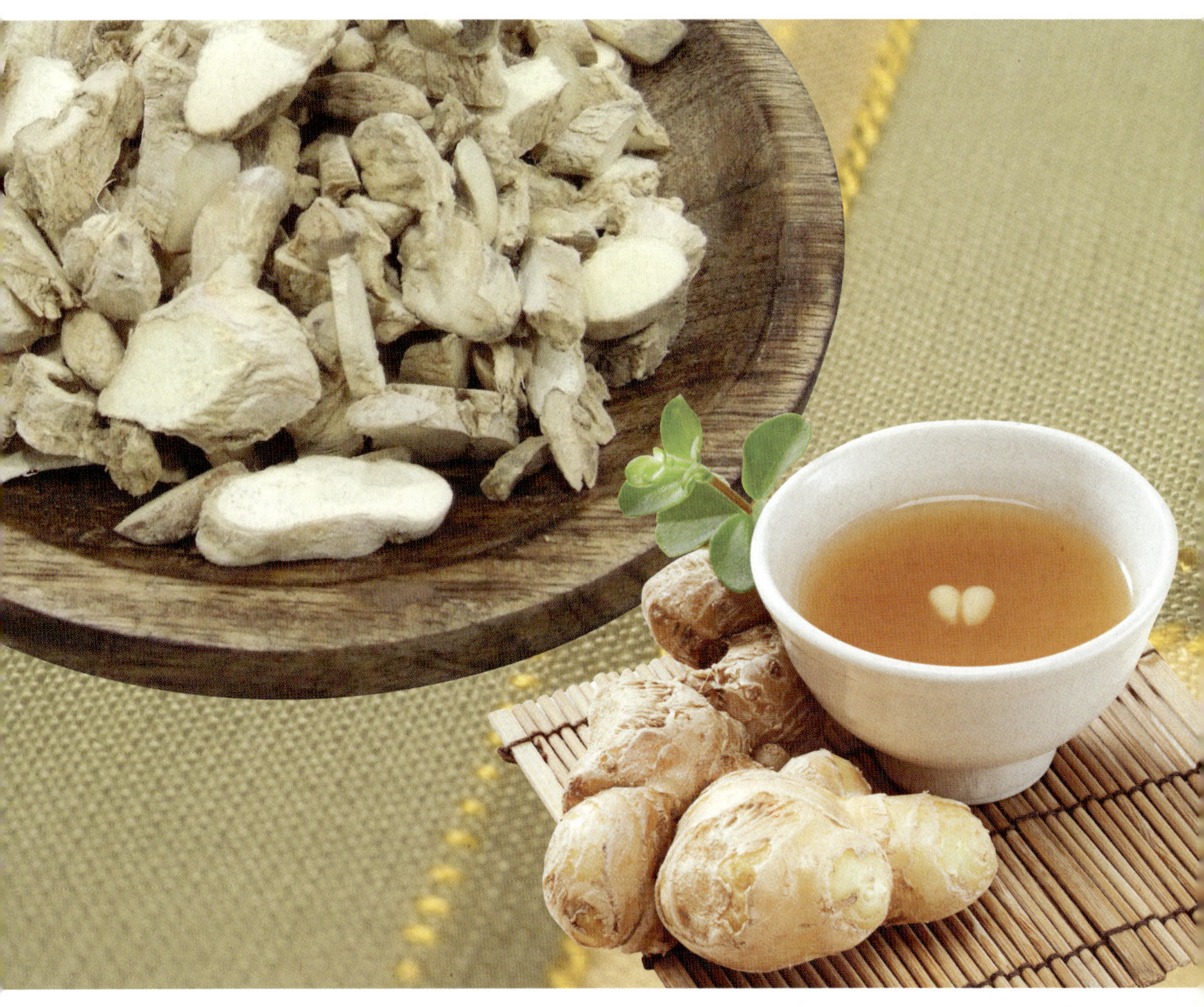

생강차

| 식물명 | 생강　　| 학명 | *Zingiber officinale* Rosc.

| 생약명 | ZINGIBERIS RHIZOMA(생강生薑)　　| 이명 | 새앙

| 과명 | 생강과(Zingiberaceae)　　| 개화시기 | 7~8월

| 효능과 주치 |

위를 튼튼하게 하는 건위(健胃), 땀을 내어 표피 아래 찬 기운인 표사(表邪)를 몰아내는 발한(發汗), 찬 기운을 흩어지게 하는 산한(散寒), 구토를 멈추게 하는 진구(鎭嘔) 등의 효능이 있다. 폐를 따뜻하게 하여 기침을 멎게 하며, 몸을 따뜻하게 하여 땀이 나게 한다. 생강즙은 해독 작용을 하고, 나쁜 혈액을 없애 주고 위장을 편안하게 해 주며, 찬 기운을 없애 주고, 가래를 삭이며, 식욕을 촉진하고 반하, 버섯의 독을 해독하는 효능이 있다. 위장 기능이 약하고 배가 차서 식욕이 없고, 오심 구토증이 있는 사람, 위장의 담음으로 인한 구토증이 있는 사람, 위장이 편안하지 않아 일어나는 구토증, 찬바람으로 기침을 하고 가래가 있는 증상, 찬바람으로 감기에 걸려서 몸이 춥고 열나며 코가 막히고 머리가 아픈 증상을 다스린다.

- 성분 : 0.25~3% 정도의 정유를 함유하며, 주성분은 zingiberol, zingiberene, phellandrene, camphene, citral, linalool, methylheptenone, nonylaldehyde, d-borneol 등이다. 또한 매운 성분인 gingerol도 함유되어 있다.

- 사용 부위 : 신선한 뿌리줄기(근경根莖)의 껍질을 벗기고 말린 것을 건강(乾薑)이라 하며 약용한다.

- 성품과 맛(성미) : 맛은 맵고 성질은 따뜻하다.

- 작용 부위(귀경) : 폐, 비, 위 경락에 작용한다.

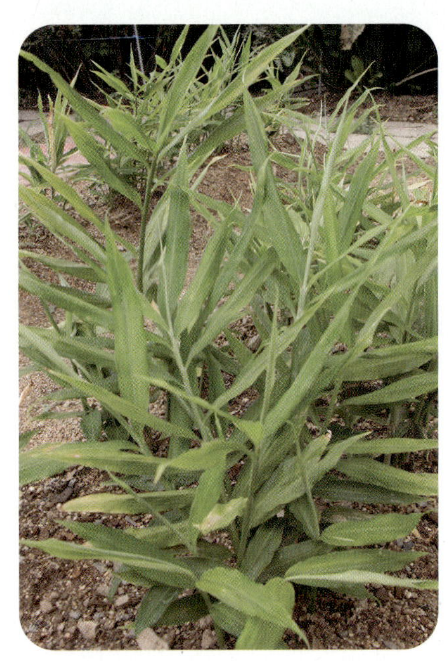

생강 지상부

| 채취 방법 및 가공 |

8~9월에 채취하여 지상부와 수염뿌리를 제거하고 보관하여 두고 사용한다.

차 만들기와 용법

하루 3~12g을 사용하는데, 보통 차를 만들 때는 5~10g에 적당량의 물을 붓고 끓으면 첫물을 걸러 버리고, 다시 물 2L를 붓고 2시간 정도 끓여서 차로 마신다. 기호에 따라 꿀이나 설탕을 가미하여 마셔도 좋다.

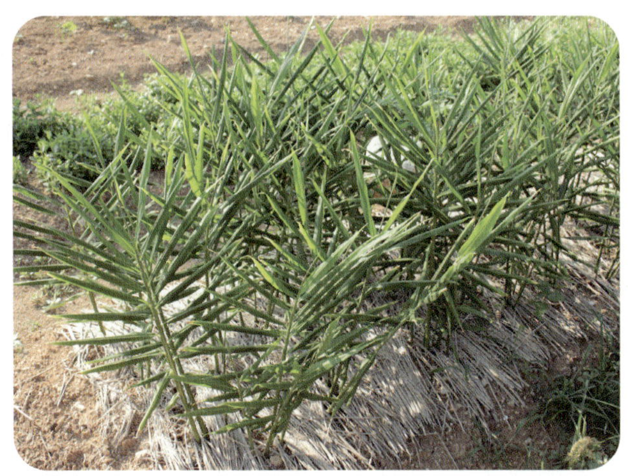
생강 재배 밭

사용상의 주의사항

몸에 음적인 에너지소스가 부족하면서 열이 많은 음허내열(陰虛內熱)한 사람은 복용을 금하며, 치질, 피부병, 결막염이 있는 사람은 많이 먹지 않는 것이 좋다. 물에 씻어서 약한 불에 구어서 쓰기도 하는데, 구운 것은 속을 덥게 하고 생것은 열을 발산시킨다. 지혈(止血)을 목적으로 사용할 때는 새까맣게 되도록 볶아서 사용해야 한다. 껍질을 벗겨 말려서 띄우지 않은 것을 백강이라고 하는데, 폐와 위에 있는 찬 기운을 없앤다. 껍질째 말린 것을 건생강이라 하는데, 비와 위에 있는 차고 습한 기운을 없앤다.

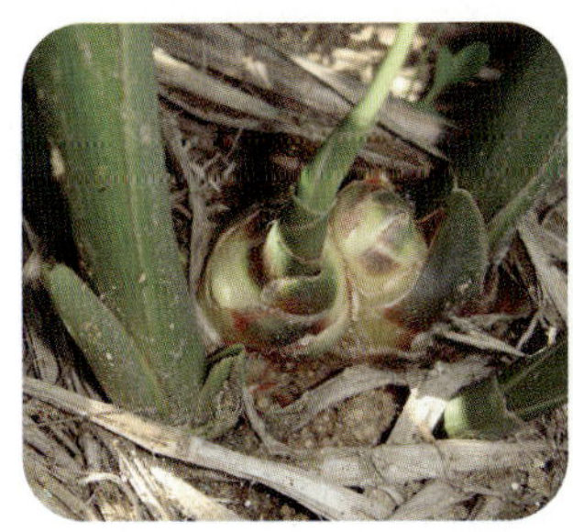
생강 새 잎 발아

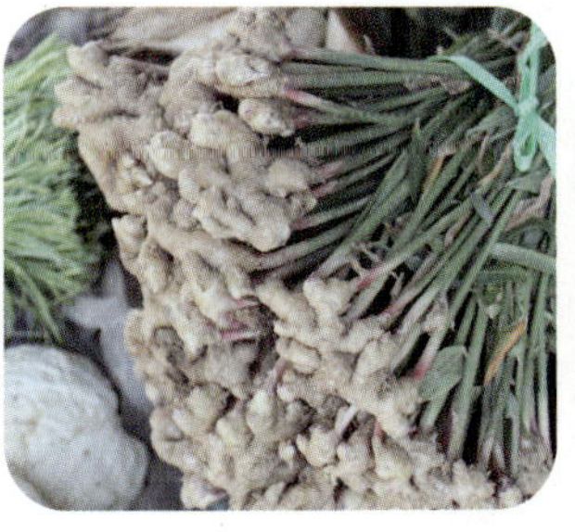
채취한 생강 전초

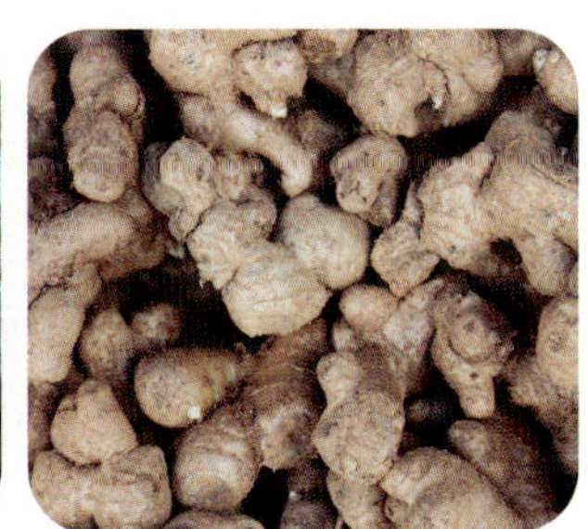
채취한 생강 뿌리줄기

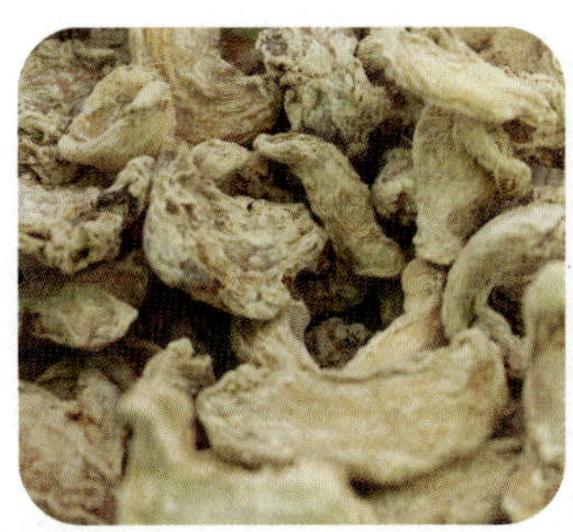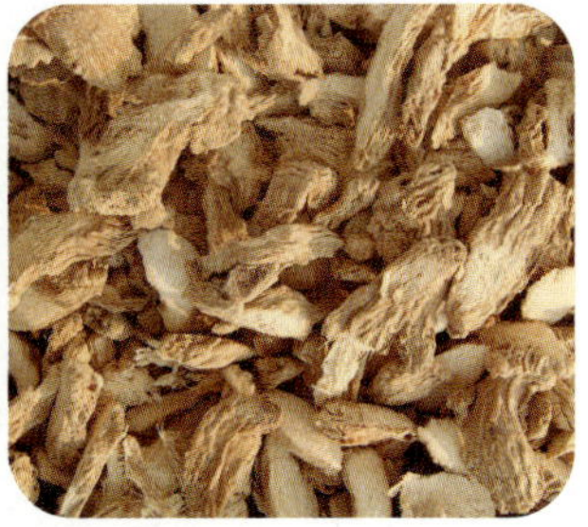

건조한 생강 뿌리줄기(건강)

생강 20g, 불린 쌀 1컵, 다진 당근 10g, 달걀 1개, 참기름 2큰술, 실파 1줄기, 소금 등을 재료로 하는 〈생강죽〉을 추천한다. 그 밖에도 생강은 많은 요리에서 잡냄새를 없애고, 특유의 향을 내며, 소화를 돕는 효능을 높이기 위하여 첨가제로 이용한다.

배 300g에 생강 3g을 얇게 썰어서 솥에 넣고 적당량의 물을 부어 20분 정도 끓인 다음 약액을 걸러서 하루 2~3회 정도 복용하면 열을 내리고, 가래를 삭히며, 폐를 튼튼하게 하고 심장의 화열을 다스려 기침을 멎게 하는 좋은 효과가 있다.

생강의 기능성 및 효능에 관한 특허 자료

생강 추출물로부터 분리된 화합물을 포함하는 암 질환 예방 및 치료를 위한 조성물

본 발명은 천연 물질로부터 분리된 신규한 항암제에 관한 것으로, 상세하게는 본 발명의 생강 추출물로부터 분리된 화합물을 포함하는 조성물은 여러 사람 암세포에 대하여 세포 독성을 나타내므로 암 질환의 예방 및 치료를 위한 의약품 및 건강 기능 식품으로 이용될 수 있다.

— 공개번호 : 10-2005-0047208, 출원인 : 이화여자대학교 산학협력단

생강 추출물 또는 쇼가올을 포함하는 허혈성 뇌혈관 질환의 예방 또는 치료용 약학 조성물

본 발명은 생강 추출물 또는 쇼가올 및 약학적으로 허용 가능한 담체를 포함하는 허혈성 뇌혈관 질환의 예방 또는 치료용 약학 조성물을 제공한다. 생강 추출물 또는 쇼가올을 유효 성분으로 포함하는 본 발명의 약학 조성물은 허혈성 뇌혈관 질환의 예방 또는 치료에 유용하게 적용될 수 있다.

— 공개번호 : 10-2010-0060124, 출원인 : 경희대학교 산학협력단

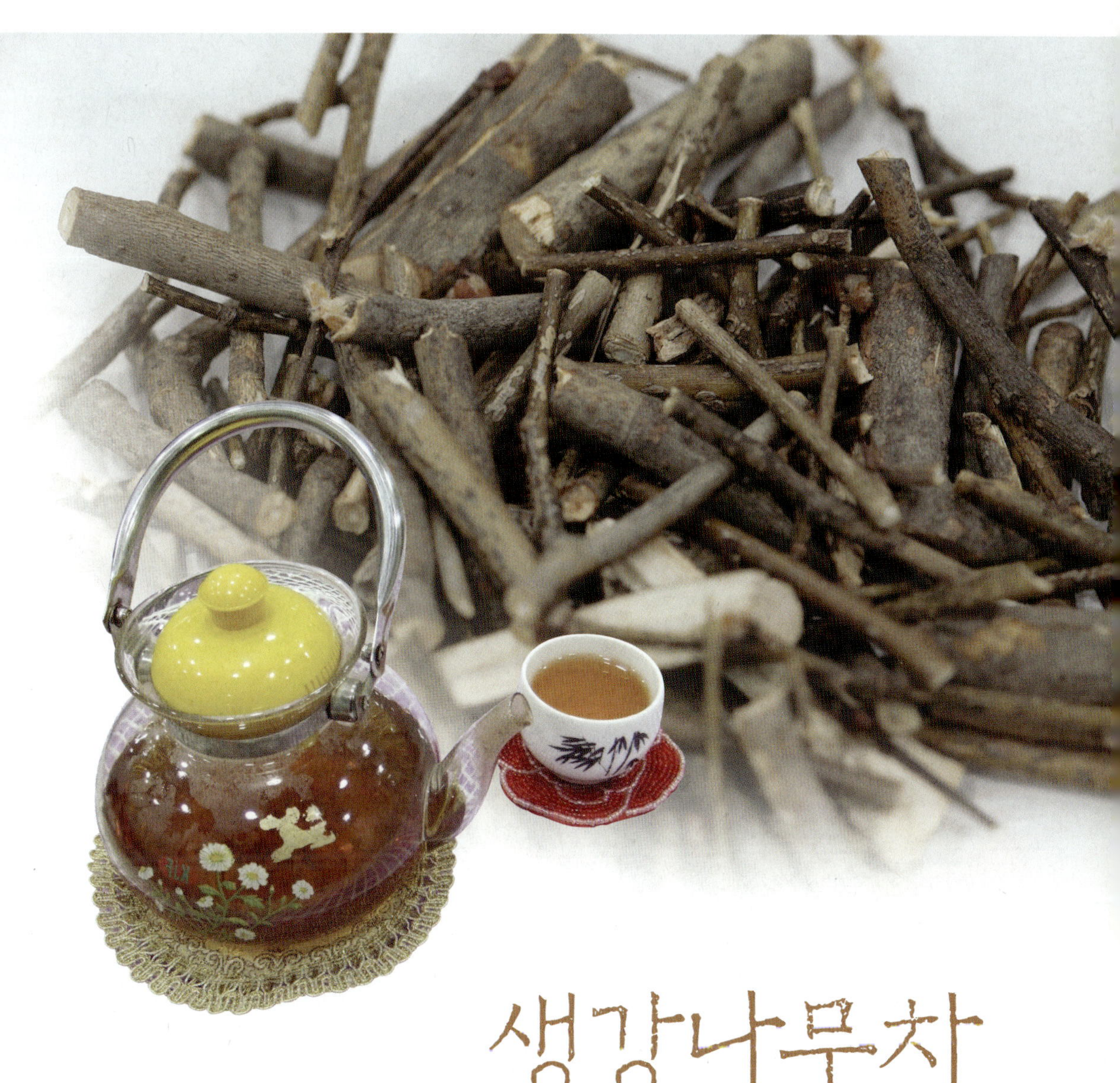

생강나무차

| 식물명 | 생강나무　　| 학명 | *Lindera obtusiloba* Blume

| 생약명 | LINDERAE RAMULUS(황매목黃梅木)　　| 이명 | 산호초(山胡椒), 삼찬풍(三鑽風)

| 과명 | 녹나무과(Lauraceae)　　| 개화시기 | 3~4월

281

열을 식히는 해열(解熱), 어혈(굳은 피)을 없애 주는 구어혈(驅瘀血), 종기를 삭히는 소종(消腫), 혈액 순환을 도와 주는 활혈(活血) 등의 효능이 있어서 타박상(打撲傷), 신경통, 어혈(瘀血) 및 동통(疼痛) 등에 이용한다.

- 성분 : 껍질에 campesterol, linderol, capric acid, lauric acid, myristic acid, linderic acid, dodecen-4-oic acid, oleic acid, tetradecen-4-oic acid, tsudzuic acid, linoleic acid 등이 함유되어 있다.

- 사용 부위 : 줄기 껍질 또는 잔가지(눈지嫩枝) 등을 황매목이라 하며, 약용한다. 생강 냄새가 나므로 생강나무라 하고, 우리나라에 생강이 도입되기 전에는 조리를 할 때 바로 이 생강나무를 이용하였다. 잎에도 유효 성분이 있다.

- 성품과 맛(성미) : 성은 따뜻하고(온溫), 맛은 맵다(신辛).

- 작용 부위(귀경) : 심(心), 폐(肺) 경락에 작용한다.

| 채취 방법 및 가공 |

1년 내내 채취가 가능하며, 채취 후 햇볕에 말린다. 낙엽관목으로 키가 3~4m 정

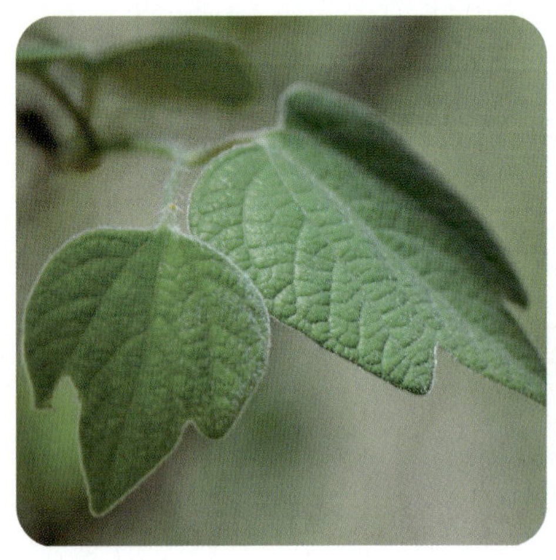

생강나무 잎

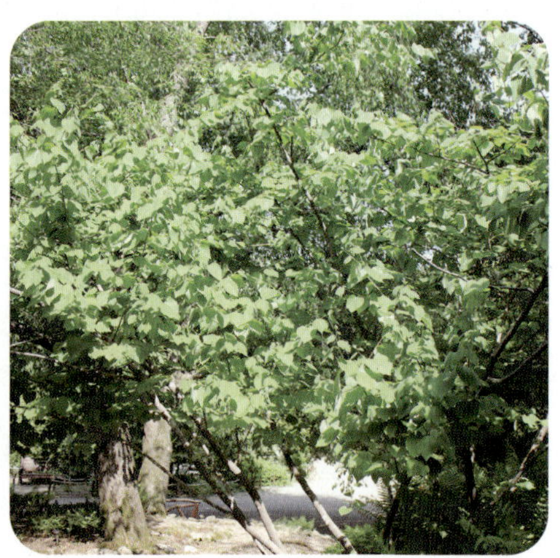

생강나무

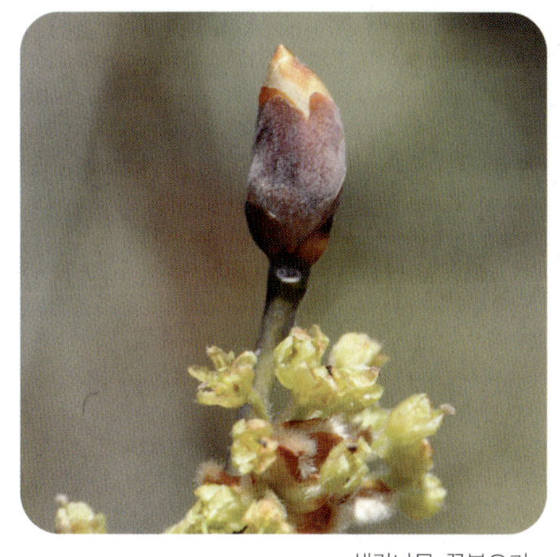

생강나무 꽃봉오리

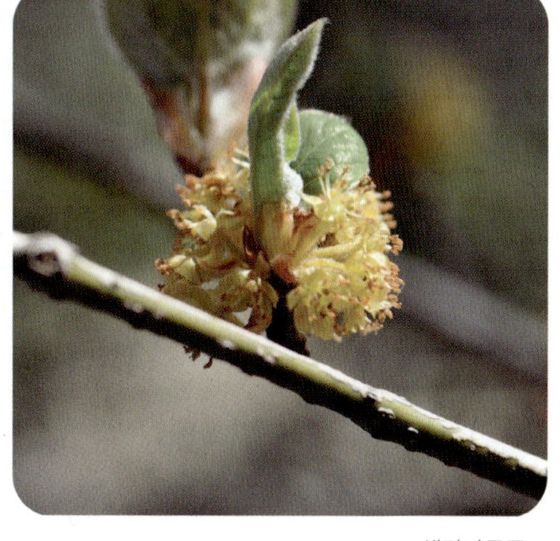

생강나무꽃

도 자란다. 이른 봄 산에 산수유처럼 노랗게 피는 꽃은 거의 생강나무인 경우가 많다. 전국에 분포하고, 숲속 그늘이나 자갈밭에 자란다.

| 차 만들기와 용법 |

말린 것으로 하루에 15～30g 정도를 사용하는데, 보통 차로 만들 때는 약재 10~15g에 물 2L를 붓고 끓기 시작하면 불을 약하게 줄여서 2시간 정도 끓여서 마신다.

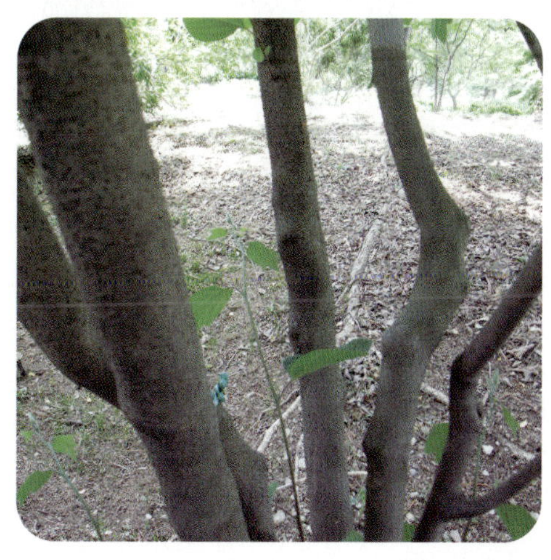

생강나무 수피

| 사용상의 주의사항 |

성미가 따뜻하고 맛이 맵기 때문에 음기가 허하고 화가 왕성한 음허화왕(陰虛火旺)의 경우에는 많이 사용하지 않도록 주의한다.

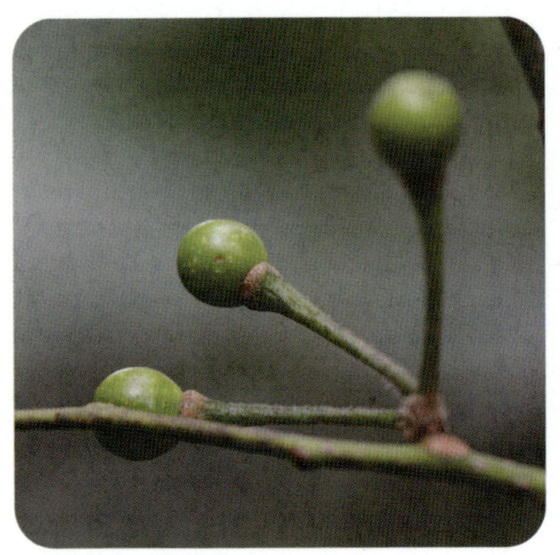

생강나무 열매(미숙)

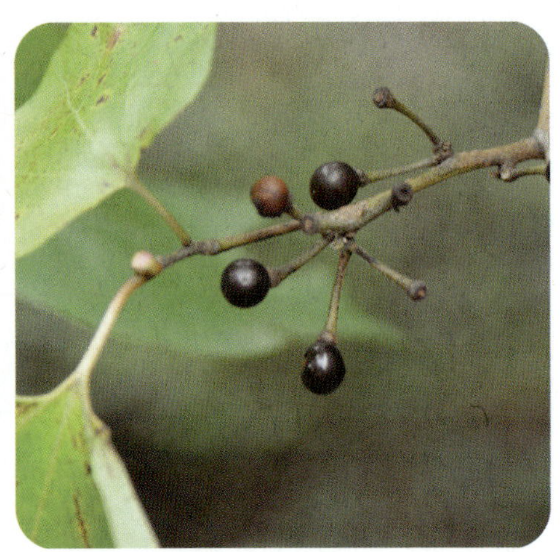

생강나무 열매(완숙)

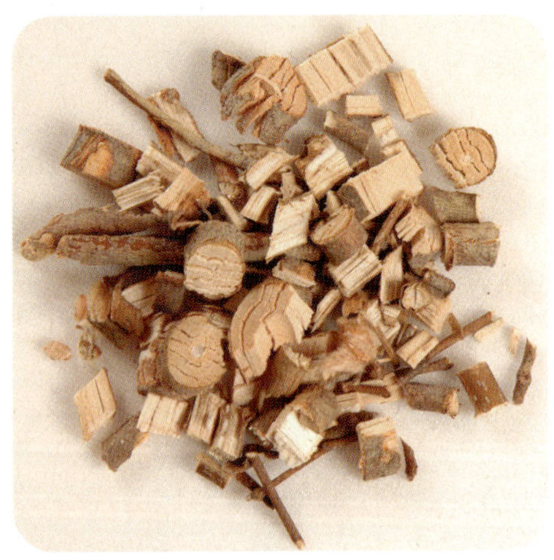

절단 건조한 생강나무 가지(황매목)

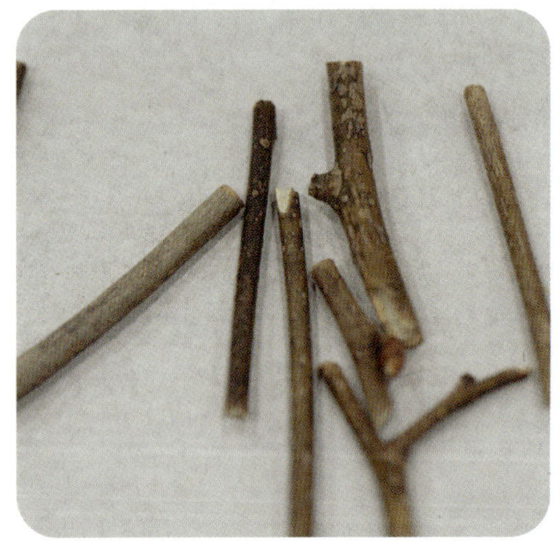

건조한 생강나무 가지(황매목)

산행 중 타박상 등의 부상을 입었다면 이 약재의 신선한 잎이나 줄기 등을 짓찧어 환부에 붙이는 것으로 상당한 효과를 볼 수 있다.

생강나무의 기능성 및 효능에 관한 특허 자료

생강나무속 식물 추출물을 포함하는 안압 하강용 조성물

본 발명은 생강나무속 식물의 추출물을 포함하는 조성물에 관한 것이다. 본 발명의 조성물은 안압을 조절할 수 있어서 유용하다. 더불어 천연 유래의 추출물을 포함하여 안압을 조절하기 때문에 화학물질을 사용하는 경우보다 부작용이 적으며, 자연친화적이라는 장점이 있다.

— 등록번호 : 10-1185106-0000, 출원인 : 한국과학기술연구원

생강나무 추출물을 유효 성분으로 함유하는 염증 또는 알레르기 질환의 예방 및 개선용 조성물

본 발명은 생강나무의 추출물이 염증 및 알레르기 반응에 관련이 있는 비만세포로부터의 히스타민 유리 억제 효과, 염증 유발 사이토카인 유전자들인 TNF-α, IL-1β, IL-6 및 IL-8 의 발현을 농도의존적으로 억제할 뿐만 아니라, 전사인자인 MAPK 및 NF-κB 활성도 억제하는 바, 염증 또는 알레르기 질환의 예방 및 개선용 화장료 조성물에 유용하게 사용될 수 있다.

— 공개번호 : 10-2011-0028931, 출원인 : 영남대학교 산학협력단

생강나무 추출물을 유효 성분으로 함유하는 혈행 개선 조성물

본 발명은 생강나무 추출물을 유효 성분으로 함유하는 혈행 개선에 의한 혈전 질환의 예방 및 치료용 약학 조성물 및 건강 보조 식품에 관한 것이다. 생강나무 추출물 및 조정제물은 혈소판 응집 저해 효과가 우수할 뿐 아니라, 생체 내 급격한 혈전생성 저해 효과가 우수하므로 혈전 색전증 등과 같이 혈액 순환 장애로 수반되는 질환의 예방 및 치료에 유용하게 사용될 수 있다.

— 공개번호 : 10-2011-0055872, 특허권자 : 양지화학(주)

생강나무 가지의 추출물을 포함하는 심혈관계 질환의 예방 및 치료용 조성물

본 발명은 생강나무 가지의 추출물을 포함하는 심혈관계 질환의 치료 및 예방을 위한 조성물에 관한 것이다. 구체적으로 생강나무 추출물은 혈관 질환의 주요 원인인 NAD(P)H 옥시다제(oxidase)를 강력하게 저해하는 동시에 혈관평활근(vascular smooth muscle)의 수축과 이완을 조절하여 강력한 혈관 이완 효과를 나타내어 혈압 조절 및 혈관 내피세포 기능 장애를 개선시킨다.

— 공개번호 : 10-2009-0079584, 출원인 : 한화제약(주), 양지화학(주)

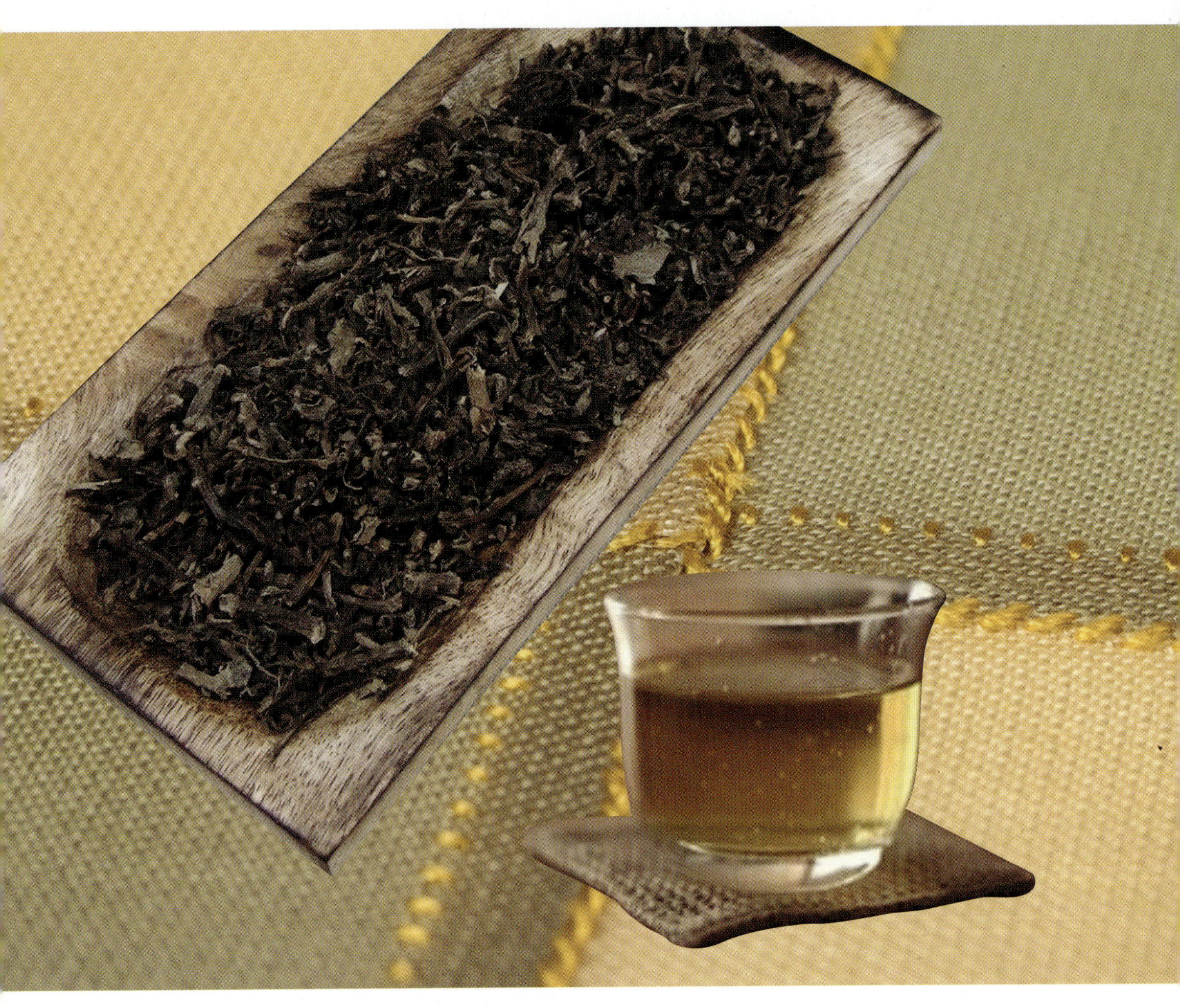

쇠비름차

| 식물명 | 쇠비름 | 학명 | *Portulaca oleracea* L.

| 생약명 | PORTULACEA HERBA(마치현馬齒莧)

| 이명 | 마치현(馬齒莧), 마현(馬莧), 오행초(五行草), 마치채(馬齒菜), 오방초(五方草)

| 과명 | 쇠비름과(馬齒莧科, Portulacaceae) | 개화시기 | 6~9월

열을 식히고 독을 풀어 주는 청열해독(清熱解毒) 작용, 혈의 열을 식히고 출혈을 멈추게 하는 양혈지혈(涼血止血) 효능 등이 있어서 열독과 피가 섞인 설사(대부분 세균성 설사를 말함.)를 치료한다(치열독혈리治熱毒血痢). 악창과 부스럼(옹종癰腫), 습진(濕疹), 단독(丹毒), 뱀이나 벌레에 물린 상처(사충교상蛇蟲咬傷)를 치료한다. 또 변혈(便血), 치출혈(痔出血), 붕루하혈(崩漏下血) 등을 다스린다. 또한 눈을 밝게 하고(명목明目), 눈뜬 장님(청맹靑盲)과 시력감퇴 등을 다스린다.

- 성분 : 지상부 전체에 potassium salts, catecholamines, norepinephrine, dopamine, vitamin A, B, magnesium 등이 함유되어 있다.
- 사용 부위 : 지상부를 건조한 것을 마치현(馬齒莧)이라 하며, 약용한다. 연한 부분은 나물로 사용하기도 한다.
- 성품과 맛(성미) : 성은 차고(한寒), 맛은 시며(산酸), 독은 없다.
- 작용 부위(귀경) : 대장(大腸), 간(肝), 비(脾) 경락에 작용한다.

| 채취 방법 및 가공 |

여름과 가을에 채취하여 씻은 다음 약간 찌거나 끓는 물에 담갔다가 햇볕에 말린

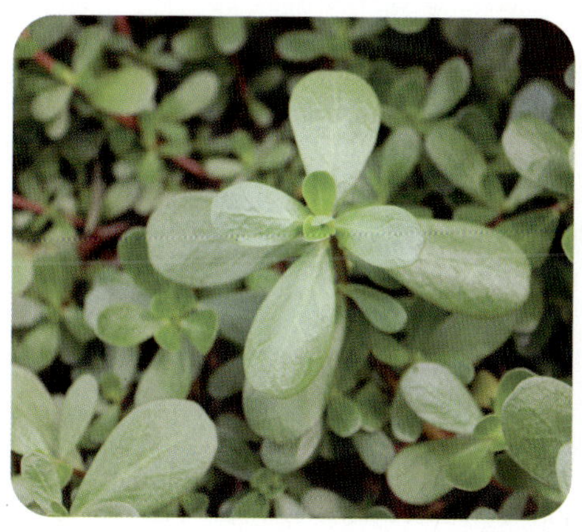

쇠비름 잎

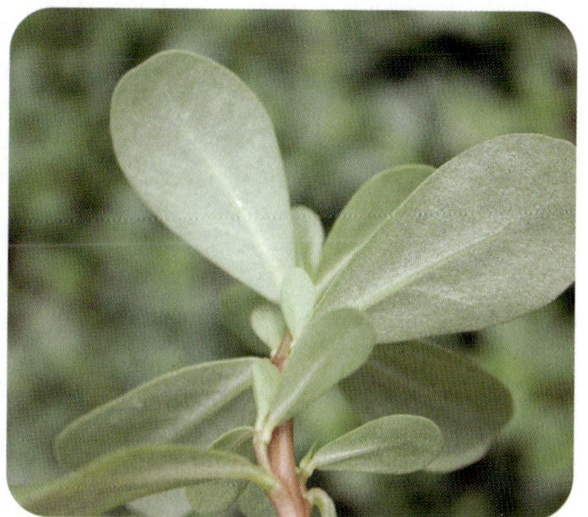

쇠비름 잎의 뒷면

다. 이물질을 제거하고 절단하여 사용한다. 잘
마르지 않으므로 절단하여 열풍식 건조기에 건
조하는 것이 효과적이다.

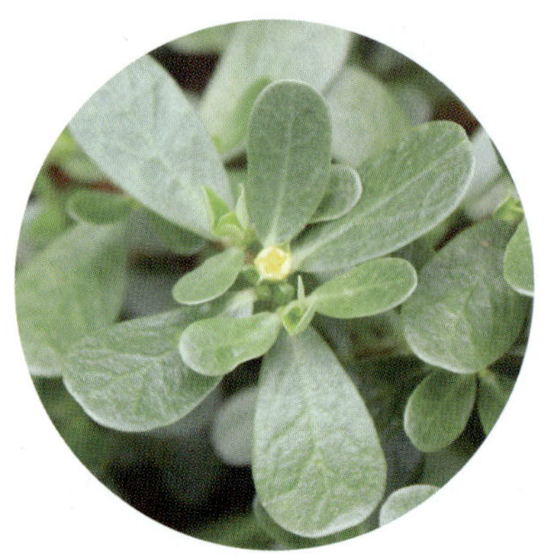
쇠비름꽃과 잎

| 차 만들기와 용법 |

말린 것으로 하루에 4~8g 정도를 사용하는
데, 말린 약재 4~5g에 물 2L 정도 붓고 2시간 정
도 끓여서 차로 복용한다. 기호에 따라서 꿀이나
설탕을 가미하여 마시기도 한다.

| 사용상의 주의사항 |

청열 작용을 하기 때문에 비허변당(脾虛便糖, 비의 기운이 허하여 진흙처럼 무른 설사
를 하는 증후) 또는 임신부의 경우에는 신중하게 사용한다.

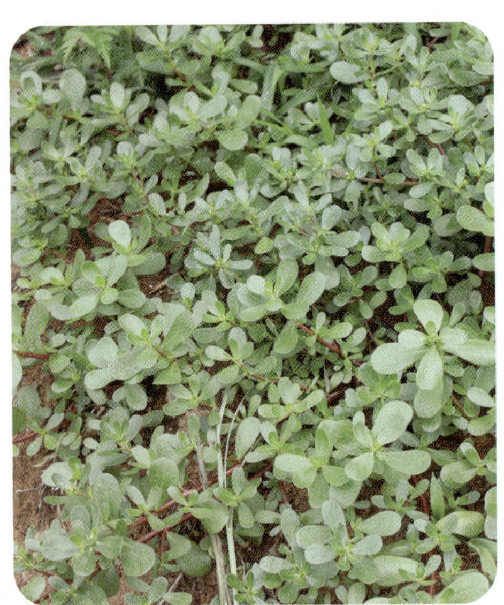
무리지어 자라는 쇠비름

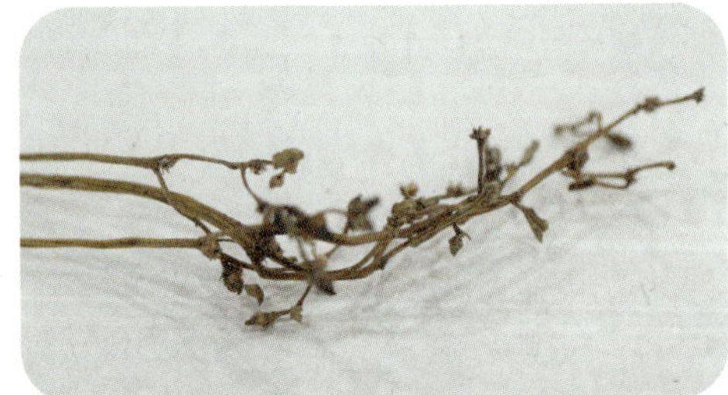

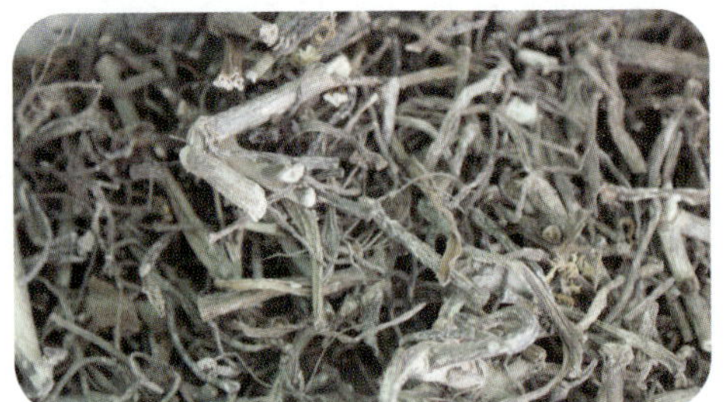
건조한 쇠비름 지상부(마치현)

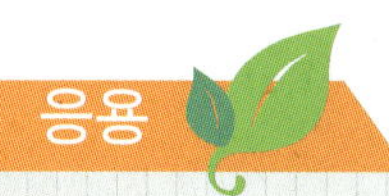

중풍에 의한 반신불수에 쇠비름 4~5근(약 3kg)을 삶아서 나물과 국물을 함께 먹으면
좋아진다. 예로부터 쇠비름나물을 많이 먹으면 장수한다 하여 장명채(長命菜)라는 이
름이 붙여졌으며, 말려서 매달아 두고 수시로 먹었다.

쇠비름의 기능성 및 효능에 관한 특허 자료

항암 기능을 가지는 쇠비름 추출물

본 발명은 각종 암세포 성장을 억제할 수 있는 항암 기능을 가진 쇠비름 추출물을 이용한 항
암제에 관한 것이다. 본 발명은 쇠비름을 헥산, 메탄올 등의 용매를 사용하여 용해한 후 고
순도의 쇠비름 추출물을 구하는 것으로, 본 발명에 의하여 얻어진 쇠비름 추출물은 정상 세
포에는 거의 영향을 미치지 않으나 각종 암세포, 즉 간암세포, 대장암세포, 위암세포, 자궁
경부암세포 등에는 탁월한 암세포 성장 억제력을 발휘하여 각종 암의 치료 효과를 기대할
수 있는 것이다.

— 공개번호 : 10-1999-0064952, 출원인 : 배지현

담배의 유해 물질 중 니코틴 제거용 쇠비름 추출물

본 발명은 담배 속에 포함된 유해 물질, 즉 니코틴, 타르 등과 같은 유해 물질을 제거할 수
있는 쇠비름 추출물에 관한 것이다. 본 발명은 쇠비름을 증류수 등의 용매와 혼합한 후 가열
과정과 필터링 과정을 거쳐 고순도의 쇠비름 추출물을 구하여 담배 속에 함유되어 있는 니
코틴, 타르와 같은 유해 성분을 효율적으로 제거할 수 있도록 함으로써 흡연자는 물론 간접
흡연자의 체내에 체류하는 유해 물질을 효과적으로 제거할 수 있도록 한 것이다.

— 공개번호 : 10-1998-0008082, 출원인 : 배효진, 배지현

쇠비름을 이용한 발모 건강식품 및 그 제조 방법

본 발명은 쇠비름을 이용한 발모 건강식품 및 그 제조 방법에 관한 것이다. 즉 쇠비름이 발
모 건강식품으로 활용되도록 쇠비름 분말, 쇠비름 효소 발효액, 쇠비름 건조 분말과 쇠비름
효소 발효액을 혼합하여 제조된 환 등으로 형성된 발모 건강식품과, 쇠비름을 증기로 쪄서
건조한 후 분말로 만들고 이를 다른 약재 분말과 함께 쇠비름 효소 발효액과 혼합하여 환으
로 제조하는 방법에 관한 것이다.

— 공개번호 : 10-2009-0103029, 출원인 : 이은신, 이행건

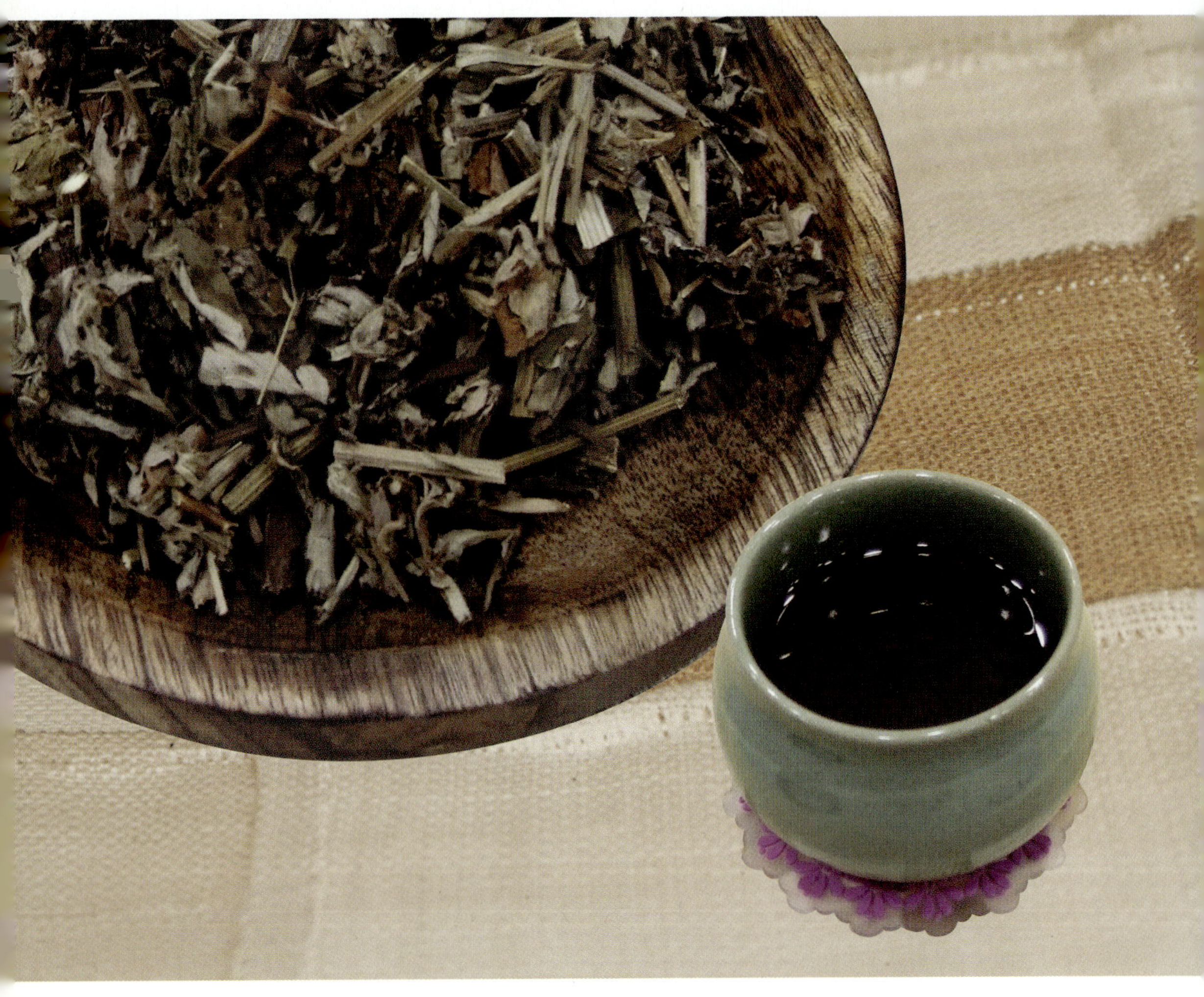

쑥차

| 식물명 | 쑥 | 학명 | *Artemisia. argyi* Lév. et Vnt. [황해쑥], *Artemisia princeps* var. *orientalis* (P.) Hara[쑥] | 생약명 | ARTEMISIAE ARGYI FOLIUM(애엽艾葉)
| 이명 | 애호(艾蒿), 의초(醫草), 황초(黃草), 구초(灸草), 애봉(艾蓬), 향애(香艾), 가애(家艾)
| 과명 | 국화과(Compositae) | 개화시기 | 7~8월

기와 혈을 이롭게 하고, 경락을 따뜻하게 하며 출혈을 멎게 하고, 몸 안의 한사(寒邪)와 습사(濕邪)를 몰아내며, 이담(利膽), 안태(安胎)하는 효능이 있다. 심복부가 차고 통증이 있는 증후, 월경불순, 붕루(하혈을 심하게 하는 증상), 대하, 토혈, 코피, 변혈, 소화불량, 식욕부진, 만성간염, 태동불안, 습진, 옴 등에 좋고, 더위를 먹어 열이 나는 경우, 몸 안의 음기가 허하여 열이 나는 경우, 뼈 속의 골수가 끓어오르는 것처럼 심한 통증을 느끼는 골증노열 등을 치유하는 데 유용하다.

● 성분 : 다양한 정유 물질을 함유하고 있으며, 뿌리와 줄기에는 이눌린(inulin)과 비슷한 다당류의 일종인 artmose가 함유되어 있다. 작은 가지에는 옥시토신(oxytocin)과 같은 작용을 하는 물질이 함유되어 있다. 또한 들에 나는 쑥에는 다른 식물보다 아이오딘이 더 많이 함유되어 있으며, 토양으로부터 바륨을 잘 흡수한다. 그늘에서 말린 잎에는 무기물이 많고, 단백질, 지방, 및 비타민 A, B, B$_2$, C 등이 많이 함유되어 있다.

● 사용 부위 : 잎을 애엽이라 하며, 약용과 식용한다.

● 성품과 맛(성미) : 생쑥의 성질은 시원하고, 익힌 것은 따뜻하다. 맛은 맵다.『명

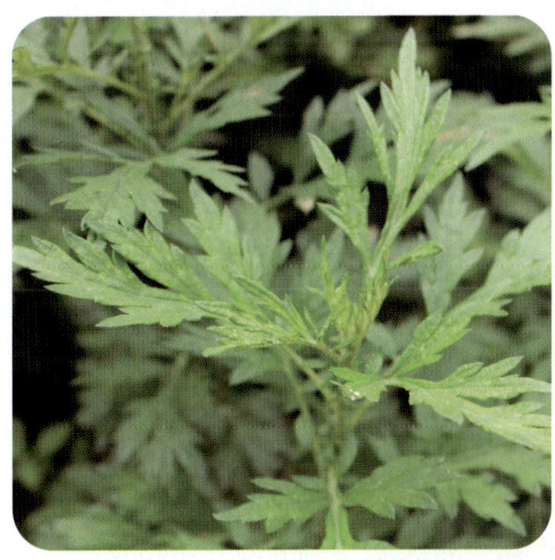

쑥 잎

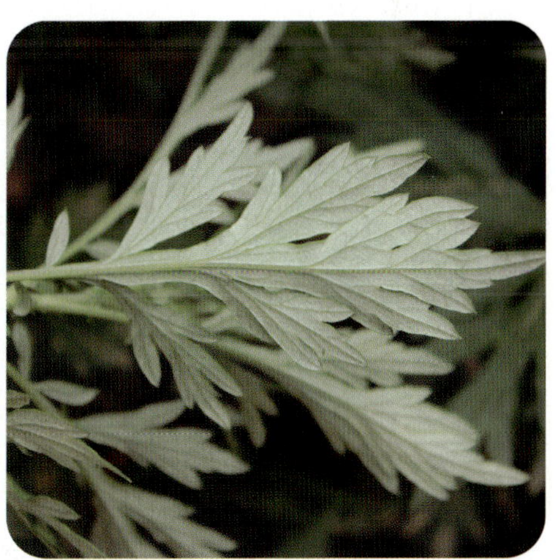

쑥 잎의 뒷면

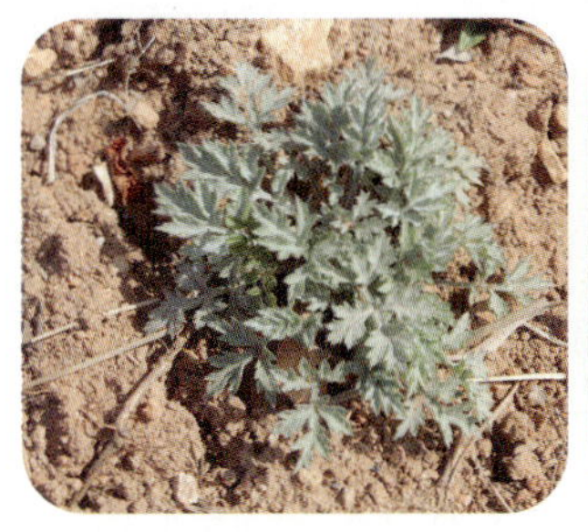
쑥 어린잎

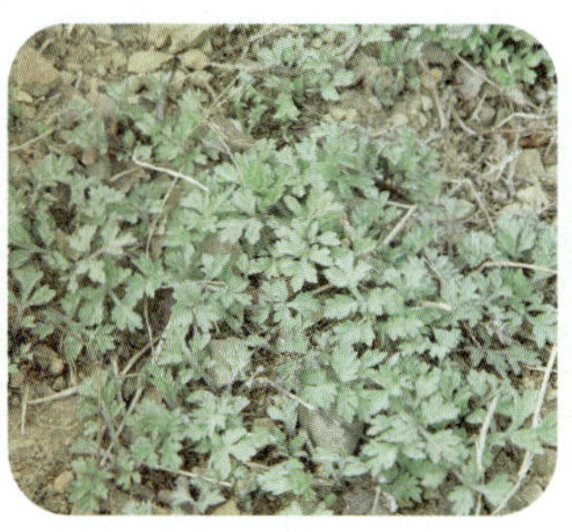
쑥이 자라는 모습

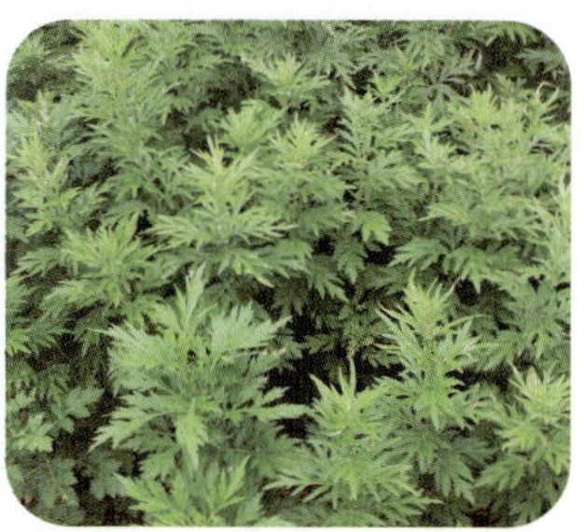
무리지어 자라는 쑥

의별록(名醫別錄)』에는 '맛은 쓰고 성질은 약간 따뜻하며 독이 없다.' 고 하였고, 『당본초(唐本草)』에는 '신선한 것은 차고, 익힌 것은 덥다.' 고 하였다.

『본초강목(本草綱目)』에는 '맛은 쓰고 매우며 신선한 것은 따뜻하고 익힌 것은 뜨겁다.' 고 하였던 바, 『당본초』나 『본초강목』의 서술처럼 생쑥은 약간 시원하지만 익힌 것은 따뜻하게 성미가 변한다는 것이 일반적인 이론이다.

종자인 애실(艾實)의 성미에 대하여 『일화자제가본초(日華子諸家本草)』에는 '성질이 따뜻(暖)하고 독이 없다.' 고 하였으며, 『본초강목』에는 '맛은 쓰고 매우며 성질은 덥고 독이 없다.' 고 하였다.

● 작용 부위(귀경) : 비, 간, 신 경락에 작용한다. 이에 대해서도 『본초강목』에는 '비, 간, 신 경락으로 들어간다.' 하였고, 『본초신편(本草新編)』에는 '비, 신, 폐 경락으로', 그리고 『본초재신(本草再新)』에는 '심, 신 경락으로 들어간다.' 고 하였다.

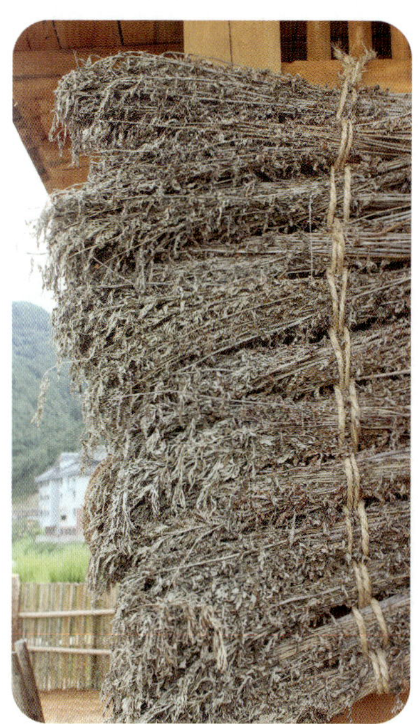
쑥 채취 건조

292

| 채취 방법 및 가공 |

꽃이 피기 전 잎이 무성한 봄에서 여름 사이에 채취하여, 햇볕이나 그늘에서 말린다. 강화도산이 유명하다.

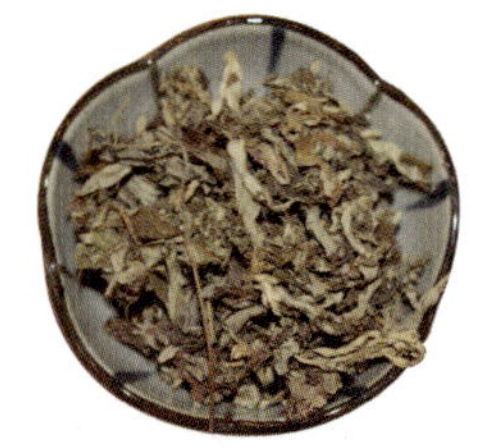

건조한 쑥 잎(애엽)

| 차 만들기와 용법 |

약용으로 많이 사용한다. 말린 잎을 그대로 끓여서 사용하거나 식초를 뿌려서 볶아 사용하기도 한다. 하루에 6~15g을 사용하는데, 차로 사용할 때는 연한 쑥을 이른 봄에 채취하여 물에 삶은 다음 말려 두었다 사용하거나, 녹차처럼 덖어서 밀봉해 두었다가 5~6g을 80~90℃의 물에 녹차를 우리듯 우려서 차로 마신다.

| 사용상의 주의사항 | 생쑥은 차고 익힌 것은 성질이 따뜻하다. 당귀와 지황을 함께 배합하는 것은 피한다.

응용

뜸쑥을 만들기 위하여 황해쑥을 포제하는데, 이를 애융(艾絨, 융처럼 부드럽게 가공한 것)이라 한다. 보통 봄과 여름 잎은 무성하지만 꽃이 아직 피지 않았을 때 채취하여 햇볕이나 그늘에서 말린다. 그 다음 불순물과 잎자루 등을 제거한 다음 먼지나 부스러기를 체로 쳐서 버린다. 이것을 애엽이라 한다. 먼지를 제거한 깨끗한 애엽을 절구에 빻아서 융(絨)으로 만드는데, 그 중에서 단단한 줄기와 잎자루를 제거하면서 먼지는 체로 쳐서 버린다. 애엽이나 애융을 태우면서 나오는 연기를 쐬어 실내를 소독하는데 창출이나 창포, 백지 등과 섞어서 함께 태우면 황색포도상구균, B형 용혈성 연쇄상구균, 대장균, 변형균, 디프테리아균, 티푸스균, 파라티푸스균, 녹농균, 고초균, clostridium, 결핵균 등에 대하여 살균 또는 억제 작용이 있다.

쑥은 어린잎을 채취하여 삶아 말려 두고 떡의 원료로 이용하기도 하고, 삶은 쑥을 그대로 물기만 꼭 짠 다음 냉동 저장을 해 두면 연중 어느 때나 꺼내어 조리에 이용할 수 있다. 황해쑥은 오래된 것을 부드럽게 가공하여 뜸쑥으로 이용하는데, 만약 신선한 것을 뜸에 쓰면 근맥(筋脈)을 상하게 하기 때문에 오랫동안 묵힌 것을 써야 한다. 만성기관지염에는 황해쑥 말린 것 3~6g에 물을 붓고 달여서 식사 후에 바로 복용하기도 한다.

쑥(애엽)의 기능성 및 효능에 관한 특허 자료

쑥 추출물을 유효 성분으로 함유하는 자가면역 질환 치료제

본 발명은 쑥 추출물을 유효 성분으로 함유하는 자가면역 질환 치료제에 관한 것으로, 상기 쑥 추출물은 Th17 세포 분화 및 유지에 중추적인 역할을 하는 사이토카인인 p40 및 IL-17의 분비를 효과적으로 억제할 뿐 아니라, 루푸스 동물 모델을 포함한 다수의 자가면역 질환 동물 모델에서도 효과적인 치료 효과를 나타내기 때문에 T세포의 비정상적인 활성으로 인해 발생하는 류머티스 관절염, 뇌척수염 및 전신 홍반성 낭창과 같은 자가면역 질환의 치료제로 매우 유용하게 사용될 수 있다.

— 공개번호 : 10-2009-0047851, 출원인 : 학교법인 혜화학원

고함량의 유파틸린을 함유하는 쑥 추출물

본 발명은 프로판올로 추출하여 얻은 쑥 추출물에 대한 것으로서, 이를 통해 항위염 물질인 유파틸린을 기존 기술에 비해 고함량으로 함유할 뿐만 아니라, 별도의 제거 공정 없이 혈액 응고 억제 물질이 완전히 제거된 쑥 추출물을 확보할 수 있다.

— 공개번호 : 10-2014-0041654, 출원인 : 지엘팜텍 주식회사

애엽 추출물을 포함하는 뇌암 치료용 조성물 및 화장료 조성물

본 발명은 애엽(쑥 잎이나 어린줄기) 추출물의 신규 용도에 관한 것으로, 보다 상세하게는 애엽 에탄올 추출물을 유효 성분으로 함유하는 뇌암 예방 및 치료용 조성물 및 화장품학적으로 허용 가능한 화장료 보조 첨가제를 포함하는 애엽 에탄올 추출물을 유효 성분으로 함유하는 뇌암 예방용 화장료 조성물에 관한 것이다. 본 발명에 따른 뇌암 치료용 조성물 및 화장료 조성물은 뇌암 세포의 성장을 억제하고 세포 사멸을 유도하는 효과가 있어 뇌암 치료 및 예방에 효과적으로 사용할 수 있다.

— 공개번호 : 10-2012-0092274, 출원인 : (주)한국전통의학연구소

애엽과 전호의 추출 혼합물을 주성분으로 하는 염증성 질환 예방 및 치료용 천연물 조성물

본 발명은 애엽 추출물 및 전호 추출물을 유효 성분으로 포함하는 염증성 질환 예방 또는 치료용 식품 조성물에 관한 것이다. 본 발명에 따른 조성물은 기존의 애엽 또는 전호 각각의 추출물과 비교하여 항염증 및 진통에 대한 효과가 뛰어난 염증성 질환의 예방, 치료 또는 개선용으로 사용할 수 있으며, 이를 활용하여 퇴행성 골관절염, 염증성 피부 질환 등에 유용하게 사용할 수 있는 조성물을 제공한다.

— 공개번호 : 10-2014-0137557, 출원인 : 주식회사 이롬

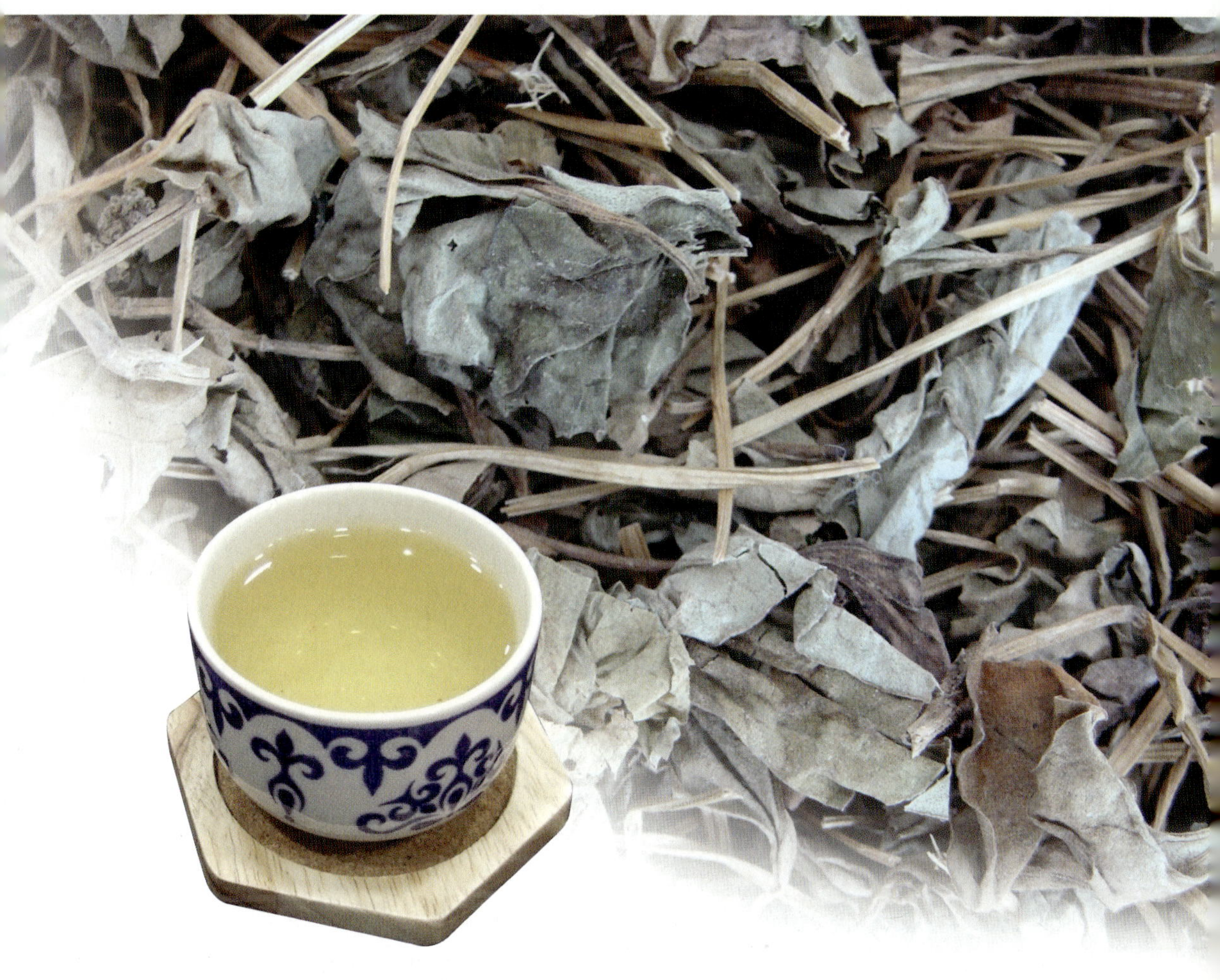

약모밀차

| 식물명 | 약모밀 | 학명 | *Houttuynia cordata* Thunb.

| 생약명 | HOUTTUYNIAE HERBA(중약重藥, 어성초魚腥草)

| 이명 | 즙, 즙채, 자배어성초(紫背魚星草), 취저소(臭猪巢)

| 과명 | 삼백초과(Saururaceae) | 개화시기 | 5~7월

| 효능과 주치 |

열을 식히고 독을 푸는 청열해독(淸熱解毒), 염증을 없애는 소염(消炎), 종기를 삭히는 소종(消腫) 등의 효능이 있어서 폐에 고름이 고이는 폐농양(肺膿瘍), 폐렴(肺炎), 기관지염(氣管支炎), 인후염(咽喉炎), 수종(水腫), 자궁염(子宮炎), 대하(帶下, 냉), 탈항(脫肛), 치루(痔漏), 일체의 옹종(癰腫), 악창(惡瘡), 습진(濕疹), 이질(痢疾), 암종(癌腫) 등 매우 다양한 질병에 이용되고 있다.

- 성분 : 전초에 정유 성분이 함유되어 있으며, 항균성 성분으로서 decanoil acetaldehyde가 함유되어 있다. 꽃과 잎에는 quercitrin, quercetin 등의 flavonoid가 함유되어 있다.
- 사용 부위 : 뿌리를 포함한 지상부 전초를 건조한 것을 중약(重藥), 또는 어성초라 하며 약용한다.
- 성품과 맛(성미) : 성품은 약간 차고(미한微寒), 맛은 매우며(신辛), 독성은 없다.
- 작용 부위(귀경) : 폐(肺), 방광(膀胱), 대장(大腸) 경락에 작용한다.

| 채취 방법 및 가공 |

주로 여름철에 줄기와 잎이 무성하고 꽃이 많이 필 때, 때로는 가을까지 채취하여

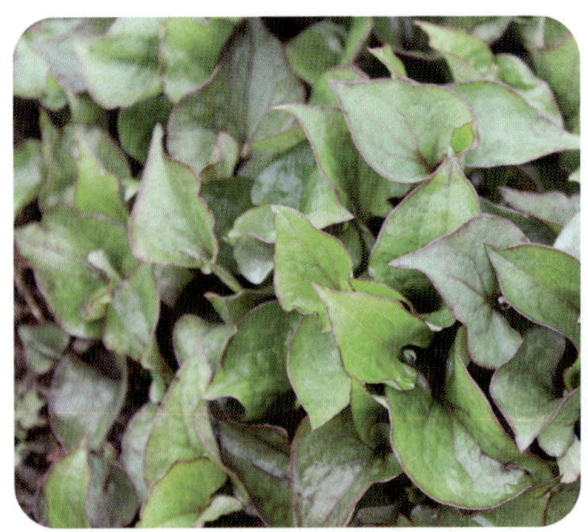

약모밀 잎

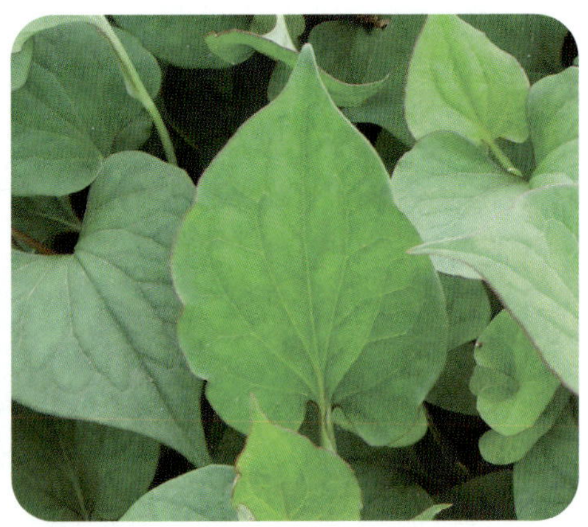

약모밀 잎 생김새

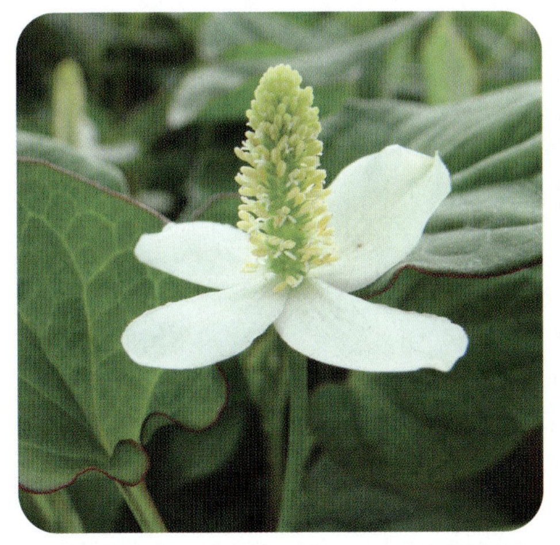

약모밀꽃

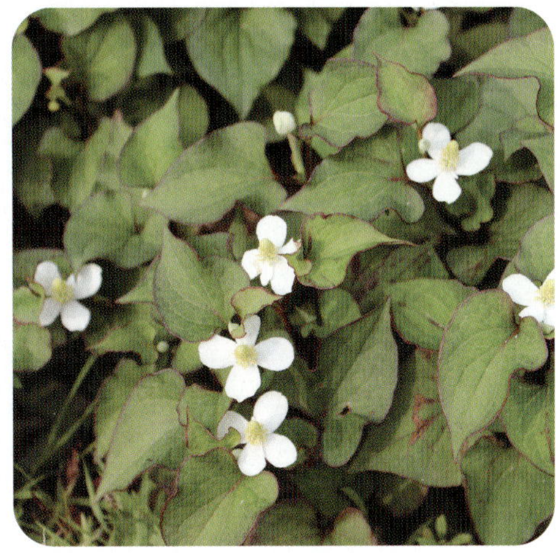

무리지어 피어 있는 약모밀꽃

볕에 말린다. 이물질을 제거하고 절단하여 사용한다. 보통 전초를 채취한 뒤 술을 뿌려서 시루에 찌고 말리는 과정을 반복하여 생선 비린내를 제거하고 사용한다.

| 차 만들기와 용법 |

말린 것으로 하루에 12~20g을 사용하는데, 일반적으로 그냥 사용하면 생선 비린내 때문에 복용하기에 부적절하다. 따라서 채취한 후 약간 말려서 시들시들할 때 술을 뿌려서 시루에 넣어 찌고 햇볕에 널어 말리고, 다시 술을 뿌려 찌고 말리는 과정을 반복하여 비린내가 완전히 가시고 고소한 냄새가 날 때까지 반복하면 복용하기도 좋고 약효도 좋아진다. 이렇게 포제한 건조 약재 5~10g에 물 2L를 붓고 2시간 정도를 끓여서 기호에 따라 가미하여 차로 마신다.

| 사용상의 주의사항 |

이뇨 작용이 있으므로 허약한 사람은 피한다.

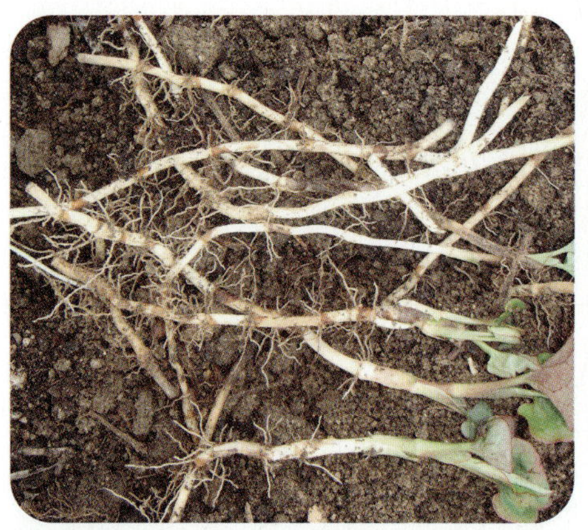

약모밀 전초

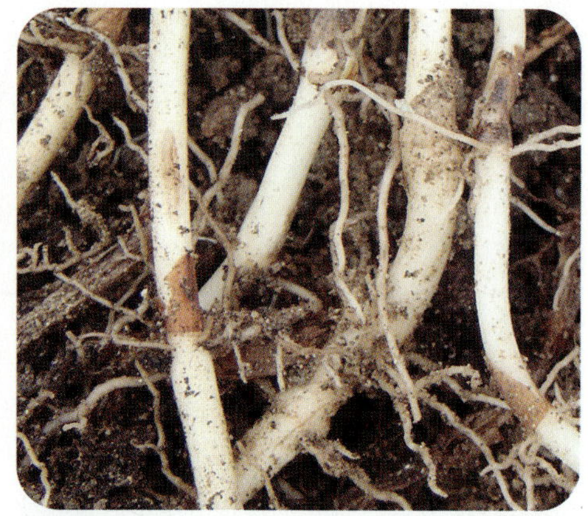

약모밀 뿌리

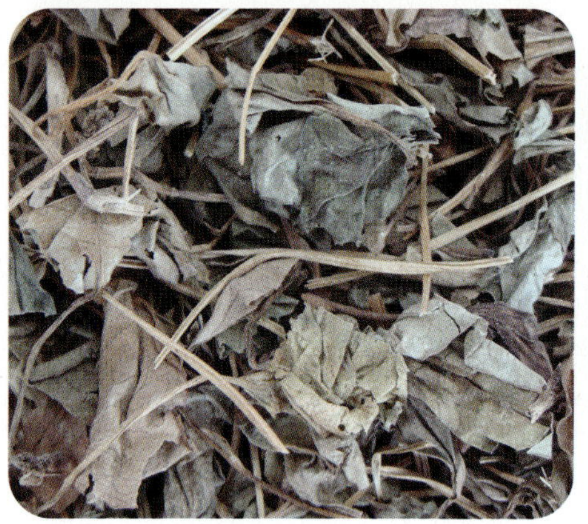

채취 건조한 약모밀 전초(어성초)

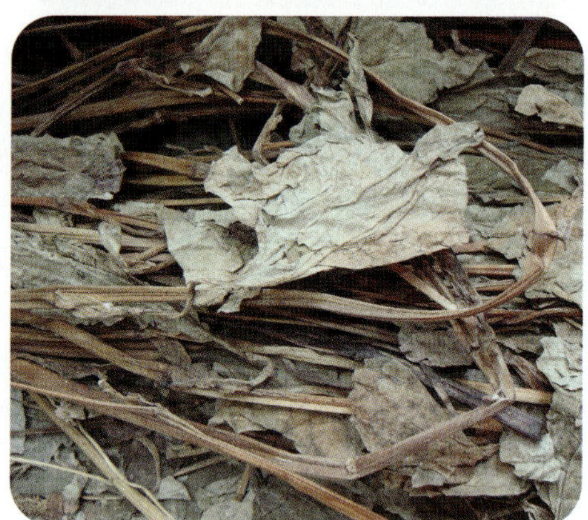

건조한 약모밀 잎

민간에서는 길경, 황금, 노근 등을 배합하여 폐옹(肺癰, 폐의 악창)을 다스리거나 기침과 혈담을 치료하는 데 사용하고, 폐렴이나 급만성기관지염, 장염, 요로감염증 등에 사용하여 많은 효과를 보고 있다. 물을 부어 달여서 복용하기도 하고, 환이나 가루로 만들어 복용하기도 한다. 외용으로는 짓찧어 환부에 바르기도 한다. 가정에서는 건조된 약재 15g에 물 700mL를 붓고 끓기 시작하면 불을 약하게 줄여서 200~300mL 정도로 달여서 아침저녁으로 두 차례에 나누어 복용한다.

약모밀(어성초)의 기능성 및 효능에 관한 특허 자료

항당뇨 활성을 갖는 어성초 혼합 추출액

본 발명에 따른 어성초(약모밀 전초) 혼합 추출액은 당뇨 흰쥐의 체중 감소를 억제시키고 식이효율 저하를 방지하며, 췌장 β-세포로부터의 인슐린 분비를 증진시킬 뿐만 아니라 췌장 조직을 보호하는 효과가 있어 항당뇨 활성이 우수하다.

— 공개번호 : 10-2010-0004328, 출원인 : 성숙경 외

어성초 추출물 또는 이로부터 분리된 리그난 계열 화합물인 디하이드로구아이아레트산을 유효 성분으로 하는 심장순환계 질환의 예방 및 치료용 조성물

어성초(약모밀 전초) 추출물 또는 이로부터 분리된 리그난 계열 화합물은 고지혈증, 관상동맥심장병, 동맥경화, 심근경색 등과 같은 심장순환계 질환의 예방 및 치료용 조성물에 유용하게 사용될 수 있다.

— 등록번호 : 10-0836189, 출원인 : 한국생명공학연구원

어성초 추출물을 포함하는 여드름 치료 및 예방용 화장용 또는 약제학적 조성물

본 발명은 피부에 상재하는 균인 스타필로코커스 에피더미디스(Staphylococcus epidermidis)의 생장을 억제하고, 피부 지방을 분해하는 성분을 함유하는 어성초(약모밀 전초) 추출물을 포함하는 여드름 치료 및 예방용 화장용 또는 약제학적 조성물에 관한 것이다.

— 공개번호 : 10-2000-0058332, 출원인 : (주)아주의대벤쳐메딕스

어성초 추출물을 함유하는 암 예방 및 치료용 조성물

본 발명은 암 질환의 예방 및 치료용 조성물에 관한 것으로, 보다 상세하게는 어성초(약모밀 전초) 추출물을 유효 성분으로 함유하는 암 질환의 예방 및 치료용 조성물에 관한 것이다. 본 발명의 조성물은 세포사멸(apoptosis)의 유도에 의한 항암 활성을 나타냄으로써 암 질환의 예방 및 치료에 유용하게 사용될 수 있다.

— 공개번호 : 10-2007-0080329, 출원인 : 인제대학교 산학협력단

어성초 추출물을 유효 성분으로 함유하는 치매, 파킨슨병 또는 간질 예방 및 치료용 약학적 조성물

본 발명은 어성초(약모밀 전초) 추출물을 유효 성분으로 함유하는 치매, 파킨슨병 또는 간질 예방 및 치료용 약학적 조성물에 관한 것으로, 보다 상세하게는 본 발명의 어성초 추출물 또는 는 어성초 추출물과 백렴 추출물의 혼합물은 베타아밀로이드(Amyloid-β) 유발 치매 모델에서 세포 보호 효과 및 인지 기능 개선 효과를 나타내고, 6-OHDA(6-hydroxydopamine) 유발 파킨슨병 모델에서 세포 보호 효과를 가지며, 카인산(Kainic acid) 유발 간질 모델에서 세포 보호 효과 및 인지 기능 개선 효과를 나타냄으로써 치매, 파킨슨병 또는 간질 예방 및 치료용 약학적 조성물 또는 상기 목적의 건강 식품으로 유용하게 사용될 수 있다.

— 공개번호 : 10-2013-0039547, 출원인 : 경희대학교 산학협력단

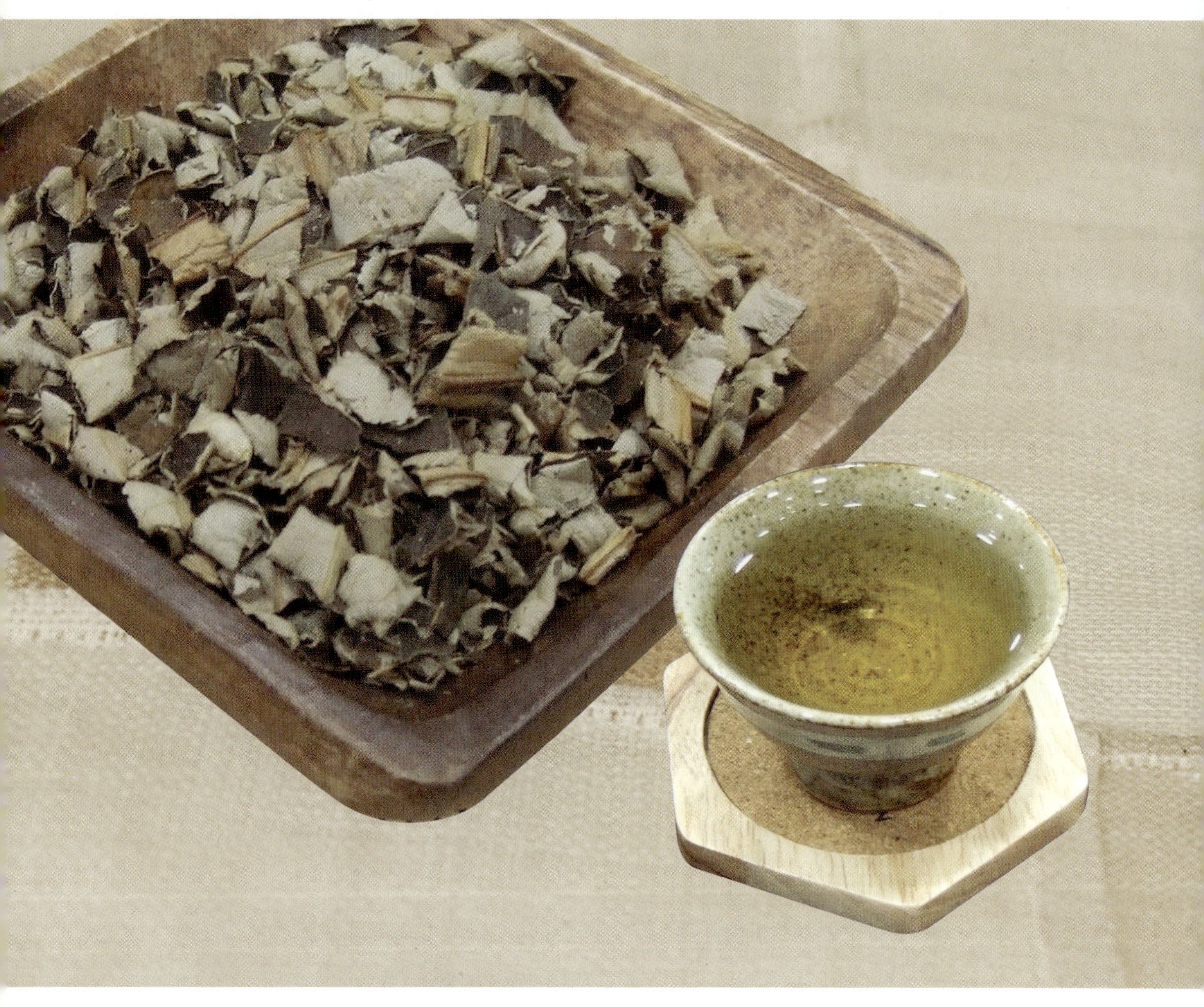

연차

| 식물명 | 연꽃　　| 학명 | *Nelumbo nucifera Gaertn.*

| 생약명 | 연실(蓮實), 연자육(蓮子肉), 하엽(荷葉), 연화(蓮花), 우(藕) 또는 연근(蓮根)

| 이명 | 우(藕), 우절(藕節), 우절파(藕節疤), 연실(蓮實), 연육(蓮肉), 택지(澤芝), 우실(藕實),
　　　　연자(蓮子), 수지단(水芝丹), 연심(蓮心), 의(薏), 고의(苦薏), 연의(蓮薏)

| 과명 | 수련과(Nymphaeaceae)　　| 개화시기 | 9~10월

부위에 따라 정리하면 다음과 같다.

① 연자육(蓮子肉, 열매와 종자) : 허약한 심기를 길러 주고 신(腎) 경락의 기운을 더해 주어 유정을 멈추게 하는 효능이 있다. 또한 수렴 작용 및 비(脾) 기능을 강화하는 효능이 있어서 오래된 이질이나 설사를 멈추게 하고 꿈이 많아 숙면을 취하지 못하는 다몽(多夢), 임질, 대하를 치료하는 데 이용한다.

② 연근(蓮根, 뿌리줄기) : 열을 내리고 어혈(瘀血)을 제거하며 독성을 풀어 주는 효능이 있어서 가슴이 답답하고 열이 나며 목이 마르는 열병번갈(熱病煩渴), 주독(酒毒), 토혈(吐血), 열이 하초에 몰려 생기는 임질을 치료하는 데 이용한다.

③ 하엽(荷葉, 잎) : 수렴제 및 지혈제로 사용하거나 민간요법으로 야뇨증 치료에 이용한다.

④ 꽃봉오리 : 혈액 순환을 돕고 풍사(風邪)와 습사(濕邪)를 제거하며 지혈의 효능이 있다.

⑤ 연방(蓮房, 열매가 들어 있는 송이) : 뭉친 응어리를 풀어 주고 습사를 제거하며 지혈의 효능이 있다. 연꽃의 익은 종자에서 빼낸 녹색 배아(胚芽), 즉 연자심(蓮子心)은

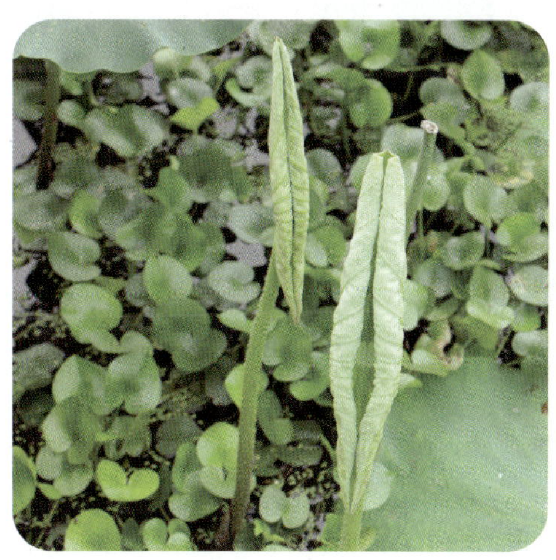

연꽃 잎(펼쳐지기 전)

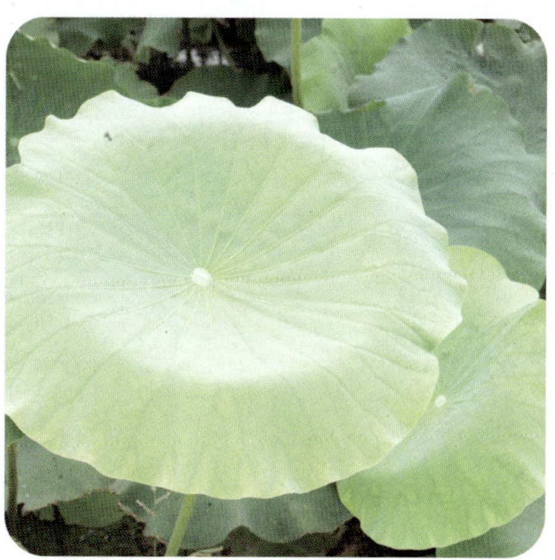

활짝 펼쳐진 연꽃 잎

마음을 진정시키고 열을 내려 주며 지혈, 신장 기능을 강화하여 유정을 멈추게 하는 효능이 있다.

- 성분 : 종자에 nuciferine, nornuciferine, norarmepavine, 잎에 roemerine, nuciferine, nornuciferine, armepavine, pronuciferine, liriodenine, anonaine, quercetin, isoquercitrin, nelumboside 등이 함유되어 있다.

- 사용 부위 : 잎, 종자, 열매, 뿌리를 용도에 따라서 사용한다.

- 성품과 맛(성미) : 부위에 따라 약간씩 차이가 있다. 연자육(열매, 종자)은 성질은 평하고 맛은

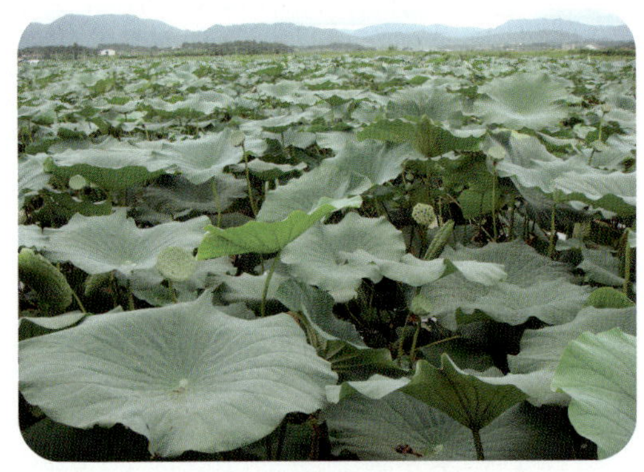

무리지어 피어 있는 연꽃

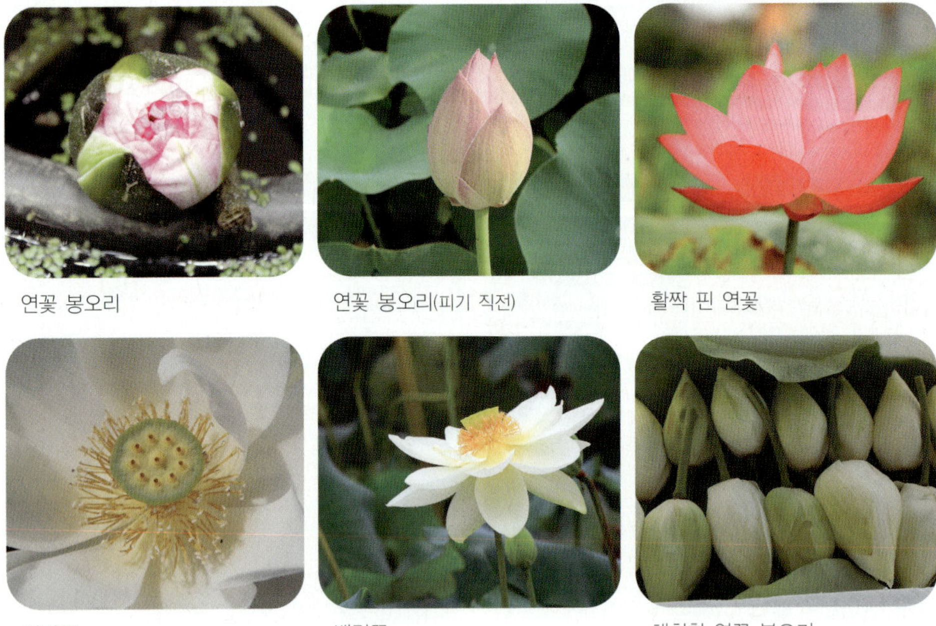

연꽃 봉오리

연꽃 봉오리(피기 직전)

활짝 핀 연꽃

백련꽃

백련꽃

채취한 연꽃 봉오리

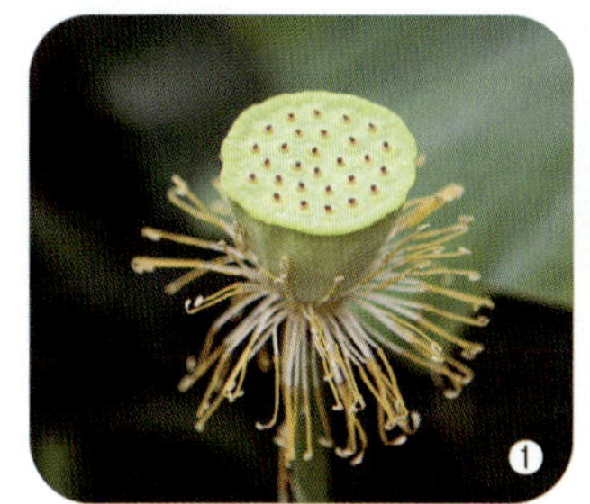 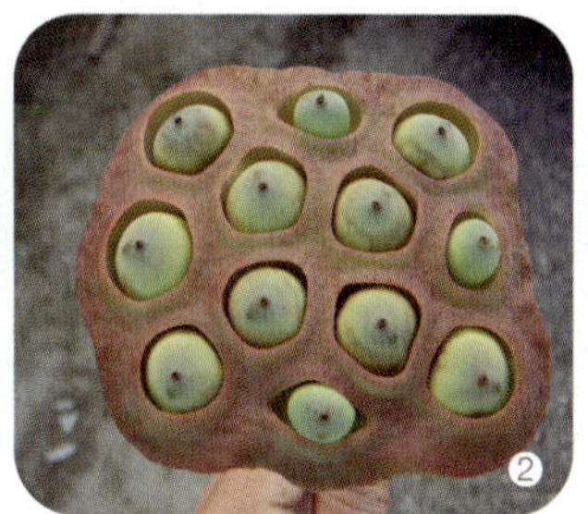 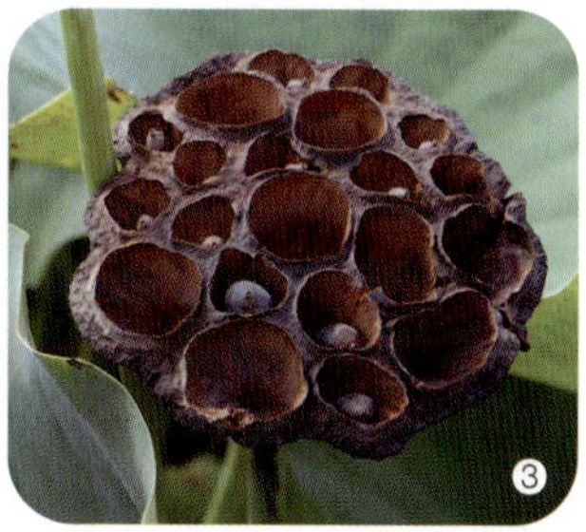

연방

달고 떫다. 연자심(익은 종자에서 빼낸 녹색의 배아)은 맛이 달다. 연근(뿌리줄기)은 성질은 차고 맛은 달다. 하엽(잎)은 성질은 평하고 맛은 쓰다.

● 작용 부위(귀경) : 부위에 따라서 귀경이 약간씩 다르다. 연자육과 연자심은 심(心), 신(腎), 비(脾) 경락에 작용한다. 연근은 심(心), 비(脾) 경락에 작용하며, 하엽은 심(心), 간(肝), 비(脾) 경락에 작용한다.

| 채취 방법 및 가공 |

열매와 종자는 늦가을에 채취하고, 뿌리줄기와 뿌리줄기 마디는 연중 채취하며, 잎은 여름에 채취하여 말린다.

| 차 만들기와 용법 |

연자육은 하루 5~10g을 물 2L에 넣고 2시간 정도 끓여서 차로 마신다. 또 연자육은

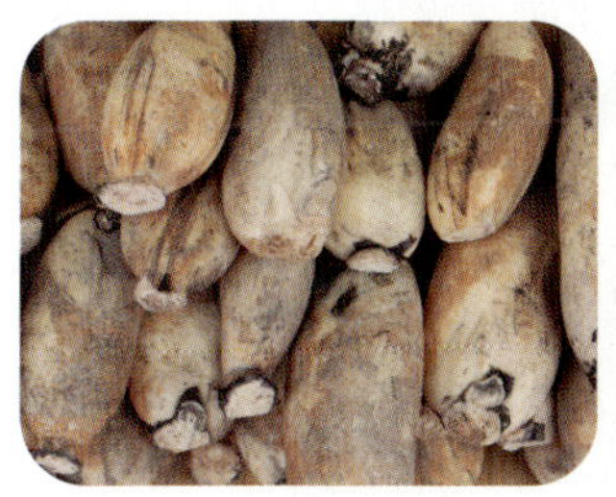 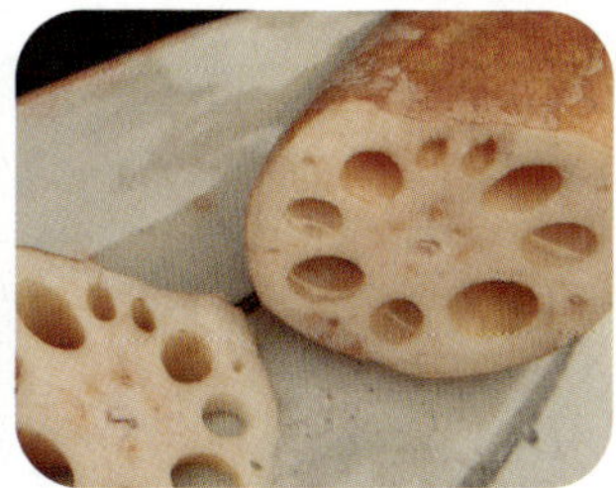 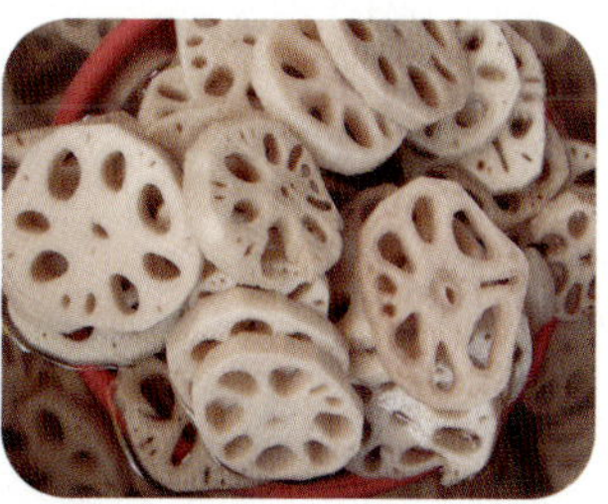

| 채취한 연근 | 연근의 단면 | 요리에 쓰이는 연근 |

환(丸) 또는 가루를 내어 복용하기도 한다. 연잎은 하루 5~10g에 물 2L를 붓고 끓여서 차로 복용하거나, 가늘게 썰어서 덖은 잎을 녹차 우리듯 80~90℃의 물에 우려서 마시기도 한다. 꽃봉오리가 활짝 피기 전에 녹차를 거즈에 싸서 꽃잎을 벌리고 저녁에 넣어 두었다가 아침에 꽃잎이 열릴 때 꺼내어 우려 마시면 연꽃의 향이 녹차에 베어서 독특한 향을 즐길 수 있다. 연자심 5g을 찻잔에 넣고 끓는 물을 부어 5분 정도 우려서 마시는 방법으로 하루 2~3회 복용하기도 하는데, 특히 심화를 다스려 갈증을 없애고, 고혈압과 유정에도 효과가 있으며 다이어트에도 도움이 된다.

| 사용상의 주의사항 |

열매(연자육, 연실)는 변비가 심한 사람은 과용하지 않도록 한다.

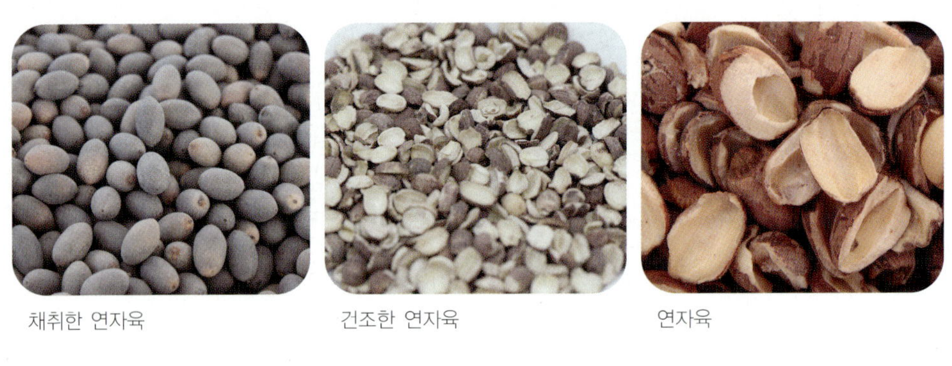

채취한 연자육　　　　건조한 연자육　　　　연자육

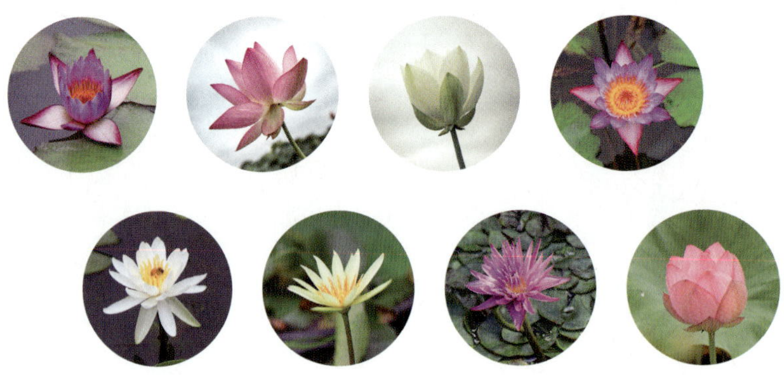

연꽃(연잎) 및 연자육의 기능성 및 효능에 관한 특허 자료

연잎 추출물 및 타우린을 함유하는 대사성 질환 예방 및 치료용 조성물

본 발명은 고지혈증 또는 지방간 예방 및 치료용 조성물에 관한 것으로서, 보다 상세하게는 연잎 추출물 및 타우린을 유효 성분으로 함유하는 대사성 질환인 고지혈증 또는 지방간 예방 및 치료용 조성물에 관한 것이다.

— 등록번호 : 10-1176435, 출원인 : 인하대학교 산학협력단

연잎에서 추출한 추출물을 함유한 당뇨성 예방 및 치료 효능을 갖는 약학 조성물 및 건강식품

본 발명은 당뇨성 합병증 억제 활성을 갖는 연잎 조추출물, 비극성 용매 가용 추출물 및 그로부터 분리한 플라보노이드류의 화합물들을 함유하는 약학 조성물 및 건강식품에 관한 것이다.

— 공개번호 : 10-2009-0094614, 출원인 : 목포대학교 산학협력단

우울증 치료용 연자육 추출물, 이를 포함하는 약학적 조성물 및 건강식품

본 발명의 연자육 추출물은 동물행동학적, 생화학적 방법을 통하여 강력한 항우울 활성을 나타내고 기존 항우울제의 부작용을 감소시키는 안전성이 확보되어 있으므로 우울증 치료용 조성물 및 건강식품으로 유용하게 사용될 수 있다.

— 등록번호 : 10-0672949, 출원인 : 퓨리메드(주)

연자육 추출물을 함유하는 인지 기능 장애 관련 질환의 예방 및 치료용 조성물

본 발명의 연자육 추출물은 우수한 기억력 및 학습 능력 향상 효과와 뇌세포 증식에 탁월한 증가 효과를 나타내므로 인지 기능 장애 관련 질환의 예방 및 치료용 조성물로 유용하게 이용될 수 있다.

— 등록번호 : 10-0861730, 출원인 : 무안군

허혈성 심질환 예방 또는 치료용 연자육 추출물 및 이를 함유하는 약학적 조성물과 건강식품

본 발명은 허혈성 심질환 예방 또는 치료 효능을 갖는 연자육 추출물 및 이를 함유하는 허혈성 심질환 예방 또는 치료용 약학적 조성물과 건강식품에 관한 것으로, 본 발명의 연자육 추출물 및 이를 함유하는 약학적 조성물과 건강식품은 허혈성 심질환에 의해 제 기능을 하지 못하는 심장을 회복시켜 주는 효능을 가지므로 협심증, 심근경색증 등의 허혈성 심질환 관련 질병의 예방 또는 치료에 효과적으로 사용될 수 있다.

— 공개번호 : 10-2005-0117025, 출원인 : 퓨리메드(주)

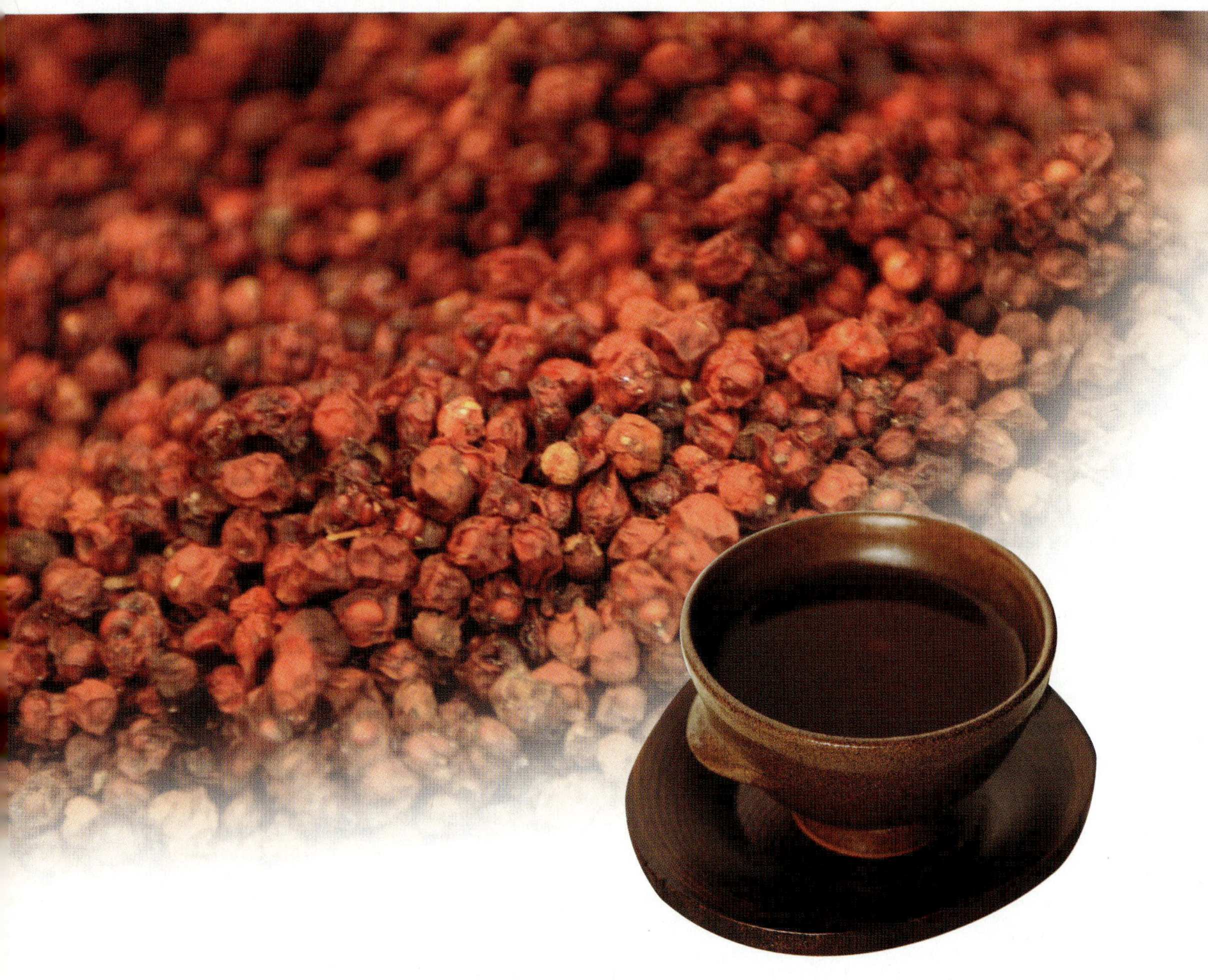

오미자차

| 식물명 | 오미자 | 학명 | *Schisandra chinensis* (Turcz.) Baill.

| 생약명 | SCHIZANDRAE FRUCTUS(오미자五味子)

| 이명 | 현급(玄及), 회급(會及), 오매자(五梅子) | 과명 | 오미자과(Schisandraceae)

| 개화시기 | 6~7월

　폐의 기운을 수렴하는 염폐(斂肺), 신장의 기운을 기르는 자신(滋腎), 진액을 생성하는 생진(生津), 지나치게 땀이 나가지 못하게 거두어들이는 수한(收汗), 정액을 흘러나가지 못하게 하는 삽정(澀精) 등의 효능이 있어 폐의 기운이 허해서 오는 천식(喘息)과 기침을 치료하고(치폐허천해治肺虛喘咳), 입이 마르며 갈증이 생기는 증상(구건작갈口乾作渴), 자한(自汗), 도한(盜汗), 방사 후 기가 상하여 여위고 수척해지는 노상리수(勞傷羸瘦), 잠잘 때 정액이 흘러나가는 몽정(夢精), 정액이 잘 흘러나가는 활정(滑精), 오래된 설사와 이질을 말하는 구사구리(久瀉久痢), 급성간염(急性肝炎) 등을 치료하는 효과가 있다.

- 성분 : 종자에 gomisin A~G, schizandrol, schizandrin, deoxyschizandrin 등이 함유되어 있고, 과육에는 citral, α-ylangene, α-chamigrene, β-chamigrene, chamigrenal, 비타민 C 등이 함유되어 있다.

- 사용 부위 : 완숙한 과실을 건조한 것을 오미자라 하며, 약용한다.

- 성품과 맛(성미) : 성은 따뜻하고, 맛은 시고 달며(산감酸甘), 독성은 없다. 흔히 시고, 쓰고, 달고, 맵고, 짠 다섯 가지의 맛(오미五味)을 다 가지고 있다 하여 오

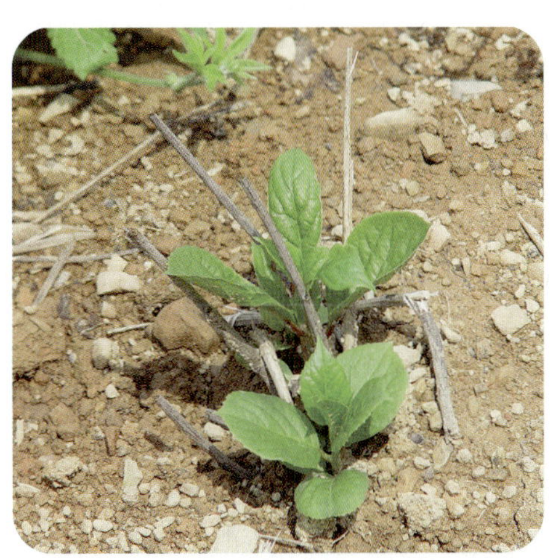

오미자 어린순

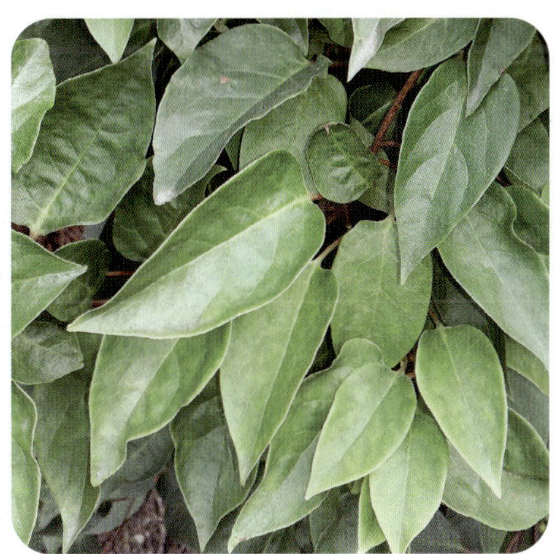

오미자 잎

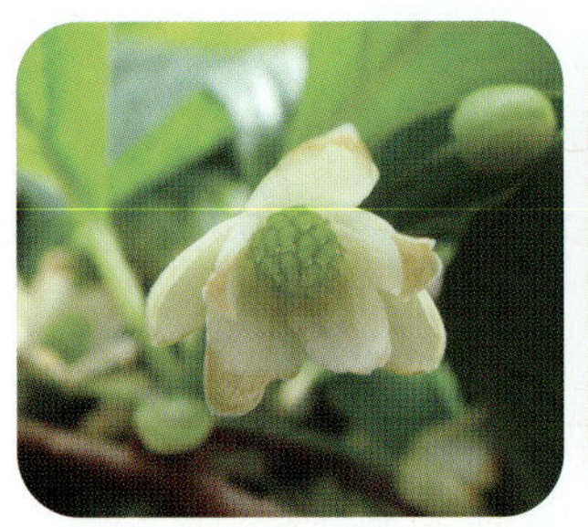
피기 시작하는 오미자꽃

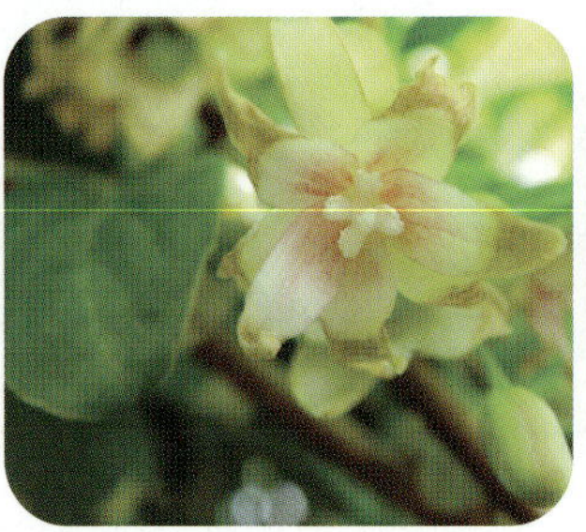
활짝 핀 오미자꽃

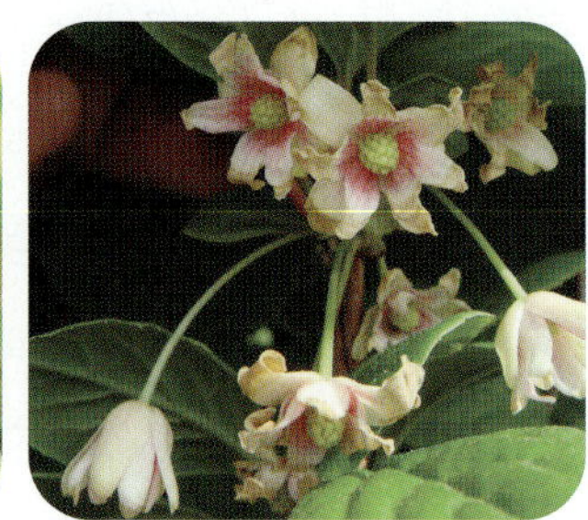
시들어 가는 오미자꽃

미자라는 이름이 붙었다.

● 작용 부위(귀경) : 폐(肺), 심(心), 신(腎) 경락에 작용한다.

| 채취 방법 및 가공 |

절기상으로 상강(霜降) 이후에 채취하여 햇볕에 말려 사용하거나, 술을 흡수시켜 시루에 찌는 주증(酒蒸), 꿀물을 흡수시켜 약한 불에 볶아 내는 밀자(蜜炙), 식초를 흡수시켜 약한 불에 볶아 내는 초자(醋炙) 등을 하여 사용한다. 폐 기운을 수렴하고 기침을 멈추게 하는 염폐지해(斂肺止咳)의 목적으로 사용할 때는 이물질을 제거하고 그대

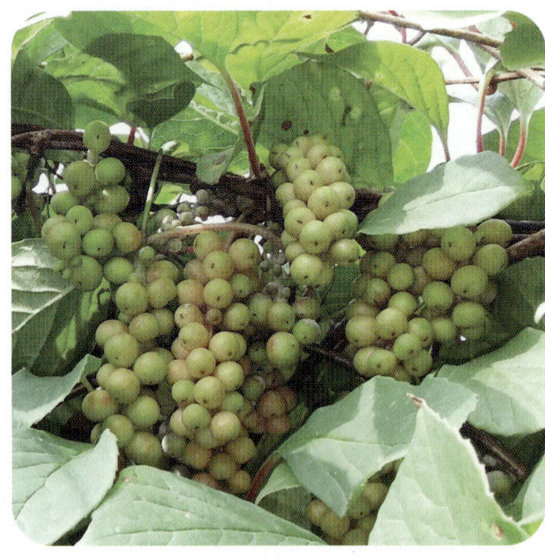
오미자 열매(미숙)

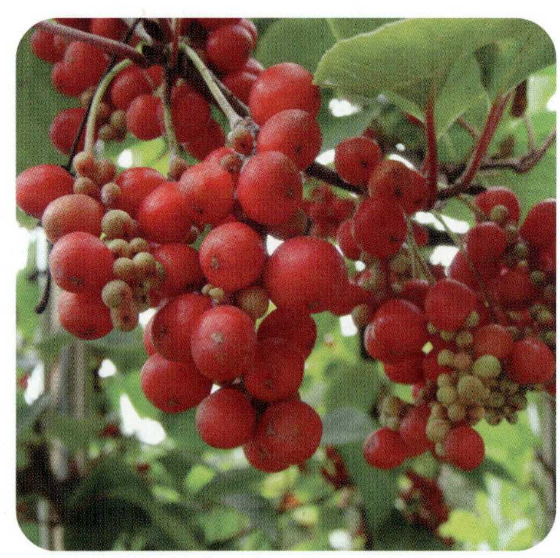
오미자 열매(완숙)

로 사용하며(생용), 신기를 돕고 정을 단단하게 하는 익신고정(益腎固精)에는 주자(酒炙, 술을 흡수시켜서 프라이팬에 약한 불로 볶아 내는 것)하고, 산삽수렴(酸澁收斂) 작용을 증강시켜 해수(咳嗽), 유정(遺精), 설사(泄瀉) 등의 증상에 적용할 경우에는 식초를 흡수시켜 프라이팬에 볶아 주는 초자(醋炙)를 하여 사용한다.

| 차 만들기와 용법 |

말린 것으로 하루에 3~12g을 사용하는데, 오미자는 물을 붓고 끓이면 씨 속의 떫은맛이 지나치게 우러나와서 먹기가 곤란하다. 따라서 오미자는 끓이지 말고 우려서 이용하는데 두 가지 방법이 있다. 첫째는 물을 먼저 끓여서 80~90℃ 정도로 식힌 다음, 여기에 오미자를 넣고 2~3시간 정도를 우려내고 이것을 다시 끓여서 이용하는 방법이 있고, 둘째는 먼저 물을 끓인 후 충분히 식힌 다음 여기에 오미자를 넣고 하룻밤 정도를 우려내서 이용하는 방법이다. 우려낸 오미자 물은 다시 한 번 끓여서 식히고 이를 시원하게 보관해 두고 마실 때 기호에 따라서 꿀이나 설탕을 약간 가미하여 마시면 떫은맛이 줄어들어 좋다. 또한 이렇게 우려낸 오미자 물은 다른 요리나 다른 약재와의 배합을 이용할 때 기본 물로 사용할 수 있으며, 이렇게 먼저 오미자 물을 우려내고 난 후 오미자는 건져 내고 여기에 다른 약재를 넣어 본격적으로 끓이거나 조리를 시작하면 좋다.

또는 건조 오미자를 끓여서 식힌 물에 하룻밤 정도 우려낸 뒤 다시 끓여서 음료로 사용하기도 한다.

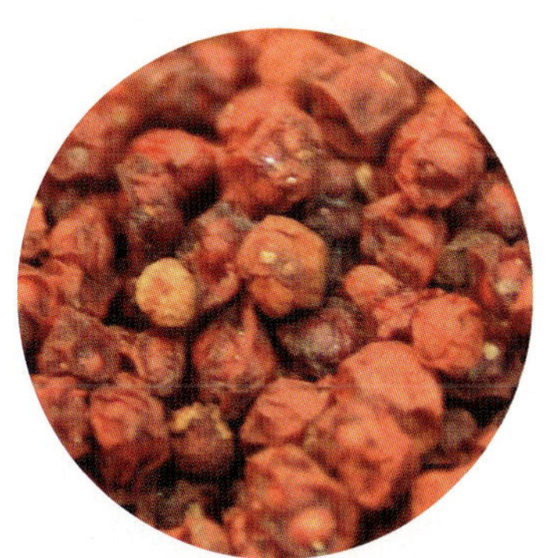

건조한 오미자

| 사용상의 주의사항 |

시고 떫어서 거두어들이는 수렴(收斂)작용을 하기 때문에 표사(表邪)가 없어지지 않았거나 실열(實熱)에 속한 경우, 또는 해수(咳嗽)의 초기, 마진(麻疹, 홍역)의 초기 등의 병증에는 모두 사용을 피한다.

오미자는 여름철 음료로 인기가 좋다. 끓여서 80~90℃로 식힌 물 2L에 오미자 2컵을 넣고 2~3시간 동안 우려낸 뒤 체에 밭쳐 오미자를 걸러 내고 그 물에 인삼 2컵과 맥문동 4컵을 넣고 달인 다음 식혀서 냉장고에 넣어 두고 꿀이나 설탕을 적당량 타서 마시면 갈증을 해소하는 데 최고의 음료가 된다(생맥산生脈散). 생 오미자를 설탕과 1:1로 당침하여 1달 정도 침출한 뒤 시럽 상태로 보관해 두고 시원하게 음료로 사용하기도 한다.

오미자 50g에 차조기 줄기 6g과 인삼 6g, 설탕 100g의 비율로 준비하고, 인삼은 미리 물에 충분히 달여 놓고, 오미자와 차조기 줄기는 물로 달여 진한 즙을 걸러 내어 미리 준비한 인삼즙에 섞어서 설탕을 가미하여 수시로 마시면 진액을 생성시키고, 갈증을 멎게 하며, 정기를 도와 음적 에너지원의 고갈로 인한 음허화왕(陰虛火旺)으로 생기는 기침과 갈증, 숨이 차고 무기력한 증상에 좋다.

오미자의 기능성 및 효능에 관한 특허 자료

오미자 씨앗 추출물을 함유하는 항암 및 항암 보조용 조성물

본 발명은 항암 및 항암 보조용 조성물에 관한 것으로서, 오미자 씨앗 추출물을 유효 성분으로 함유하는 것을 특징으로 한다.

— 공개번호 : 10-2012-0060676, 출원인 : 문경시

오미자 추출물로부터 분리된 화합물을 유효 성분으로 함유하는 대장염 질환의 예방 및 치료용 조성물

오미자 추출물로부터 분리된 화합물을 유효 성분으로 함유하는 조성물을 대장염 질환의 예방 및 치료용 약학 조성물 또는 건강 기능 식품으로 유용하게 이용할 수 있다.

— 공개번호 : 10-2012-0008366, 출원인 : 김대기

오미자 씨앗 추출물을 함유하는 알츠하이머씨병 예방 및 치료용 조성물

본 발명은 알츠하이머씨병을 예방 및 치료하는 기능을 갖는 조성물에 관한 것으로서, 본 발명에 따른 알츠하이머씨병 예방 및 치료용 조성물은 오미자 씨앗 추출물을 유효 성분으로 함유하는 것을 특징으로 한다.

— 공개번호 : 10-2012-0060678, 출원인 : 문경시

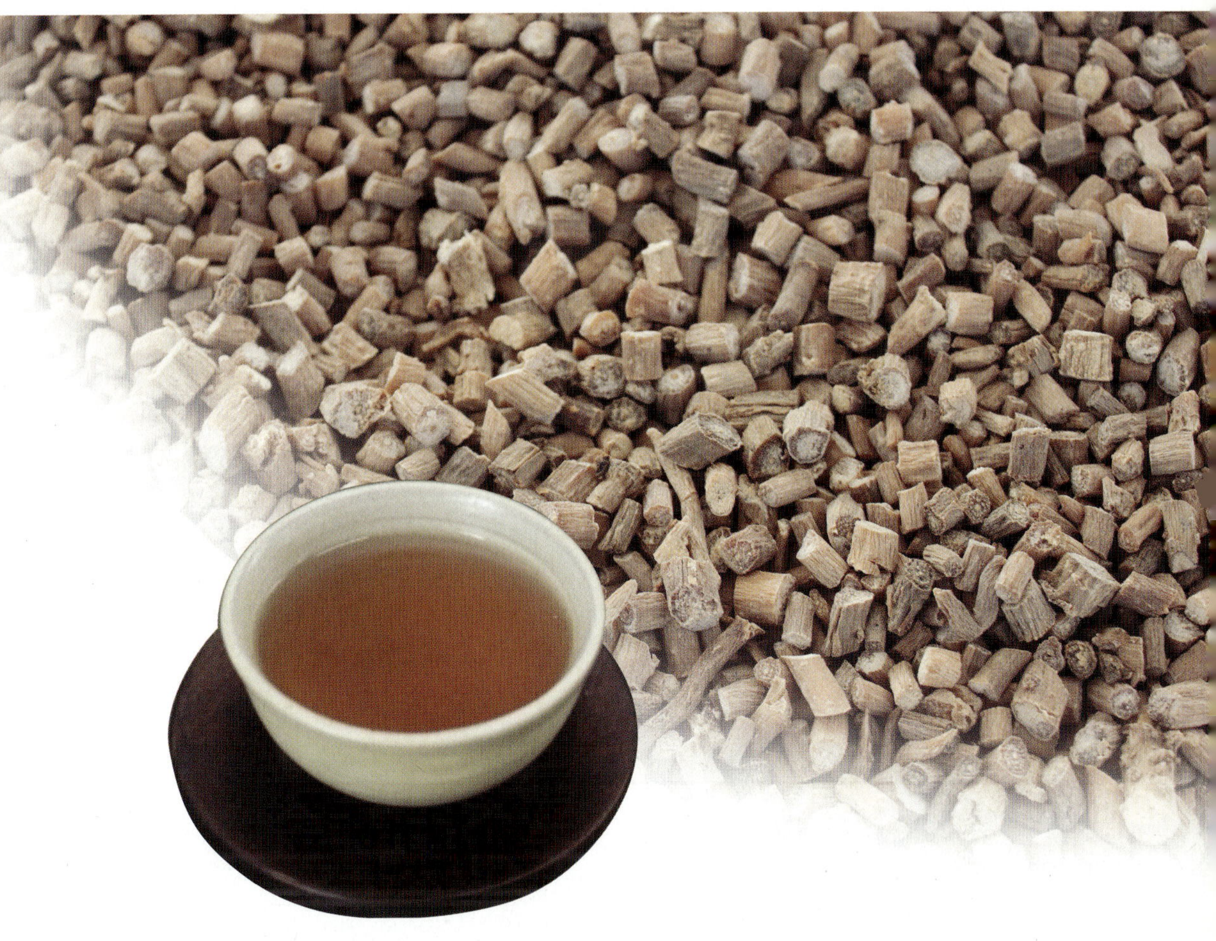

우슬차

| 식물명 | 쇠무릎　　| 학명 | *Achyranthes japonica* (Miq.) Nakai

| 생약명 | ACHYRANTHIS RADIX (우슬牛膝)

| 이명 | 우경(牛莖), 우석(牛夕), 접골초(接骨草)　| 과명 | 비름과(Amaranthaceae)

| 개화시기 | 8~9월

| 효능과 주치 |

활혈통경(活血通經) 작용이 있으며, 간과 신장을 보하고 근골을 강하게 하며 이수통림(利水通淋) 작용과 혈을 아래로 보내는 효능이 있다. 어혈이 정체되어 생리가 잘 안 나오거나 생리통이 심하고 생리불순, 산후복통에 효과가 있으며, 넘어져 멍이 든 데, 좋고 허리나 무릎관절이 아프고 힘이 없거나 소변불리, 수종에도 효과가 있다.

『신농본초경』에 따르면, 한습위비(寒濕痿痺)나 사지구련(四肢枸攣), 무릎이 아프고 구부리고 펴기 어려운 데 효과가 있으며 혈기를 움직이고 낙태를 돕는다고 하였고, 『본초강목』에 따르면 학질을 치료하고 오림요혈(五淋尿血)에 좋고 경중통(莖中痛), 하리(下痢), 후비(喉痺), 구창(口瘡), 치통(齒痛), 옹종악창(癰腫惡瘡), 상절(傷折)에 좋다고 하였다.

- 성분 : 뿌리에 스테로이드 화합물과 점액질, 사포닌이 함유되었는데, 가수분해되면 올레아놀산(oleanolic acid)이 생성된다. 칼륨염도 많다.

- 사용 부위 : 쇠무릎 뿌리를 캐서 건조한 것을 우슬이라 하며 약용, 식용한다.

- 성품과 맛(성미) : 맛은 달고 쓰고 시며 성질은 평하다. 『신농본초경(神農本草經)』에는 맛은 쓰고 시다고 하였고, 『명의별록(名醫別錄)』에는 맛은 시며 성질은 평

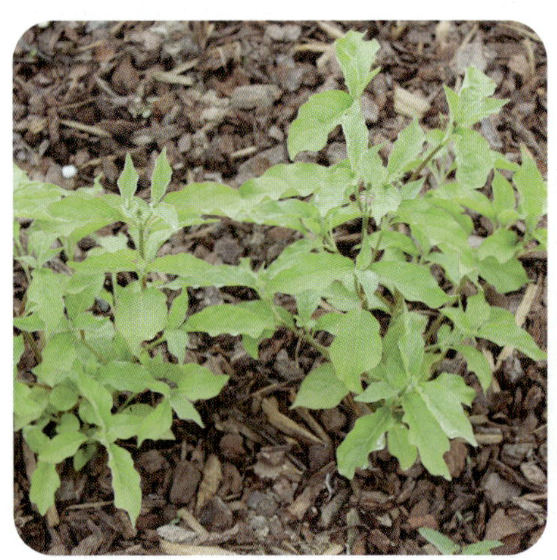

쇠무릎 어린잎

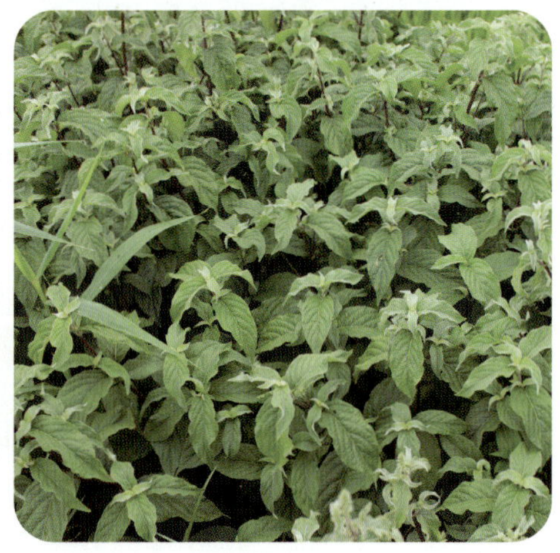

무성하게 자란 쇠무릎

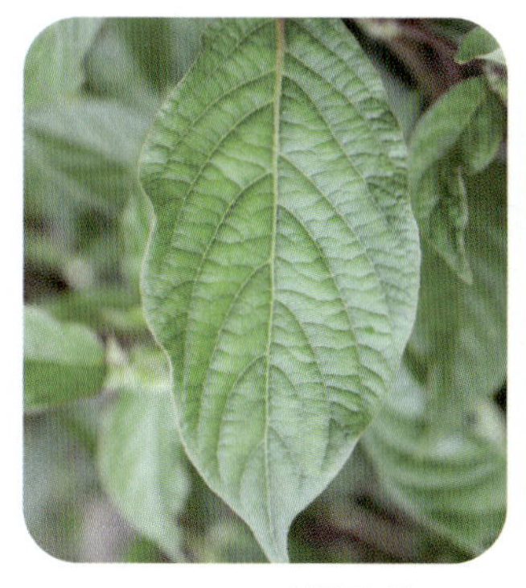
쇠무릎 잎(앞면)

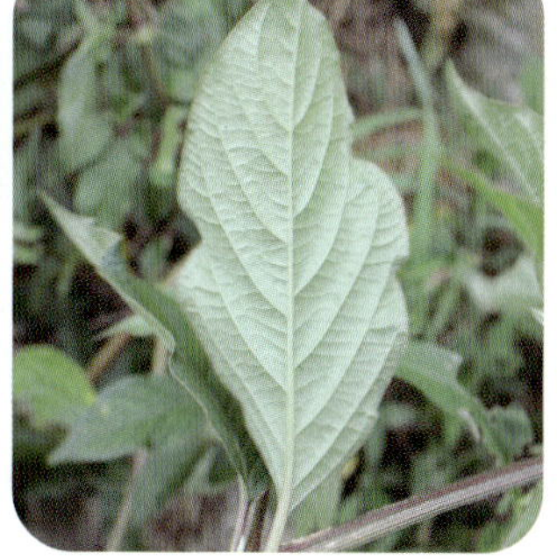
쇠무릎 잎(뒷면)

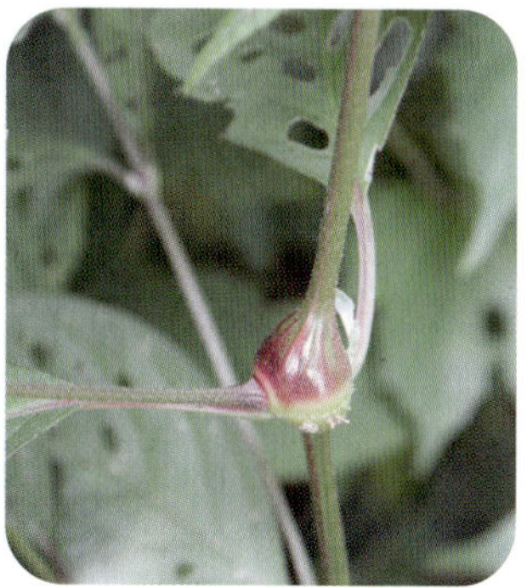
쇠무릎 가지 갈라지는 모습

하고 독이 없다고 하였다.

● 작용 부위(귀경) : 간, 신 경락에 작용한다. 『본초강목(本草綱目)』에는 간, 신 경락이 작용한다고 하였고, 『본초휘언(本草彙言)』에는 신 경락에 작용한다고 하였다.

| 채취 방법 및 가공 |

늦가을부터 이듬해 이른 봄 사이에 뿌리를 채취하여 잔털과 토사를 제거하고, 줄

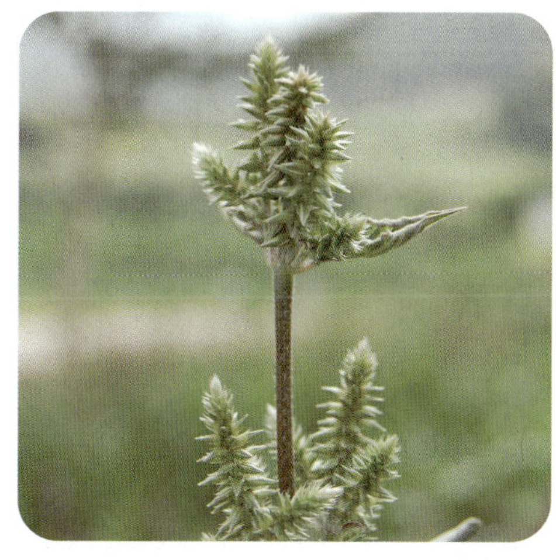
쇠무릎꽃

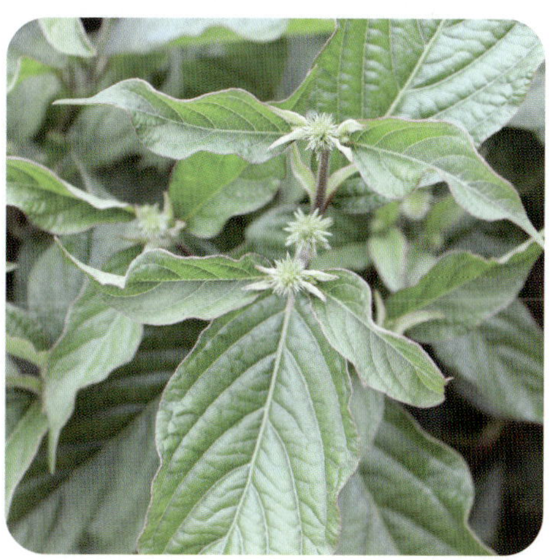
쇠무릎꽃과 잎

기와의 연결 부위인 뇌두(腦頭)를 제거하고 건조하여 밀봉하여 두고 사용한다. 술을 흡수시켜 볶은 뒤에 사용할 수도 있다.

| 차 만들기와 용법 |

건조한 우슬 5~10g을 물 2L에 넣고 2시간 정도 끓여서 차로 마신다. 우슬 달인 물을 기본으로 하여 식혜를 만들어 먹거나, 술을 담가 먹기도 한다.

| 사용상의 주의사항 |

동물 실험으로 밝혀진 바에 따르면, 자궁 수축 작용이 있으며 혈압을 내리고 지통 작용이 있으므로 임산부는 신중하게 사용해야 한다.

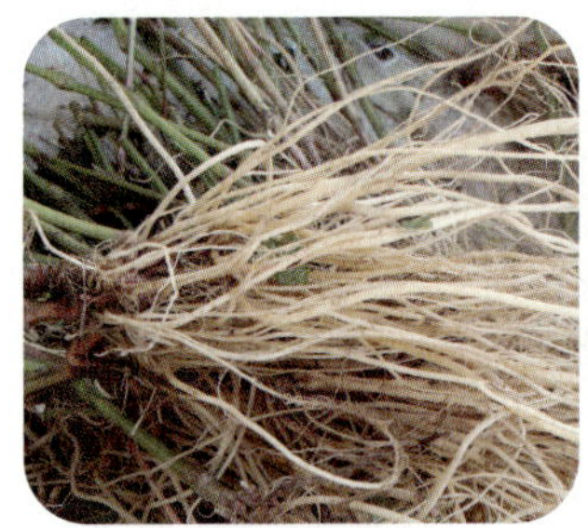

채취한 쇠무릎 뿌리

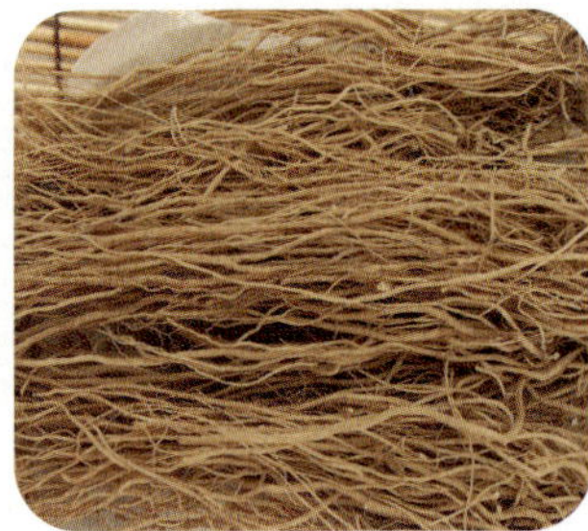

건조한 쇠무릎 뿌리(우슬)

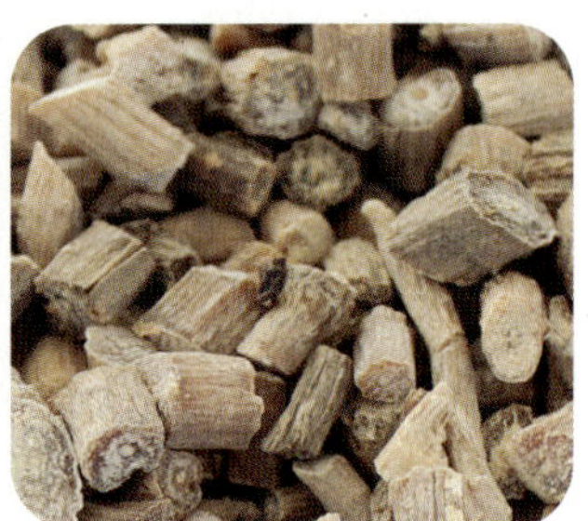

절단 건조한 쇠무릎 뿌리(우슬)

응용

우슬에 당귀, 도인, 홍화를 배합하면 어혈을 푸는 작용이 강해지고, 당귀, 구맥, 동규자와 배합하면 출산 후 태반이 잘 안 나오는 데 효과가 있으며, 두충, 속단, 보골지를 배합하면 신장이 허약하여 허리와 무릎이 아프거나 힘이 없는 데 효과가 있고, 생지황, 택사, 차전자와 배합하면 소변불리나 수종에 효과가 있다.

쇠무릎(우슬)의 기능성 및 효능에 관한 특허 자료

우슬 추출물을 포함하는 경조직 재생촉진제 조성물

본 발명은 우슬(쇠무릎 뿌리) 추출물을 포함하는 경조직 재생촉진제 조성물에 관한 것이다. 본 발명의 치료제는 조골세포 및 치주인대세포의 증식을 촉진시키고 상기 세포들의 알칼리 포스파타제 활성을 증가시킴으로써 경조직 재생 및 증식 촉진 효과를 나타낼 뿐만 아니라 경조직으로서 기능을 다 할 수 있는 형태의, 즉 충분한 경도를 갖는 경조직을 형성시킬 수 있는 우슬 추출물을 포함한다.

— 공개번호 : 10-2000-0019865, 출원인 : 권영혁, 박준봉, 정세영, 김성진, 박건구

우슬 또는 유백피 추출물을 함유한 류마토이드 관절염 치료용 약제 조성물

본 발명은 관절염 치료를 위하여 슈퍼옥사이드(Superoxide), 프로스타글란딘(PGE2), 인터루킨-1 β(Interleukin-1 β)의 생성을 억제할 뿐만 아니라 결합 조직의 기질인 콜라겐 단백질을 분해하는 콜라게나제 효소의 활성을 억제시킴과 동시에 콜라겐 단백질 합성을 촉진시키는 우슬(쇠무릎 뿌리) 추출물, 유백피 추출물, 또는 이들의 혼합물을 함유한 류마토이드 관절염 치료용 약제 조성물에 관한 것이다.

— 공개번호 : 10-1999-0039416, 출원인 : (주)엘지생활건강

우슬 추출물을 함유하는 염증성 질환의 치료 및 예방에 유용한 약제

본 발명은 우슬(쇠무릎 뿌리) 추출물을 함유하는 염증성 질환의 치료 및 예방에 유용한 약제에 관한 것으로, 더욱 상세하게는 우슬의 추출물 중 숙신산의 함량이 일정 범위로 포함되도록 규격화 및 표준화시키고, 진통 억제, 급성염증 억제, 만성염증 억제, 급성부종 억제 및 만성부종 억제 등의 염증성 변화에 의하여 나타나는 제 증상의 억제 효과가 우수하게 발현되어 관절염 등의 우슬 추출물을 함유하는 염증성 질환의 치료 및 예방에 유용한 약제에 관한 것이다.

— 공개번호 : 10-2007-0088940, 출원인 : 신일제약(주)

우슬로부터 얻은 지방세포 분화 저해용 활성 분획 조성물

본 발명은 우슬(쇠무릎 뿌리)로부터 얻은 지방세포(NIH3T3-L1 cell) 분화 저해용 활성 분획 조성물에 관한 것으로, 더욱 상세하게는 비름과 식물인 우슬로부터 지방세포 분화를 저해하여 비만의 원인이 되는 지방의 축적을 저해할 수 있는 활성 분획 조성물과 이를 효율적으로 추출, 정제하는 방법, 그리고 그 추출물을 유효 성분으로 함유하는 비만 예방 및 치료 생약제에 관한 것이다.

— 공개번호 : 10-2003-0083360, 출원인 : (주)머젠스

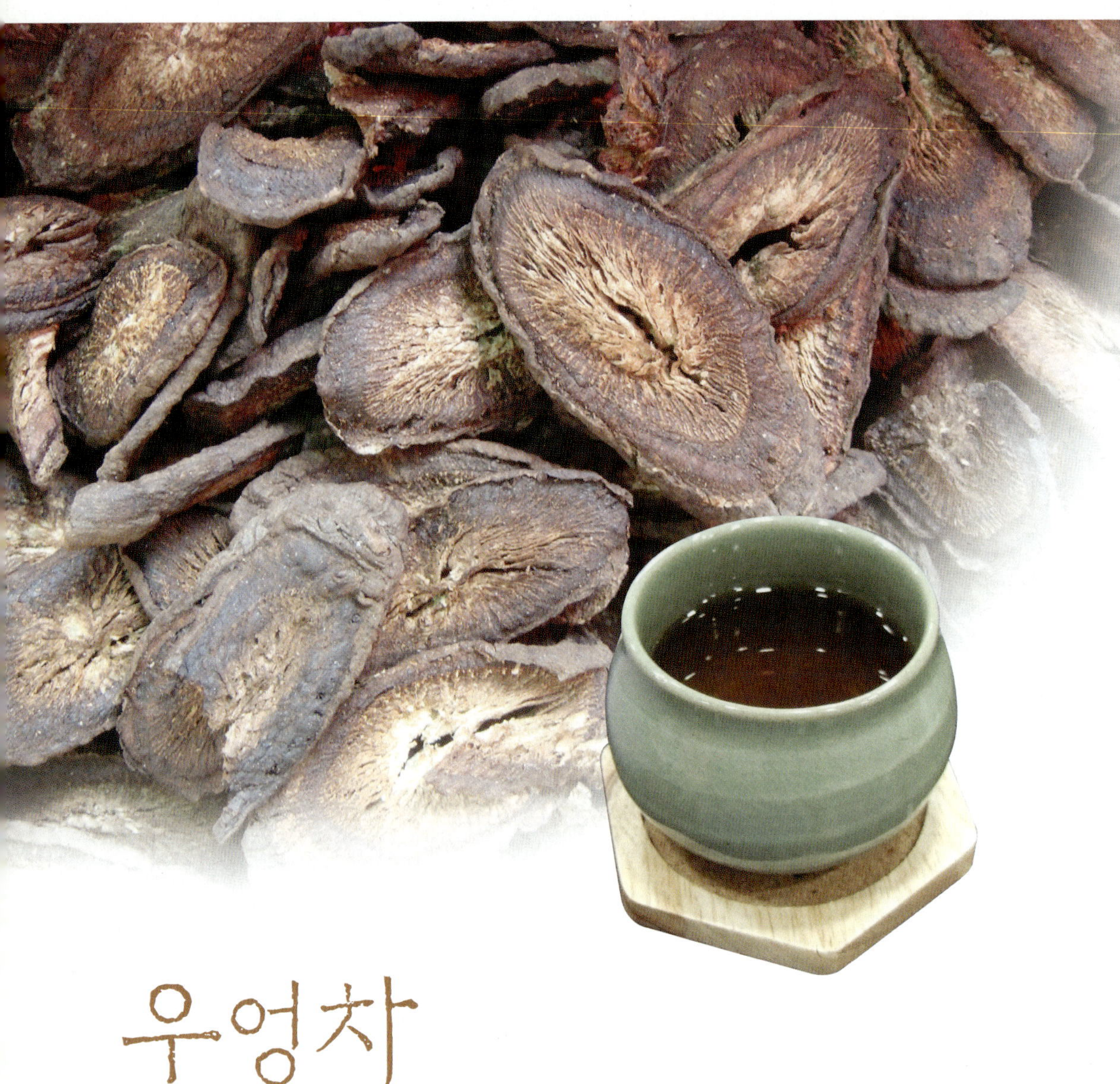

우엉차

| 식물명 | 우엉 | 학명 | *Arctium lappa* L.

| 생약명 | ARCTII SEMEN (우방자牛蒡子, 우방근牛蒡根, 우방경엽牛蒡莖葉)

| 이명 | 오실(惡實), 우채자(牛菜子), 서점자(鼠粘子), 대도자(大刀子)

| 과명 | 국화과(Compositae) | 개화시기 | 8월

우방근(牛蒡根)은 풍열을 제거하고 종기를 풀어 주는 효능이 있고, 우방자(牛蒡子)는 풍열을 소통시켜 흩어지게 하고 폐의 기를 통하게 하며 부기를 가라앉히고 해독하는 효능이 있다. 우엉과 도라지를 배합하면 편도선염이나 인후가 붓고 아플 때 좋고, 다시마를 배합하면 잇몸 염증을 풀어 준다. 꿀을 배합하면 소변불리에 좋고, 율무를 배합하면 체내 노폐물을 배출한다. 더덕, 연근 등을 배합하면 칼슘의 흡수를 돕는다.

- 성분 : 우방근에는 수분이 70%이고 단백질, 당분, 회분 등이 함유되어 있는데 특히 이눌린(inulin)을 다량 함유한다. 또 아르크티인, 카페인산, 타닌질, 점액, 수지 등이 함유되어 있다.

- 사용 부위 : 뿌리는 우방근(牛蒡根), 종자는 우방자(牛蒡子), 잎과 줄기는 우방경엽(牛蒡莖葉)이라 하며, 각각 식용 또는 약용한다. 한방에서는 우방엽(牛蒡葉), 대부엽(大夫葉), 방옹채(蒡翁菜) 등의 이름으로도 불린다.

- 성품과 맛(성미) : 우방근(牛蒡根)의 맛은 맵고 쓰며 성질은 차다. 『사천중약지(四川中藥誌)』에는 '맛은 쓰고 떫으며 성질은 따뜻하고 독이 없다.' 고 하였다. 우방자(牛蒡子)는 맛이 맵고 성질은 평하다. 우방경엽(牛蒡莖葉)의 맛은 달고 독이 없다.

- 작용 부위(귀경) : 우방근은 폐 경락에, 우방자는 폐와 위 경락에 작용한다.

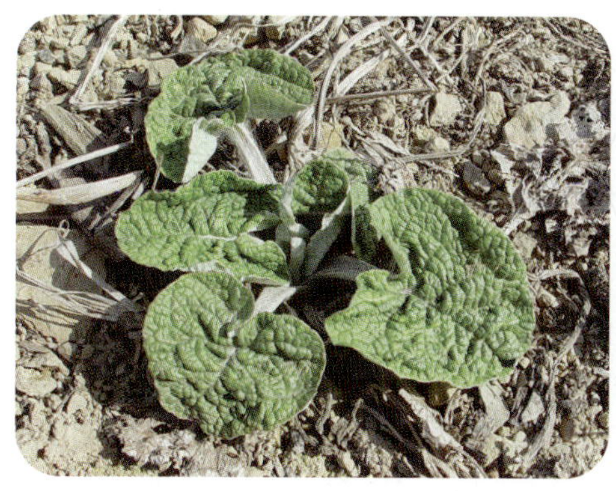

우엉 어린순

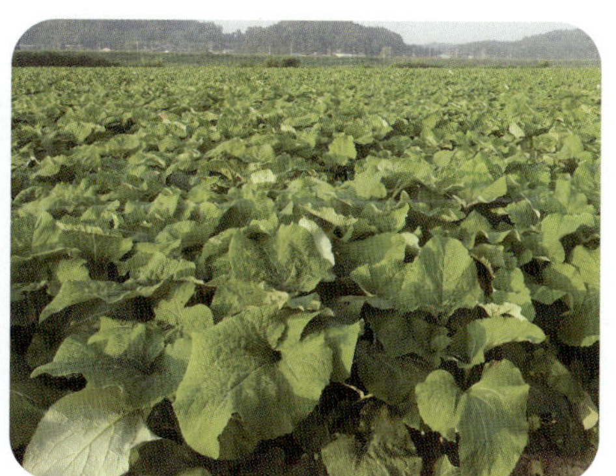

우엉 밭

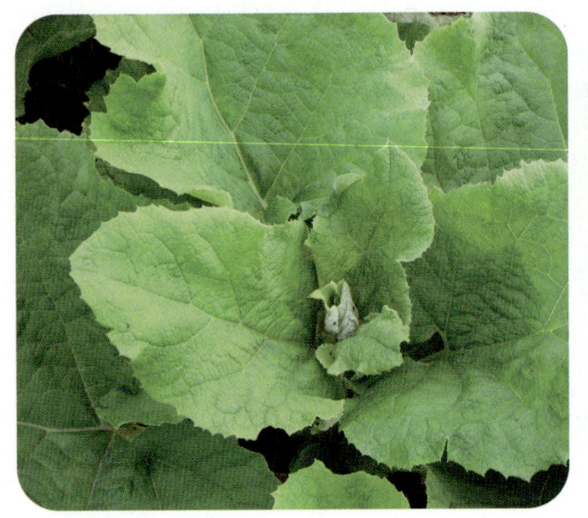

우엉 잎

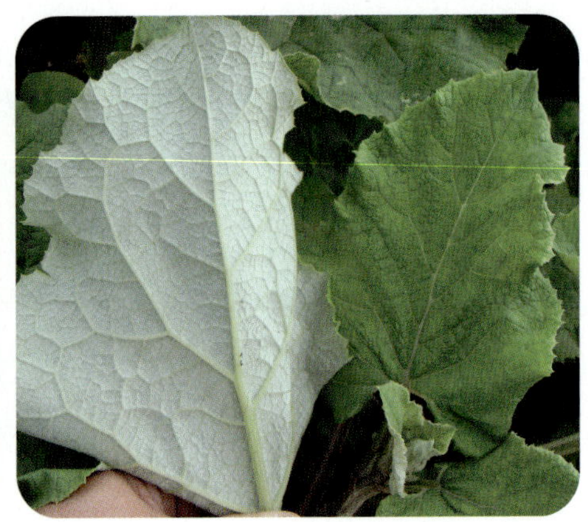

우엉 잎(뒷면)

| 채취 방법 및 가공 |

과실(果實)은 과실 성숙기인 8~9월에 채취하여 햇볕에 말린다. 뿌리는 늦가을에 지상부가 시든 뒤에 채취하여 물에 씻어 말려서 사용한다.

| 차 만들기와 용법 |

종자(우방자)는 말려서 그대로 사용하거나 볶아서 사용하며, 뿌리는 가을에 채취하여 수세미로 문질러 물에 씻은 후 5mm 정도의 두께로 썰어 끓는 물에 삶아서 햇볕에 널어서 말린 다음 프라이팬에 볶아서 밀봉하여 두고 사용하면 좋다.

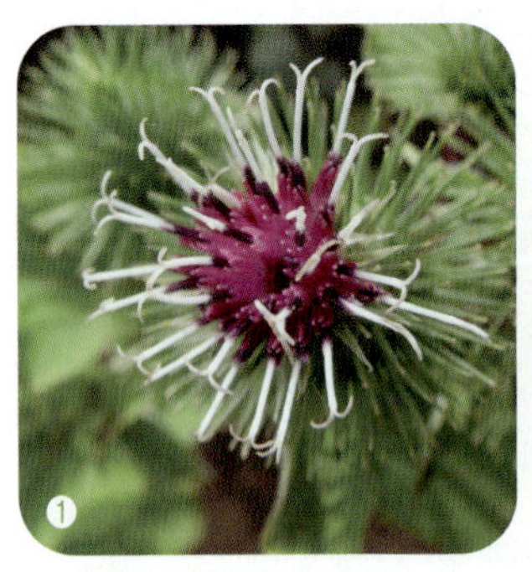
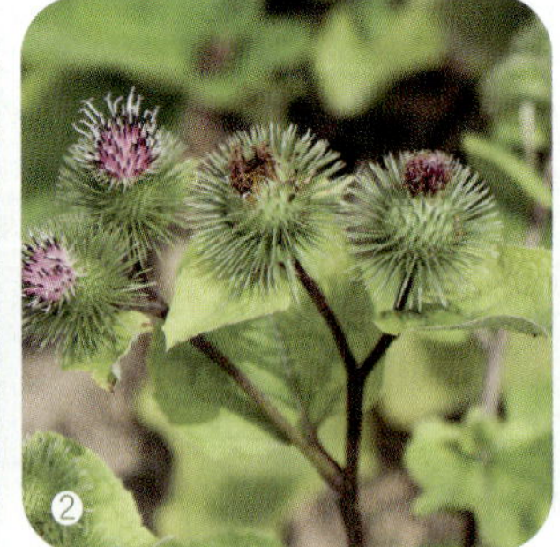
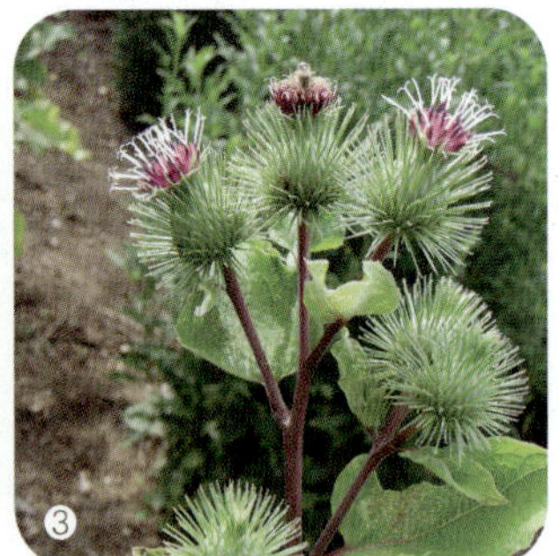

우엉꽃

성질이 차서 비위가 약하고 찬 사람은 과용하지 않도록 하고, 프라이팬에 볶아서 사용하면 찬 성질을 완화시킬 수 있다. 또 바지락과 배합하면 우엉의 섬유질이 철 흡수를 방해하여 좋지 않다.

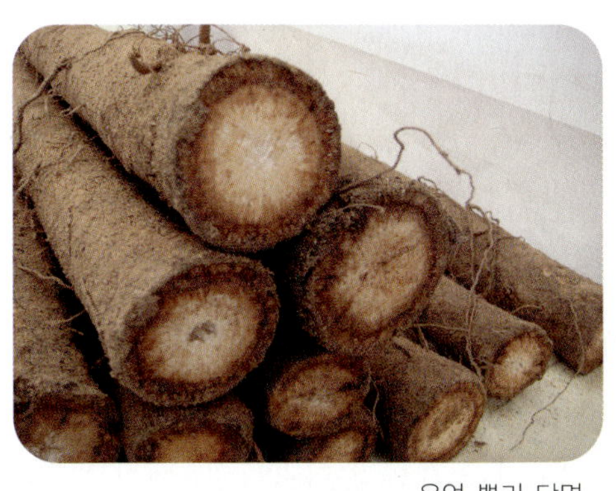

우엉 뿌리 단면

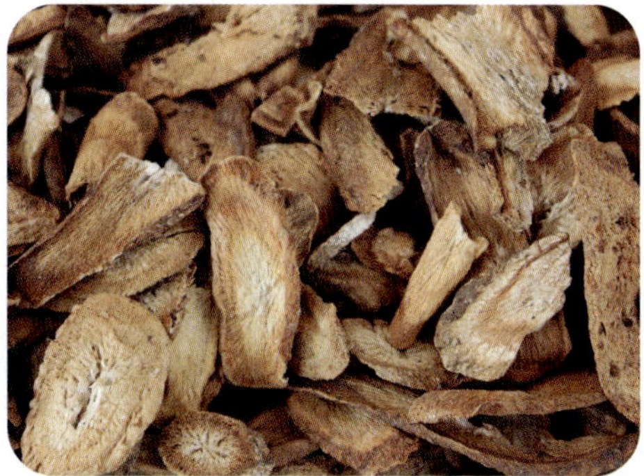

절단 건조한 우엉 뿌리(우방근)

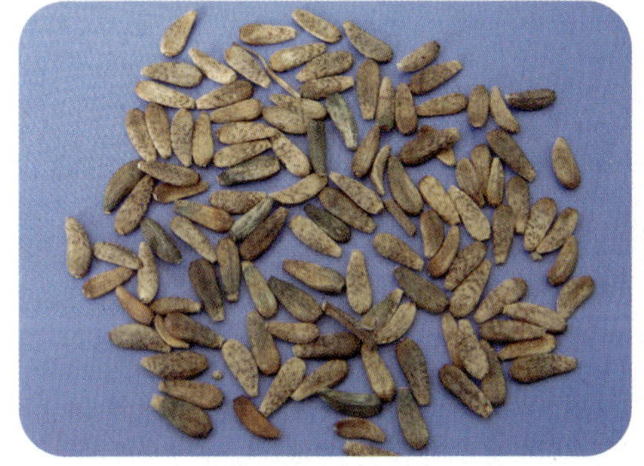

채취한 우엉 씨(우방자)

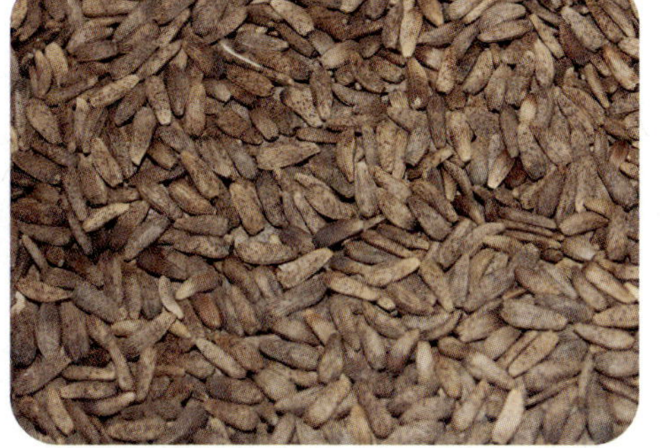

우엉 씨(우방자)

응용

우방근(牛蒡根)은 현기증이나 인후의 종통, 치통, 해수, 소갈증 등을 다스리고, 우방자(牛蒡子)는 풍열해수와 목구멍이 붓고 아픈 증상, 발진이 잘 나오지 못하는 증상, 풍진으로 가려운 증세, 옹종과 창독을 치료한다. 신진대사를 촉진시키고 혈액 순환을 활발하게 하고 경락을 잘 통하게 하며 소갈증에 효과가 있으며 대변을 잘 나오게 한다.

우엉의 기능성 및 효능에 관한 특허 자료

우엉 뿌리를 유효 성분으로 함유하는 지혈용 조성물

본 발명의 우엉 뿌리 추출물은 기존에 뛰어난 지혈 효과가 알려져 있는 아교 추출물과 동등한 정도로 피브린 클랏을 형성하였고, 시험관 내에서 사람의 혈액을 신속히 응고시켰으며, 또한 마우스 하대동맥 출혈을 충분히 지혈시키는 효과를 나타내었다.

— 공개번호 : 10-2005-0112414, 특허권자 : 이덕록

충치균 생육을 억제하는 우엉 발효물

본 발명은 우엉 뿌리와 우엉 잎을 주원료로 하여 바실러스 서브틸리스균으로 발효, 숙성시킴으로써 발효 전에 비해 각종 유용한 생리 활성 물질의 함량이 증가하고, 특히 충치 유발균에 대한 생육 억제 효과가 탁월히 증가된 우엉 발효물 및 이를 제조하는 공정을 제공하는 것에 관한 것이다.

— 공개번호 : 10-2011-0075300, 특허권자 : 경운대학교산학협력단

우엉 추출물을 함유한 항비듬 모발 화장품 조성물

본 발명은 우엉 추출물을 함유한 항비듬 모발 화장품에 관한 것으로, 보다 상세하게는 비듬원인균인 피티로스포름 오발레에 아연피리치온과 우엉 추출물을 함께 함유하여 상승 효과를 나타내는 것으로, 이것을 이용한 항비듬용 모발 화장품, 의약외품, 의약품으로의 응용에 관한 것이다.

— 공개번호 : 10-2011-0131850, 출원인 : 청운대학교산학협력단

우방자 추출물을 함유하는 미백제

본 발명의 우방자 추출물 함유 미백제는 α-멜라노사이트 자극 호르몬에 의해 유발되는 멜라닌 대사 경로에 직접 작용함으로써 멜라닌 생성을 제어, 억제할 수 있으며, 기존의 미백제에 비하여 훨씬 우수한 효과를 나타낼 뿐 아니라 미백 제품으로의 적용 범위가 넓다.

— 공개번호 : 특2002-0046615, 출원인 : 주식회사 코리아나화장품

우방자 추출물을 포함하는 혈관 질환의 예방 및 치료용 조성물

본 발명은 우방자 추출물을 유효 성분으로 포함하는 혈관 질환의 예방 및 치료용 조성물에 관한 것이다. 보다 상세하게는, 혈관 내피 세포에 죽상 경화를 일으킬 수 있는 세포 부착 인자의 발현과 단핵구의 세포 유착을 방지하여 혈관 질환의 발생 초기를 차단할 수 있는, 우방자 에탄올 추출물을 유효 성분으로 포함하는 혈관 질환 예방 및 치료용 조성물을 제공한다.

— 공개번호 : 10-2011-0109558, 출원인 : 원광대학교산학협력단

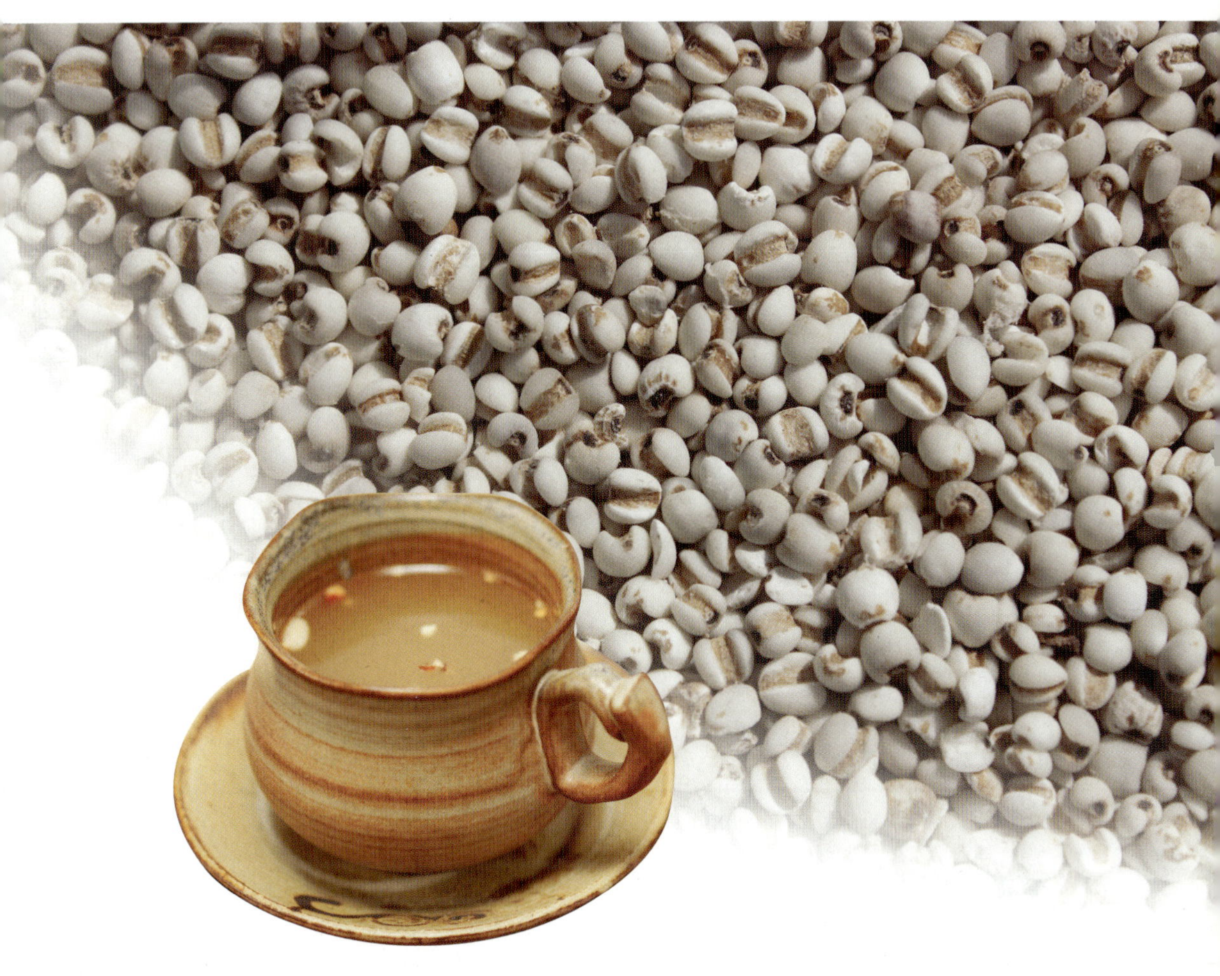

율무차

| 식물명 | 율무 | 학명 | *Coix lachryma-jobi* L.var *mayuen* (Roman.) Stapf
| 생약명 | COICIS SEMEN(의이인薏苡仁)
| 이명 | 의인(薏仁), 미인(米仁), 이인(苡仁), 감미(感米)
| 과명 | 벼과(Granimeae) | 개화시기 | 7~9월

중초(비위)를 튼튼하게 하고 습사(濕邪)를 다스리는 효능이 뛰어나 비허(脾虛)로 인한 설사를 다스리는 데 매우 좋다. 체내에 수습(水濕)이 정체되어 얼굴이나 눈, 사지, 흉복부 또는 전신이 붓는 증상인 수종(水腫)을 치료하며, 각기(脚氣), 신(腎)의 기능이 허하여 소변을 자주 보거나 방광에 열이 있어서 소변을 자주 보지만 시원하게 보지 못하고 방울방울 떨어지는 소변임력(小便淋瀝), 대변이 무르고 심하게 쏟는 설사(泄瀉), 풍습(風濕)으로 인하여 결리고 아픈 풍습비통(風濕痺痛), 그 결과 근육의 갑작스러운 경련과 굴신 불능, 풍습성 마비를 치료하며 위로 치밀어 오르는 기를 내린다. 풍한 습열의 사기가 경맥에 침입하여 경련으로 꼬이고 땅겨서 활동하기가 어려운 근맥구련(筋脈拘攣), 폐(肺) 부위에 발생하는 옹창(癰瘡, 일종의 궤양)인 폐옹(肺癰), 장옹(腸癰, 장 안에 생기는 옹종), 비(脾)가 허하여 오는 비허설사(脾虛泄瀉) 등을 다스리며 기타 비(脾)와 폐(肺) 허약(虛弱) 증상을 다스리는 데 유용하다.

- 성분 : 속씨(종인種仁)에는 탄수화물(79.17%), 단백질(16.2%), 지방(4.65%)이 함유되어 있고, 소량의 비타민 B$_2$(330㎎)이 함유되어 있다. 그 밖에도 종자에는 아미노산과 무기질 등이 함유되어 있다.

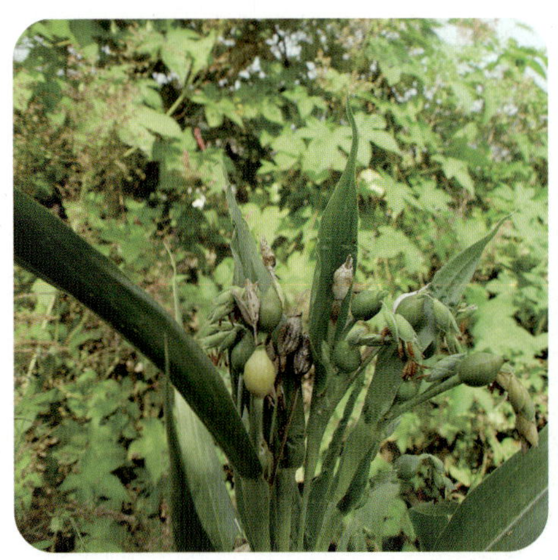

율무

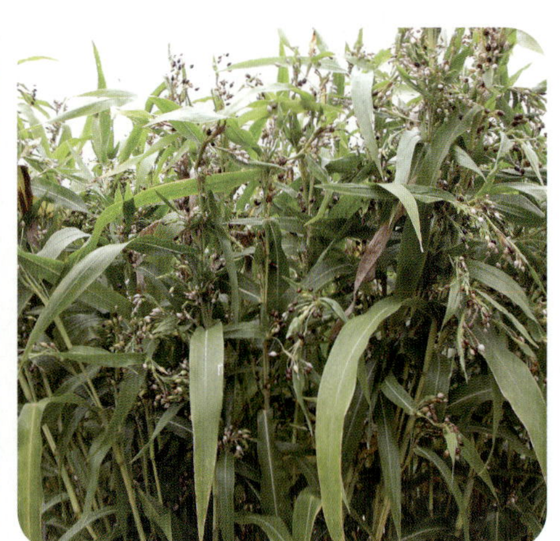

율무 지상부

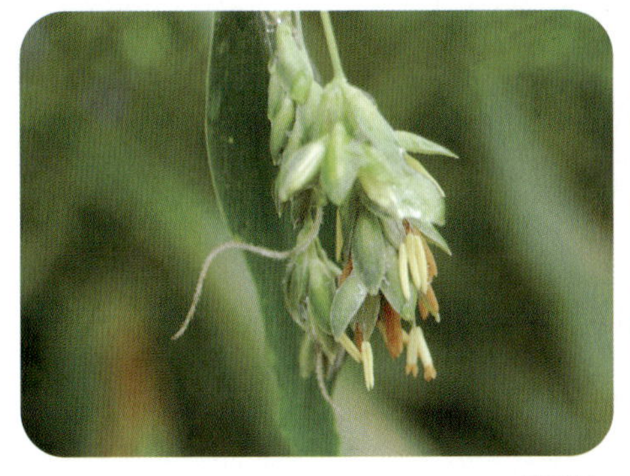

율무꽃

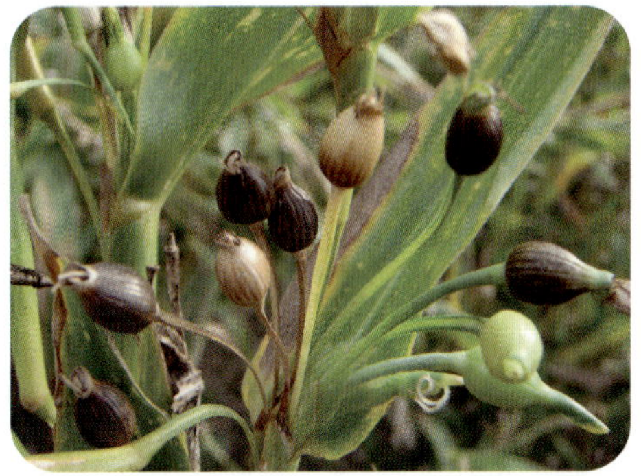

율무 열매

- 사용 부위 : 속씨를 의이인이라 하며, 약용한다.

- 성품과 맛(성미) : 성질은 시원하고 담담하며(양담凉淡), 맛은 달다(감甘).『신농본초경(神農本草經)』에는 '맛은 달고 성질은 약간 차다.'고 하였으며,『본초정(本草正)』에는 '맛은 약간 달고 싱거우며 성질은 약간 시원하다.'고 하였다.

- 작용 부위(귀경) : 비, 폐, 신 경락에 작용한다.『본초강목(本草綱目)』에서는 '양명경락에 작용한다.'고 하였고,『본초신편(本草新編)』에는 '비, 신 경락에 작용한다.'고 하였다.

| 채취 방법 및 가공 |

가을철 과실 성숙기에 채취하는데, 외각(外殼, 겉껍질)과 외피(外皮)를 제거하고 햇볕에 말린다.

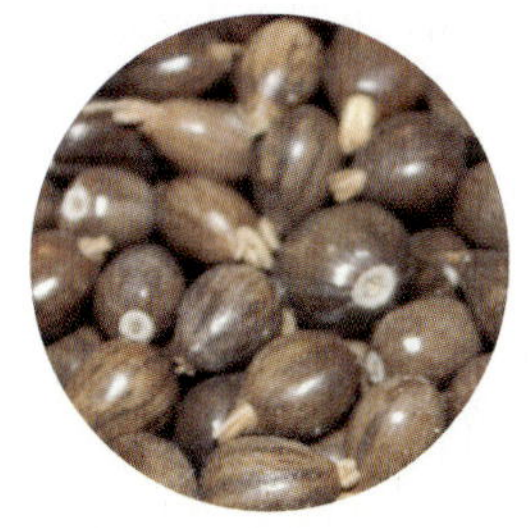

채취한 율무 종자(껍질 벗기기 전)

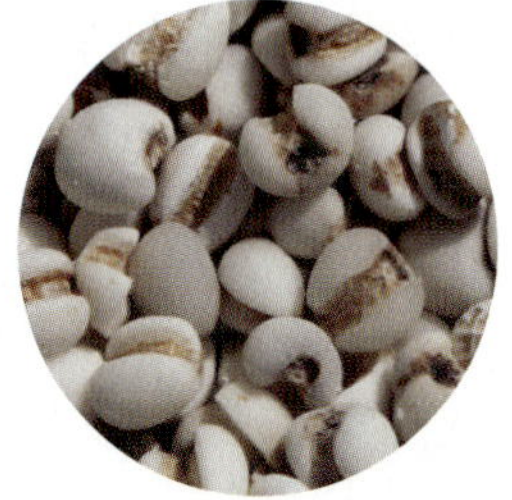

껍질을 벗긴 율무 종자

| 차 만들기와 용법 |

겉의 단단하고 매끄러운 껍질을 벗겨 낸 현미율무를 사용한다. 단재로 사용할 때는 하루 10~30g을 사용하는데, 보통 15~20g을 물 2L에 넣고 2시간 이상 끓여서 그 물을 복용한다. 율무 뿌리를 사용할 때는 뿌리 말린 것 25g에 물 400mL 정도를 붓고 달인 후 약액을 걸러서 수시로 마신다.

대변이 건조하여 뭉치는 대변조결(大便燥結), 정액이 흘러나가는 활정(滑精), 정액이 부족한 환자, 소변이 많은 사람은 복용하지 않는 것이 좋고, 임산부와 기허하함(氣虛下陷)하여 하리(下痢)하는 증상에는 금하는 것이 좋다. 특히 비(脾)를 튼튼하게 하고 위의 기운을 더하는 건비익위(健脾益胃) 효과를 내려면 노릇노릇하게 볶아서 사용한다.

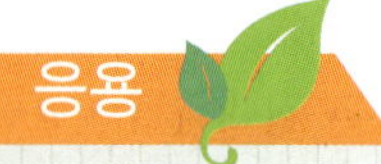

율무는 성질이 다소 차지만 비(脾)를 상하게 하지 않고, 비의 기운을 더하나 맛이 느끼하지 않다. 율무는 영양이 풍부하기 때문에 오랜 병으로 신체가 허약하거나 병후 회복기에도 상용하며 노인이나 아동에게 좋은 약용 음식이다. 특히 율무의 뿌리는 비장을 튼튼하게 하고 풍습성관절염이나 황달 등에도 효과가 있다.

율무의 기능성 및 효능에 관한 특허 자료

율무 유래의 항균제 및 그의 제조 방법

항균력이 향상된 율무 유래의 항균성 물질을 제공하는 것을 과제로 하여, 그 해결 수단으로서, 율무 혹은 율무로부터 얻어지는 추출물을 가열 처리함으로써, 당해 율무 및 율무 추출물의 항균력이 향상되는 것을 발견하였다. 또한, 항균력이 향상되어 있는 율무 성분 중에서, 특히 강한 항균력을 보이는 성분이 율무 성분 중의 지질 성분 안에 존재하는 것도 발견하였다.

— 공개번호 : 2001-0099638, 출원인 : 프레운드인더스트리얼컴파니

율무 및 꾸지뽕 잎을 유효 성분으로 포함하는 대사 질환의 예방, 치료 또는 개선용 조성물

본 발명은 율무 및 꾸지뽕 잎을 유효 성분으로 포함하는 대사 질환의 예방, 치료 또는 개선용 조성물을 제공하며, 상기 대사 질환은 고혈당, 비만, 빈혈 또는 고지혈증이다. 본 발명에 따르면, 본 발명은 고기능성 천연식품 소재의 활용을 통해 체내 대사 개선을 위한 건강 제품을 개발할 수 있다.

— 공개번호 : 10-2014-0066845, 출원인 : 한국식품연구원

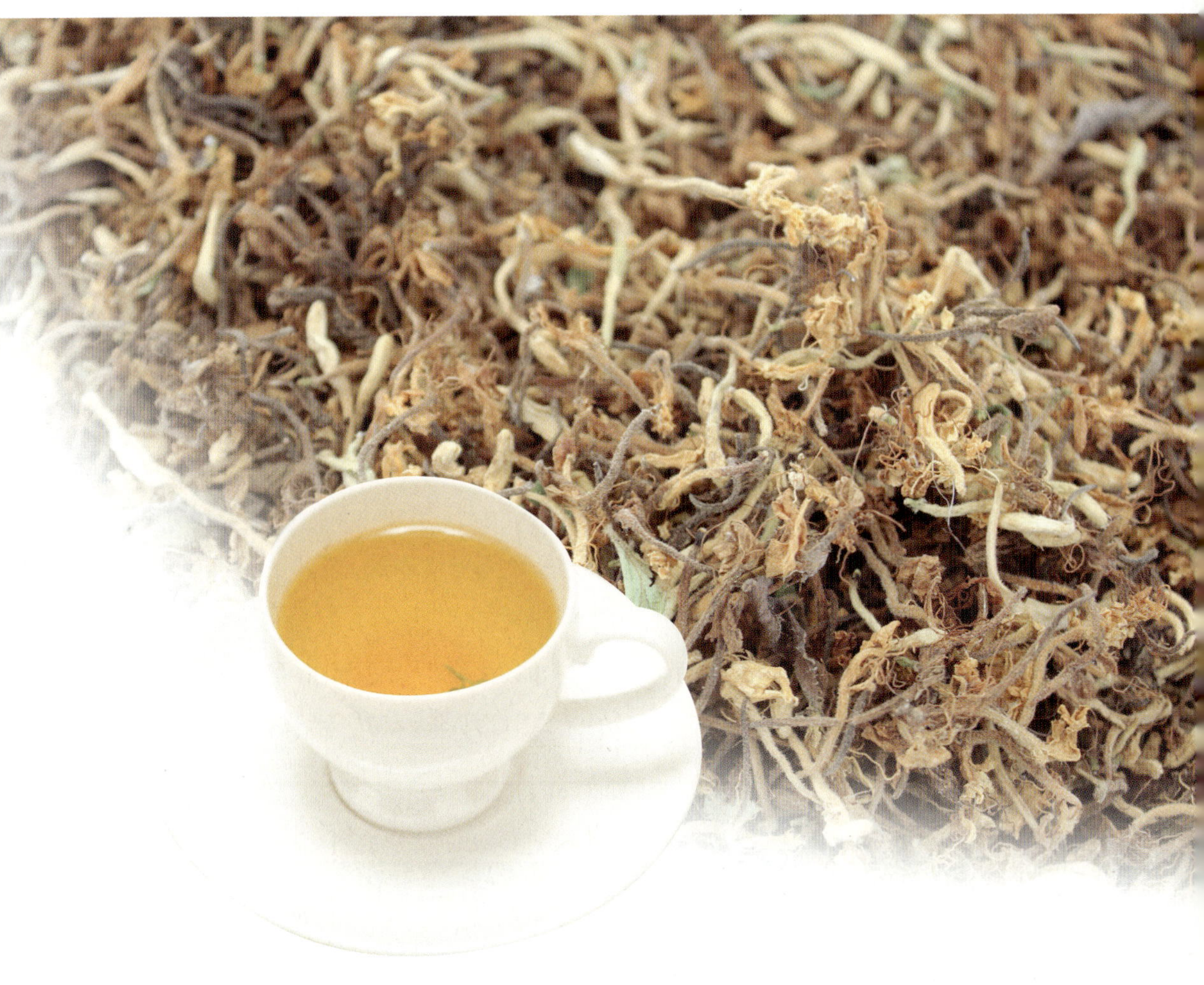

인동덩굴차

| 식물명 | 인동덩굴 | 학명 | *Lonicera japonica* Thunb.
| 생약명 | LONICERAE FLOS(인동등忍冬藤, 금은화金銀花)
| 이명 | 인동화(忍冬花), 은화(銀花), 노사화
| 과명 | 인동과(Caprifoliaceae) | 개화시기 | 6~7월

① 인동등(忍冬藤) : 열을 식히는 해열(解熱), 소변을 잘 나가게 하는 이뇨(利尿), 경락을 통하게 하는 통락(通絡), 독을 풀어 주는 해독(解毒), 종양을 소거하는 소종(消腫) 등의 효능이 있어서 근육과 뼈가 쑤시고 아픈 근골동통(筋骨疼痛), 소변이 원활하지 못한 소변불리(小便不利), 간염(肝炎), 황달(黃疸) 등을 다스린다.

② 금은화(金銀花) : 해열(解熱), 해독(解毒), 소종(消腫), 수렴(收斂)하는 효능이 있어서 감기(感氣), 발열(發熱), 림프샘종양, 인후부의 종기와 통증(인후종통·咽喉腫痛), 이질(痢疾), 장염(腸炎) 등에 효과적으로 이용할 수 있다.

● 성분 : 잎에는 loganin, tannin 8%, 꽃에는 luteolin(5,7,3,4-tetrahydroxy flavone), inositol 등이 함유되어 있다.

● 사용 부위 : 줄기잎을 채취하여 말린 것을 인동등(忍冬藤), 화뢰(花蕾, 꽃봉오리)를 건조한 것을 금은화(金銀花)라 하며, 약용한다.

● 성품과 맛(성미) : 인동등과 금은화 모두 성품은 차고, 맛은 달며, 무독하다.

● 작용 부위(귀경) : 인동등은 폐(肺), 심(心) 경락에 작용하고, 금은화는 폐(肺), 위(胃) 경락에 작용한다.

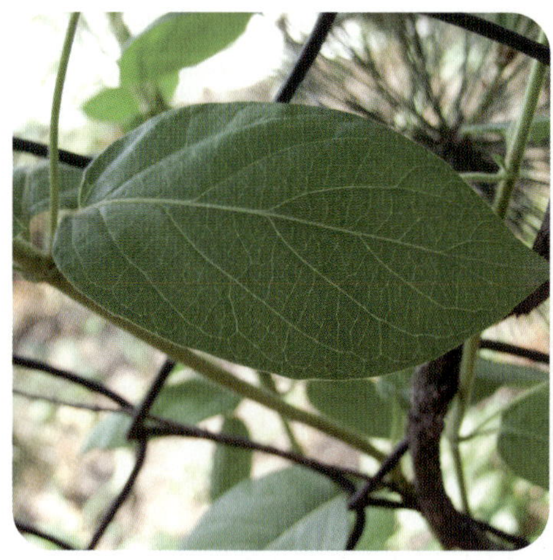

인동덩굴 잎 생김새

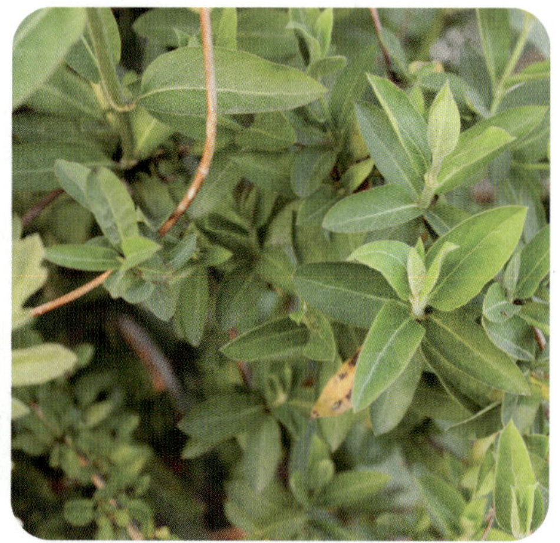

인동덩굴 잎

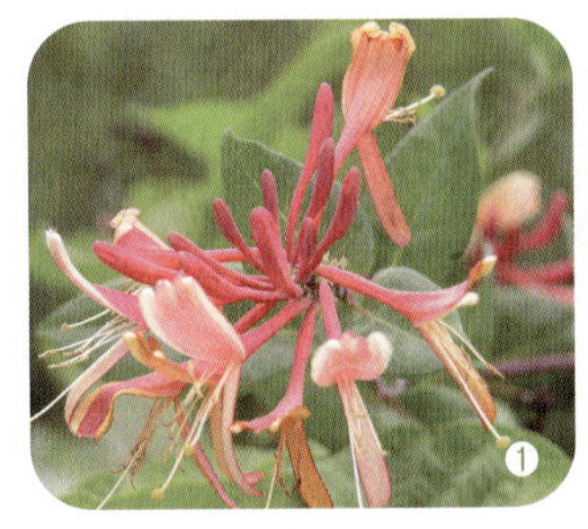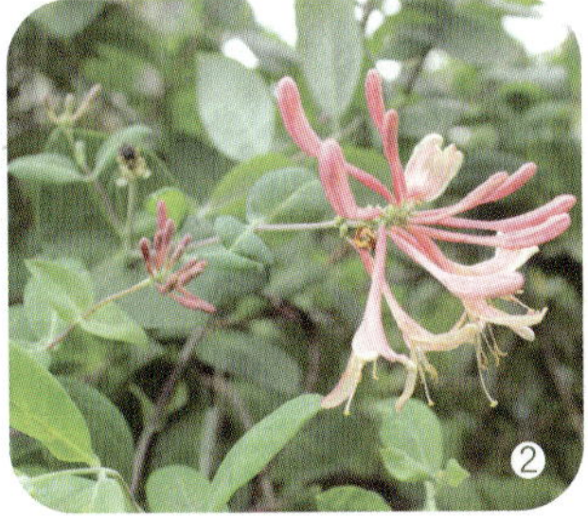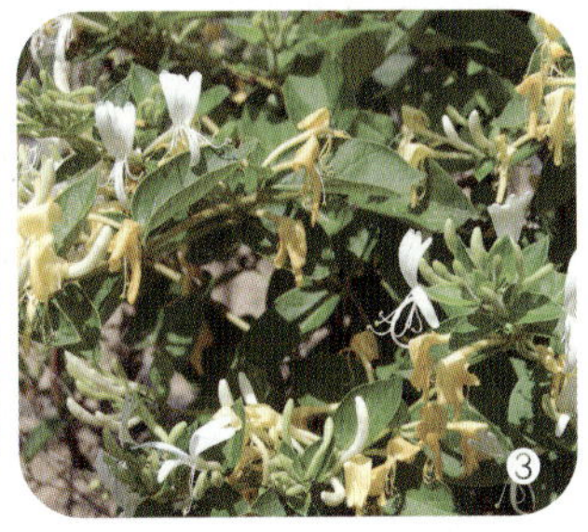

인동덩굴꽃

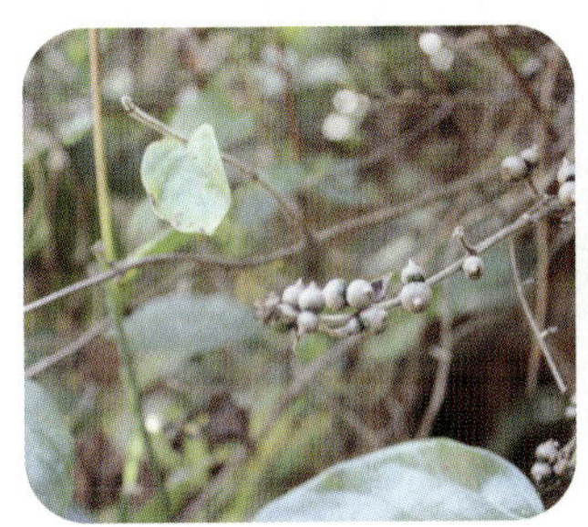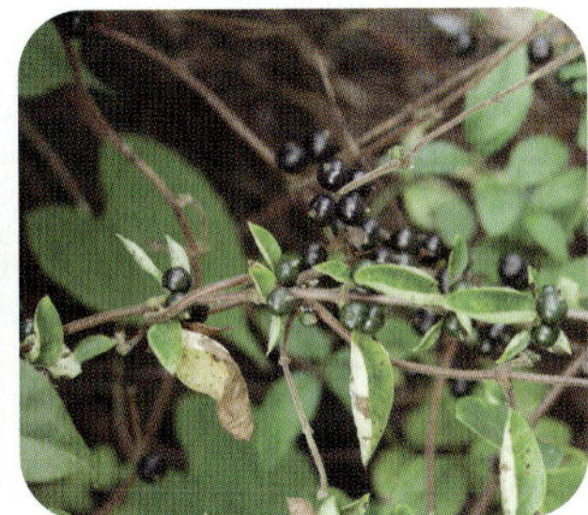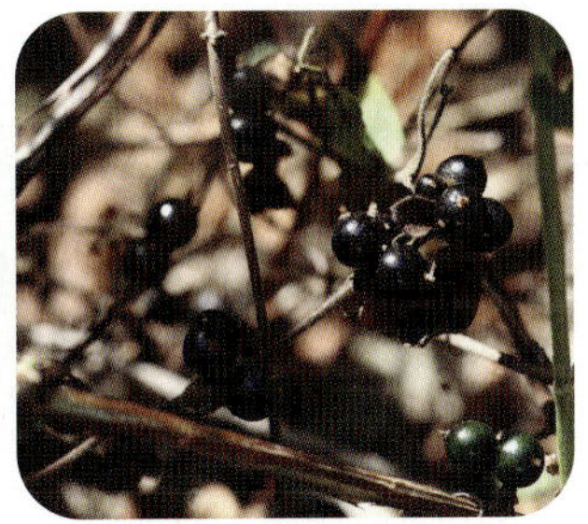

인동덩굴 열매   익어 가는 인동덩굴 열매   까맣게 잘 익은 인동덩굴 열매

| 채취 방법 및 가공 |

① 인동등 : 가을에서 겨울 사이에 채취하여 햇볕에 말린다.

② 금은화 : 여름철 꽃이 피기 전에 개화되지 않은 화뢰(花蕾, 꽃봉오리)를 채취하여 이물질을 제거하고 건조하여 그대로 이용하거나(生用), 까맣게 탈 정도로 볶아서(炒炭) 사용한다.

| 차 만들기와 용법 |

말린 것으로 인동등은 12~30g/1일, 금은화는 12~60g/1일을 사용한다. 인동등 10~15g에 물 2L를 붓고 2시간 정도 달여서 복용하거나 술을 담가서 복용한다. 금은화는 위의 방법으로 물에 달여서 복용하거나 가루 또는 환을 만들어 복용한다. 민간에서는 늑막염, 감기, 생손앓이 등의 치료에 이용하고 있는데, 늑막염 치료를 위해서는

5~6월 맑은 날 아침에 이슬이 마르면 화뢰를 채취하여 햇볕이나 그늘에서 말린 다음
이 약재 9~15g에 물 700mL를 붓고 끓기 시작하면 불을 약하게 줄여서 200~300mL
정도로 달여서 아침저녁으로 두 차례에 나누어 복용한다. 환 또는 가루로 만들어 복
용하기도 한다. 감기 치료를 위해서는 꽃이 만발한 6~7월에 채취한 신선한 인동덩굴
40~50g에 물 700mL를 붓고 1/3로 달여서 한 번에 마시고 땀을 낸다. 말린 것은 15~
20g이면 된다.

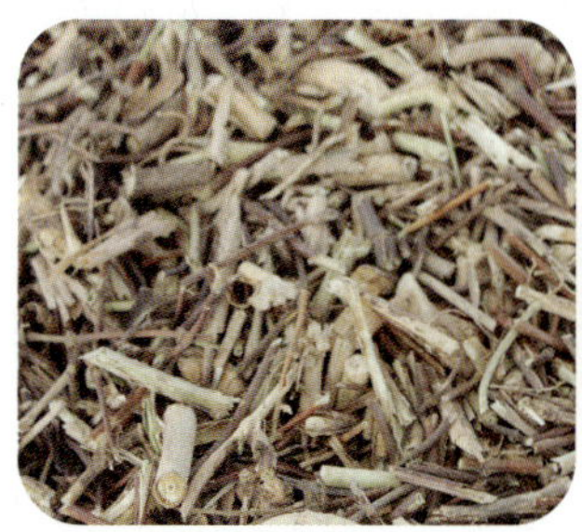
건조한 인동덩굴 줄기

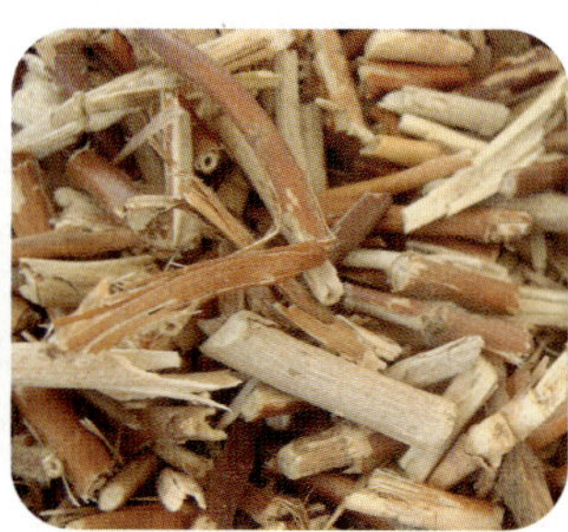
건조한 인동덩굴 뿌리

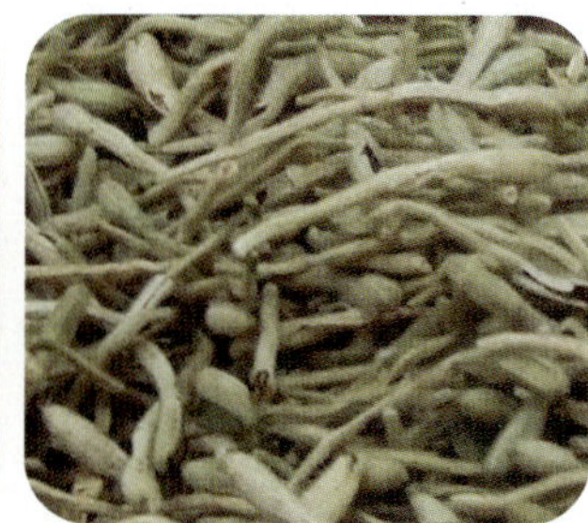
건조한 인동덩굴 꽃봉오리(금은화)

비위가 차서 변이 무른 사람은 사용에 신중을 기한다.

민간에서 생손앓이 치료를 위해서는 먼저 인동덩굴과 고삼뿌리를 같은 양으로 섞어
부드러운 가루로 만든 다음 꿀을 섞어서 고약처럼 만들어 환처에 붙인다. 인동등과 금
은화를 술을 담가서 반주로 이용하기도 한다.

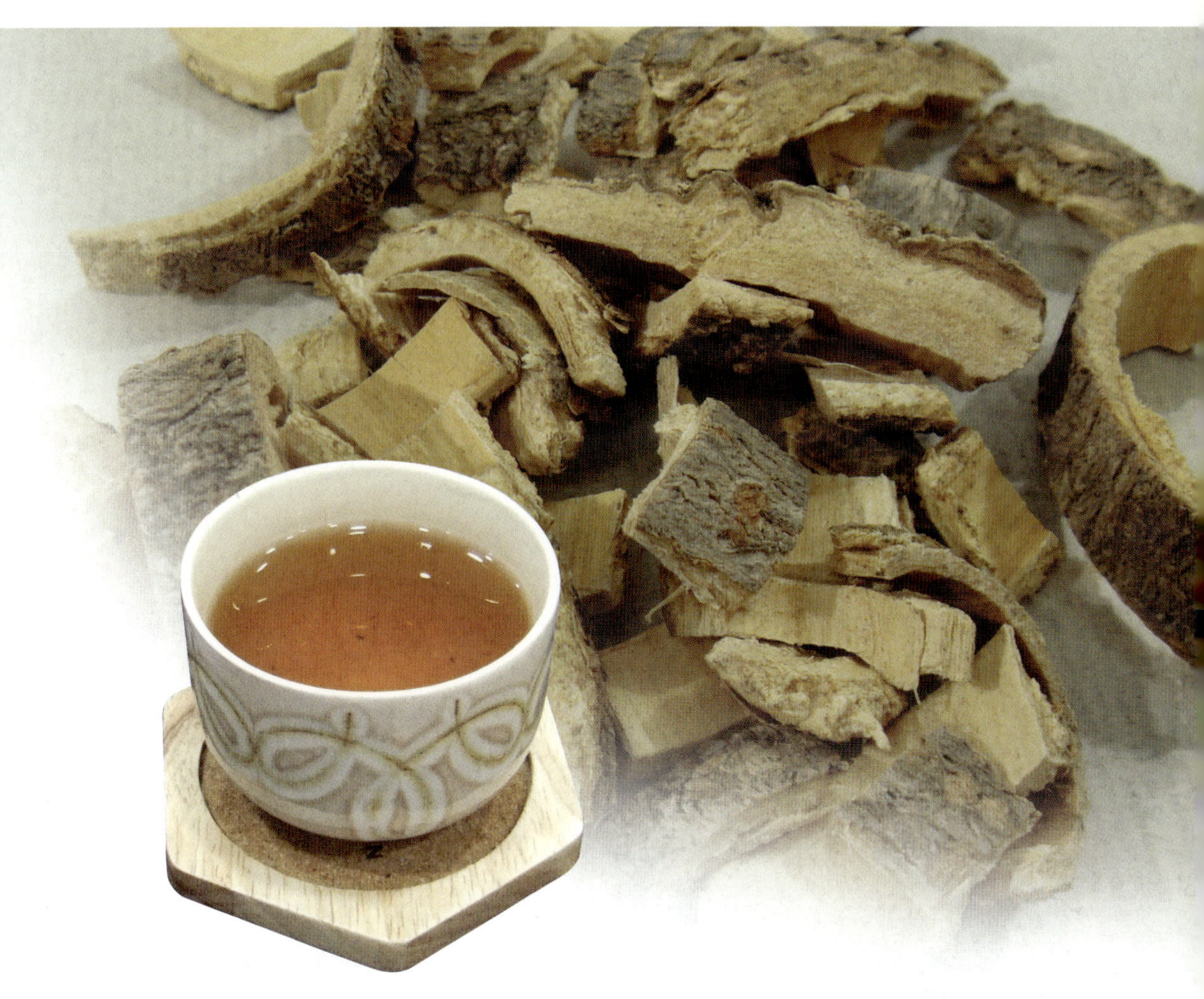

자귀나무차

| 식물명 | 자귀나무 | 학명 | *Albizia julibrissin* Durazz.

| 생약명 | ALBIZIAE CORTEX(합환피合歡皮, 합환화合歡花)

| 이명 | 합환피(合昏皮), 야합화(夜合花)

| 과명 | 콩과(荳科, Leguminosae) | 개화시기 | 6~7월

| 효능과 주치 |

　정신을 안정시키고 기가 울체된 것을 풀어 주는 안신해울(安神解鬱), 혈을 활성화시키고 종양을 제거하는 활혈소종(活血消腫) 등의 효능이 있어서 심신불안(心神不安)을 치료하며, 우울증으로 잠을 이루지 못하는 우울실면(憂鬱失眠)증을 다스린다. 또 폐의 각종 악창이나 종양(폐옹창종肺癰瘡腫)을 다스리고, 타박상(질타손상跌打損傷)을 치료하는 데 유용하다.

- 성분 : 줄기 껍질에 saponin과 tannin, julibroside A1, A2, A3, A4, B_1, C_1, julibrogene B, julibrin I, II, icariside E_5 등이 함유되어 있고, 종자에는 albizzine이 함유되어 있으며, julibrin I, II는 부정맥 치료에 효과가 있는 물질이다.
- 사용 부위 : 나무껍질(수피樹皮)을 벗겨 말린 것을 합환피(合歡皮), 꽃 말린 것을 합환화(合歡花)라 하며, 약용한다.
- 성품과 맛(성미) : 성품은 평(平)하고, 맛은 달며(감甘), 독은 없다.
- 작용 부위(귀경) : 심(心), 간(肝), 폐(肺) 경락에 작용한다.

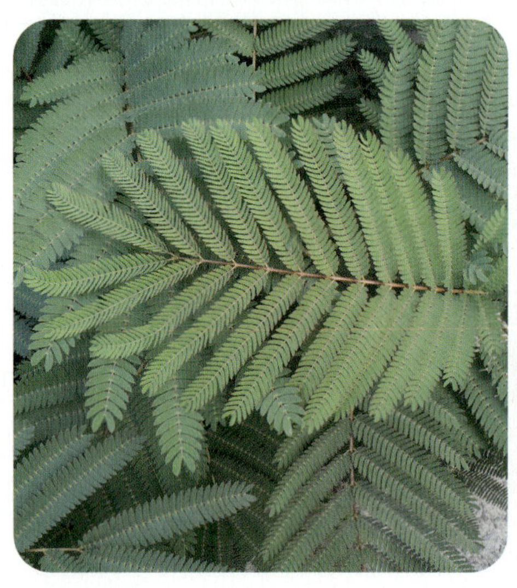

자귀나무 잎

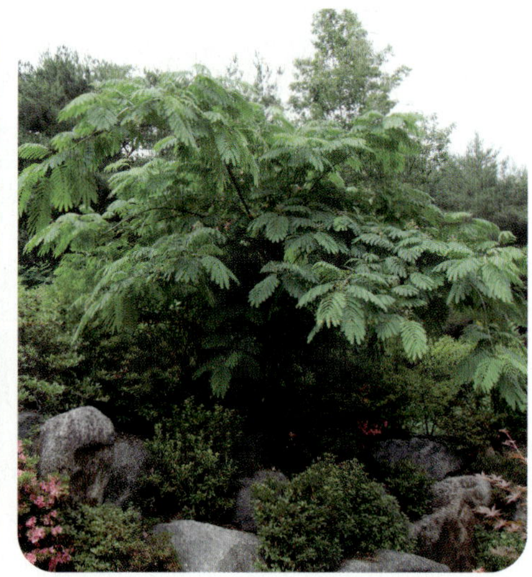

자귀나무

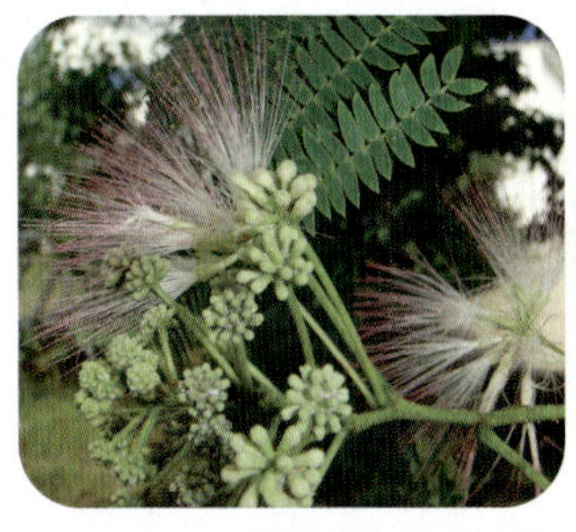
자귀나무 꽃봉오리

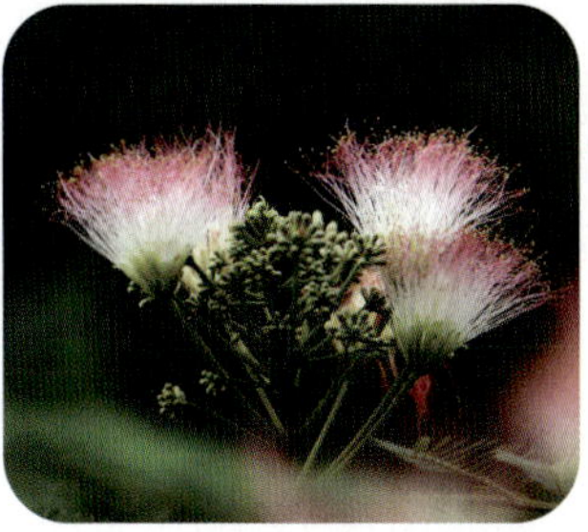
자귀나무꽃

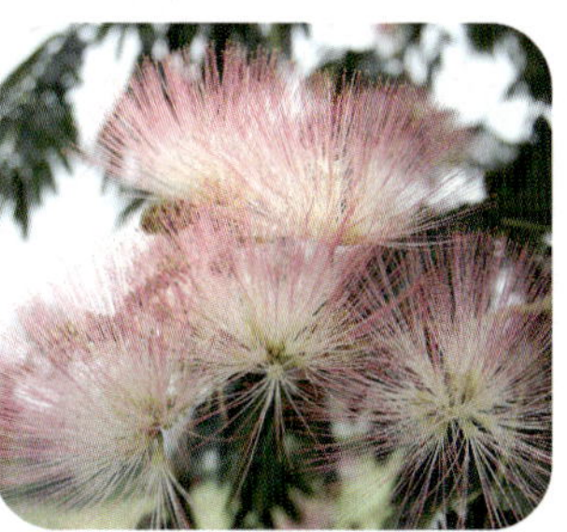
활짝 핀 자귀나무꽃

| 채취 방법 및 가공 |

합환피(合歡皮)는 여름에서 가을에 수피를 벗겨 햇볕에 말린 것을 보관하여 두고 사용하며, 합환화(合歡花)는 여름철 꽃이 피기 전에 채취하여 그늘에서 말린 것을 보관해 두고 사용한다.

| 차 만들기와 용법 |

말린 것으로 하루에 4~12g을 사용하는데, 말린 나무껍질 5~10g에 물 2L를 붓고 끓기 시작하면 불을 약하게 줄여서 2시간 정도 달여서 복용한다.

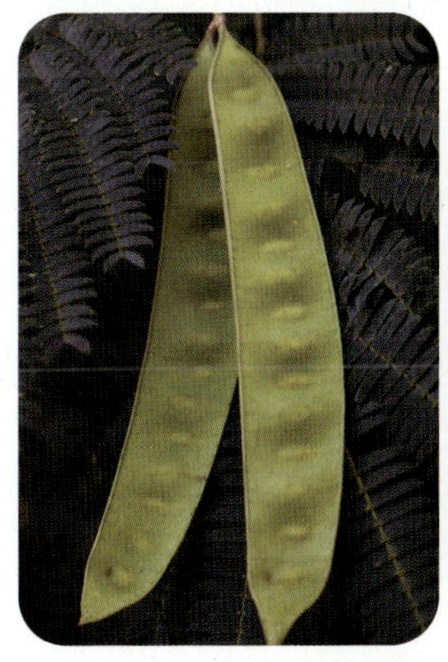
자귀나무 씨

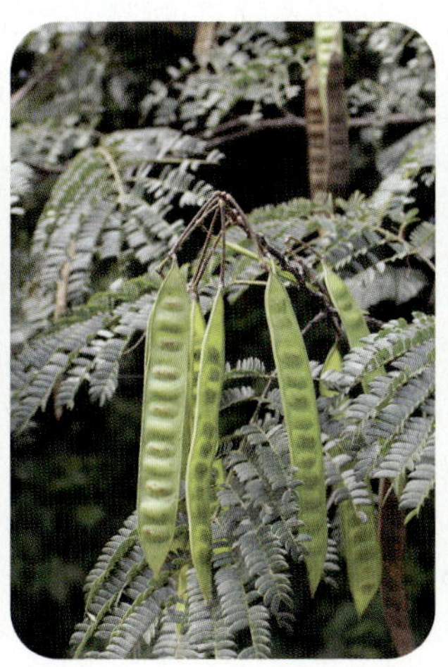
자귀나무 잎 뒷면

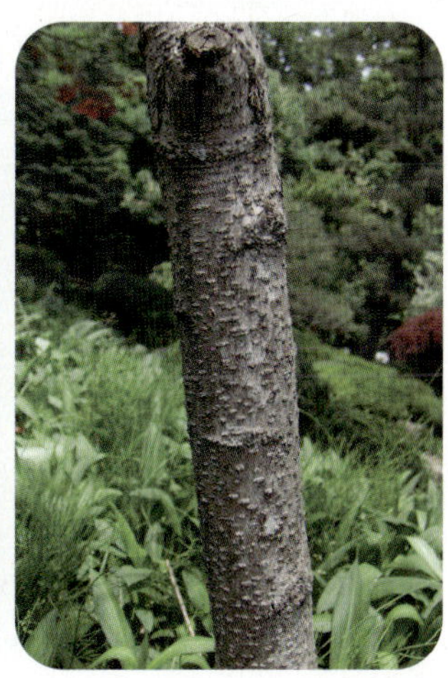
자귀나무 나무껍질

풍열로 인하여 식은땀을 흘리는 사람이나 외감(外感)으로 인하여 잠을 이루지 못하는 사람은 사용해서는 안 되고, 임산부는 사용에 신중해야 한다.

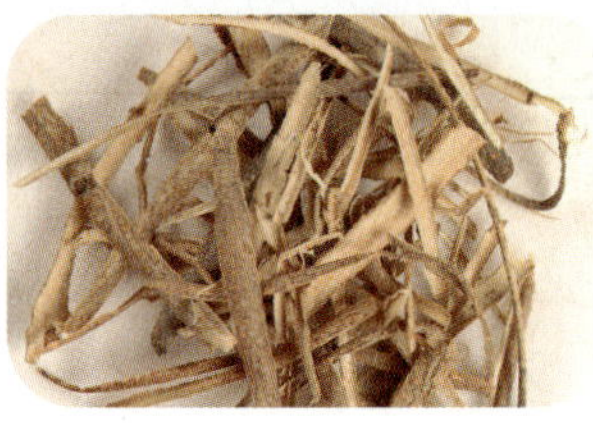
건조한 자귀나무 나무껍질(합환피)

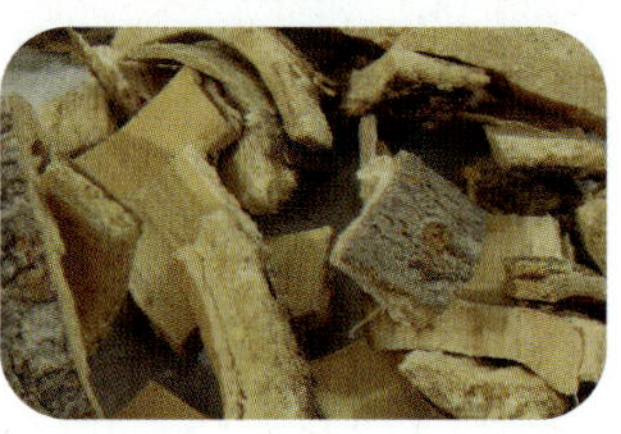
절단 건조한 자귀나무 나무껍질(합환피)

응용

합환화(合歡花)는 자귀나무의 꽃인데, 일반적으로 여름철에 꽃이 아직 피기 전에 채취하여 말려 두었다가 사용하며 합환피와 성미, 효능이 비슷하다. 기가 부드럽고, 효능이 미약하여 차 대용으로 이용하면 좋은데, 우울증이나 신경이 예민한 증상, 건망증, 불면증 등에 하루 5~10g씩을 차로 우려서 이용하면 좋다.

자귀나무의 기능성 및 효능에 관한 특허 자료

자귀나무 추출물을 포함하는 항암 또는 항암 보조용 조성물

본 발명은 자귀나무 나무껍질 추출물을 포함하는 항암 또는 항암 보조용 조성물에 관한 것이다. 본 발명에 따른 자귀나무 나무껍질 추출물은 천연식물로부터 유래하여 소비자에게도 안전하며, 기존의 항암제와의 병용 투여 시 기존 항암제를 적은 용량으로 투여하는 경우에도 약물의 상승 효과가 나타나 항암 활성이 극대화되므로 적은 투여 용량의 기존 항암제를 사용함으로써 항암제 투여에 따른 독성 및 부작용은 줄일 수 있는 항암 또는 항암 보조용 조성물에 관한 것이다.

— 공개번호 : 10-2012-0090118, 출원인 : 학교법인 동의학원

자귀나무 추출물을 이용한 간 기능 개선제 조성물

본 발명은 간 기능 개선제 조성물을 개시한다. 구체적으로 본 발명은 자귀나무 추출물을 이용한 간 기능 개선제 조성물을 개시한다.

— 공개번호 : 10-2011-0053670, 출원인 : 남종현

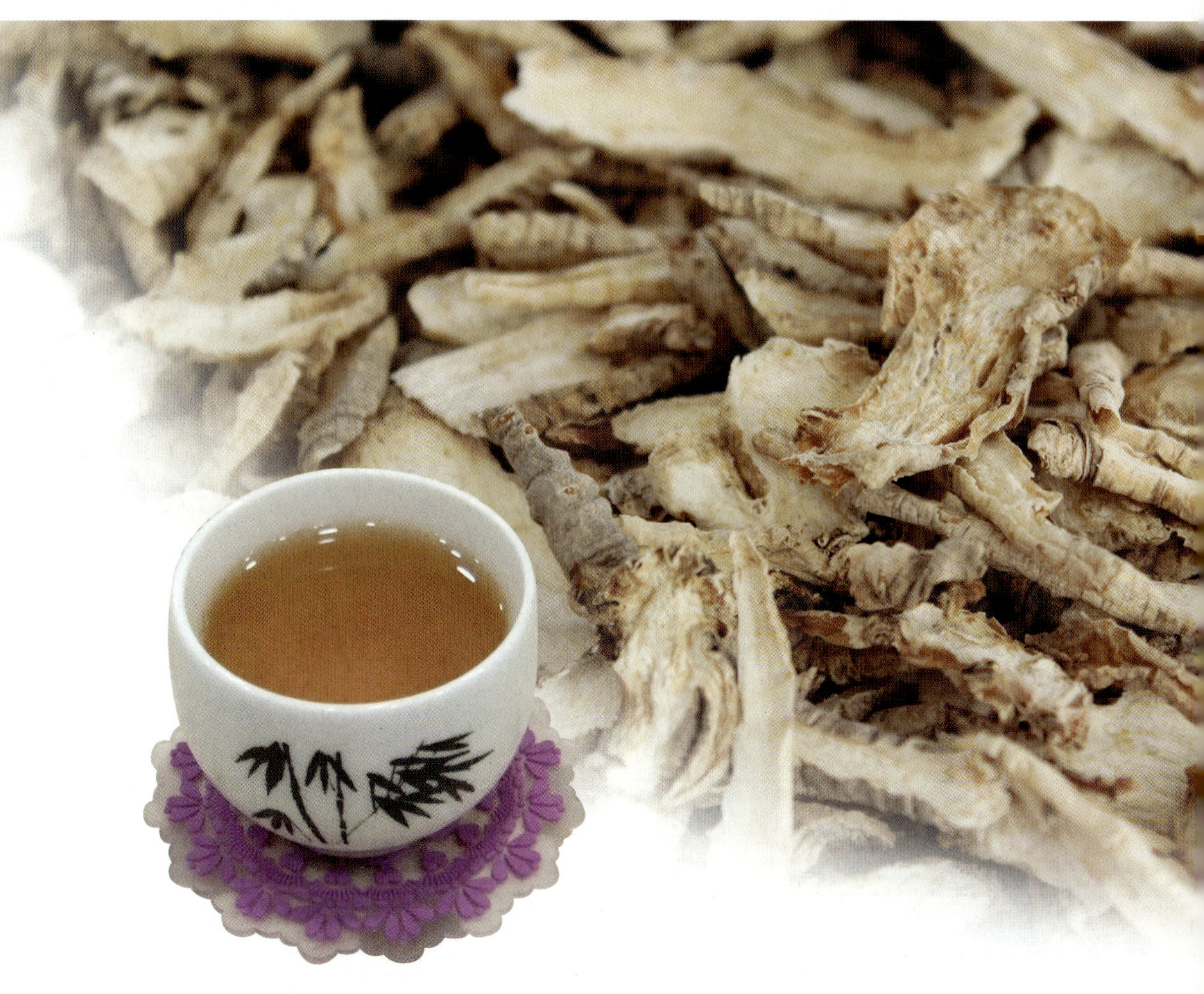

잔대차

| 식물명 | 잔대

| 학명 | *Adenophora triphylla* (Thunb.)A. DC. var. *japonica* (Regel) Hara

| 생약명 | ADENOPHORAE RADIX(사삼沙蔘)

| 이명 | 남사삼(南沙蔘), 지모(知母), 양파령(羊婆齡), 사엽사삼(四葉沙蔘)

| 과명 | 초롱꽃과(桔梗科, Campanulaceae) | 개화시기 | 7~9월

강장(强壯), 청폐(淸肺), 진해(鎭咳), 거담(祛痰), 소종(消腫)하는 효능이 있어서 폐결핵성 해수나 해수(咳嗽), 옹종(擁腫) 등의 치료에 유용하다. 특히 잔대는 각종의 독성을 해독하는 효능이 뛰어나고 자궁의 수축 기능이 있기 때문에 출산 후 회복기의 산모에게 매우 유용하게 이용될 수 있다.

- 성분 : 뿌리에 shashenoside Ⅰ, Ⅱ, Ⅲ, siringinoside, β-sitosterolglucoside, linoleic acid, methystearate, 6-hydroxyeugenol, saponin, inulin 등이 함유되어 있다.
- 사용 부위 : 뿌리를 건조한 것을 사삼이라 하며, 약용한다.
- 성품과 맛(성미) : 성은 약간 차고(미한微寒), 맛은 달며(감甘) 무독하다.
- 작용 부위(귀경) : 폐(肺), 간(肝), 비(脾) 경락에 작용한다.

| 채취 방법 및 가공 |

가을에 뿌리를 채취하여 이물질을 제거하고 세정한 후 두껍게 절편하여 건조해서 사용한다.

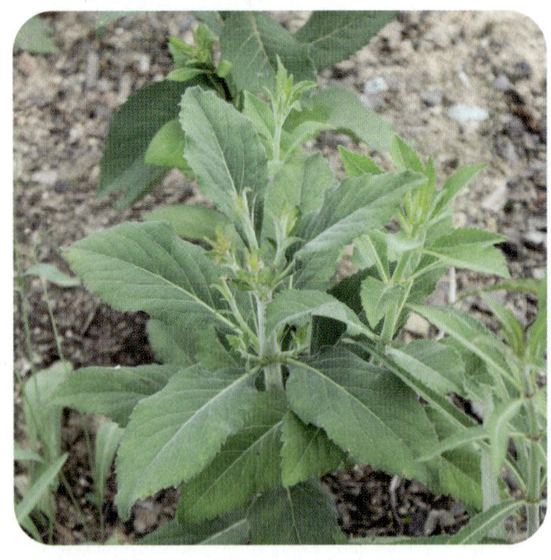

잔대 어린잎

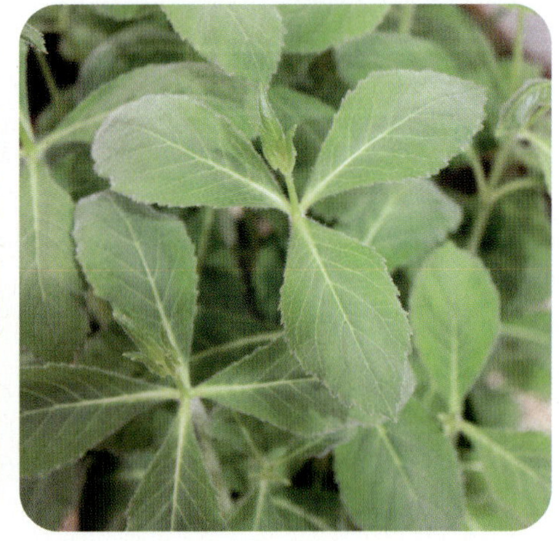

잔대 잎 생김새

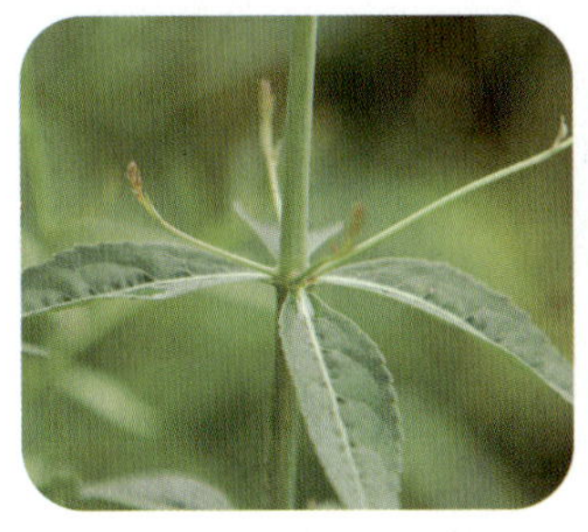

잔대 줄기

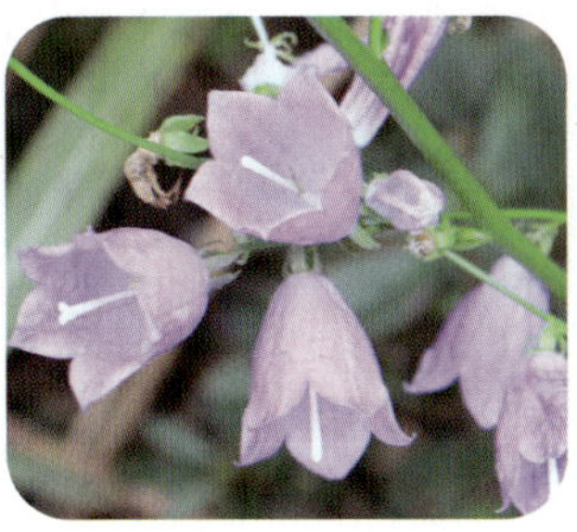

활짝 핀 잔대꽃

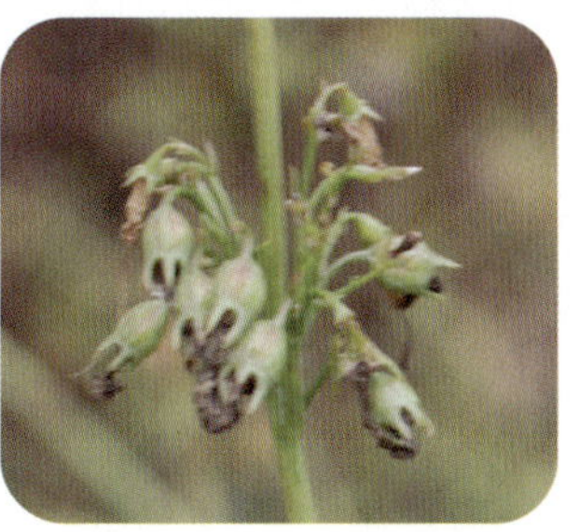

잔대 열매

| 차 만들기와 용법 |

건조한 약재로 하루 12~24g를 사용하는데, 건조한 뿌리 5~10g에 물 2L 정도를 붓고 끓기 시작하면 불을 약하게 줄여서 2시간 정도 끓여서 여러 차례에 나누어 복용한다. 또는 환이나 가루로 만들어 복용하기도 한다. 민간에서는 주로 독성을 제거하는 데 유용하게 사용하여 왔다.

| 사용상의 주의사항 |

성미가 달고 차므로 풍사와 한사로 인하여 기침을 하는 풍한해수(風寒咳嗽) 및 비위(脾胃)가 허(虛)하고 찬 경우에는 부적당하다. 방기(防己)나 여로(藜蘆)와 함께 사용하지 않는다.

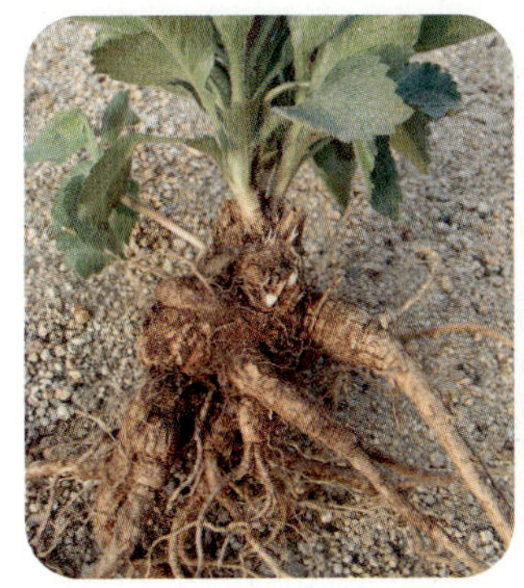

채취한 잔대 전초

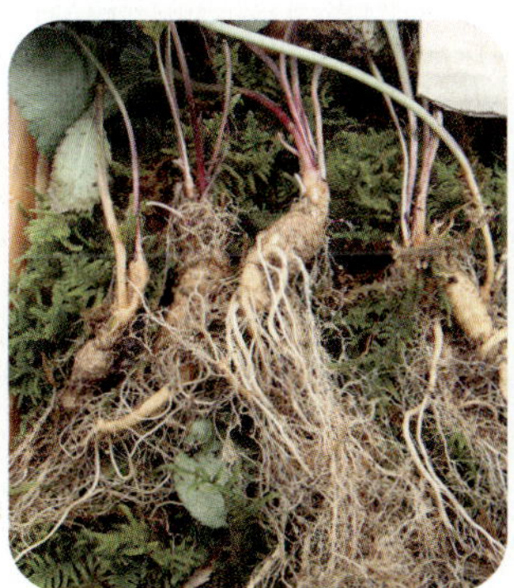

잔대 뿌리

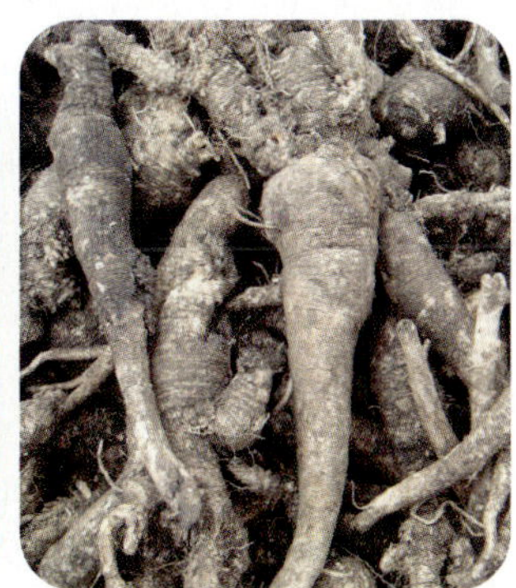

채취한 잔대 뿌리

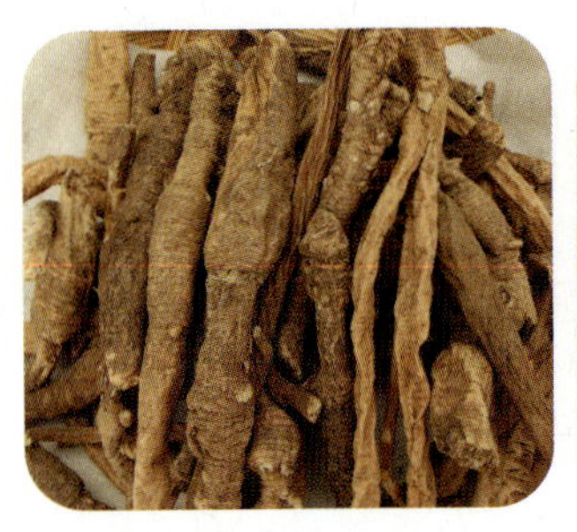
건조한 잔대 뿌리(사삼)

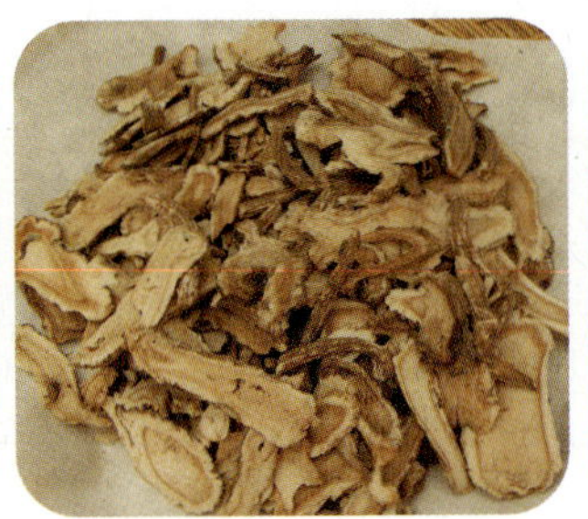
절단 건조한 잔대 뿌리(사삼 양건)

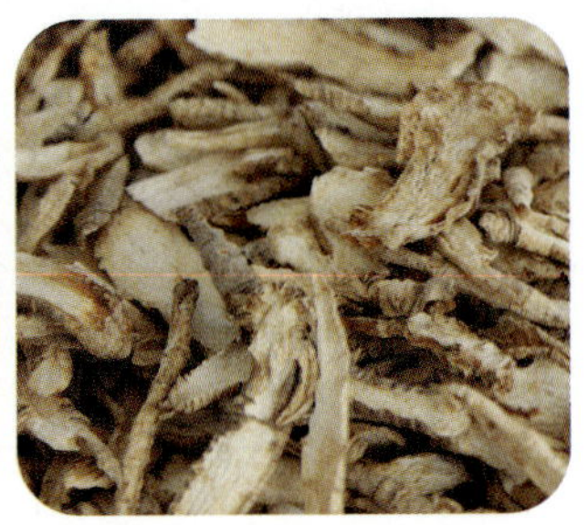
절단 건조한 잔대 뿌리(사삼 음건)

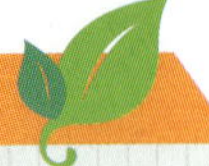

특히 산후 회복에 좋다. 먼저 잔대 100~150g과 대추 100g을 함께 넣고 푹 달여 삼베에 거른 다음, 여기에 잘 익은 늙은 호박 1개를 골라 껍질과 속을 긁어 내고 작게 토막내어 넣고 푹 삶는다. 호박을 으깨어 삼베에 거르고 여기에 막걸리 1병을 넣어 다시 끓인 다음 하루 2~3차례 한 대접씩 먹는데, 맛도 좋고 산후의 부기를 빼 주며, 자궁의 수축 효과가 있어 산모의 산후 회복에 좋다(산후에 2번 정도 만들어 먹으면 산모의 회복에 매우 좋다.).

잔대의 기능성 및 효능에 관한 특허 자료

잔대 추출물과 그를 함유한 혈당 강하용 조성물

본 발명은 잔대 추출물과 그를 함유한 혈당 강하용 조성물에 관한 것으로, 잔대의 잎, 뿌리, 줄기 등으로부터 물 또는 유기용매로 추출한 잔대 추출물은 알파글루코시다제 및 알파아밀라제 효소 활성을 억제하여 식후 혈중 포도당 농도의 급격한 상승을 억제함으로써 인체나 동물의 당뇨병 예방 및 치료에 이용할 수 있는데, 매우 뛰어난 효과가 있다.
— 공개번호 : 10-2002-0035229, 출원인 : 손건호, 장동재, 권정숙, 김정상

잔대 추출물과 그를 함유한 비만 억제용 조성물

본 발명은 잔대 추출물과 그를 함유한 비만 억제용 조성물에 관한 것으로, 잔대의 잎, 뿌리, 줄기 등으로부터 물 또는 유기용매로 추출한 잔대 추출물은 알파글루코시다제 및 알파아밀라제 효소 활성을 억제하여 식후 당질 또는 전분질의 소화 흡수를 억제함으로써 인체나 동물의 비만 예방 및 치료에 이용할 수 있는데, 매우 뛰어난 효과가 있다.
— 공개번호 : 10-2003-0074974, 출원인 : 손건호, 권정숙, 김정상, 장동재

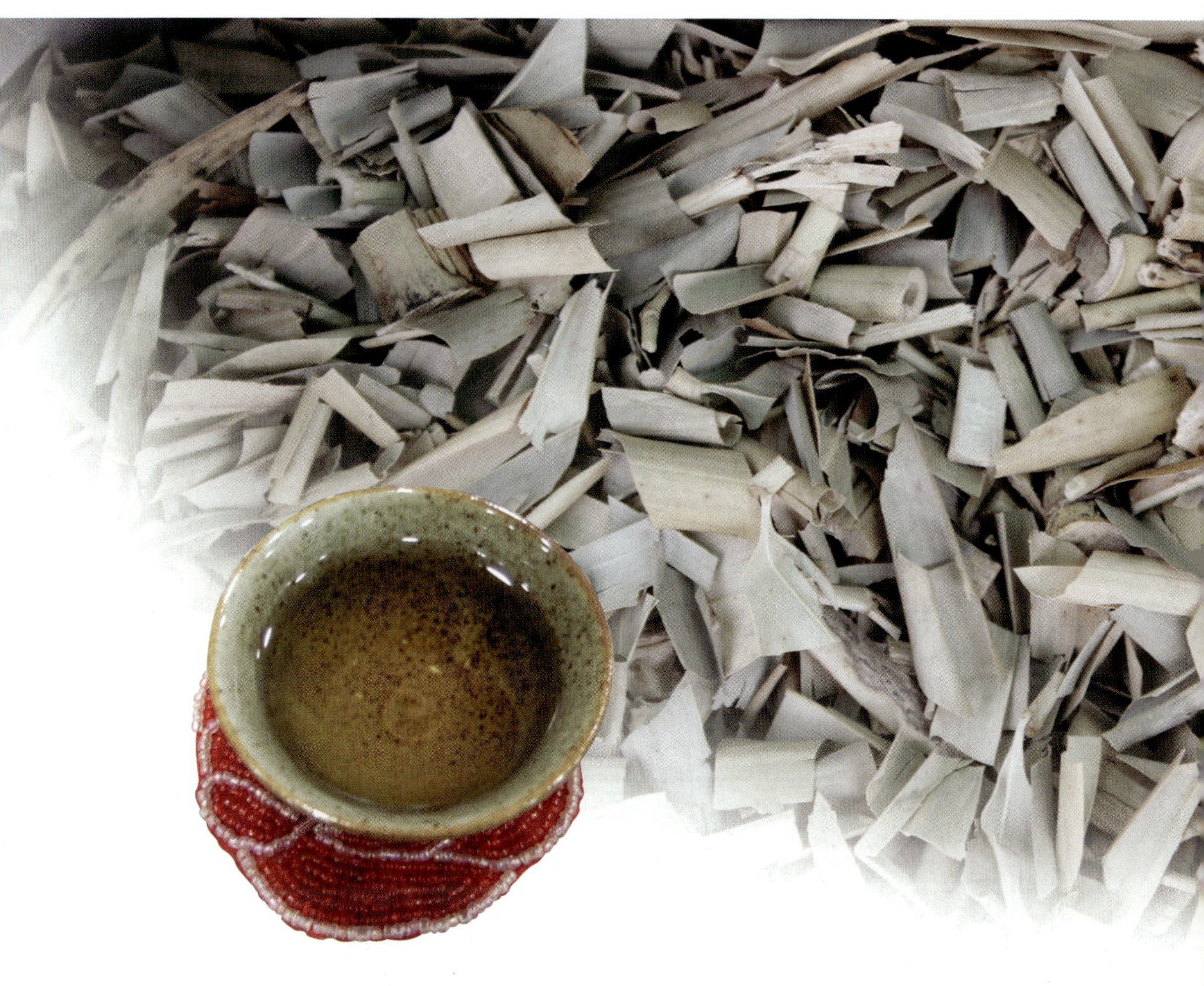

조릿대차

| 식물명 | 조릿대　| 학명 | *Sasa borealis* (Hack.) Makino
| 생약명 | BAMBUSAE FOLIUM(죽엽竹葉)
| 이명 | 민간에서 담죽엽(淡竹葉)이라고도 불리지만, 담죽엽은 조릿대풀의 생약명으로
혼동의 우려가 있으므로 구분하여 사용하는 것이 좋다.
| 과명 | 벼과(禾本科, Gramineae)　| 개화시기 | 5~7월

열을 식히고 번조를 제거하는 청열제번(淸熱除煩), 소변을 잘 나가게 하는 이뇨(利尿), 갈증을 멈추게 하는 지갈(止渴), 진액을 생성시켜 주는 생진(生津) 등의 효능이 있어서 열병(熱病)과 번갈(煩渴)을 치료하며, 소아경풍(小兒驚風, 어린이가 놀라는 증상), 정신불안, 소변불리, 구건(口乾, 입안이 마르는 증상), 해역(咳逆, 기침을 하며 기가 위로 거스르는 증상) 등의 치료에 이용한다.

- 성분 : 비타민 K가 다량 함유되어 혈액을 맑게 하고 신진대사를 촉진하며 성인병과 뇌졸중을 예방한다. 식물성 단백질, 식물성 칼슘도 풍부하다.
- 사용 부위 : 잎을 채취하여 말린 것을 죽엽이라 하며, 약용하거나 차로 우려 마신다.
- 성품과 맛(성미) : 성은 차고, 맛은 달고 담담하다(감담 甘淡). 독성은 없다.
- 작용 부위(귀경) : 심(心), 폐(肺), 담(膽) 경락에 작용한다.

연중 어느 때나 가능하나, 여름에 작은 눈엽(嫩葉, 어린잎)을 채취하여 햇볕에 말리

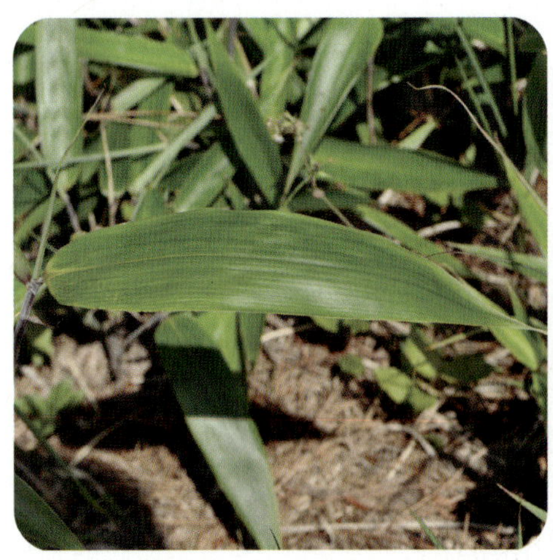

조릿대 잎 생김새

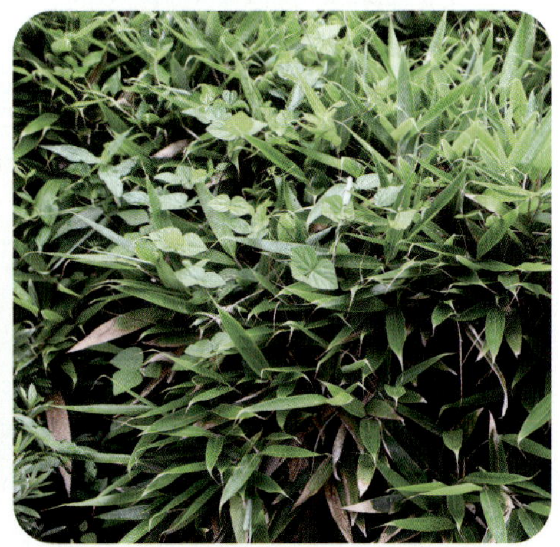

무리지어 자라는 조릿대

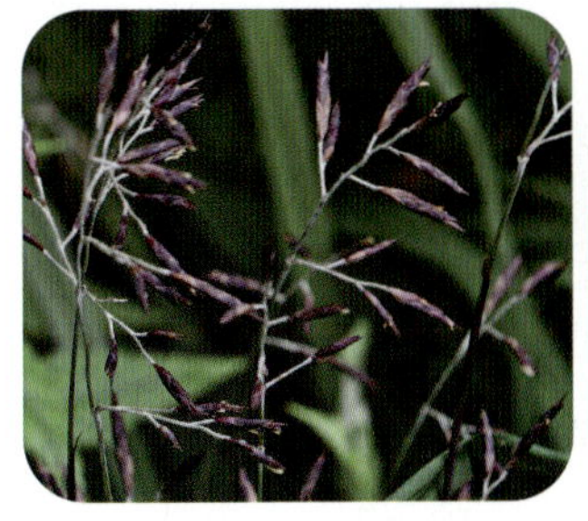
조릿대 꽃봉오리

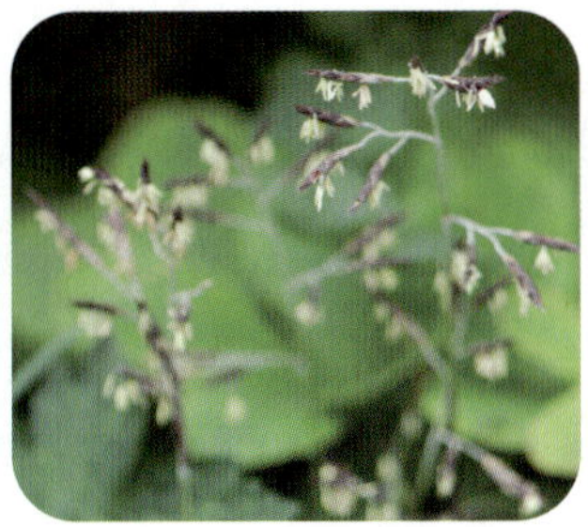
활짝 핀 조릿대꽃

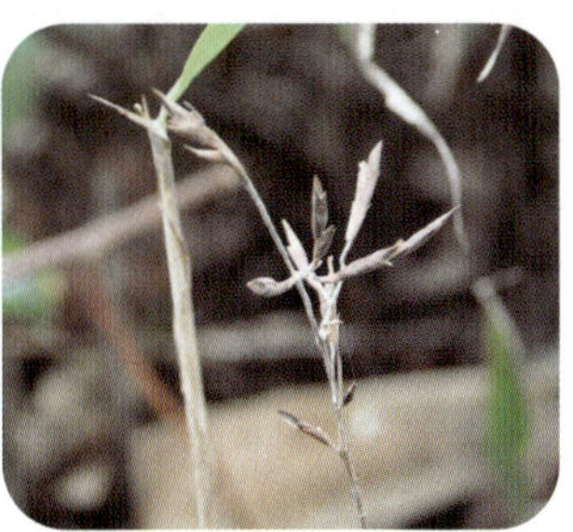
조릿대 열매

거나 그늘에 말려서 사용한다. 죽엽은 생장하여 1년이 된 것으로 어리고 탄력이 있으며 신선한 잎이 좋다. 잘게 썬 마른 잎 1kg을 물로 씻고 생석회 포화 용액 18L에 염화칼슘 1.5g을 넣고 2시간 끓인 다음 거르고 거른 액에 탄산가스를 통과시켜 탄산칼슘의 앙금이 완전히 생기도록 하룻밤 두었다가 거른다. 거른 액을 1/20로 졸이고 앙금이 생기면 다시 거른다. 거른 액을 졸여서 말리면 8~11%의 노란 밤색 물질을 얻을 수 있는데 이것은 강한 항암 활성 물질이다.

| 차 만들기와 용법 |

말린 것으로 하루에 6~15g 정도를 사용하는데, 민간요법으로는 만성간염, 땀띠, 여드름, 습진 치료 등에 이용한다. 만성간염에 조릿대 잎과 줄기 말린 것 10~20g을 잘게 썰어 물 2L를 붓고 끓기 시작하면 불을 약하게 줄여서 2시간 정도로 달여서 하루 3~4번 식사 전에 마시면 만성간염으로 입맛이 없고 몸이 노곤하며 소화가 잘 안 되고 헛배가 부르며 머리가 아프고 간 부위가 붓고 아픈 증상을 치료한다. 또 말린 조릿대 잎 100g에 물 5~6L를 붓고 2~3시간 약한 불로 끓

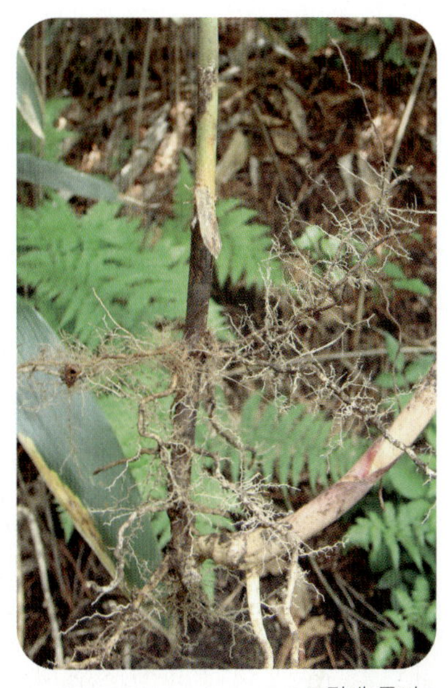
조릿대 줄기

여서 그 물을 욕조에 붓고 찌꺼기는 베주머니에 넣어 욕조 속에 넣은 다음 그 물로 목욕을 하면 땀띠, 여드름, 습진을 치료하는 데 효과적이다.

| 사용상의 주의사항 |

담죽엽으로 사용하는 조릿대풀(淡竹葉, *Lophatherum gracile* Brongn.)과 혼동하지 않도록 주의를 요한다.

봄철에 채취한 조릿대 잎을 잘게 썰어 그늘에서 말려 5년쯤 묵혀 두었다가 오랫동안 달여 농축액을 만들어 놓으면 조릿대의 찬 성질이 없어지고 조금씩 먹으면 면역 기능을 강화하는 좋은 약이 된다.

조릿대의 기능성 및 효능에 관한 특허 자료

조릿대 추출물을 포함하는 피부 주름개선용 화장료 조성물

본 발명은 개나리 추출물, 고사리 추출물, 두릅나무 추출물, 미나리 추출물, 박하 추출물, 부추 추출물, 어성초 추출물, 영산홍꽃 추출물, 오이풀 뿌리 추출물, 옥수수엽 추출물, 완두콩 추출물, 유채 추출물, 조릿대 추출물, 포공영 추출물 중에서 선택된 1종 이상을 함유한 주름 개선 조성물에 관한 것이다. 본 발명의 조성물은 콜라겐 합성을 촉진하는 효과가 뛰어나 세포 독성 및 피부 안전성이 우수하므로, 피부 주름 개선에 유용하게 사용될 수 있다.

— 공개번호 : 10-2007-0073653, 출원인 : 바이오스펙트럼 주식회사

제주조릿대 잎 추출물 또는 그로부터 분리된 파라-쿠마르산을 이용한 비만 및 지방간 개선제 조성물

본 발명은 제주조릿대 추출물을 이용한 비만 및 지방간 개선제 조성물을 개시한다. 상기 제주조릿대 추출물은 동물 실험에서 체중 증가 및 지방 축적을 억제하고, 아디포넥틴의 발현량을 증가시키며 AMPK(AMP-activated protein kinase)를 활성화시키는 활성을 나타낸다. 또한 상기 제주조릿대 추출물은 간 손상의 지표 효소인 글루타민산피루브산트랜스아미나아제(이하 "GPT"), 글루타민산옥살로아세트산트랜스아미나아제(이하 "GOT") 및 락테이트디하이드로게나제(이하 "LDH")의 함량을 낮추는 활성 등을 나타낸다.

— 공개번호 : 10-2013-0026976, 출원인 : 제주대학교 산학협력단

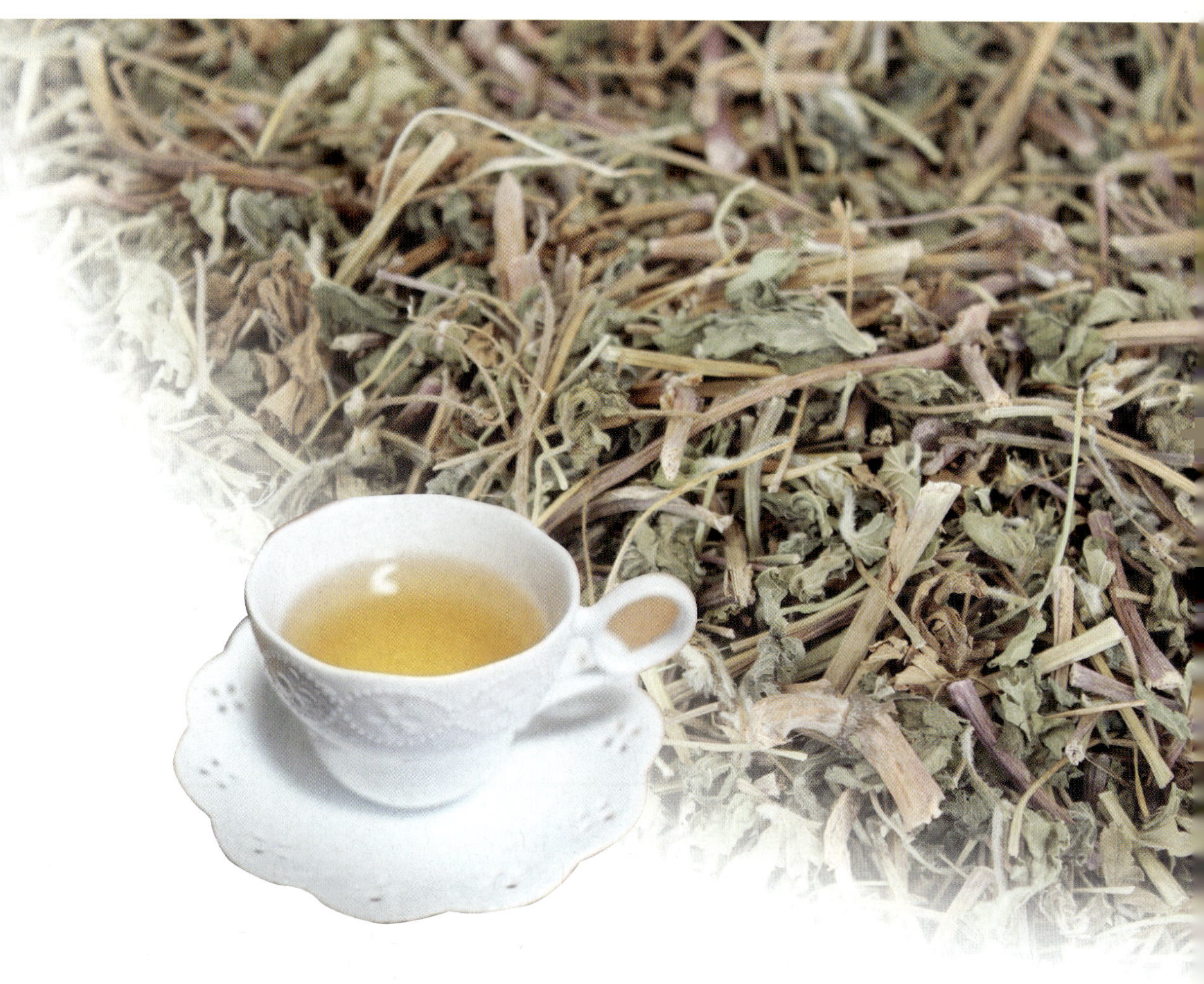

쥐손이풀차

| 식물명 | 쥐손이풀　| 학명 | *Geranium sibiricum* L.

| 생약명 | HERBA GERANII(노관초老觀草)　| 이명 | 현초(玄草), 현지초(玄之草)

| 과명 | 쥐손이풀과(Geraniaceae)　| 개화시기 | 6~8월

수렴성이 강하며 위장의 점막을 보호하고 염증을 완화하는 효능이 있다. 또한 풍사(風邪)를 없애서 풍을 치료하며 혈액 순환을 좋게 하고 독성을 풀어 주는 효능이 있어서 풍사와 습사로 인하여 결리고 쑤시고 아픈 풍습동통(風濕疼痛)과 구련마목(拘攣痲木, 경련과 마비), 타박상, 장염, 이질, 설사 등을 치료하는 데 아주 유용하다. 장내 세균을 억제하는 효과가 있어서 식중독이 자주 발생하는 여름철에 요긴한 약재로 쓰인다.

- 성분 : corilagin, ellagic acid, ehtyl brevifolincarboxylate, gallic acid, geraniin, kaempferol, protocatechuic acid, quercetin, xanthoxylin 등이 함유되어 있다.
- 사용 부위 : 쥐손이풀 및 이질풀의 동속 근연 식물 열매가 달린 전초를 노관초(老觀草)라 하며, 약용한다.
- 성품과 맛(성미) : 성질은 평하고, 맛은 쓰고 맵다. 독이 없다.
- 작용 부위(귀경) : 간(肝), 심(心), 대장(大腸) 경락에 작용한다.

| 채취 방법 및 가공 |

여름에서 가을에 열매가 익기 전에 지상부 전초 또는 뿌리째 뽑아서 깨끗이 씻어

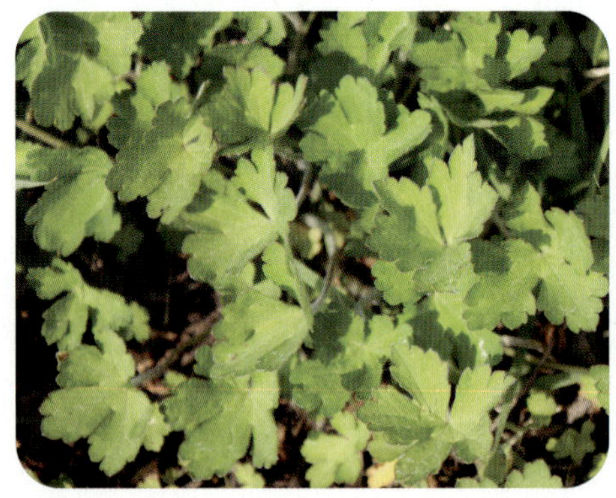

쥐손이풀 잎

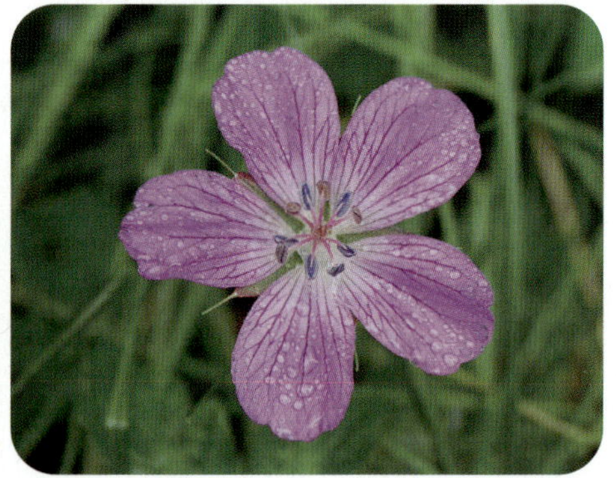

쥐손이풀꽃

햇볕에 말린다. 식물체가 길이 50㎝ 정도 자라고 꽃이 피는 시기가 약효가 가장 좋다. 이때 채취하여 말려 두고 이용하면 된다.

| 차 만들기와 용법 |

이질풀 종류는 설사에 뛰어난 효과가 있으며, 위를 튼튼하게 하는 건위와 정장 효능도 있다. 달여서 따뜻하게 마시면 지사제로, 차게 마시면 변비를 개선할 수가 있다. 달인 액을 졸여서 고제(膏劑)로 만들어 먹기도 한다. 건조한 약재 15~20g에 물 2L를 붓고 끓기 시작하면 불을 약하게 줄여서 2시간 정도 달여서 수시로 나누어 복용한다.

| 사용상의 주의사항 |

설사와 변비에 함께 사용할 수 있다. 달인 액을 따뜻하게 복용하면 설사를 멈추게 하고, 식혀서 복용하면 숙변을 배출하는 데 도움이 되는데, 이를 반대로 하지 않도록 주의한다.

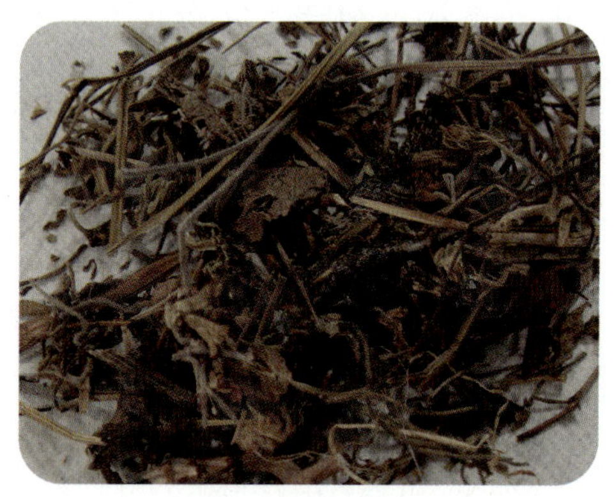

건조한 쥐손이풀 전초(노관초)

쥐손이풀의 기능성 및 효능에 관한 특허 자료

쥐손이풀 추출물을 유효 성분으로 함유하는 탈모 방지 또는 발모 촉진용 조성물

본 발명은 쥐손이풀 추출물을 유효 성분으로 함유하는 탈모 방지 또는 발모 촉진용 조성물에 관한 것으로서, 상세하게는 탈모 방지 또는 발모 촉진 효과를 나타내는 쥐손이풀 추출물을 유효 성분으로 함유하는 화장료 조성물 및 약제학적 조성물을 제공한다. 쥐손이풀 추출물은 폴리페놀, 플라보노이드, DPPH 소거능 측정을 통해 항산화 활성이 있음을 확인하고, 생체 내와 시험관 내 실험 및 세포 독성 평가를 실시하여 탈모 또는 발모에 탁월한 효과가 있음을 나타냈다.

— 공개번호 : 10-2014-0031489, 출원인 : 중앙대학교 산학협력단

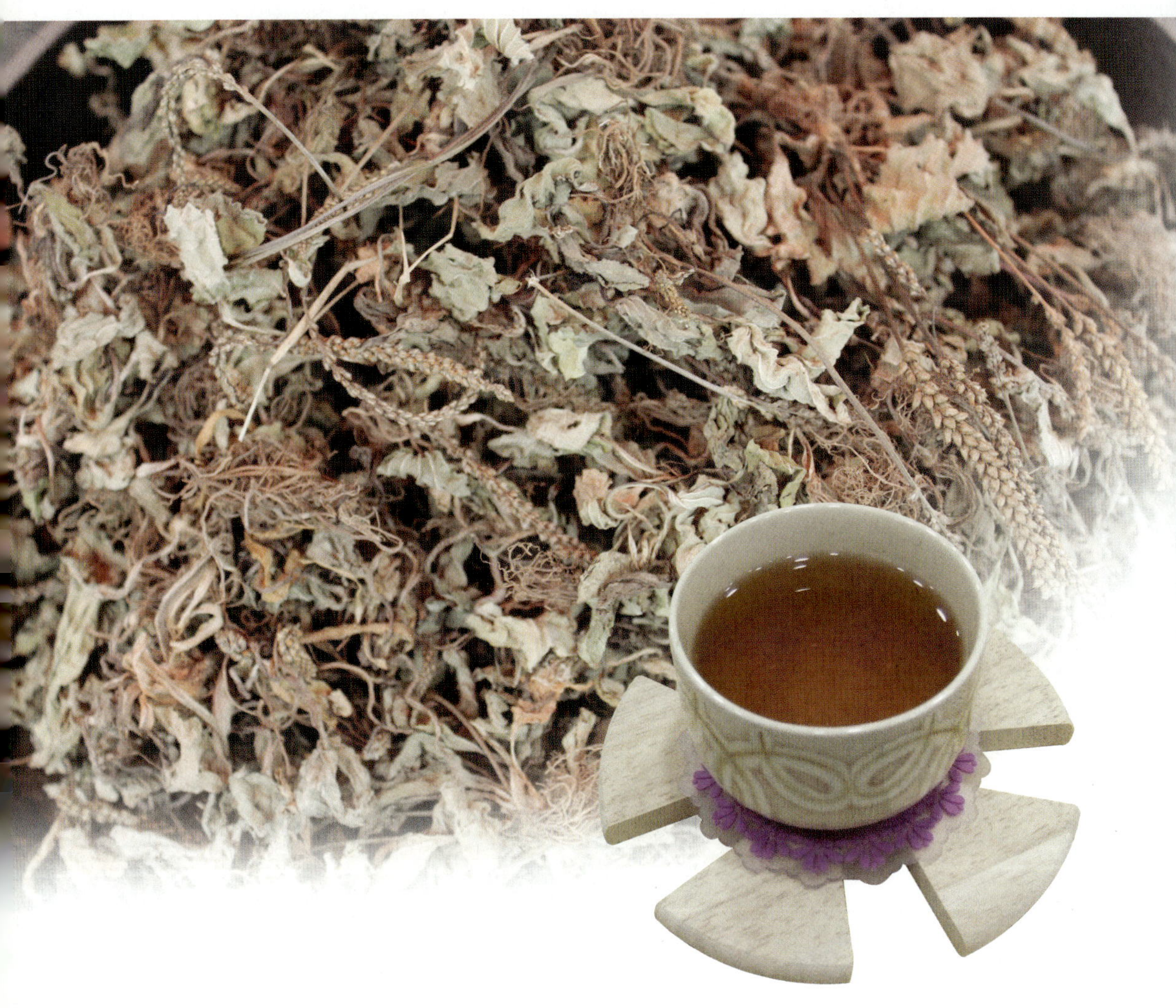

질경이차

| 식물명 | 질경이　　| 학명 | *Plantago asiatica* L.

| 생약명 | PLANTAGINIS SEMEN(차전자車前子, 차전車前)

| 이명 | 차전실(車前實), 하마의(蝦蟆衣)

| 과명 | 질경이과(車前科, Plantaginaceae) | 개화시기 | 5~8월

344

① 차전 : 소변을 잘 나가게 하는 이뇨(利尿), 간의 독을 풀어 주는 청간(淸肝), 열을 내리게 하는 해열(解熱), 담을 제거하는 거담(祛痰)의 효능이 있어 소변불리, 수종(水腫), 혈뇨(血尿), 백탁(白濁), 간염(肝炎), 황달(黃疸), 감기(感氣), 후두염(喉頭炎), 기관지염(氣管支炎), 해수(咳嗽), 대하(帶下), 이질(痢疾) 등에 이용한다.

② 차전자 : 소변을 잘 나가게 하는 이뇨(利尿), 간의 기운을 더하는 익간(益肝), 기침을 멈추게 하는 진해(鎭咳), 담을 제거하는 거담(祛痰) 효능이 있어 소변불리, 복수(腹水), 임탁(淋濁, 소변이 자주 나오면서 아프고 오줌이 탁함.), 방광염, 요도염, 해수, 간염, 설사, 고혈압, 변비 등에 이용할 수 있다.

● 성분 : aucubin, plantaginin, ursolic acid, hentriacontane, β- sitosterol이 함유되어 있다.

● 사용 부위 : 전초를 차전(車前) 또는 차전초라 하고, 성숙한 종자를 건조한 것을 차전자(車前子)라 하며, 약용한다. 부드러운 잎을 쌈 채소로 이용하기도 한다.

● 성품과 맛(성미) :

① 차전 : 성은 차고(한寒), 맛은 달며(감甘), 독은 없다.

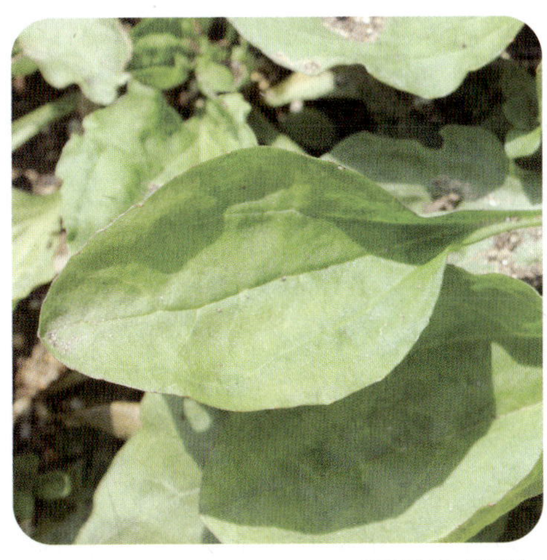

질경이 잎 생김새

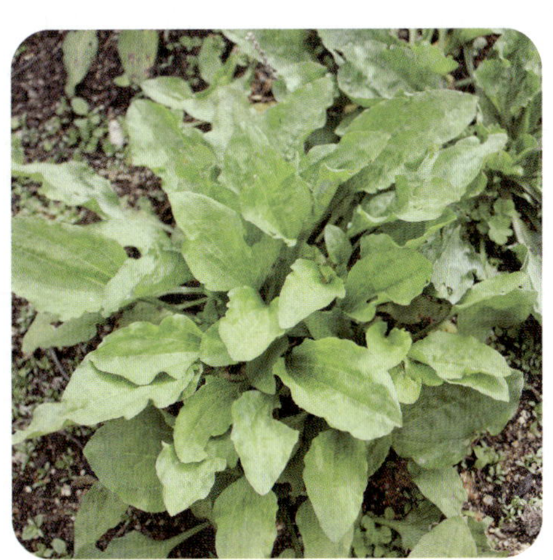

질경이 지상부

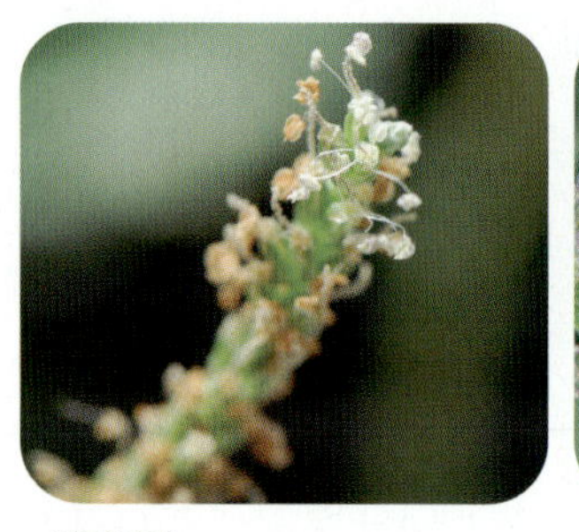
질경이꽃

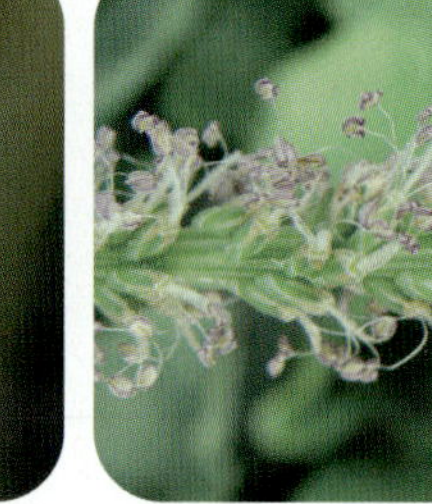
질경이꽃

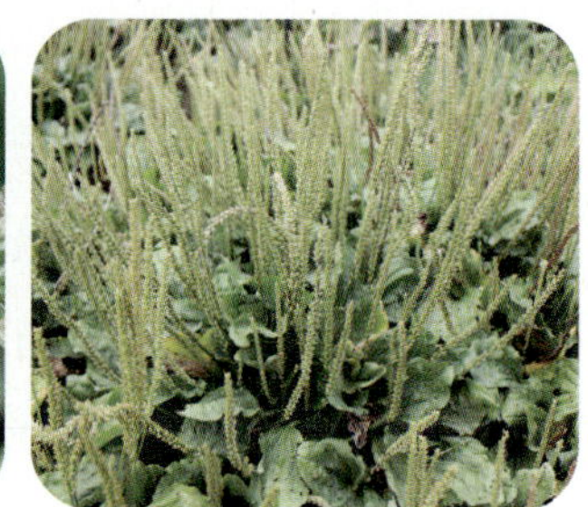
질경이 열매(차전자)

② 차전자 : 성은 차고(한寒), 맛은 달며(감甘), 독은 없다.

● 작용 부위(귀경) :

① 차전 : 간(肝), 신(腎), 폐(肺), 비(脾) 경락에 작용한다.

② 차전자 : 간(肝), 신(腎), 폐(肺), 방광(膀胱) 경락에 작용한다.

| 채취 방법 및 가공 |

잎은 여름에 무성할 때 채취하여 물에 씻고 햇볕에 건조하여 그대로 썰어서 사용한다. 종자는 가을에 종자가 성숙할 때 채취하여 말린 다음 이물질을 제거하고 살짝 볶아서 이용하거나, 소금물에 침지한 후 볶아서 사용한다.

| 차 만들기와 용법 |

말린 것으로 하루에 12~20g 정도를 사용하는데, 차전자(말린 종자) 10~15g을 물 2L에 넣고 2시간 정도 끓여서 수회에 나누어 마신다. 민간요법으로 비만일 때 약한 불에 볶은 차전자와 율무를 1:3으로 섞어서 하루 2~3회 한 숟가락씩 따뜻한 물에 복용한다. 현재 제약업계에 변비 치료제로 주목받고 있다.

| 사용상의 주의사항 |

성질이 차고 활설(滑泄, 오래되거나 심한 설사)하므로 양기가 하함(下陷, 기가 아래로 내려감. 주로 비기가 허약하여 수렴하지 못하고 조직이 느슨해져서 장기탈수 등의 병증이 발생)하거나 신(腎)기능이 허(虛)하여 오는 유정(遺精, 정액이 흘러나가는 것) 및 습열(濕熱, 습사로 인한 열증)이 없는 경우에는 사용을 피한다. 특히 이수(利水, 이뇨)하면서 기(氣)가 함께 빠져나가기 때문에 반드시 기를 보충하는 대책을 세워야 한다. 비만인이 차전자를 사용할 경우 율무를 함께 사용하는 것은 이러한 원리이다.

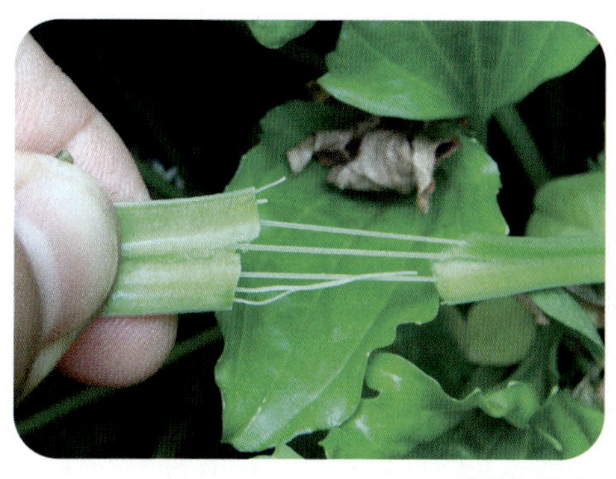

질경이 줄기

채취 건조한 질경이 전초(차전)

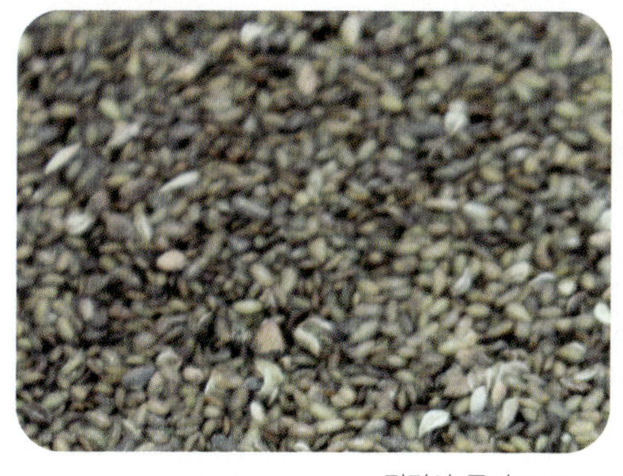

질경이 종자(차전자)

건조한 질경이 종자(차전자)

연화재배(軟化栽培, 빛을 차단하여 웃자라게 하여 식물체의 질을 부드럽고 연하게 키우는 재배 방법)를 한 잎을 채취하여 쌈 재료로 이용하기도 한다.

질경이의 기능성 및 효능에 관한 특허 자료

항암 기능을 가진 질경이 추출물

본 발명은 질경이가 가지는 탁월한 암세포 억제 성분(항암 성분)을 인체에 적절하게 적용할 수 있도록 하여 각종 암 예방은 물론 그 치료까지도 기대할 수 있는 항암 효능을 가진 질경이 추출물에 관한 것이다.

— 공개번호 : 10-2002-0036807, 출원인 : 학교법인 계명대학교

뇌 신경세포 보호 물질을 포함하는 질경이 추출물을 포함하는 조성물

본 발명은 뇌 신경세포 보호 물질을 포함하는 질경이 추출물을 포함하는 퇴행성 신경 질환의 예방 또는 치료용 조성물에 관한 것이다. 보다 구체적으로 뇌 신경세포 보호물질로서 4-비닐-2-메톡시페놀을 포함하고 산화적 스트레스 유발을 감소시키며 세포 활성을 증대시킬 뿐만 아니라 치매 모델 동물 실험의 대안행동 및 스텝 스루 레이턴시(step through latency) 수동회피 검사에서 기억학습 능력을 유지시키는 질경이 추출물이 포함된 인체에 무해한 퇴행성 신경 질환의 예방 또는 치료용 조성물에 관한 것이다.

— 공개번호 : 10-2010-0002836, 출원인 : 고려대학교 산학협력단

질경이 추출물을 함유하는 항산화 및 지질 대사 개선용 식품 조성물

본 발명은 질경이 추출물을 유효 성분으로 함유하는 것을 특징으로 하는 항산화용 또는 지질 대사 개선용 식품 조성물을 개시한다.

— 공개번호 : 10-2012-0124975, 출원인 : (주)엔자임바이오

질경이 추출물을 함유하는 자외선에 대한 피부 보호용 화장료 조성물

본 발명은 질경이 추출물을 함유하는 자외선에 대한 피부 보호용 화장료 조성물에 관한 것으로, 질경이 추출물이 자외선을 흡수하고, 자외선에 의한 피부 세포의 변형을 완화시키며, 피부 자극이 나타나지 않는 효과가 있어 자외선 차단 화장료에 사용하였을 경우 자외선 차단 효과의 상승 작용은 물론 자외선에 의해 손상된 피부의 회복에 도움을 줄 수 있는 효과가 있다.

— 공개번호 : 10-2009-0025500, 출원인 : (주)더페이스샵코리아

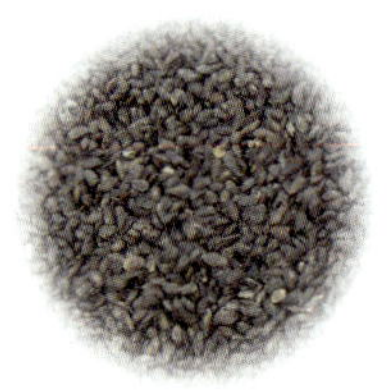

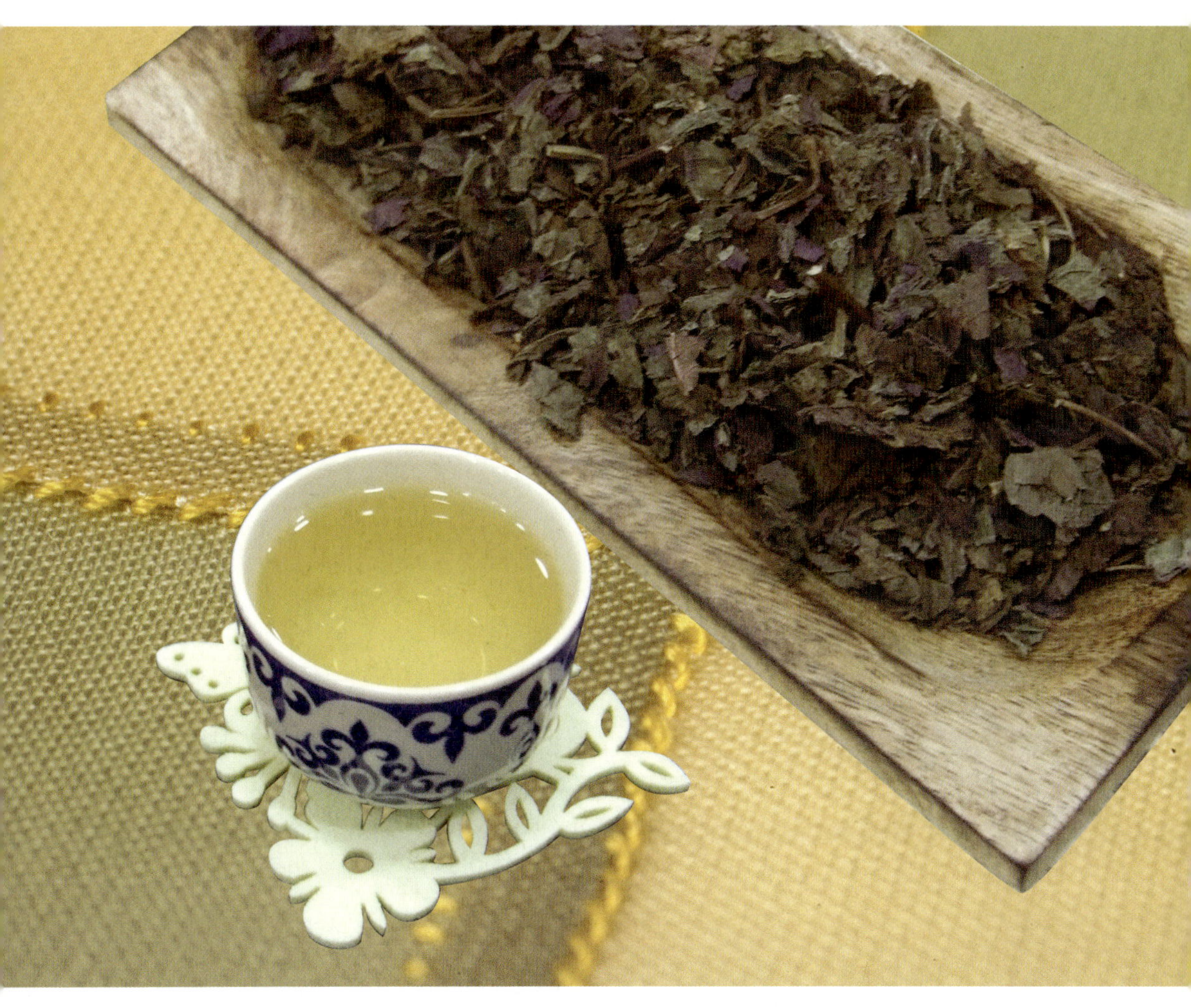

차즈기차

| 식물명 | 차즈기 | 학명 | *Perilla frutescens* Britton var. *acuta* (Thunb.) Kudo

| 생약명 | FOLIUM PERILLAE(소엽蘇葉)

| 이명 | 자소(紫蘇), 자소엽(紫蘇葉), 적소(赤蘇), 향소(香蘇), 계임(桂荏), 차조기

| 과명 | 꿀풀과(Labiatae) | 개화시기 | 8~9월경

| 효능과 주치 |

소자(蘇子, 차즈기 씨)는 폐를 윤활하게 하는 윤폐(潤肺), 천식을 다스리는 평천(平喘), 담(가래)을 다스리는 소담(消痰), 기를 내리게 하는 하기(下氣), 장을 부드럽게 하여 장 운동을 도와 주는 윤장(潤腸) 등의 효능이 있고, 소엽(蘇葉, 차즈기 잎)은 열을 내리게 하는 해열(解熱), 땀을 잘 나게 하는 발한(發汗), 담을 제거하는 거담(祛痰), 위를 튼튼하게 하는 건위, 독을 푸는 해독, 태아를 안정시키는 안태(安胎) 등의 효능이 있다.

- 성분 : 전초에 정유 약 0.5%가 함유되고 정유 중에는 perillaaldehyde 약 55%, L-limonene 20~30%, α-pinene 소량이 함유되고, argine, curinic acid, cyanidin-3-(6-p-coumarol-β-D-glucoseide)-5-β-D-glucoseide가 함유되어 있다.
- 사용 부위 : 잎 및 끝가지를 소엽, 열매(씨)를 소자라 하며, 약용한다.
- 성품과 맛(성미) : 소자의 맛은 맵고 약간 쓰며 성질은 따뜻하다. 소엽은 맵고 성질이 따뜻하다.
- 작용 부위(귀경) : 소자는 폐, 대장 경락에 작용하고, 소엽은 간, 폐, 비경락에 작용한다.

| 채취 방법 및 가공 |

초가을(9월 상순)에 줄기와 잎이 무성하고 꽃이 피기 시작할 때 잎을 채취하여 바람

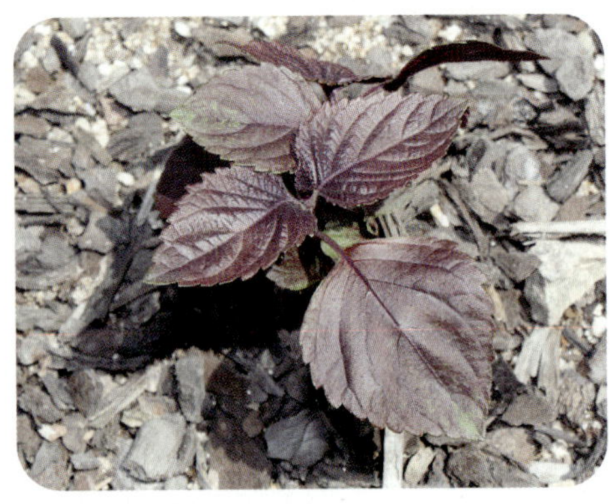

차즈기 어린잎

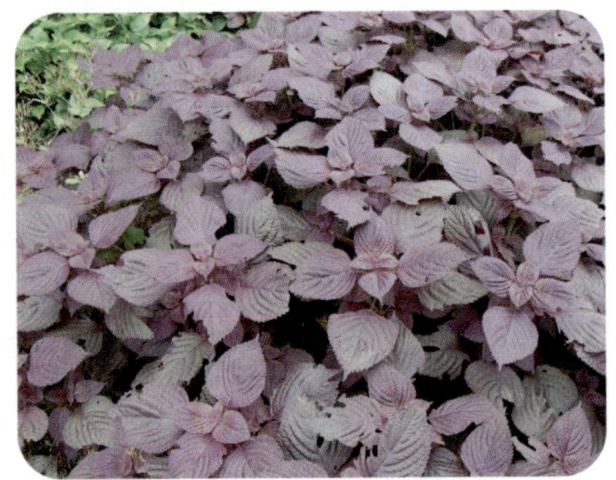

차즈기 지상부

이 잘 통하는 그늘에 말린다. 소자는 가을에
열매가 성숙했을 때 열매를 떨어 내고 불순
물을 제거하여 햇볕에 말린 후 사용한다.

| 차 만들기와 용법 |

① 소엽 : 소엽 5~10g에 물 800mL를 넣고
   달여서 반으로 나누어 아침저녁으로 마
   신다.
② 소자 : 소자 3~10g에 물 800mL를 넣고
   달여서 반으로 나누어 아침저녁으로 마
   신다.

| 사용상의 주의사항 |

깻잎과 비슷하게 생긴 차즈기 잎은 매실
초절임을 할 때나 돼지고기를 먹을 때 쌈 재
료로 이용하면 좋다. 그러나 온병(溫病) 또는
허약하고 과로한 경우에는 과량 섭취를 금
한다.

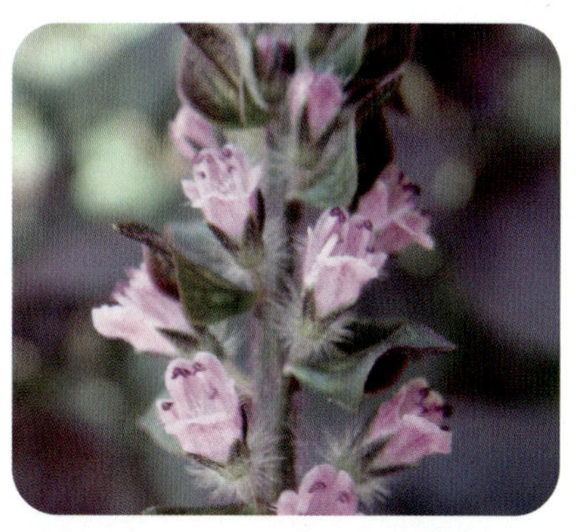
차즈기꽃

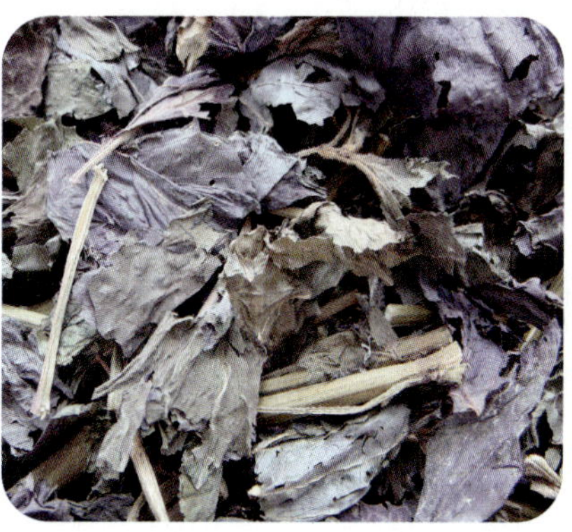
건조한 차즈기 잎(소엽)

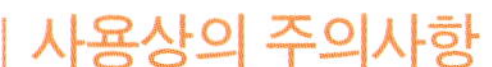
응용

소자는 해수, 천식, 호흡곤란, 변비 등을 치료하는 데 효과가 있고, 소엽은 감기, 오한
발열, 해수, 오심, 구토, 소화불량, 물고기의 독을 없애는 데 이용한다. 소엽 탕제 및
침제는 해열 작용이 뛰어나고 포도상구균의 생장을 억제하는 항균 작용이 뛰어나다.
또 혈당을 떨어뜨리는 효과가 있다. 정유가 많으므로 잎줄기를 잘라 목욕제로 이용하
면 몸이 따뜻해져서 냉증이나 류머티즘, 요통 등에 효과가 있다.

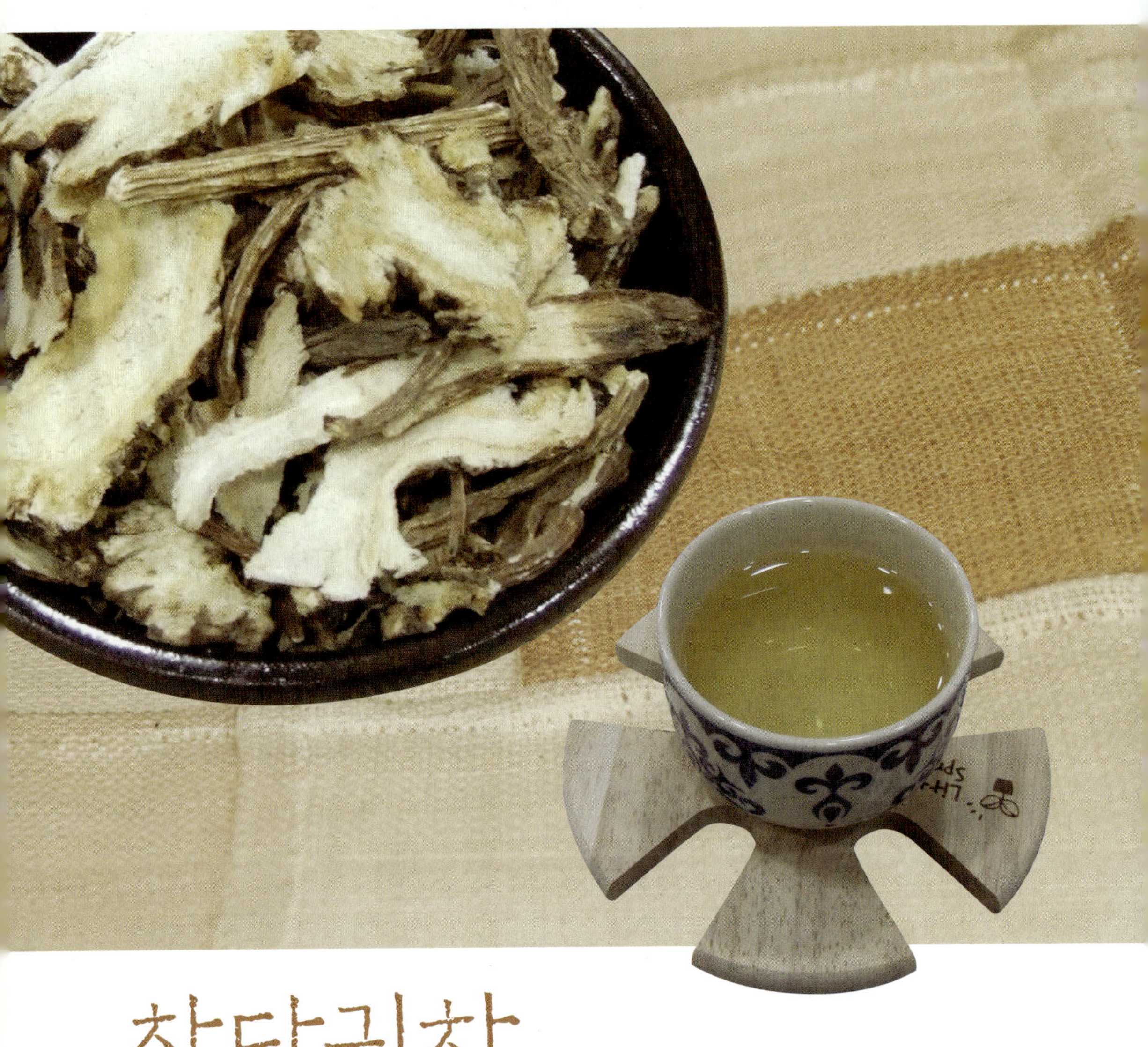

참당귀차

| 식물명 | 참당귀　　| 학명 | *Angelica gigas* Nakai

| 생약명 | ANGELICAE GIGANTIS RADIX(당귀當歸)

| 이명 | 건귀(乾歸), 문귀(文歸), 대부(大斧), 상마(象馬)

| 과명 | 산형과(Umbelliferae)　　| 개화시기 | 8~9월

| 효능과 주치 |

혈을 보충하고 조화롭게 하는 보혈화혈(補血和血), 어혈을 풀어 주는 구어혈(驅瘀血), 월경을 조화롭게 하며 통증을 멈추는 조경지통(調經止痛), 진정(鎭靜), 장의 건조를 막고 윤활하게 하는 윤조활장(潤燥滑腸) 등의 효능이 있어서 월경이 조화롭지 못한 월경부조(月經不調) 증상을 다스리고, 폐경 및 복통(經閉腹痛)을 다스린다. 붕루(崩漏, 여성들의 심한 하혈), 혈이 허해서 오는 두통인 혈허두통(血虛頭痛), 어지럼증(현훈眩暈), 장이 건조하여 오는 변비(장조변비臟燥便秘), 타박상(질타손상跌打損傷) 등에도 이용한다. 특히 참당귀에는 일당귀나 당당귀에 들어 있지 않은 데커신(Decursin)이라는 물질이 다량 함유되어 있어서 항노화(抗老化), 항산화(抗酸化) 및 항암(抗癌)작용에 관여하는 것으로 알려져 최근 한국산 참당귀가 각광을 받고 있다. 반면에 일당귀나 당당귀에는 조혈(造血)작용에 관여하는 비타민 B_{12}가 다량으로 함유되어 있는 것으로 보고되었다.

- 성분 : 뿌리에 decursin이 함유되어 있다. 종자에는 decursinol, iso-imperatin, decursidin이 함유되어 있다(일당귀의 경우에는 조혈 작용을 하는 비타민 B_{12}를 다량 함유한다.).

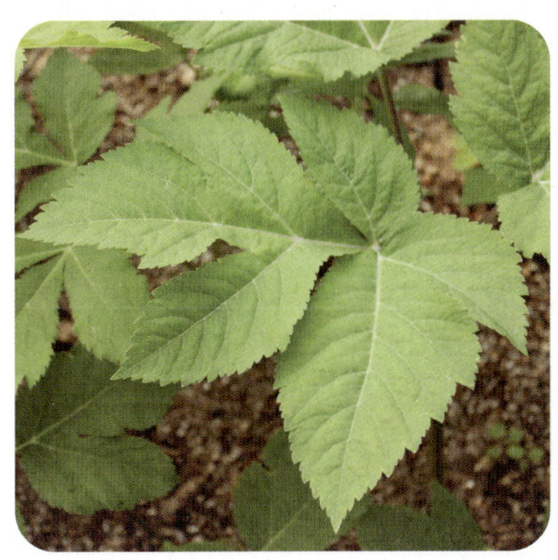

참당귀 잎 생김새

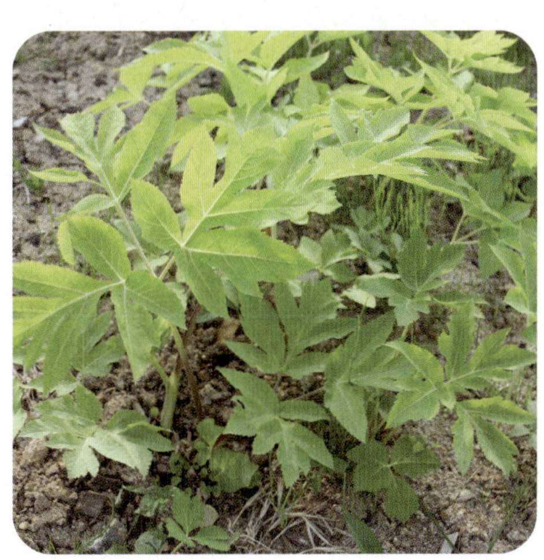

무리지어 자라는 참당귀

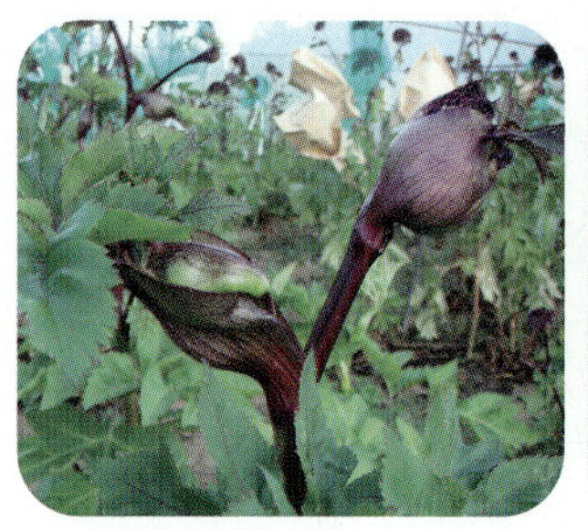
참당귀 꽃봉오리

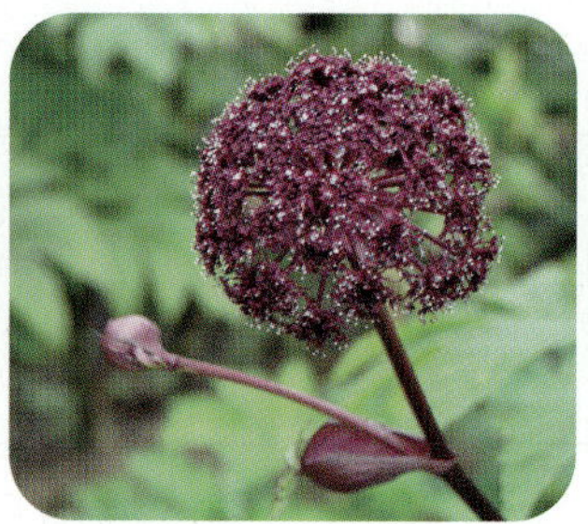
활짝 핀 참당귀꽃

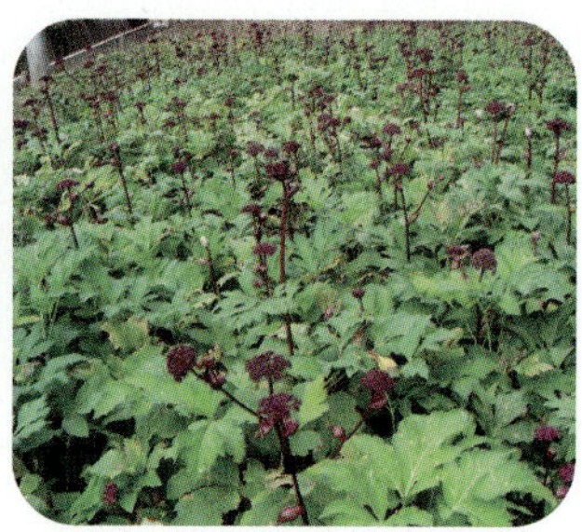
참당귀 재배 밭

- 사용 부위 : 뿌리를 당귀라 하여 약용한다. 중국에서는 당당귀[중국당귀, *A. sinensis*(Oliv.) Diels]를, 일본에서는 일당귀[*A. acutiloba* Kitagawa(=*Ligusticum acutilobum* S. et Z.)]를 당귀 기원으로 하고 있으며, 우리나라에서는 참당귀와 일당귀를 재배하고 있는데, 그 성미와 효능이 다르므로 구분하여 사용하는 것이 좋다.

- 성품과 맛(성미) : 성은 따뜻하고, 맛은 달고 매우며(감신甘辛), 독은 없다.

- 작용 부위(귀경) : 심(心), 간(肝), 비(脾) 경락에 작용한다.

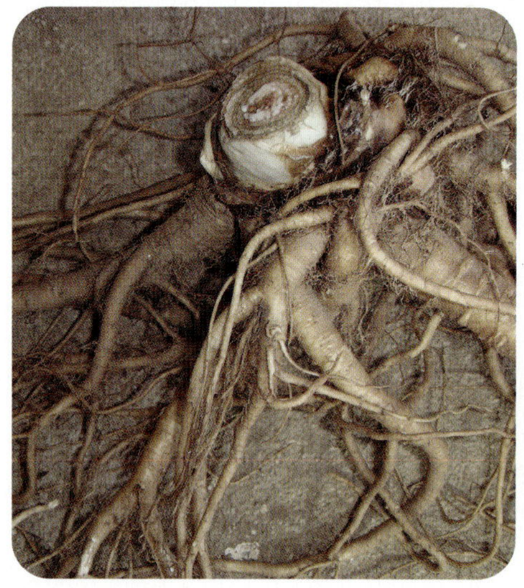
참당귀 뿌리

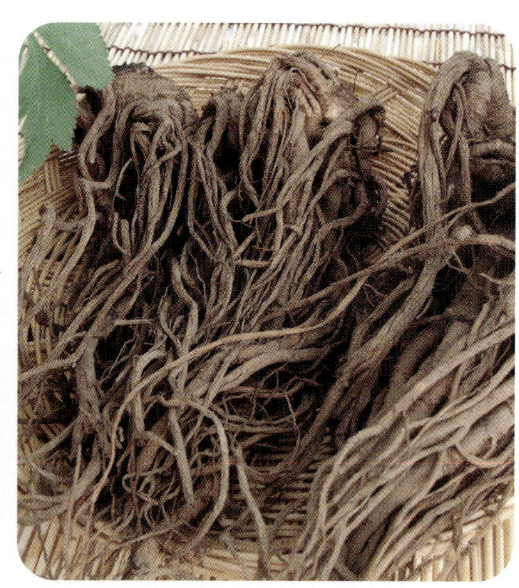
건조한 참당귀 뿌리

| 채취 방법 및 가공 |

가을에서 봄 사이에 채취하여 토사를 제거하고, 1차 건조를 한 다음 절단하여 2차 건조를 하고 저장한다. 사용 목적에 따라서 가공 방법을 달리하는데, 보혈(補血), 조경(調經), 윤장통변(潤腸通便)을 목적으로 할 때는 당귀를 살짝 볶아서 이용하고, 술을 흡수시켜 프라이팬에 약한 불로 볶아서(주자酒炙) 사용하면 혈액 순환을 돕고 어혈을 제거하는 활혈산어(活血散瘀)의 효능이 증강되어 혈어경폐(血瘀經閉, 어혈로 인한 월경의 막힘.)와 월경이 잘 나오게 하는 통경(通經), 출산 후의 어혈이 막힌 증상인 산후어체(産後瘀滯), 복통(腹痛), 타박상(질타손상跌打損傷) 및 풍사와 습사로 인하여 결리고 아픈 풍습비통(風濕痺痛)을 치료하고, 토초(土炒)하여 사용하면 혈허(血虛)로 인한 변당(便糖, 대변이 진흙처럼 무른 증상)을 치료하고, 초탄(炒炭)하면 지혈(止血)작용이 증가한다. 꽃이 피면 뿌리가 목질화되어 약재로 사용할 수 없으므로 꽃대가 올라오지 않도록 재배하는 것이 중요하다.

| 차 만들기와 용법 |

말린 것으로 하루에 4~20g을 사용하는데, 말린 약재 5~10g에 물 2L를 붓고 2시간 정도를 끓여서 하루에 2~3회 나누어 복용한다. 차 재료로 다른 약재들과 함께 배합하여 다양하게 이용된다. 또한 약선의 재료로서 다양한 용도로 이용되기도 한다.

| 사용상의 주의사항 |

성이 따뜻하므로 열성출혈(熱性出血)의 경우에는 사용을 피하고, 또한 습윤하고 활설(滑泄)한 성질을 가지고 있으므로 습사로 인하여 중초가 팽만한 경우나 대변당설(大便溏泄, 대변이 진흙처럼 무른 것)의 경우에는 모두 신중하게 사용한다.

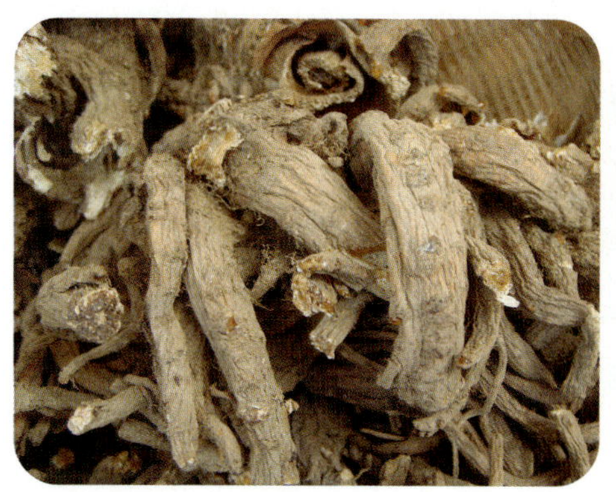
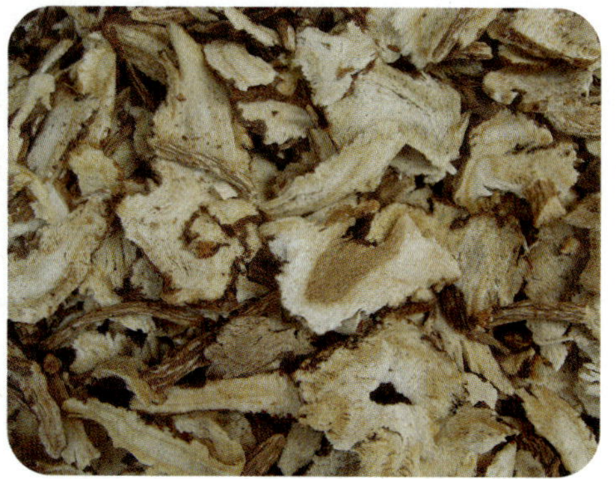

건조한 참당귀 뿌리(당귀)   절단 건조한 참당귀 뿌리(당귀)

민간요법으로 변비 치료를 위하여 많이 이용되는데 습관성 변비 특히 노인, 소아, 해산 후 및 허약한 사람의 변비에 많이 이용한다. 외용에는 약재 달인 물로 환부를 씻는다.

참당귀의 기능성 및 효능에 관한 특허 자료

당귀 추출물을 포함하는 골수 유래 줄기세포 증식 촉진용 조성물

본 발명은 당귀 추출물을 이용하여 골수 유래 줄기세포의 증식을 촉진시키는 조성물에 관한 것으로, 본 발명의 조성물은 줄기세포의 증식 및 분화를 위해 G-CSF만을 단독 투여했던 방법에 의해 야기되었던 비장종대와 같은 부작용을 해결하여, 당귀 추출물의 병용 투여로 현저히 완화시켰으며, 줄기세포의 증식 및 분화를 보다 촉진시키는 효과가 있다.
— 공개번호 : 10-1373100-0000, 출원인 : 재단법인 통합의료진흥원

당귀의 주성분인 데커신으로부터 합성된 유도체인 데커시놀 벤조에이트를 이용한 비만 예방용 또는 비만 치료용 조성물

본 발명은 당귀의 주성분인 데커신(decursin)으로부터 합성된 유도체인 데커시놀 벤조에이트(decursinol benzoate)를 이용한 비만 예방용 또는 비만 치료용 조성물에 관한 것으로, 데커시놀 벤조에이트는 AMPK 활성능을 가짐으로써 지방산 합성을 억제하는 것을 특징으로 하거나, PPAR-GAMMA의 발현 및 전사 활성을 억제하는 것을 특징으로 한다.
— 공개번호 : 10-2011-0125940, 출원인 : 한국화학연구원 및 한국식품연구원

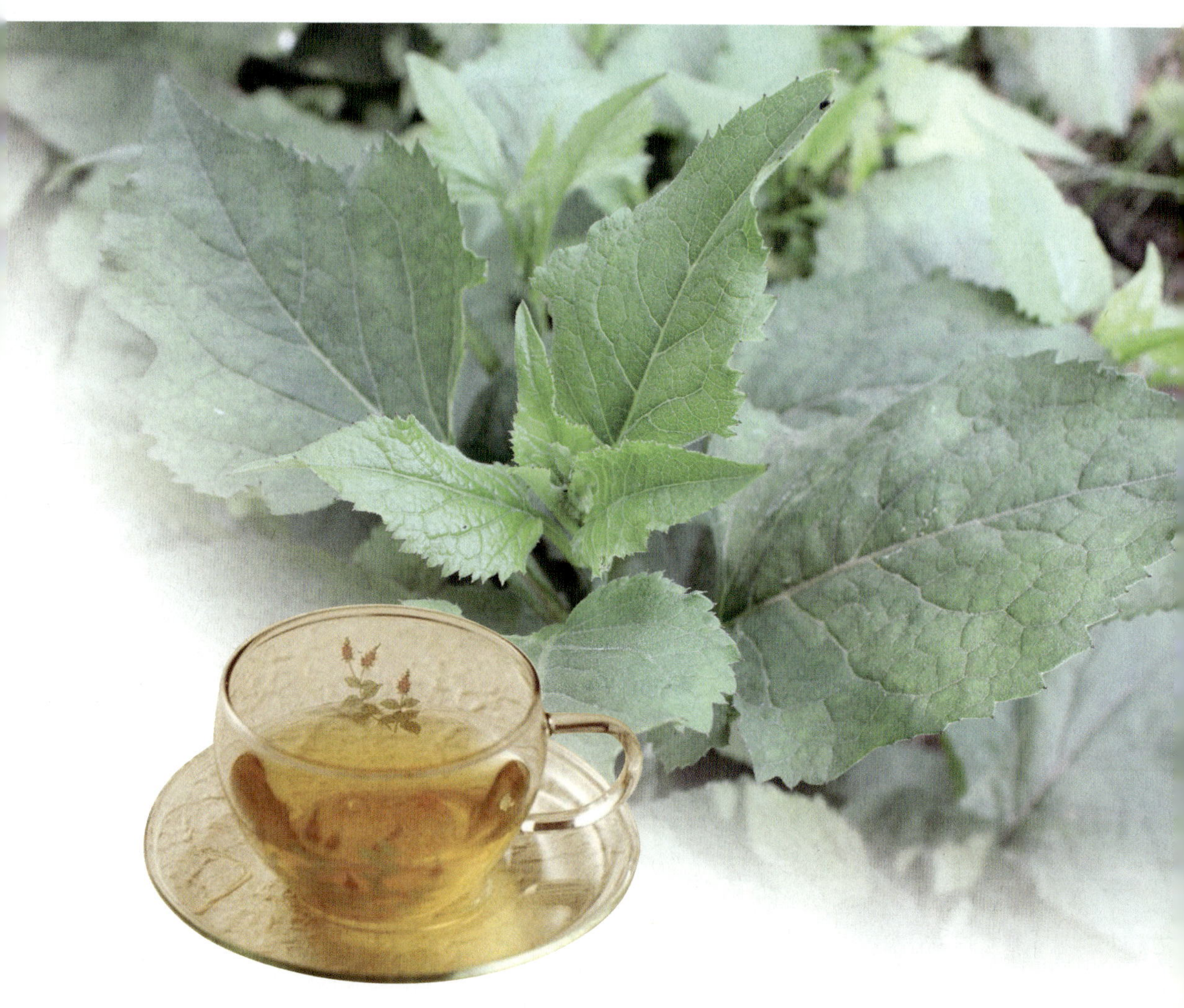

참취차

| 식물명 | 참취 | 학명 | *Aster scaber* Thunb.
| 생약명 | ASTERIS RADIX(동풍채근東風菜根)
| 이명 | 선백초(仙白草), 산백채(山白菜), 백운초(白云草), 산합로(山蛤蘆)
| 과명 | 국화과(Compositae) | 개화시기 | 8~10월

통증을 멈추는 진통(鎭痛), 혈액 순환이 잘되게 하는 활혈(活血), 기의 순환을 돕는 행기(行氣), 독을 풀어 주는 해독(解毒) 등의 효능이 있어서 근육과 뼈가 쑤시고 아픈 근골동통(筋骨疼痛), 두통(頭痛), 요통(腰痛), 장염복통(腸炎腹痛), 타박상(打撲傷), 뱀 물린 데(사교상蛇咬傷) 등에 응용할 수 있다.

- 성분 : squalene, friedelin, friedelin-3β-ol, α-spinasterol 등이 함유되어 있으며, 지상부에는 coumarin이 다량 함유되어 있다.

- 사용 부위 : 뿌리와 잎을 동풍채근이라 하며, 약재로 사용한다. 연한 잎은 따서 나물로 이용한다.

- 성품과 맛(성미) : 성품은 따뜻하고, 맛은 맵다.

- 작용 부위(귀경) : 심(心), 비(脾) 경락에 작용한다.

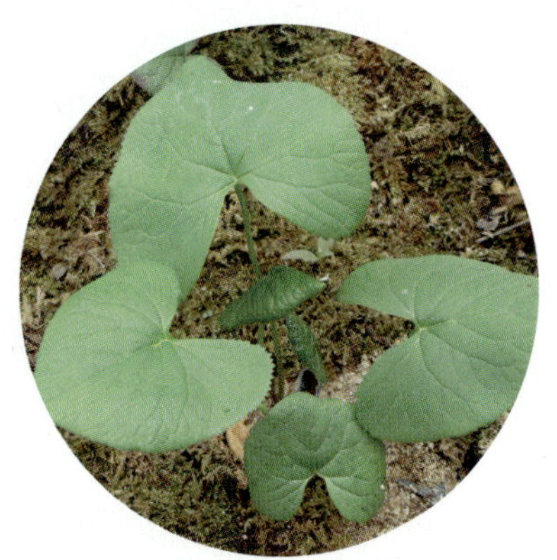

참취 어린잎

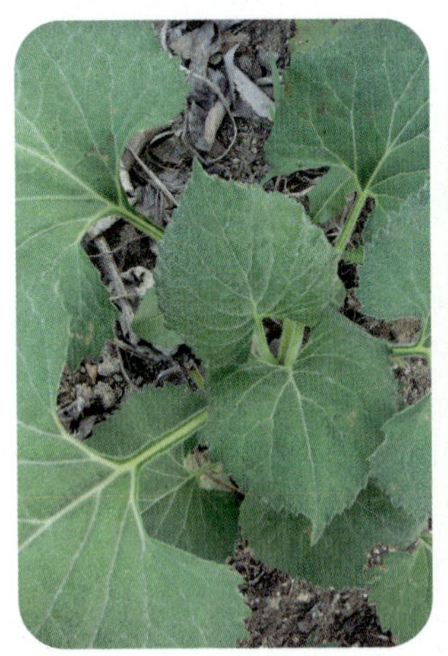

참취 지상부

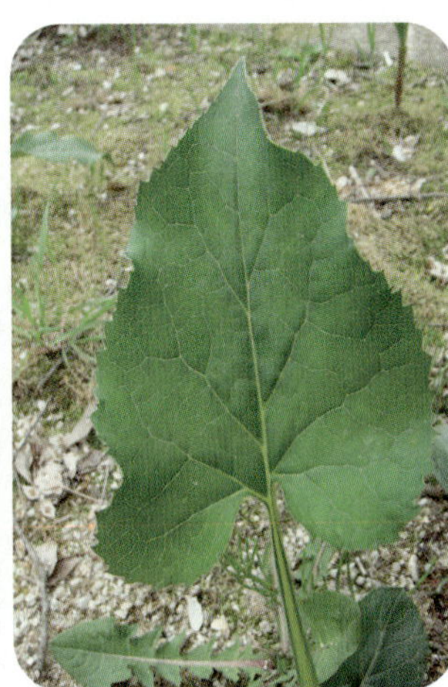

참취 잎(앞)

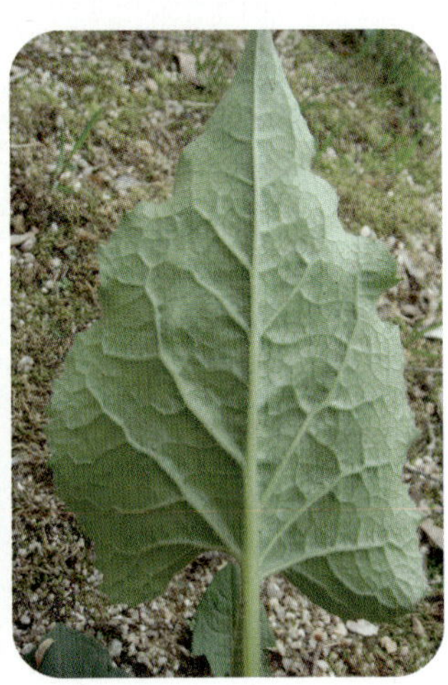

참취 잎(뒤)

358

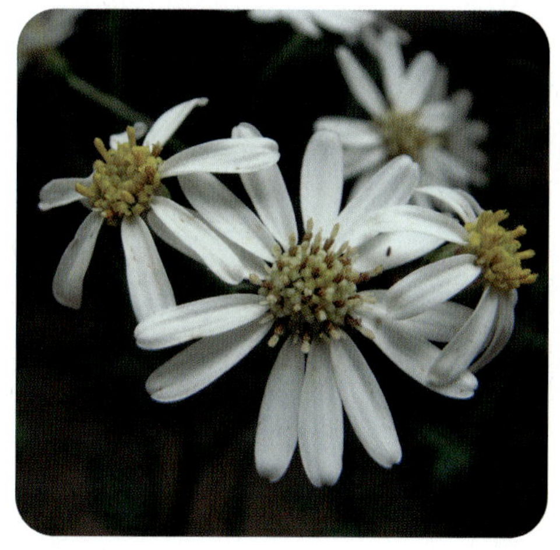

참취꽃

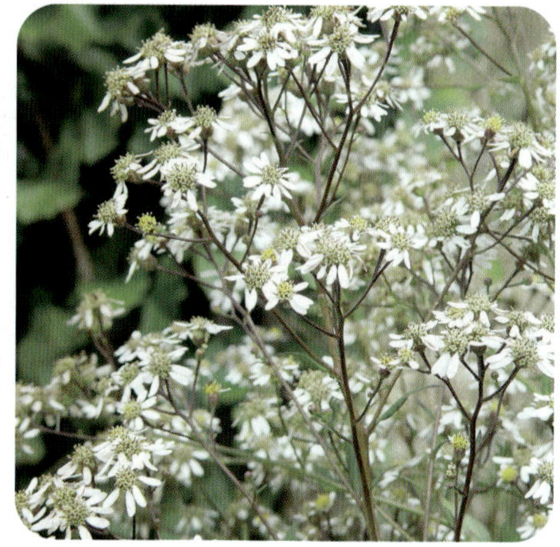

무리지어 피어 있는 참취꽃

| 채취 방법 및 가공 |

가을에서 이듬해 봄 사이 싹이 트기 전에 채취하여 햇볕에 말린다.

| 차 만들기와 용법 |

말린 것으로 하루에 15~30g을 사용하는데, 말린 뿌리 10~15g에 물 2L를 붓고 2시간 정도 끓여서 3~4회 나누어 복용한다. 가루로 만들어 복용하기도 하며, 외용할 때는 짓찧어 환처에 붙이기도 한다.

| 사용상의 주의사항 |

물에 삶아서 쓴맛을 우려내고 말려 두었다가 사용한다.

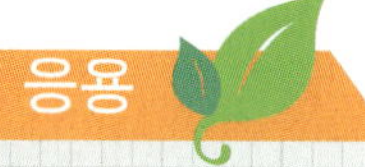

응용

연한 잎을 따서 끓는 물에 2~3분 정도 데친 후 잘 말려 두고 나물을 무쳐 먹으면 향과 기능적 효능을 함께 얻을 수 있어서 매우 좋다.

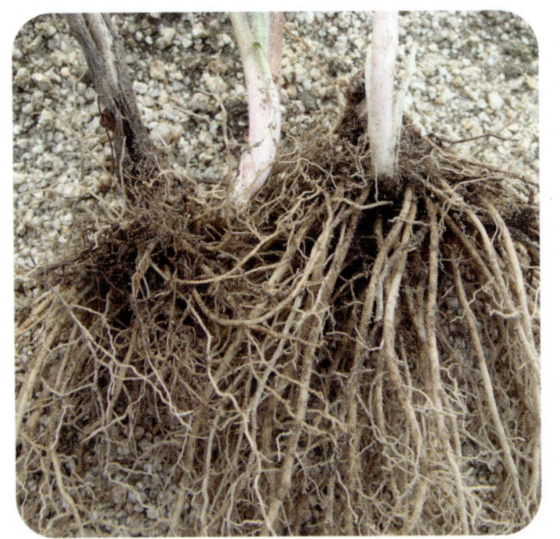

참취 뿌리

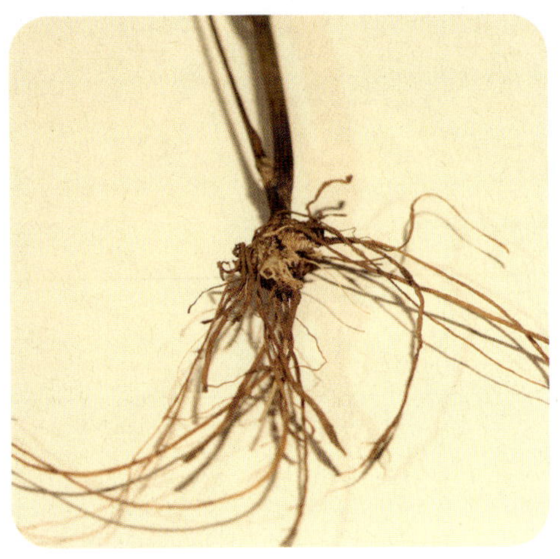

건조한 참취 뿌리

참취의 기능성 및 효능에 관한 특허 자료

항고지혈, 항산화 및 항바이러스 활성을 갖는 참취 추출물 및 그로부터 분리된 화합물

본 발명은 참취를 저급 알코올로 추출한 후 건조시켜 물에 현탁하고 이에 유기용매를 가하여 추출하는 단계를 거쳐 얻어지는 항고지혈, 항산화 및 항바이러스 활성을 갖는 참취 추출물에 관한 것이다.

— 공개번호 : 10-2002-0013237, 출원인 : 성균관대학교 산학협력단

뇌 항산화 활성을 가지는 참취 추출물

본 발명은 참취를 물, 알코올 또는 물–알코올 혼합물로 추출하여 얻는 항산화 활성을 가지는 참취 추출물에 관한 것이다. 본 발명에 의하여 IC 50이 낮으면서 독성이 없으며 손쉽고 저렴하게 구할 수 있어서 일상 식생활에서 채소로 많이 이용하는 참취로부터 뇌 항산화 효과가 우수한 추출물을 획득할 수 있게 된다.

— 공개번호 : 10-2005-0007955, 출원인 : 충남대학교 산학협력단

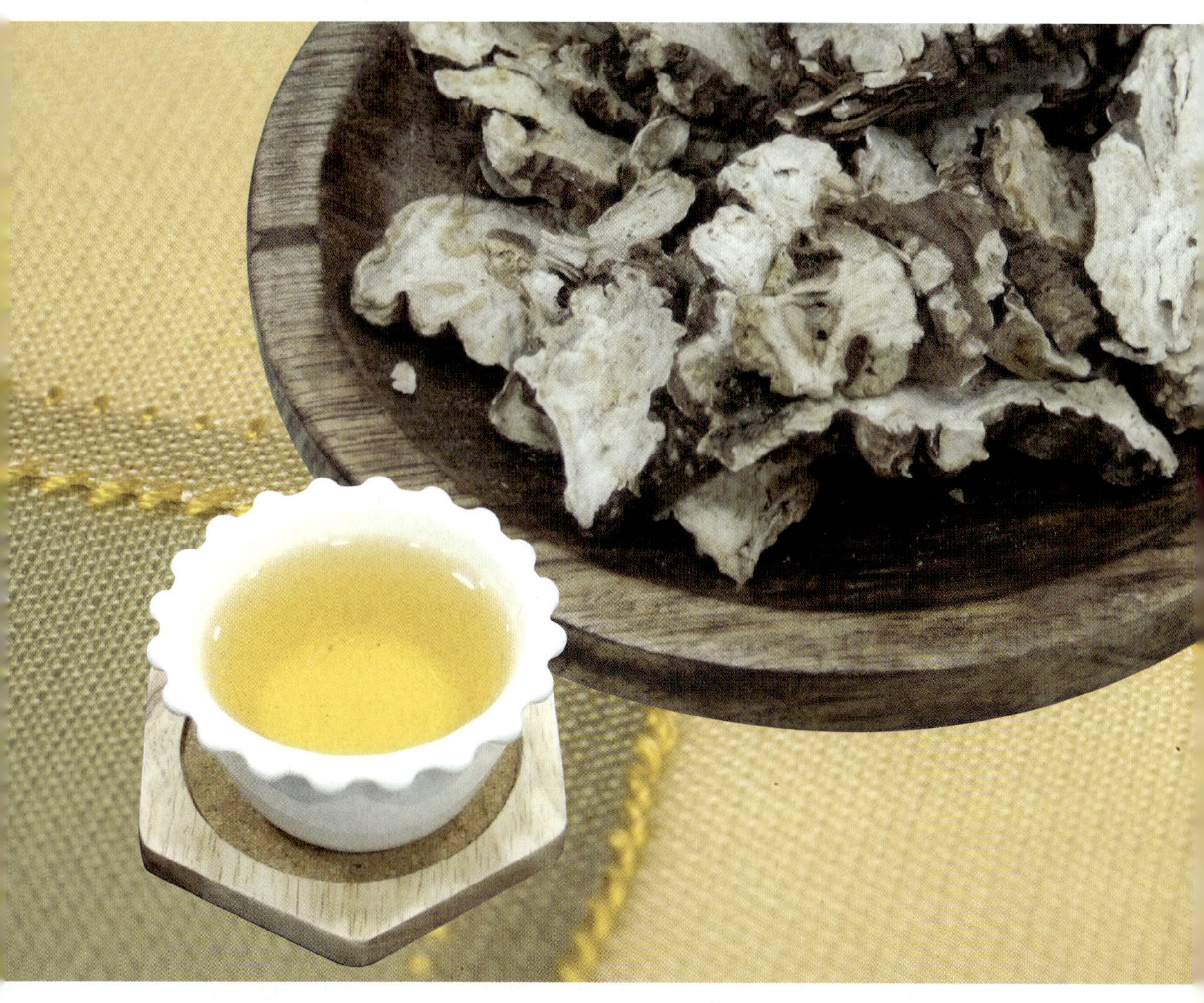

천궁차

| 식물명 | 천궁 | 학명 | *Cnidium officinale* Makino
| 생약명 | CNIDII RHIZOMA(천궁川芎)
| 이명 | 천궁(川藭), 향과(香果), 호궁(湖芎), 경궁(京芎), 사피초(蛇避草)
| 과명 | 산형과(Umbelliferae) | 개화시기 | 8~9월

혈액 순환을 활성화시키는 활혈(活血), 기의 순환을 돕는 행기(行氣), 풍사를 제거하는 거풍(祛風), 경련을 가라앉히는 진경(鎭痙), 통증을 멈추게 하는 지통(止痛) 등의 효능이 있어서 월경부조(月經不調), 경폐통경(經閉通經), 복통(腹痛), 흉협자통(胸脇刺痛, 가슴이나 옆구리가 찌르는 듯 아픈 증상), 두통(頭痛), 풍습비통(風濕痺痛, 풍사나 습사로 인하여 결리고 아픈 증상) 등을 치료하는 데 이용한다.

- 성분 : cnidilide, ligustilide, neocnidilide, butylphthalide, sedanoic acid 등이 함유되어 있다.

- 사용 부위 : 뿌리줄기(근경)를 건조한 것으로 이는 일천궁의 기원으로 보고 있으며, 토천궁에 대한 기원은 몇 가지 이론(異論)이 있다. 실제 농가에서 보편적으로 재배하고 있는 것은 토천궁(*Ligusticum chuanxiong* Hort.)이 대부분이며, 일부 농가에서는 궁궁이(*Angelica polymorpha* Max.)를 채취하여 재배하고 있다. 중국에서는 당천궁(*Ligusticum chuanxiong* Hort.)을 원식물로 하고 있다.

- 성품과 맛(성미) : 성품은 따뜻하고(온溫), 맛은 매우며(신辛), 독성은 없다.

- 작용 부위(귀경) : 간(肝), 담(膽), 심포(心包) 경락에 작용한다.

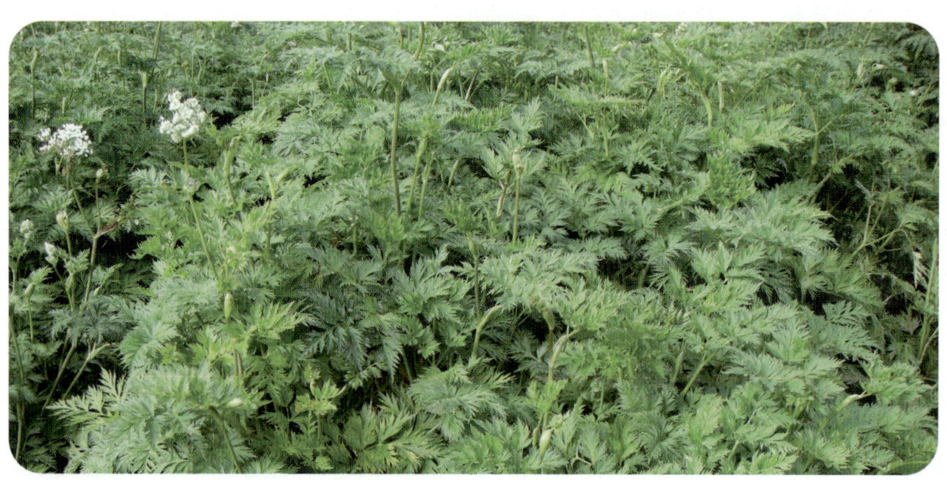

무리지어 자라는 천궁

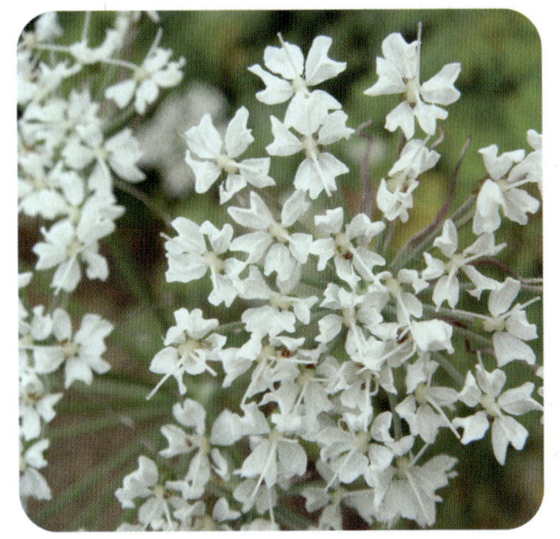
천궁꽃

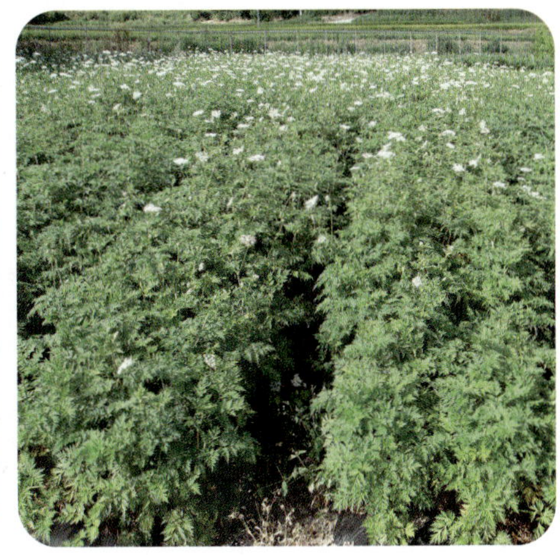
천궁 재배 밭

| 채취 방법 및 가공 |

9~10월에 채취하여 잎과 줄기(경엽莖葉)를 제거하고 햇볕에 말린다. 중국 천궁의 경우 평원에서 재배한 것은 소만(小滿) 이후 4~5일이 지난 다음 채취하는 것이 좋고, 산지에 재배한 것은 8~9월에 채취하여 경엽(莖葉)과 수염뿌리(鬚根)를 제거하고 세정한 다음 햇볕에 말리거나 건조기에 건조한다. 일반적으로 이물질을 제거하고 세정한 다음 물을 뿌려 윤투(潤透, 누기를 주어 부드럽게 만드는 것)되면 얇게 썰어 햇볕 또는 건조기에 말린다. 절편(切片)한 천궁을 황주와 고루 섞어서 약한 불(문화文火)로 갈황색이 되도록 볶아서 햇볕에 말려 사용한다(천궁 100g에 황주 25g). 토천궁의 경우에는 그냥 사용하면 두통이 올 수 있으므로 두통의 원인 물질인 휘발성 정유 성분을 제거하기 위하여 흐르는 물에 하룻밤 정도 담가 두었다가 건져서 말려 사용한다.

| 차 만들기와 용법 |

말린 것으로 하루에 4~12g 정도를 사용하는데, 4~5g에 물 2L를 붓고 2시간 정도 끓여서 하루에 3~4회에 나누어 복용한다. 향이 강한 약재이므로 약선으로 사용할 때는 음식 주재료의 향이나 맛에 영향을 미치지 않도록 최소량(보통 기준 용량의 10~20% 정도)으로 사용하도록 주의한다.

| 사용상의 주의사항 |

맛이 맵고 성미는 따뜻하기 때문에 승산(昇散, 기를 위로 끌어올리고 발산하는 성질) 하는 작용이 있다. 따라서 음허화왕(陰虛火旺, 음적 에너지원이 부족한 상태에서 양기가 성한 상태)으로 인한 두통이나 월경과다에는 사용을 피하는 것이 좋고, 특히 토천궁의 경우에는 휘발성 정유 물질이 많아서 두통을 유발하는 원인이 될 수 있으므로 흐르는 물에 하룻밤 정도 담가서 충분히 정유 성분을 빼내고 사용해야 한다.

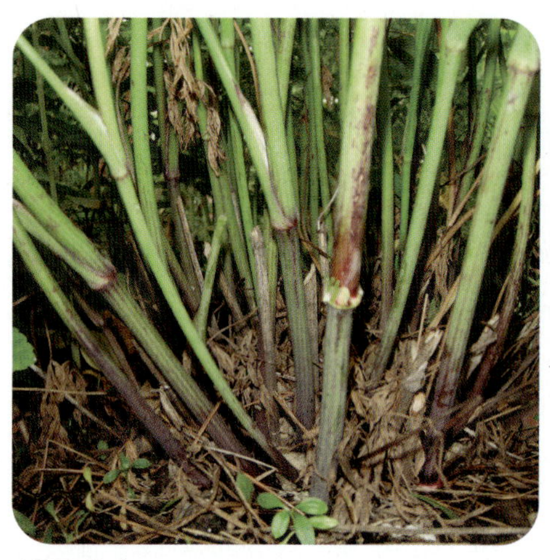

천궁 줄기

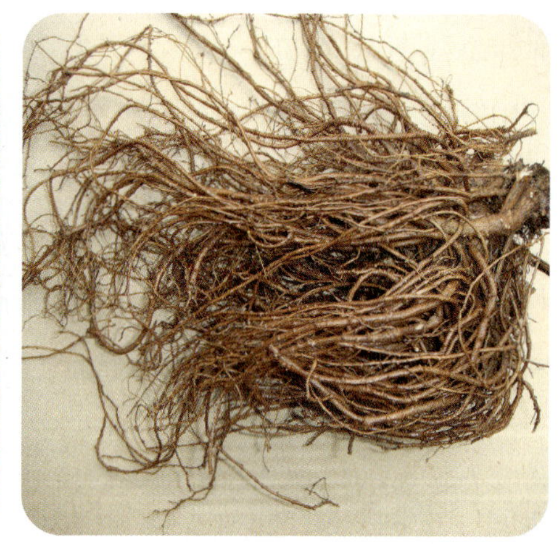

건조한 천궁 뿌리

응용

민간에서는 두통의 치료를 위하여 쌀뜨물(쌀 씻은 물)에 담가두었다가 말린 천궁을 부드럽게 가루 내어 4:6의 비율로 꿀에 재어 둔 다음(꿀 무게의 40%의 천궁가루) 한 번에 3~4g씩 하루 3번 식사 전에 복용한다.

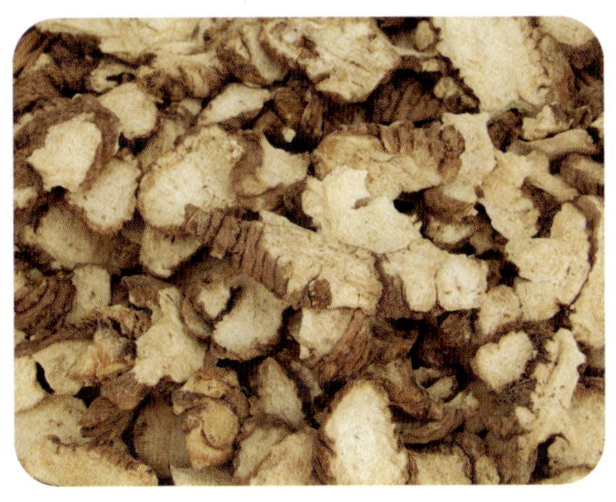

절단 건조한 천궁 뿌리줄기(천궁 음건)

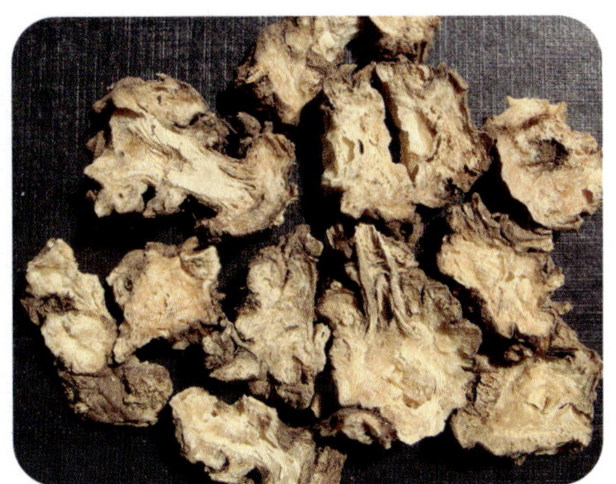

절단 건조한 천궁 뿌리줄기(천궁 양건)

천궁의 기능성 및 효능에 관한 특허 자료

천궁 추출물을 함유하는 신경변성 질환 예방 또는 치료용 약학 조성물

본 발명은 신경교세포에 의해 야기되는 신경 염증에 있어서 천궁 추출물이 활성화된 신경 소교세포의 전염증 매개 인자를 억제함으로써 신경 염증 억제에 효능을 가질 수 있도록 하는 신경변성 질환 예방 또는 치료용 약학 조성물 및 건강 기능 식품과 그러한 천궁 추출물을 추출하는 추출 방법에 관한 것이다.

— 공개번호 : 10-2014-0148168, 출원인 : 건국대학교 산학협력단

천궁 추출물을 함유하는 호흡기 질환의 예방 또는 치료용 조성물

본 발명은 천궁 추출물을 유효 성분으로 함유하는 호흡기 질환의 예방 또는 치료제 및 이의 제조 방법에 관한 것으로, 상기 천궁 추출물은 5-리폭시게나제 억제 활성, 기도 수축 억제 활성, 기도염증 억제 작용 및 귀부종 소염 효과가 우수함을 확인하여, 천식, 만성폐쇄성 폐 질환, 급만성기관지염, 알레르기비염, 진해 거담, 급성하기도 감염증(기관지염 및 세기관지 염), 인후염, 편도염, 후두염과 같은 급성상기도 감염증 등의 호흡기 질환의 예방 또는 치료에 유용한 것으로 확인된다.

— 공개번호 : 10-2012-0087734, 출원인 : 환인제약(주)

천궁 추출물을 함유하는 퇴행성 신경 질환 예방 및 개선용 조성물

본 발명은 천궁 추출물을 함유하는 퇴행성 신경 질환 예방 및 개선용 조성물과 그 제조 방법에 관한 것이다. 본 발명에 따른 천궁 추출물은 염증 관련 조절 유전자 및 사이토카인의 억제 효과가 있고, 퇴행성 신경 질환 예방 및 치료적 용도를 제공하게 할 수 있다.

— 공개번호 : 10-2015-0002111, 출원인 : 동의대학교 산학협력단

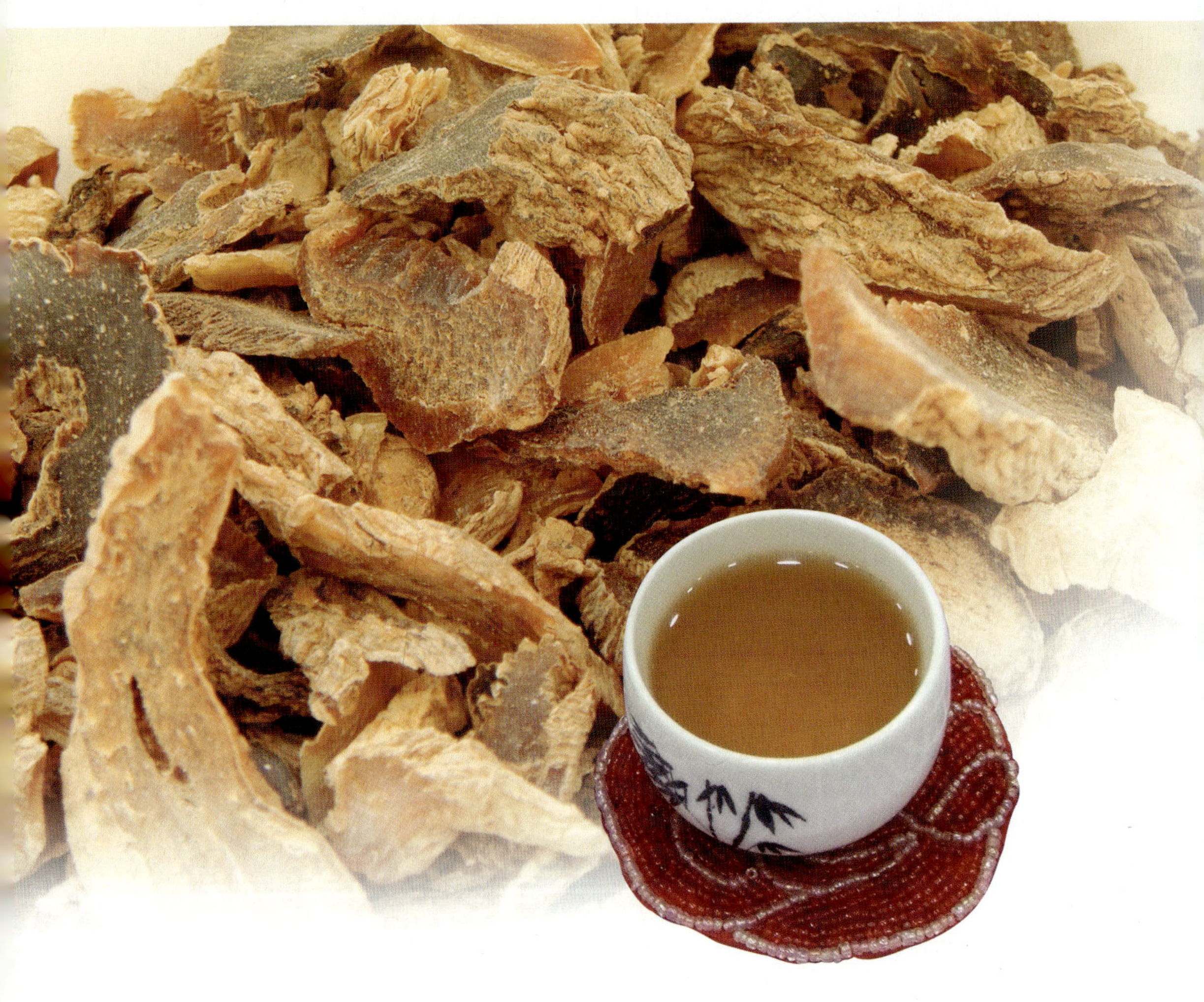

천마차

| 식물명 | 천마　| 학명 | *Gastrodia elata* Blume

| 생약명 | GASTRODIAE RHIZOMA(천마天麻)

| 이명 | 귀독우(鬼督郵), 명천마(明天麻), 수양(水洋)

| 과명 | 난초과(蘭科, Orchidaceae)　| 개화시기 | 6~7월

간기를 다스리고 풍사를 가라앉히는 평간식풍(平肝息風), 경기(驚氣)를 멈추게 하는 정경지경(定驚止痙)의 효능이 있어서 두통과 어지럼증을 치료하며(치두통현훈治頭痛眩暈), 팔다리가 마비되는 증상(지체마목肢體痲木), 어린이들의 경풍(소아경풍小兒驚風), 간질(癲癇), 파상풍(破傷風) 등에 이용할 수 있다.

- 성분 : 주성분은 gastrodin이다. 그 외에도 vanillin, vanillyl alcohol, 4-ethoymethyl phenol, ρ-hydroxy benzyl alcohol, 3,4–dihtdroxybenzaldehyde 등이 함유되어 있다.
- 사용 부위 : 덩이줄기(괴경塊莖) 건조한 것을 천마라 하며, 약용한다.
- 성품과 맛(성미) : 성품은 평(平)하고 맛은 달며(甘), 독은 없다.
- 작용 부위(귀경) : 간(肝) 경락에 작용한다.

가을에서 다음 해 봄 사이에 채취하여 햇볕에 말린다. 천마는 그냥 복용하면 고유의 오줌 지린내가 많이 나서 복용에 어려움이 있다. 이때는 이물질을 제거하고 윤투

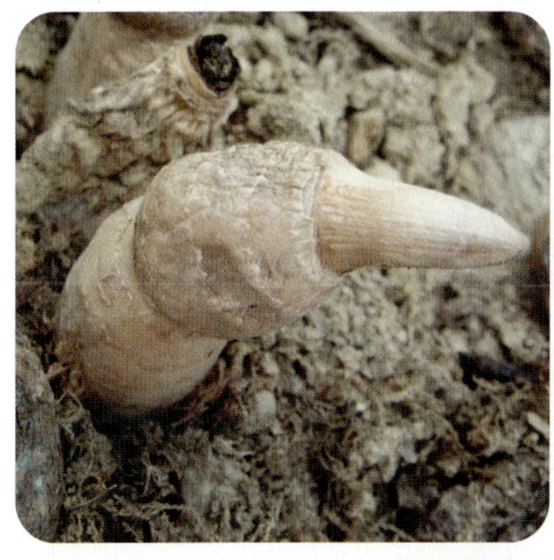

천마 덩이뿌리

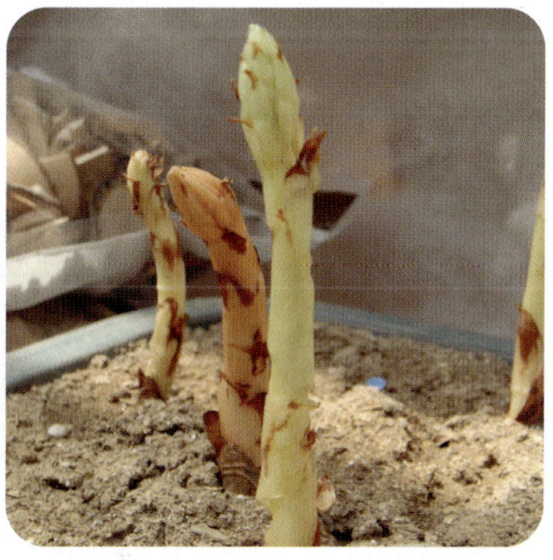

천마 꽃대

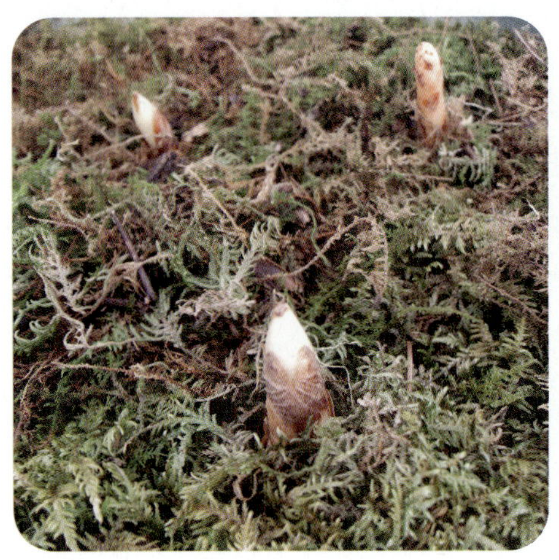

천마 새싹

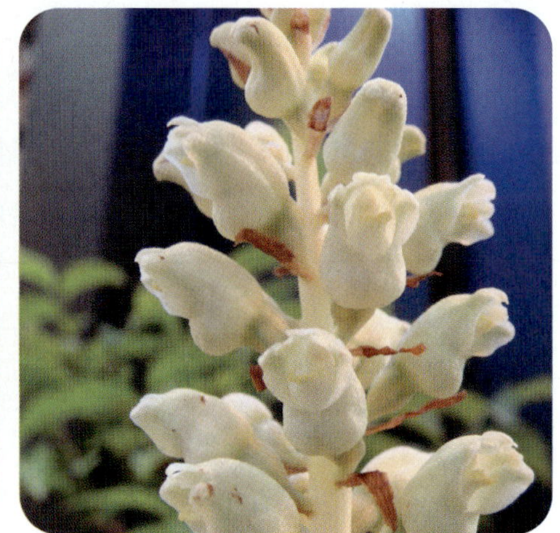

천마꽃

(潤透, 수분을 흡습시켜 부드럽게 만드는 것)시킨 다음 가늘게 썰어서 밀기울과 함께 볶아서 가공하면 천마 고유의 지린 냄새를 제거할 수 있다.

| 차 만들기와 용법 |

건조한 약재로 하루 4~12g을 사용하는데, 물에 끓여 복용하거나, 환 또는 가루로 복용한다. 소주를 부어 침출주로 복용하기도 하는데, 밀기울로 잘 포제하여 말린 천마 5~10g에 물 2L를 붓고 2시간 정도 끓여서 하루 3~4회에 나누어 복용하거나, 술을 담가 먹을 때는 밀기울로 포제하여 말린 천마 50~100g에 소주(30%) 3.6L 정도를 넣

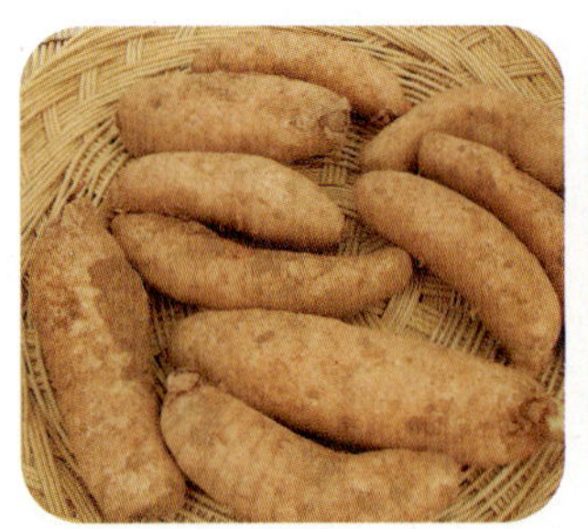

채취한 천마 덩이줄기

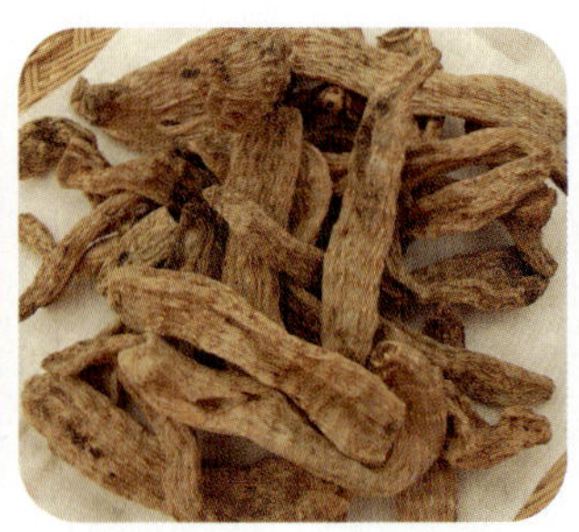

건조한 천마 덩이줄기(천마 양건)

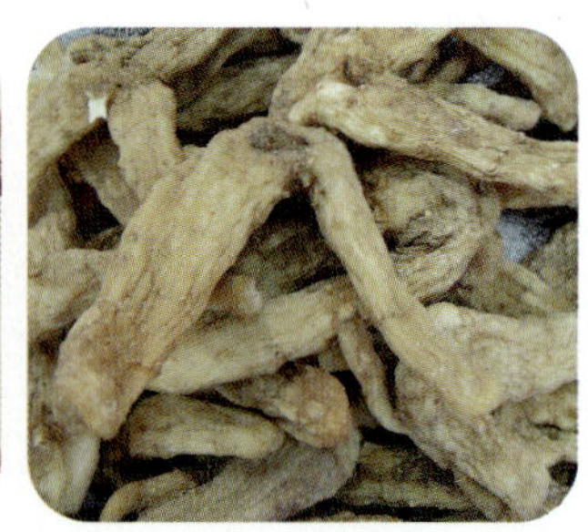

건조한 천마 덩이줄기(천마 음건)

고 밀봉하여 한 달 이상 두었다가 식후에 소주잔으로 한 잔씩 복용하면 편두통에 매우 좋은 효과가 있다.

 기혈이 심하게 허약한 경우에는 신중하게 사용한다.

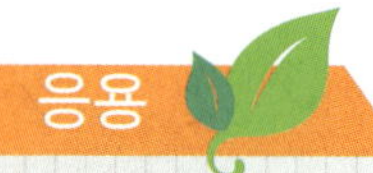

민간요법으로 편두통 치료를 위하여 마른 천마를 분말로 만들어 식후 5~10g씩 1일 2~3회 복용하며, 소화불량에는 말린 천마 1,200g, 마(산약山藥) 600g을 섞어 분말로 복용한다. 또 현기증과 두통, 감기의 열을 치료하는 방법으로 하루에 천마 3~5g에 말린 천궁을 첨가하여 복용하면 강장 효과도 있고 매우 효과가 좋다.

천마의 기능성 및 효능에 관한 특허 자료

천마 추출물을 함유하는 위염 또는 위궤양의 예방 또는 치료용 조성물

본 발명에 따른 천마 추출물은 침수성 스트레스 유발로 인한 위 점막 세포의 손상을 보호하고, 염증 유발 인자인 산화질소의 합성을 억제하여 위염 또는 위궤양 억제 효과를 나타내므로 위염 또는 위궤양의 예방 또는 치료에 유용하다.

— 공개번호 : 10-2009-0046425, 출원인 : 경북대학교 산학협력단

신경보호 활성을 가지는 천마 추출물 및 이를 포함하는 치매 예방 및 치료용 조성물

본 발명은 신경보호 활성을 가지는 천마 추출물 및 이를 포함하는 치매 예방 및 치료용 조성물에 관한 것으로, 천마 추출물은 신경보호 작용을 하여 아밀로이드 β-펩타이드에 의해서 유도되는 신경 세포사를 억제하는 효과가 있으므로 알츠하이머 질병, 치매 등을 예방 및 치료할 수 있는 뛰어난 효과가 있다.

— 공개번호 : 10-2003-0071035, 출원인 : C,F,(주)

천마 추출물을 유효 성분으로 함유하는 파킨슨 질환의 예방 및 치료용 조성물

본 발명의 천마 추출물은 자발운동량의 감소 및 운동 실조 수행 능력 감소를 억제, 도파민의 감소와 도파민 대사율의 증가 및 티로신 하이드록실레이즈(TH) 단백질 발현의 감소를 억제함으로써 파킨슨 질환의 예방 및 치료에 유용한 약학 조성물 및 건강 기능 식품에 이용될 수 있다.

— 공개번호 : 10-2011-0080544, 출원인 : 강원대학교 산학협력단

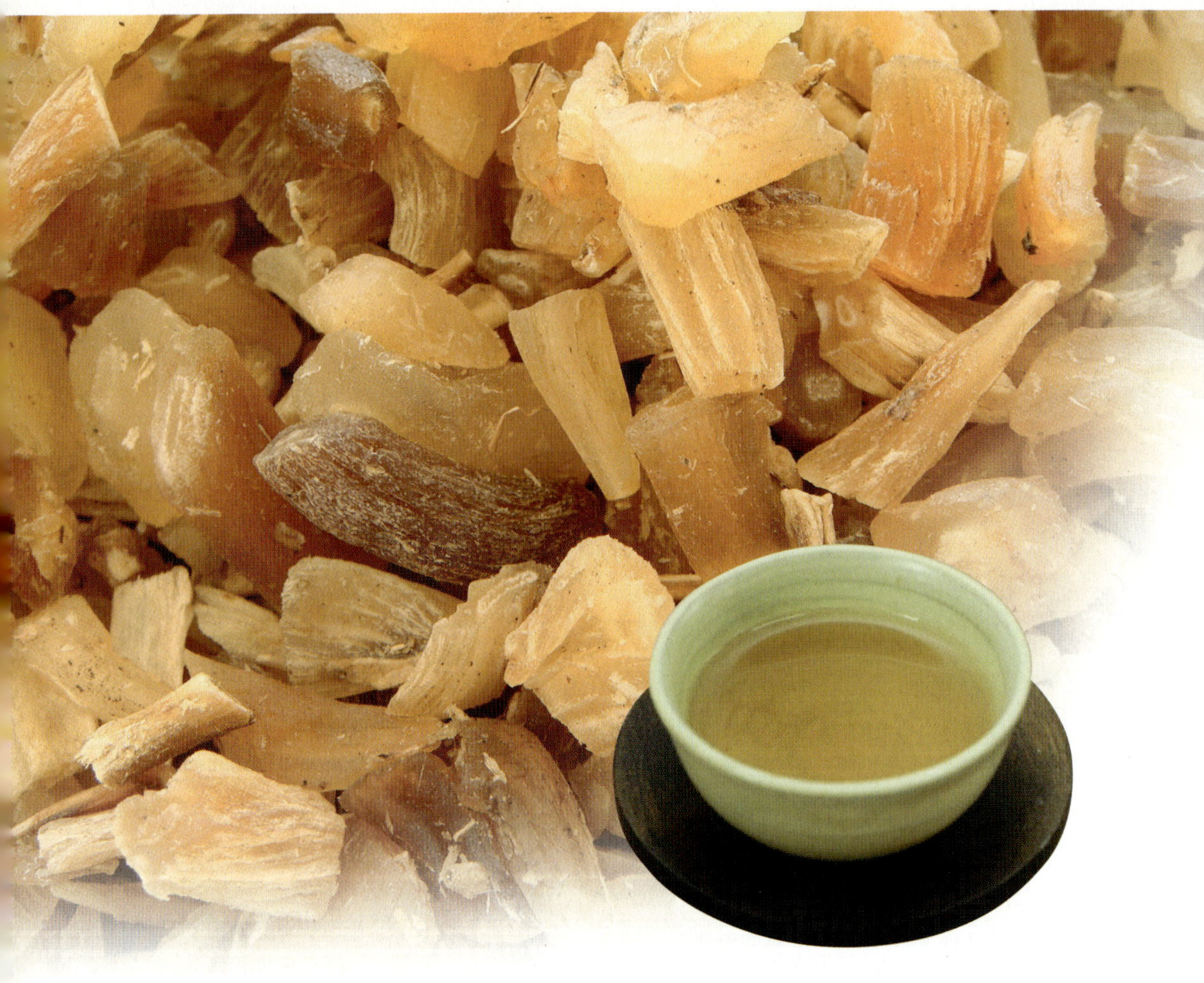

천문동차

| 식물명 | 천문동 | 학명 | *Asparagus cochinchinensis* (Lour.) Merr.

| 생약명 | ASPARAGI RADIX(천문동天門冬) | 이명 | 천동(天冬), 천문동(天文冬)

| 과명 | 백합과(Liliaceae)

| 개화시기 | 5~6월. 잎겨드랑이에 1~3개씩 담황색으로 피어 달린다.

몸 안의 음액을 기르는 자음(滋陰), 건조함을 윤활하게 하는 윤조(潤燥), 폐의 기운을 깨끗하게 하는 청폐(淸肺), 위로 치솟는 화를 가라앉히는 강화(降火) 등의 효능이 있어서 음허발열(陰虛發熱, 음기가 허하여 열이 발생하는 증상. 음허화왕과 같음.), 해수토혈(咳嗽吐血, 기침을 하면서 피를 토하는 증상)을 치료하고, 그 밖에도 폐위(肺痿), 폐옹(肺癰), 인후종통(咽喉腫痛), 소갈(消渴), 변비(便泌) 등을 치료하는 데 유용하다.

- 성분 : 뿌리줄기에 asparagine Ⅳ, Ⅴ, Ⅵ, Ⅶ, 5-methoxymethylfurfural, β-sitosterol 등이 함유되어 있다.
- 사용 부위 : 덩이뿌리(괴근塊根)를 건조한 것을 천문동이라 하며, 약용한다.
- 성품과 맛(성미) : 성품은 차고(寒), 맛은 달고 쓰며(감고甘苦), 독은 없다.
- 작용 부위(귀경) : 폐(肺), 신(腎) 경락에 작용한다.

| 채취 방법 및 가공 |

가을과 겨울에 채취하여 끓는 물에 데쳐서 껍질을 벗기고 햇볕에 말린다. 이물질을 제거하고 물로 깨끗이 씻어 속심(心)을 제거(去心)하고 절단하여 말린다. 때로는 거심하지 않고 그대로 절단하여 사용하기도 한다.

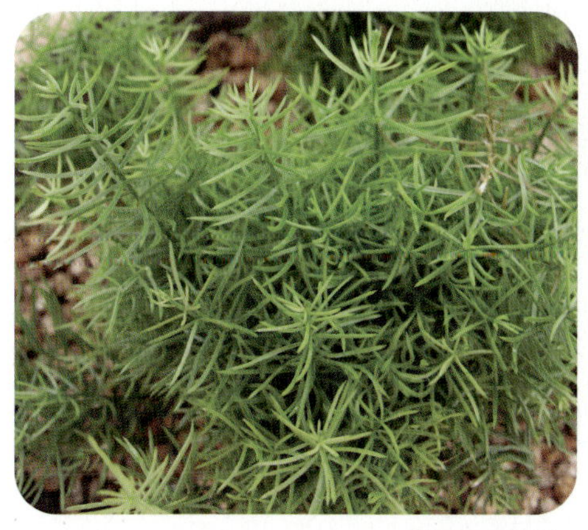

천문동 어린잎

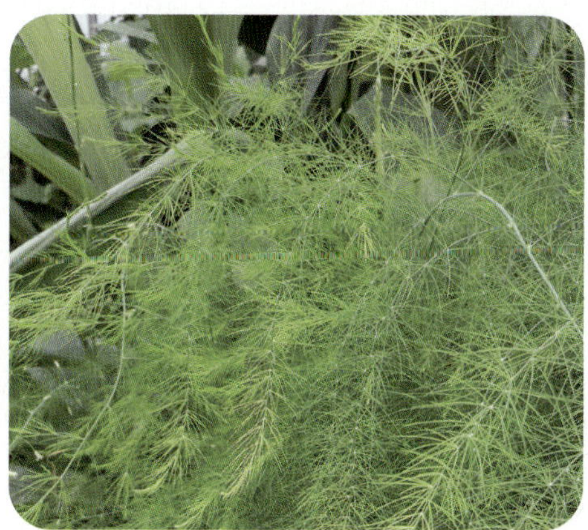

무성하게 자란 천문동 잎

| 차 만들기와 용법 |

| 차 만들기와 용법 |

약재로 사용할 때는 말린 것으로 하루에 5~15g을 사용하는데, 흔히 민간요법으로 당뇨병 치료를 위하여 말린 천문동 5~10g에 물 2L를 붓고 2시간 정도 끓여서 장기간 복용하면 허로(虛勞)증을 다스리는 데 좋고, 술에 담가서 공복에 1잔씩 먹어도 좋다. 또한 해수와 객혈을 치료하고 폐의 양기를 도우므로 달여서 먹거나 가루 또는 술에 담가서 먹는다. 또 설탕에 당침(설탕과 약재를 1:1로 취하여 유리병이나 토기에 한 켜씩 교차로 다져 넣고 밀봉하여 100일 이상을 우려냄.)하여 식용하면 담을 제거하는 데 도움이 된다.

| 사용상의 주의사항 |

달고 쓰며 찬 성미가 있기 때문에 허한(虛寒)으로 설사를 하는 경우와 풍사(風邪)나 한사(寒邪)로 인하여 해수(咳嗽)를 하는 경우에는 사용을 피한다.

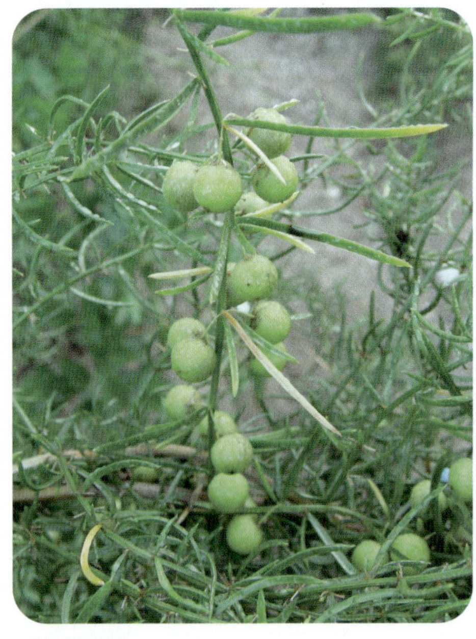

천문동 열매

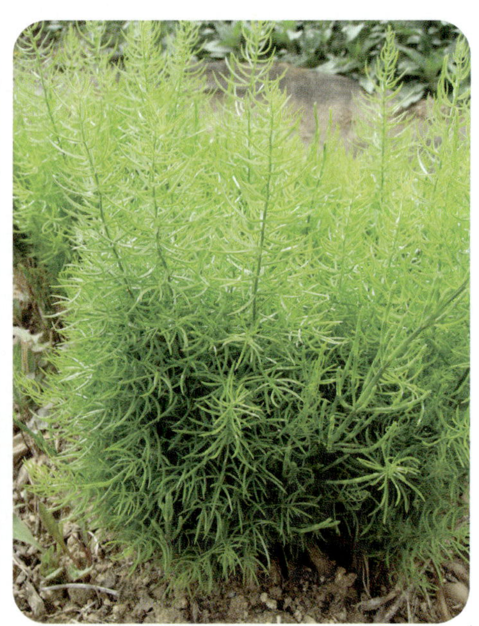

천문동 지상부

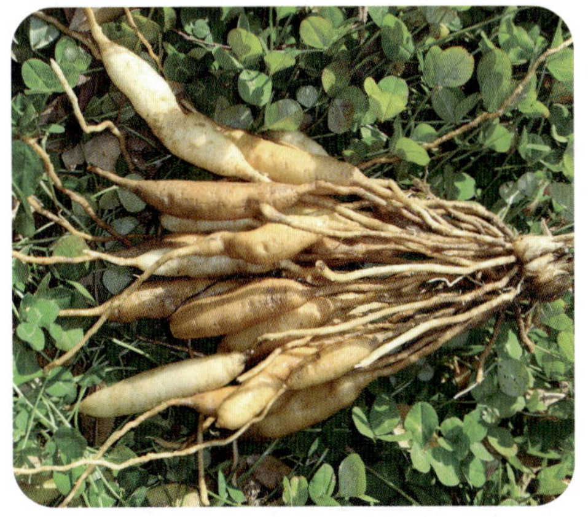

채취한 천문동 덩이뿌리

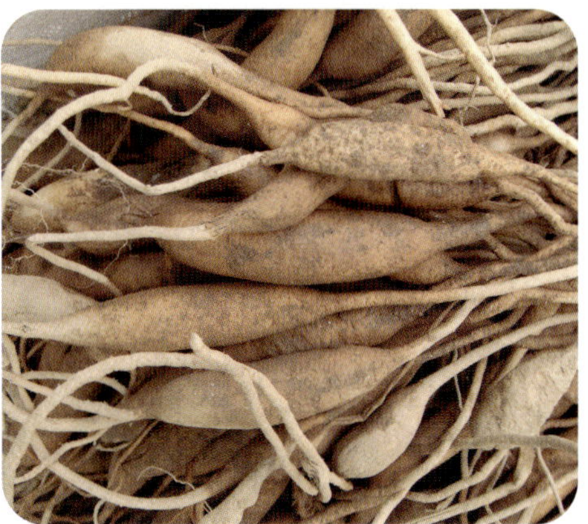

채취한 천문동 덩이뿌리

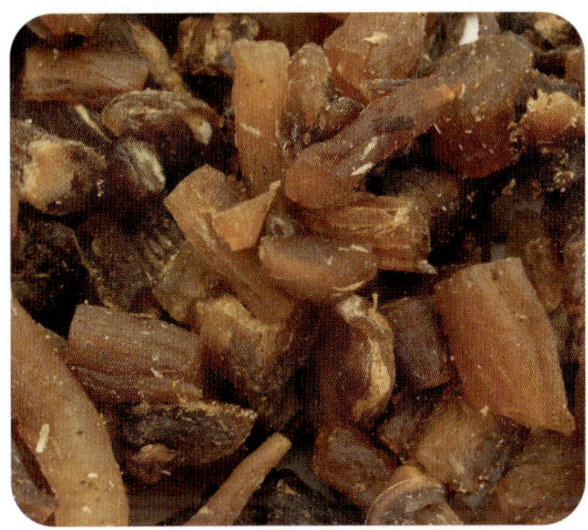

절단 건조한 천문동 덩이뿌리(천문동)

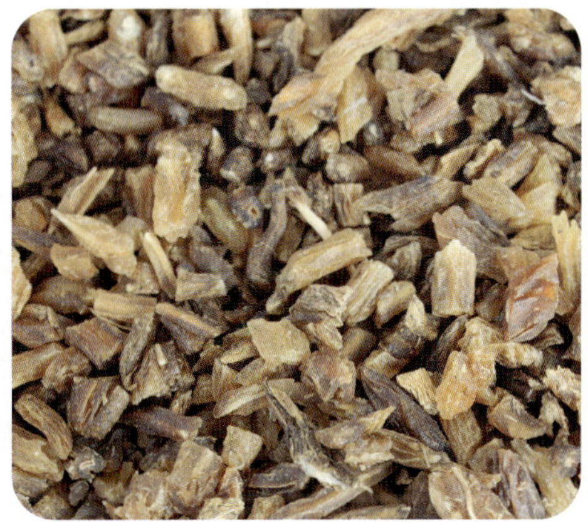

절단 건조한 천문동 덩이뿌리(천문동)

응용

특히 마른기침을 하면서 가래가 없거나 적은 양의 끈끈한 가래가 나오고 심하면 피가 섞이는 증상에는 뽕잎(상엽), 사삼, 행인 등과 같이 사용하면 좋다.

천문동의 기능성 및 효능에 관한 특허 자료

천문동 추출물 또는 이의 분획물을 유효 성분으로 포함하는 간기능 보호제

본 발명은 천문동 껍질 추출물 또는 이의 분획물을 유효 성분으로 포함하는 간기능 보호제에 관한 것으로, 구체적으로 사염화탄소에 의한 간 손상 모델에서 지질과산화 생성 억제, SOD 활성 보호 효과, 혈청 AST 및 ALT 억제 효과를 나타내는 천문동 껍질 추출물 또는 이의 분획물을 유효 성분으로 포함하는 간기능 보호제에 관한 것이다.

— 공개번호 : 10-2009-0126044, 출원인 : 한국한의학연구원

천문동 추출물을 유효 성분으로 포함하는 발암 예방 및 치료용 항암 조성물

본 발명은 천문동 추출물을 유효 성분으로 포함하는 발암 예방 및 치료용 항암 조성물에 관한 것으로, 구체적으로 물, 알코올 또는 이들의 혼합물로 추출된 천문동 추출물을 추가로 n–헥산, 메틸렌클로라이드, 에틸아세테이트, n–부탄올 및 물의 순으로 계통 분획하여 에틸아세테이트 또는 n–부탄올로 분획되는 에틸아세테이트 또는 n–부탄올 분획물을 유효 성분으로 포함하고, 세포 괴사에 의해 암세포에 대해 세포 독성을 나타내는 예방 또는 치료용 약학적 조성물에 관한 것이다.

— 공개번호 : 10-2011-0057972, 출원인 : 한국한의학연구원

피부 자극 완화 및 항염증 효능을 갖는 천문동 추출물 및 이를 함유한 화장료 조성물

본 발명은 피부 자극 완화 및 항염증 효능을 갖는 천문동 추출물 및 이를 함유한 화장료 조성물에 관한 것이다. 특히 본 발명의 천문동 추출물은 시클로옥시게나아제 경로의 염증 유발 에이코사노이드인 프로스타글란딘 E_2 생성을 억제하고 레티놀 및 소디움라우릴설페이트에 의한 피부 자극을 완화시키므로 이를 화장수, 에센스, 로션, 크림, 팩, 젤, 연고, 패치, 또는 분무제 등의 제형을 갖는 화장료로 이용 가능하다.

— 공개번호 : 10-2005-0121397, 출원인 : (주)엘지생활건강

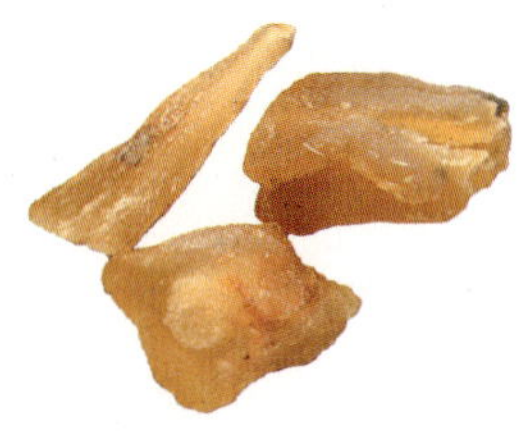

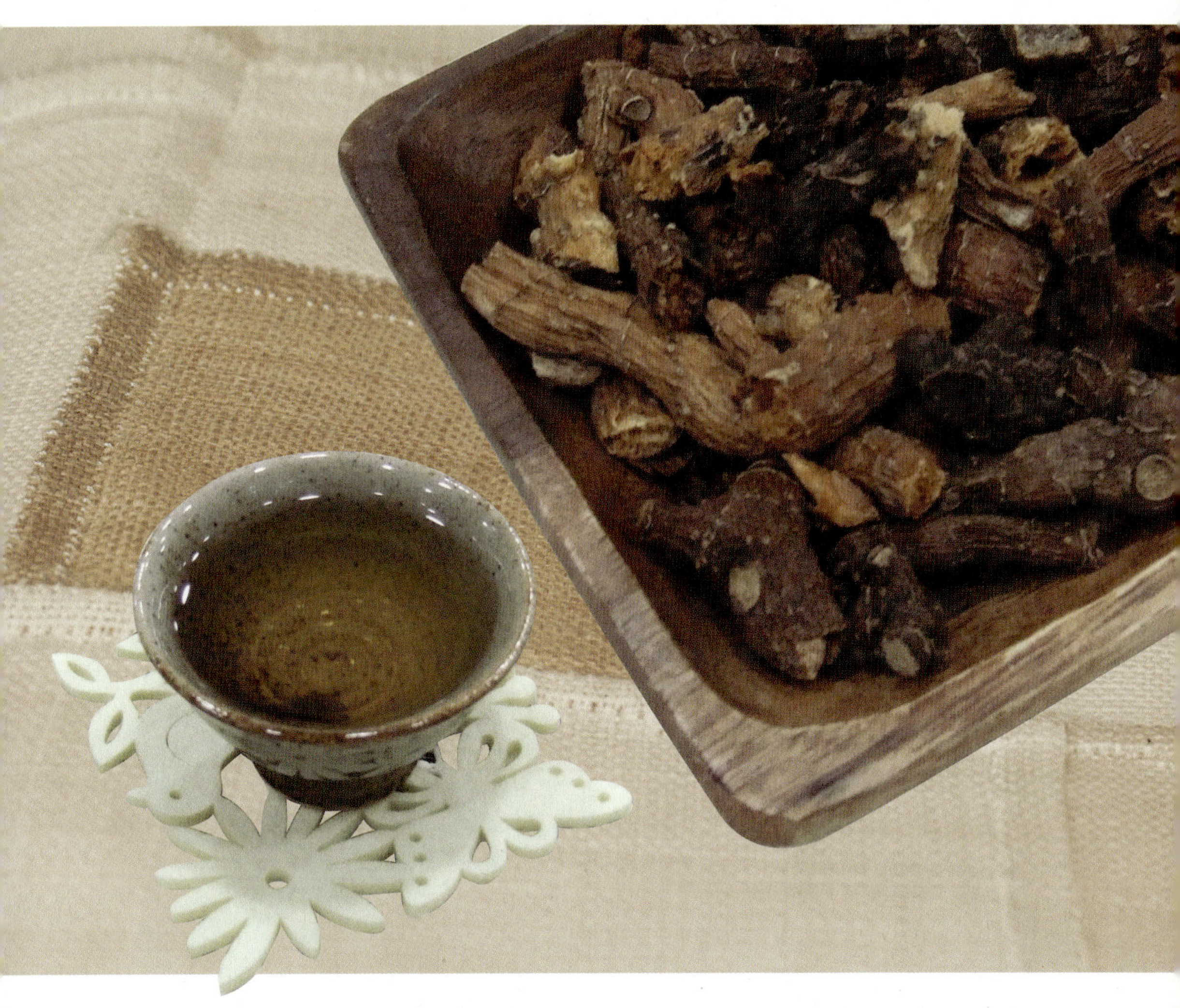

층층둥굴레차

| 식물명 | 층층둥굴레　| 학명 | *Polygonatum stenophyllum* Maxim.
| 생약명 | POLYGONATI RHIZOMA(황정黃精)
| 이명 | 녹죽(鹿竹), 야생강(野生薑), 산생강(山生薑), 옥죽황정(玉竹黃精)
| 과명 | 백합과(Liliaceae)　| 개화시기 | 5~6월

| 효능과 주치 |

보기(補氣) 약재로서 중초를 보하고 기를 더하는 보중익기(補中益氣), 심폐를 윤활하게 하는 윤심폐(潤心肺), 근골을 강하게 하는 강근골(强筋骨) 등의 효능이 있어서 한사(寒邪)와 열사(熱邪)에 의하여 기가 손상된 증상을 치료하며(치허손한열治虛損寒熱), 폐의 피로에 의한 기침, 병후 몸이 허한 증상, 근골의 연약 증상 등을 다스린다.

- 성분 : 뿌리줄기에 convallarin, convallamarin, steroidal saponin POD-II, β-sitosterol, mucilage 전분 등이 함유되어 있다.
- 사용 부위 : 뿌리줄기(근경)를 건조한 것을 황정이라 하며, 약용한다.
- 성품과 맛(성미) : 성품은 평(平)하고, 맛은 달다(甘). 독성은 없다.
- 작용 부위(귀경) : 비(脾), 폐(肺), 신(腎) 경락에 작용한다.

| 채취 방법 및 가공 |

가을에 채취해서 이물질을 제거하고 물에 씻은 후 시루에 쪄서 햇볕에 말린다. 술을 섞어서 증숙(주증酒蒸)하여 사용하기도 하며, 볶아 내거나 팽화를 하여 차로 사용한다.

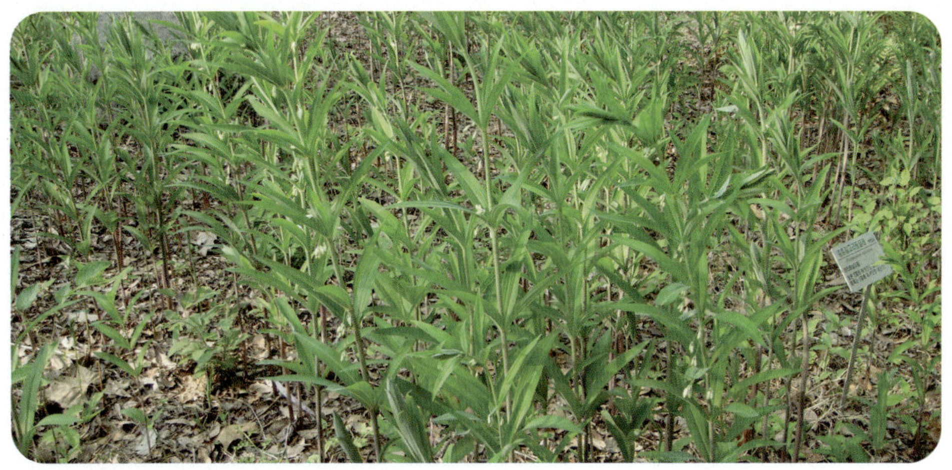

무리지어 자라는 층층둥굴레

약재로 사용할 때는 말린 것으로 하루에 10~20g을 사용하는데, 차로 이용할 때는 보통 건조하여 팽화한 약재 5~10g에 물 2L를 붓고 2시간 정도를 끓여서 수시로 마신다. 현재 민간에서 이 약재를 사용할 때 약재의 모양이 비슷하고, 자음윤폐(滋陰潤肺)하는 효능이 같아서 황정과 위유(옥죽, 둥굴레)를 혼용하는 경향이 있는데, 황정은 보비익기(補脾益氣)의 작용이 강한 보기(補氣) 약재이고, 위유(옥죽)는 생진양위(生津養胃)의 작용이 강한 자음(滋陰) 약재이므로 구분하여 사용하는 것이 그 효능을 극대화시킬 수 있을 것이다.

| 사용상의 주의사항 |

성질이 끈끈한 점액성이기 때문에 중초(中焦, 비위, 소화기관)가 차서 설사를 하는 경우나, 담(痰)과 습사(濕邪)로 인하여 기가 울체(鬱滯, 막힌 것)되고 아픈 증상에는 사용하지 않는다.

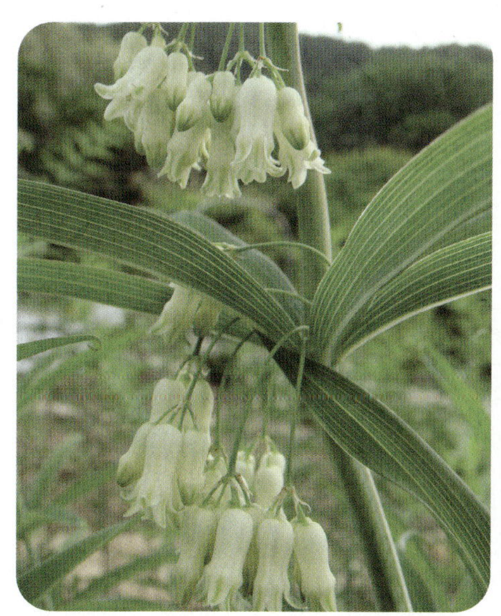

층층둥굴레꽃

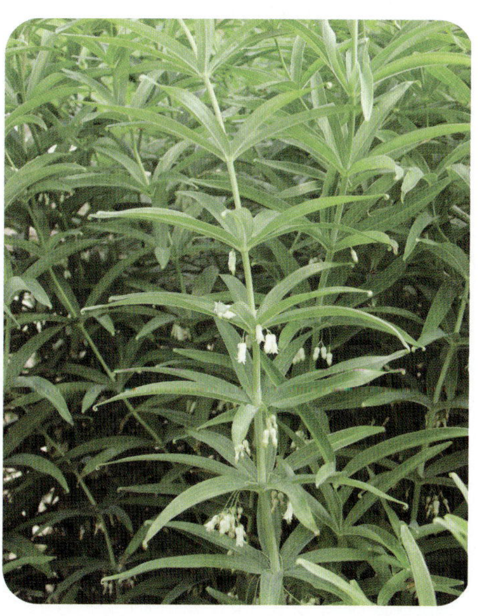

층층둥굴레꽃과 가지

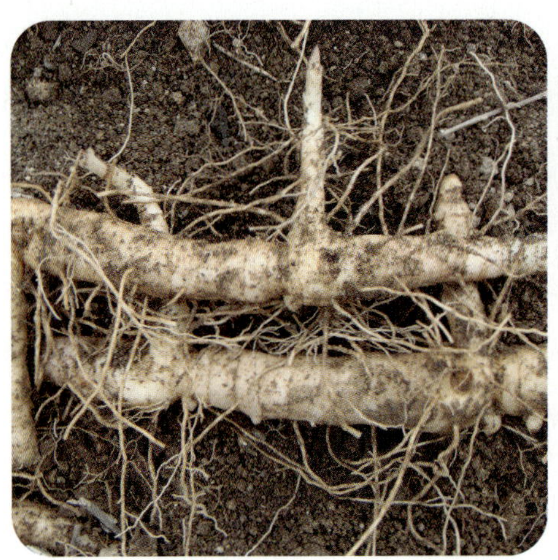

채취한 층층둥굴레 뿌리줄기

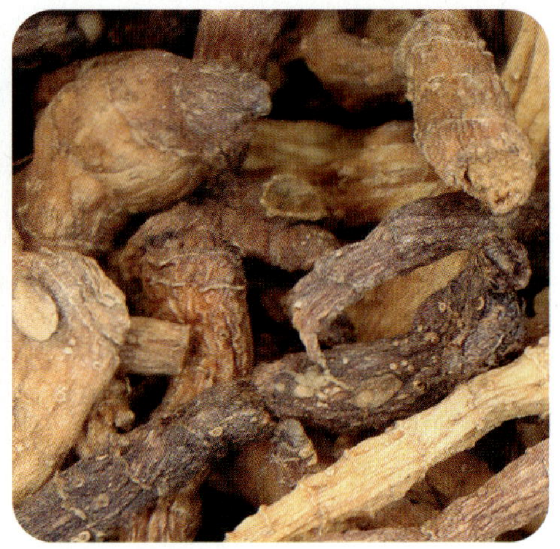

건조한 층층둥굴레 뿌리줄기(황정)

황정을 솥에 넣고 볶아서 사용하면 유효 성분의 추출도 잘 될 뿐만 아니라 맛도 매우 고소하여 차로 우려먹기 좋고, 특히 팽화(튀밥을 튀기는 기계에 넣고 가온 시간을 절반 정도만 주어 살짝 볶아 냄.)하여 이용하면 좋다.

층층둥굴레의 기능성 및 효능에 관한 특허 자료

층층갈고리둥굴레 추출물을 유효 성분으로 포함하는 비만 또는 대사 증후군 예방 및 치료용 조성물

본 발명은 층층갈고리둥굴레 또는 대잎둥굴레 추출물을 유효 성분으로 함유하는 비만 또는 대사증후군 예방 및 치료용 조성물에 관한 것으로서 더욱 상세하게는 세포 내 SIRT1 단백질을 높은 수준으로 유지시켜 체중, 복부 지방 및 당 내성도를 감소시키는 비만, 비만 합병증 또는 대사증후군 예방 및 치료용 약학적 조성물 및 식품 조성물에 관한 것이다.

— 등록번호 : 10-1018531-0000, 출원인 : 일동제약주식회사

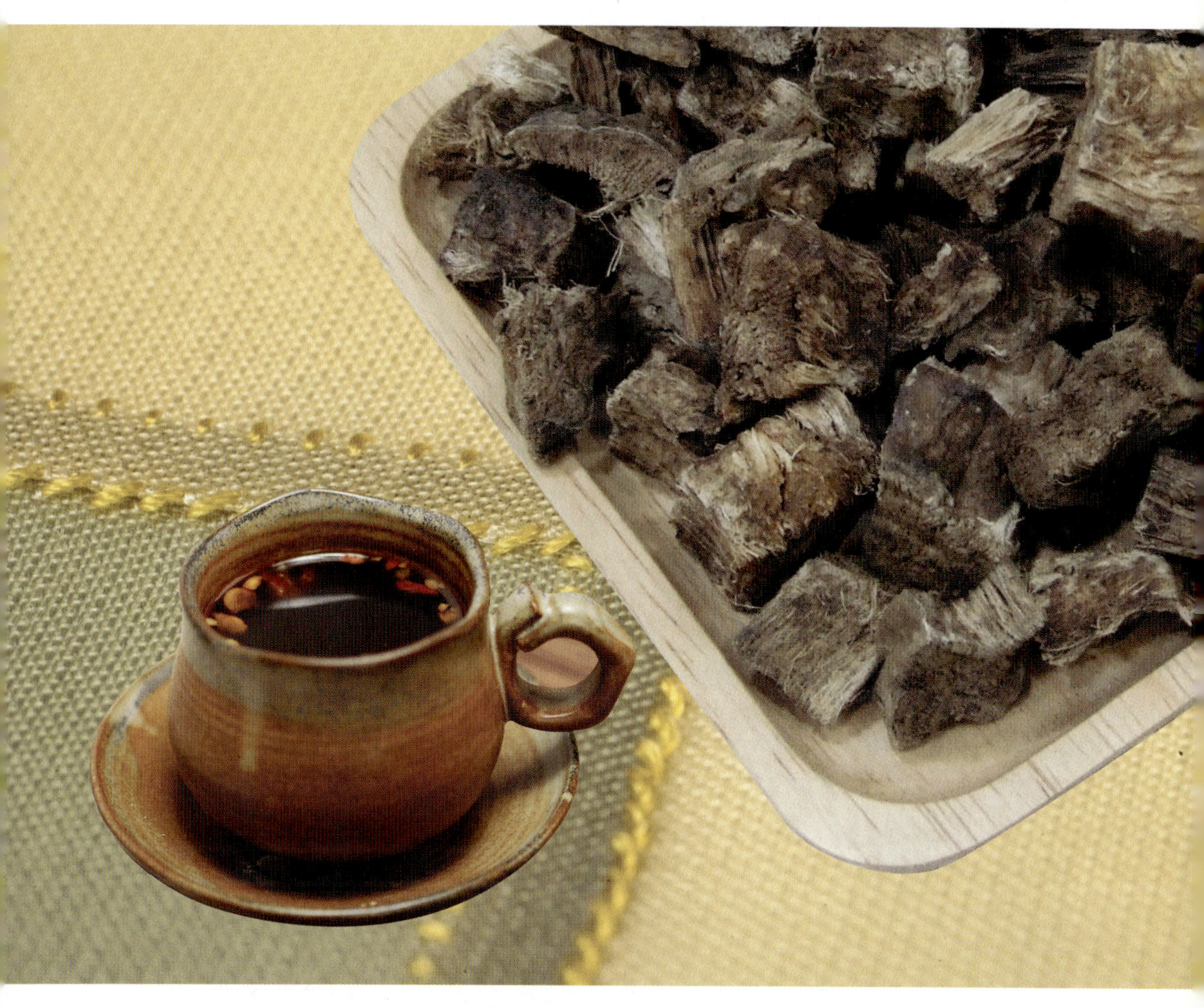

칡차

| 식물명 | 칡　| 학명 | *Pueraria lobata* (Willd.) Ohwi
| 생약명 | PUERARIAE RADIX(갈근葛根, 갈화葛花, 갈룡葛龍)
| 이명 | 건갈(乾葛), 감갈(甘葛), 분갈(粉葛)
| 과명 | 콩과(豆科, Leguminosae)　| 개화시기 | 6~8월

① 갈근 : 발한(發汗, 땀내기), 해열(解熱, 열을 내림.), 진경(鎭痙, 경련을 가라앉힘.), 해기(解肌, 외감병 초기 땀이 약간 나는 표증을 치료하는 방법), 지갈(止渴, 갈증을 멈춤.), 지사(止瀉, 설사를 멈춤.), 승양(昇陽, 양기를 끌어올림.) 등의 효능이 있어서 한사로 인한 발열(상한발열傷寒發熱), 고열(高熱), 두통(頭痛), 고혈압(高血壓), 심부전(心不全), 무한증(無汗證), 소갈(消渴), 설사(泄瀉), 발진불투(發疹不透) 등에 응용할 수 있다. 특히 해열에 좋은 약차이다.

② 갈화 : 해주(解酒, 술을 깸.), 지혈(止血, 출혈을 멈춤)하는 효능이 있어서 술에 상한 모든 증상과 구토 및 구역, 식욕부진, 장출혈 등에 응용할 수 있다. 실제로 술을 많이 마셔서 오는 숙취나 술을 깨기 위하여 많이 이용하는 처방 중 갈화해성탕(葛花解醒湯)은 이 약재에 사인, 백두구, 청피, 인삼, 백출, 건강, 택사, 저령, 복령, 신곡, 진피, 목

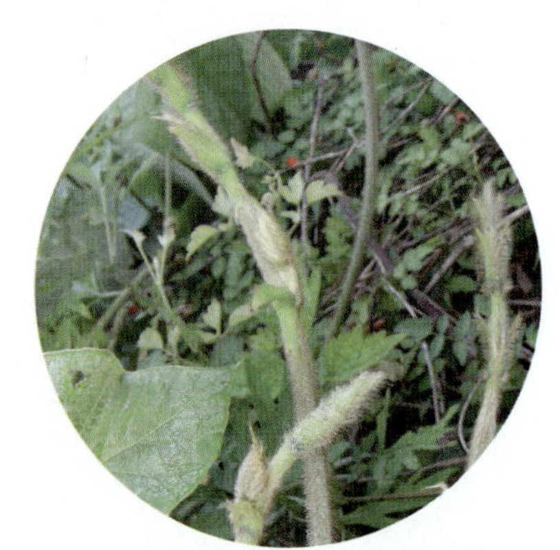

칡 순

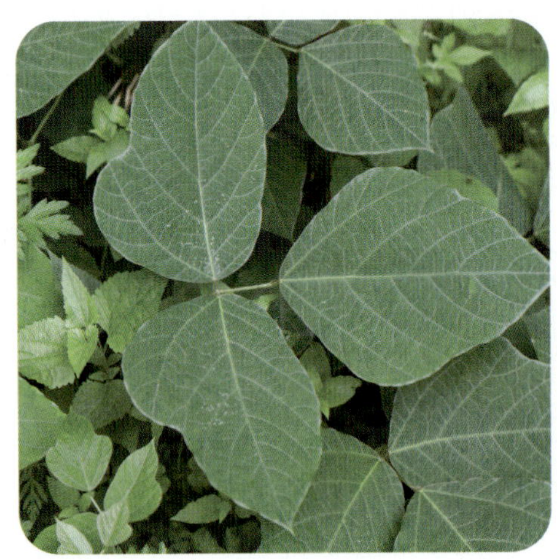

칡 잎 생김새

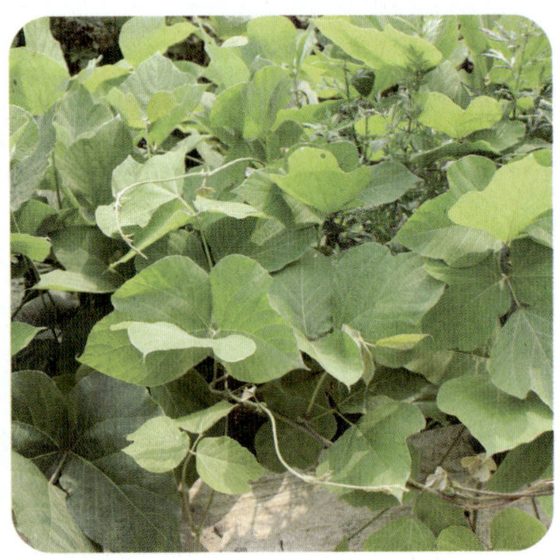

무리지어 자라는 칡

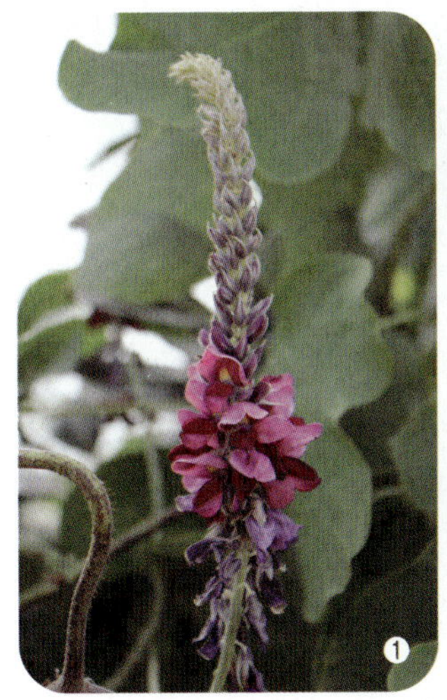 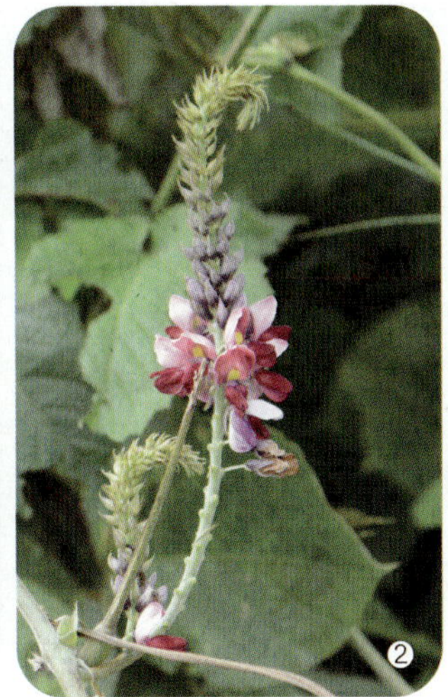 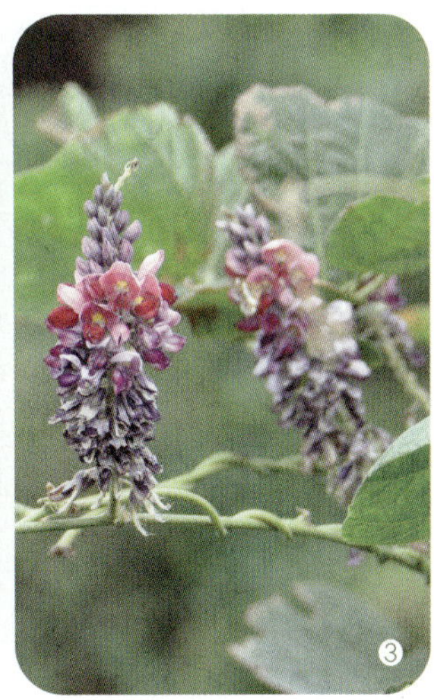

칡꽃

향 등을 배합한 것이다.

- 성분 : 10~14%의 전분과 puerarin, isoflavonoids(daidzein), triterpenoids (soyasapogenol), polysaccharide (starch) 등이 함유되어 있다.

- 사용 부위 : 뿌리를 건조한 것을 갈근(葛根), 꽃을 말린 것을 갈화(葛花), 봄에 새로 나오는 새순을 갈룡(葛龍)이라 하며, 약용한다. 중국에서는 감갈(甘葛, 粉葛, *Pueraria thomsonii* Benth.)의 뿌리를 봄과 가을에 채취하여 외피를 벗겨 햇볕에 말린다.

- 성품과 맛(성미) :

  ① 갈근 : 성은 평(양凉: 약간 시원함.)하고, 맛은 달고 매우며(감신甘辛), 독성은 없다.

  ② 갈화 : 성은 평하고, 맛은 달며, 독은 없다.

- 작용 부위(귀경) : 갈근은 비(脾), 위(胃) 경락에 작용하고, 갈화는 위(胃) 경락에 작용한다.

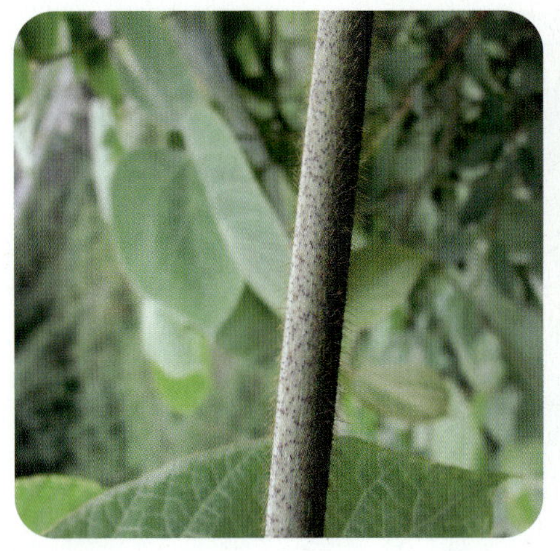
칡 줄기

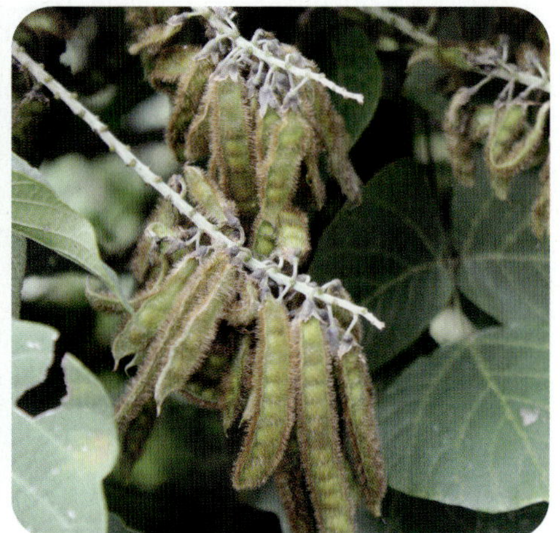
칡 열매

| 채취 방법 및 가공 |

꽃은 6~7월에 2/3 정도 피었을 때 채취하여 바람이 잘 통하는 응달에서 말리며, 뿌리는 늦가을이나 이른 봄에 채취하여 이물질을 제거하고 겉껍질을 벗겨 햇볕에 말린다. 또는 밀기울과 함께 볶아서 밀기울은 버리고 뿌리만 취해서 사용하기도 한다. 새순은 이른 봄에 줄기 끝부분의 연한 부분을 10~20cm 정도를 꺾어서 햇볕에 말린다.

| 차 만들기와 용법 |

약재로 사용할 때는 말린 것으로 하루에 6~12g 정도를 사용하는데, 갈근차로 사용할 때는 말린 갈근 5~10g에 물 2L를 붓고 2시간 정도 끓여서 수시로 마신다. 갈화차는 물 2L에 3~5g을 넣고 2시간 정도 끓여서 수시로 마신다. 생진지갈(生津止渴, 진액을 생성하고 갈증을 멈춤.)하는 효능이 크기 때문에 단방으로도 효능이 양호하며, 따라서 민간요법으로도 널리 사용되어 왔다.

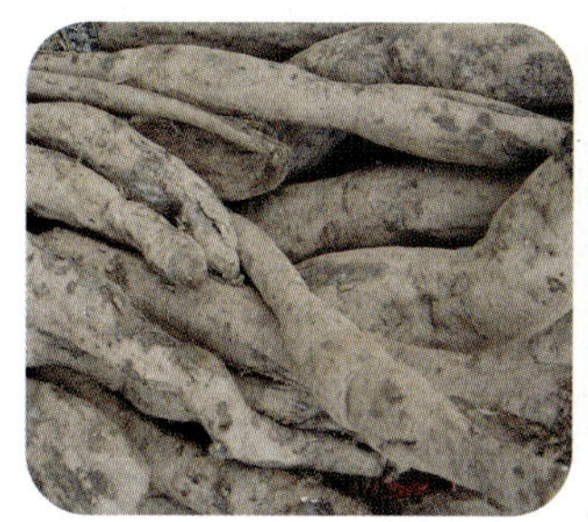

채취한 칡 뿌리

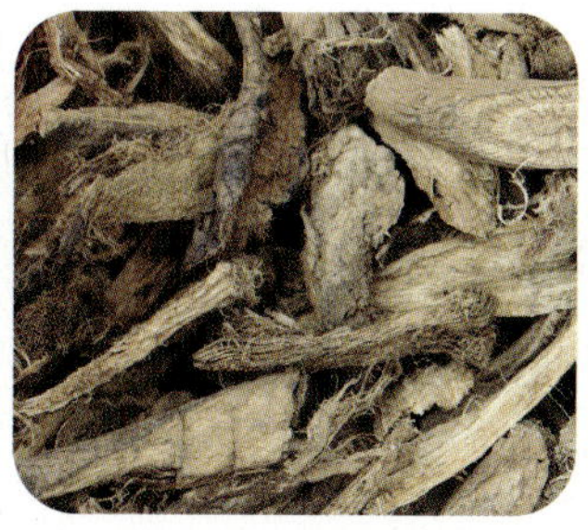

건조한 칡 뿌리(갈근)

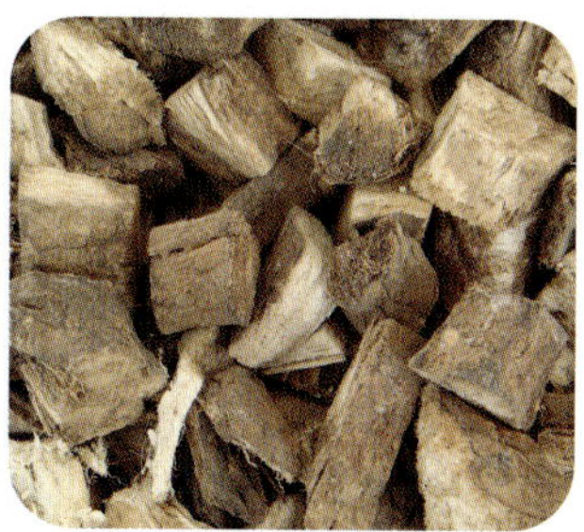

절단 건조한 칡 뿌리(갈근)

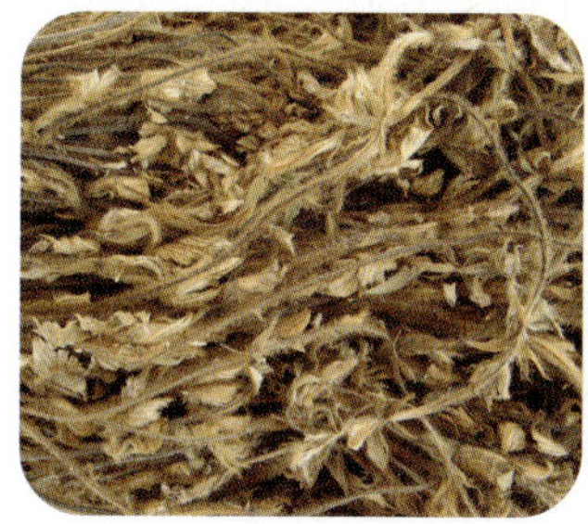

채취하여 말린 줄기

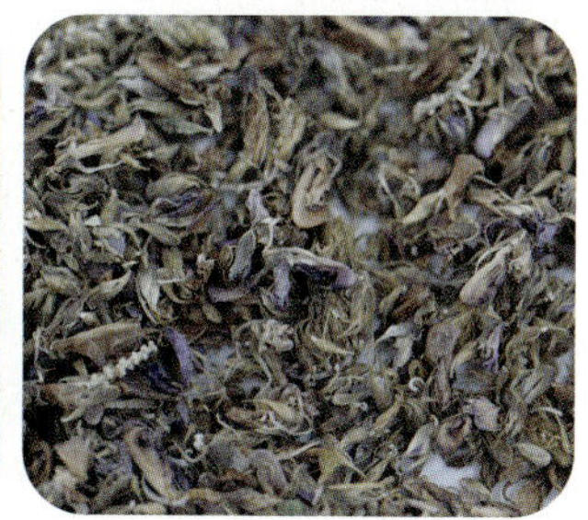

채취하여 말린 칡꽃(갈화)

| 사용상의 주의사항 |

갈근이나 갈화 모두 찬 성질을 가지므로 위(胃)가 찬 경우나, 표허(表虛)로 인하여 땀을 많이 흘리는 경우에는 신중하게 사용한다.

단방으로 사용할 때는 잘 말려 둔 갈근 한 줌에 물을 넉넉하게 붓고 끓여서 차로 마시는데, 속에 열이 있어 갈증이 나거나 술 마신 후에 속을 푸는 데도 효과가 매우 좋아 민간에서 널리 애용된다. 특히 태음인 체질에 좋다. 태음인의 중풍에는 갈근차를 달여서 차 대신 자주 마시면 좋다.

칡의 기능성 및 효능에 관한 특허 자료

갈근 추출물을 함유하는 암 치료 및 예방을 위한 약학 조성물

본 발명은 갈근(칡 뿌리) 추출물을 함유하는 암 치료 및 예방을 위한 약학 조성물에 관한 것으로, 보다 구체적으로 본 발명의 추출물은 CT-26 세포와 같은 결장암에서 강력한 항암 활성을 나타낼 뿐만 아니라, 암 조직 성장 억제 및 면역 조절 물질들의 생성을 증가시킴을 확인하여, 암 질환의 예방, 억제 및 치료에 우수한 항암제 또는 항암 보조제 효능을 갖는 의약품 및 건강 기능 식품으로서 유용하다.
— 공개번호 : 10-2014-0049218, 출원인 : 원광대학교 산학협력단

갈근 추출물을 함유하는 면역 증강용 조성물

본 발명은 갈근(칡 뿌리) 추출물을 함유하는 면역 활성 증강을 위한 조성물에 관한 것으로, 세포 내 면역 활성 증진 효과 및 면역 증강 효능이 우수하여 면역저하증의 예방, 억제 및 치료에 우수한 면역 증강 효능을 갖는 식품, 의약품 및 사료 첨가제로서 유용하다.
— 등록번호 : 10-1059280, 출원인 : 원광대학교 산학협력단

칡 추출물을 이용한 폐경기 여성 건강 예방 및 치료

본 발명은 폐경기 여성 건강 예방 및 치료용 칡 추출물에 관한 것으로, 본 발명에 따르면 칡 추출물을 유효 성분으로 포함하는 폐경기 여성 건강 개선용 약학적 조성물 및 건강 기능 식품의 활용이 기대된다.
— 공개번호 : 10-2011-0088814, 출원인 : 고려대학교 산학협력단

골다공증 예방 및 치료에 효과를 갖는 갈근 추출물

본 발명에 의한 갈근(칡 뿌리) 추출물은 골다공증 치료제 또는 예방제로서 유용하게 사용될 수 있을 뿐만 아니라 건강 식품으로도 응용될 수 있다.
— 등록번호 : 10-0348148, 출원인 : 한국한의학연구원

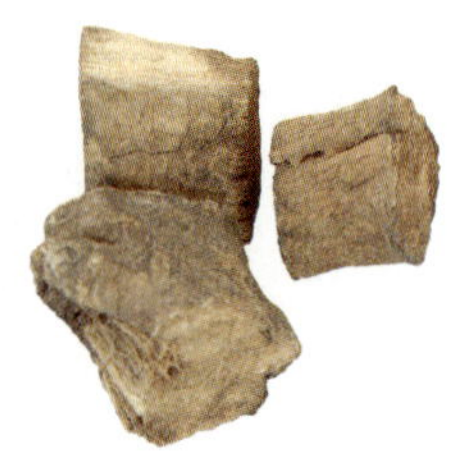

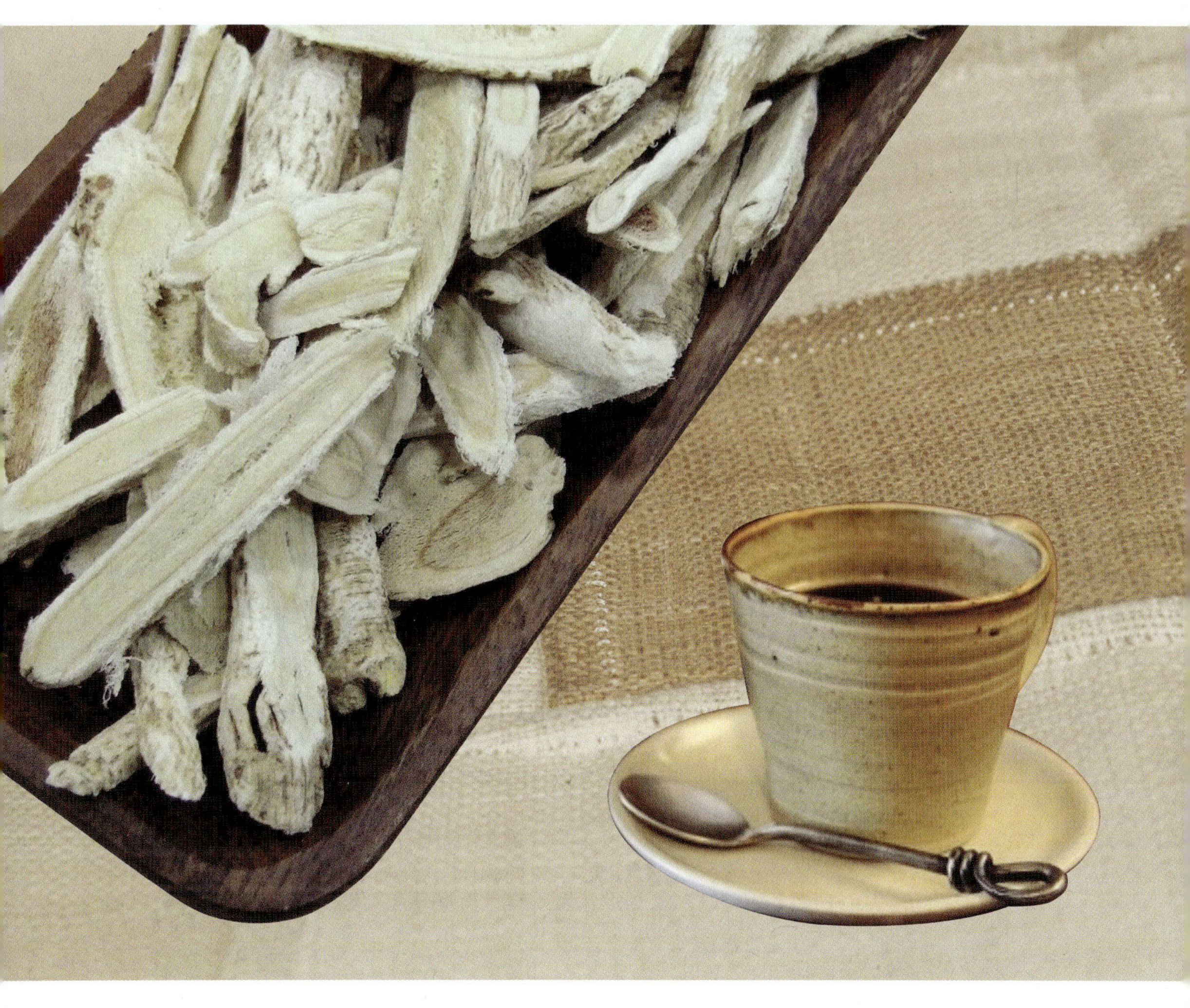

황기차

| 식물명 | 황기 | 학명 | *Astragalus mongholicus* Bunge

| 생약명 | ASTRAGALI RADIX(황기黃芪)

| 이명 | 황기(黃耆), 금황(綿黃), 재분(戴粉), 족태(蜀胎), 백본(百本)

| 과명 | 콩과(豆科, Leguminosae) | 개화시기 | 7~8월

몸을 튼튼하게 하는 강장(强壯), 기를 더하는 익기(益氣), 땀을 멈추게 하는 지한(止汗), 소변을 잘 통하게 하는 이수(利水), 살을 돋게 하는 생기(生肌), 종기를 제거하는 소종(消腫), 몸 안의 독을 밖으로 내보내는 탁독(托毒) 등의 효능이 있으며, 다음과 같이 응용한다. 자한(自汗, 기가 허해서 오는 식은땀), 도한(盜汗, 잠 잘 때 오는 식은땀) 및 익위고표(益衛固表)에는 생용하고, 보기승양(補氣升陽, 기를 보하고 양기를 끌어올림.)에는 밀자(蜜炙, 약재에 꿀물을 흡수시킨 다음 약한 불에서 천천히 볶아 내는 것)하여 사용한다. 여러 가지 원인으로 오는 빈혈과 어지럼증에도 효과가 있다.

① 생용(生用, 말린 것을 그대로 사용) : 위기(衛氣)를 더하여 피부를 튼튼하게 하며(익기고표益衛固表), 소변을 잘 나오게 하며 종기를 없애고(이수소종利水消腫), 독을 배출하며(탁독托毒), 살을 잘 돋게 하고(생기生肌), 자한과 도한을 치료하며(치자한治自汗, 도한盜汗), 부종과 옹저를 치료한다(부종浮腫, 옹저불궤癰疽不潰, 궤구불렴潰久不斂).

② 자용(炙用, 꿀물을 흡수시켜 볶아서 사용) : 중초(中焦, 주로 소화 기능)를 보하고 기를 더하며(보중익기補中益氣), 내상노권을 치료한다(치내상노권治內傷勞倦). 비가 허하여 오는 설사(비허설사脾虛泄瀉), 탈항(脫肛), 기가 허하여 오는 혈탈(기허혈탈氣虛

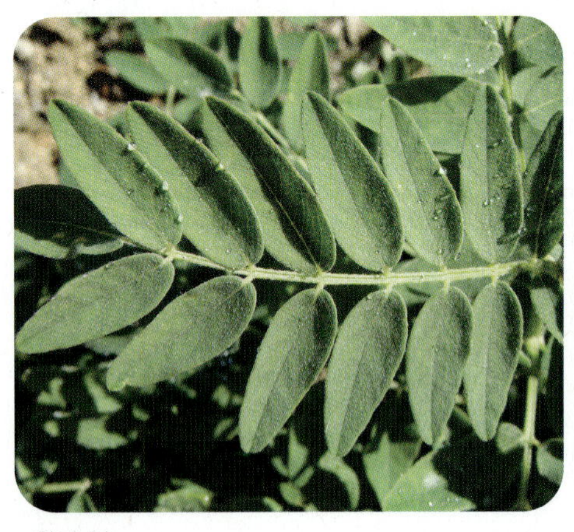

황기 잎

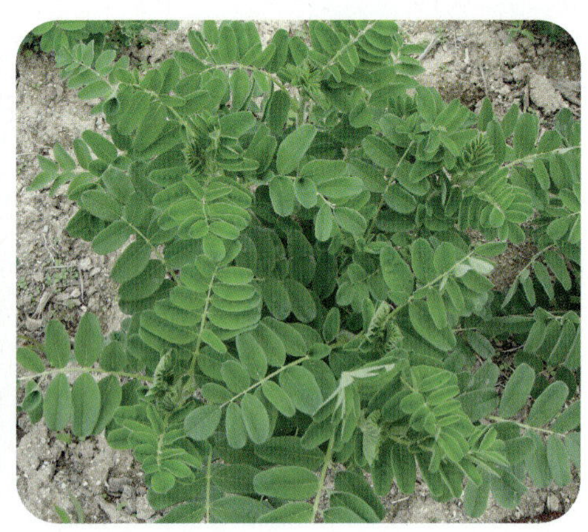

어린 황기 잎

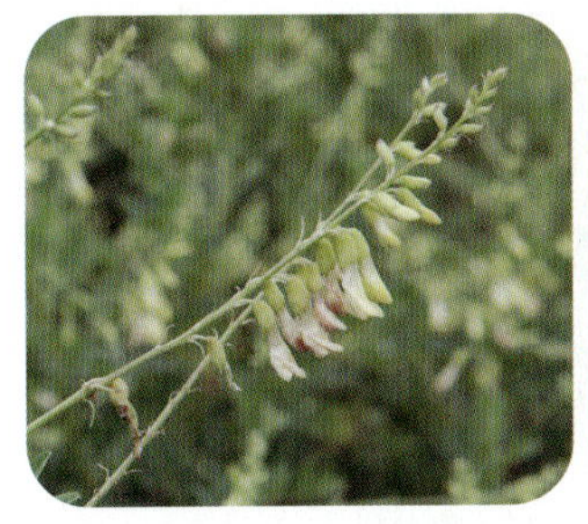
황기 꽃대

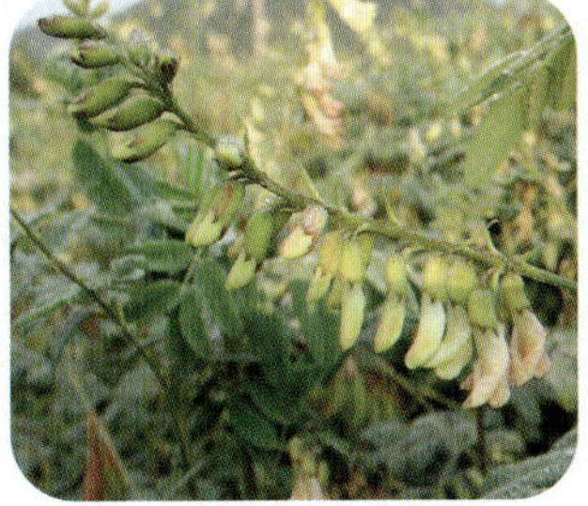
황기꽃

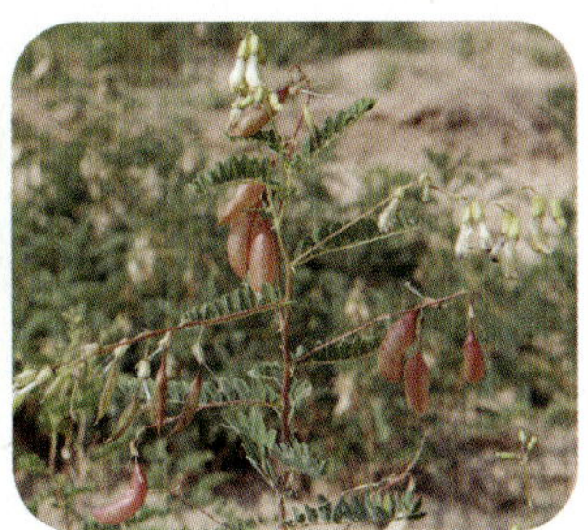
황기꽃

血脫), 붕루대하(崩漏崩帶) 등을 다스리고 기타 일체의 기가 쇠약한 증상이나 혈허(血虛) 증상에 응용한다(일체기쇠혈허지증一切氣衰血虛之證).

- 성분 : 주성분은 flavonoid dlau로, fomonetin, 3-hydroxyformonetine, astraisoflavan, saponin, astragaloside Ⅰ∼Ⅷ, soyasaponin Ⅰ, coumarin, betaine, choline 등이 함유되어 있다.
- 사용 부위 : 뿌리를 건조한 것을 황기라 하며, 약용한다.
- 성품과 맛(성미) : 성은 따뜻하고(온溫), 맛은 달며(감甘), 독성은 없다.
- 작용 부위(귀경) : 폐(肺), 비(脾), 신(腎) 경락에 작용한다.

| 채취 방법 및 가공 |

봄과 가을에 채취하여 수염뿌리(수근鬚根)와 머리 부분(두부頭部)을 제거하고 햇볕에 말린 다음, 이물질을 제거하고 절편하여 보관한다.

| 차 만들기와 용법 |

약재로 사용할 때는 말린 것으로 하루 4∼12g 정도 사용하는데, 대제(大劑)

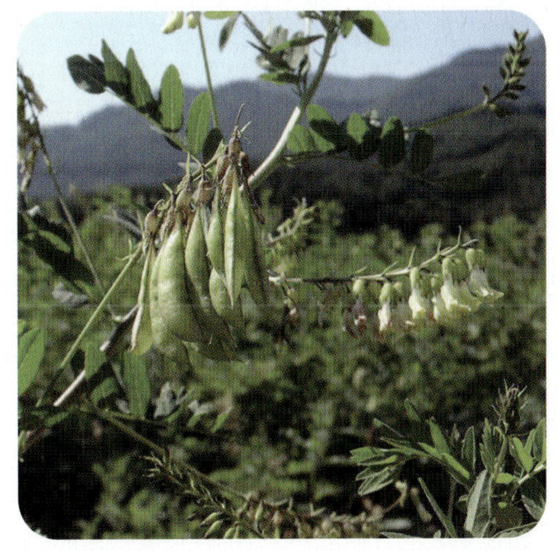
황기꽃과 열매

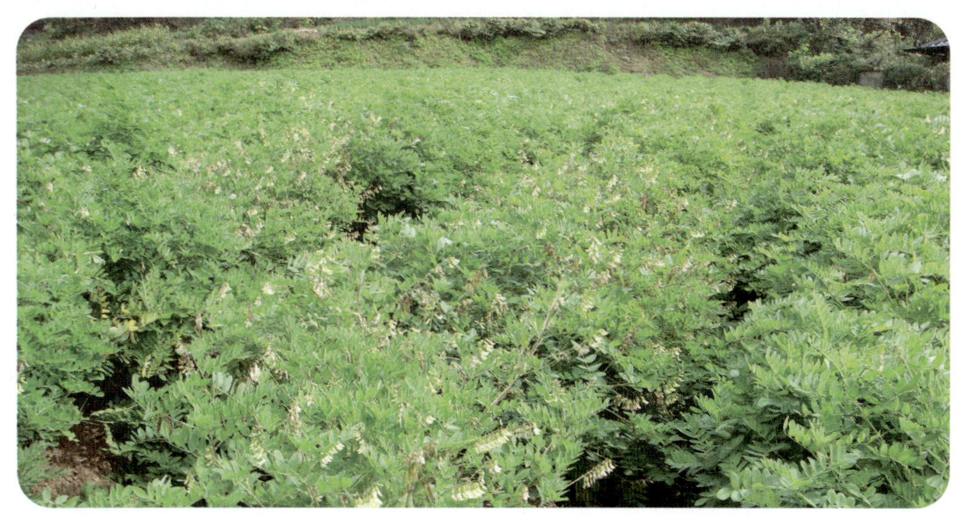

황기 재배 밭

에는 37.5~75g까지 사용할 수 있다. 차로 만들 때는 말린 황기에 꿀물을 흡수시켜 프라이팬에 볶은 다음 충분히 식혀서 보관해 두고, 4~5g을 물 2L에 넣고 2시간 정도를 끓여서 수시로 복용한다.

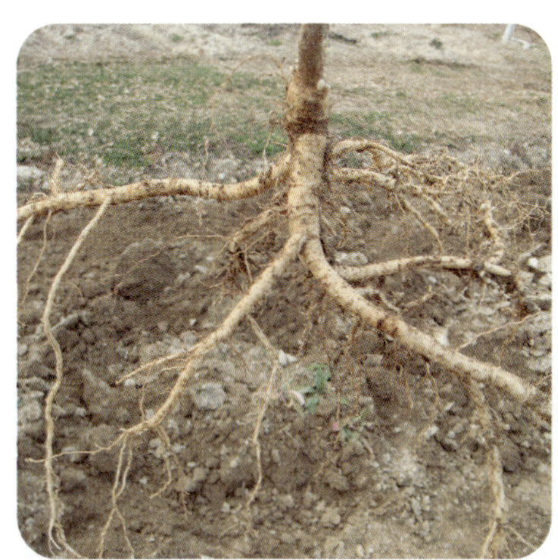

황기 뿌리

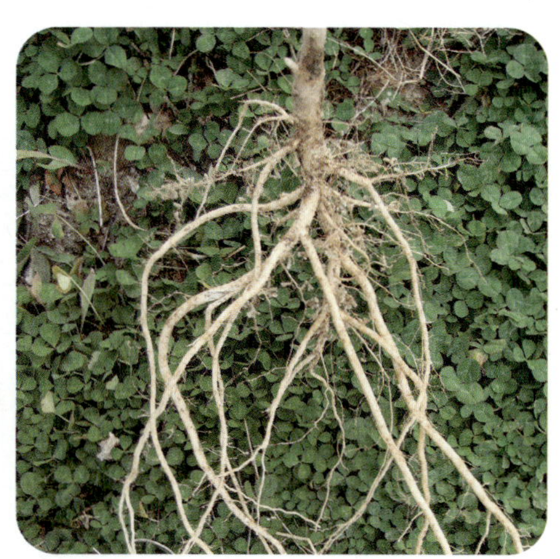

황기 뿌리

이 약재는 정기를 증진시키는 약재이므로 모든 실증(實證), 양증(陽症) 또는 음허양성(陰虛陽盛, 진액이 부족한 상태에서 양기가 심하게 항진된 경우)의 경우에는 사용하면 안 된다.

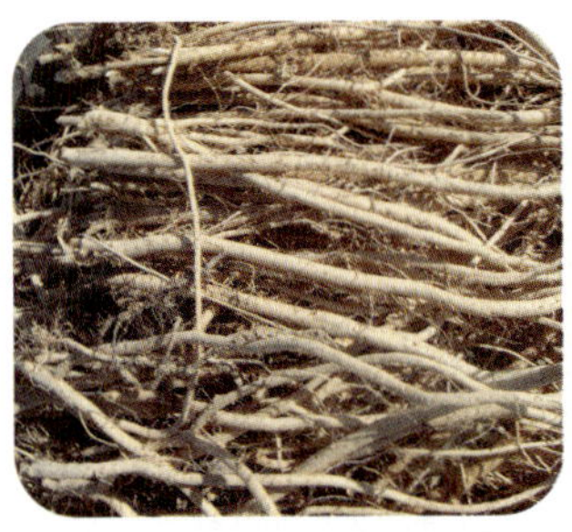

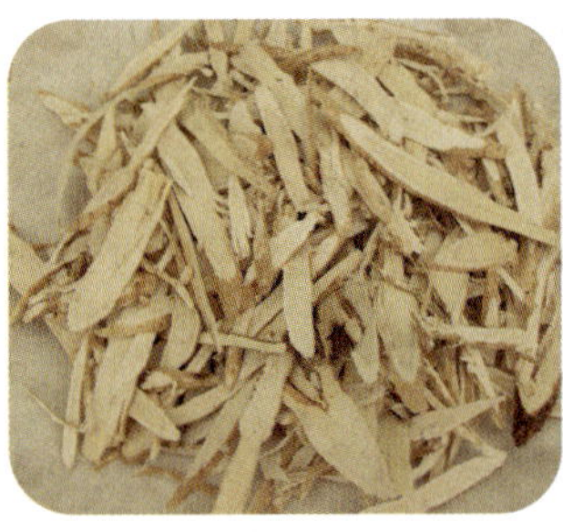

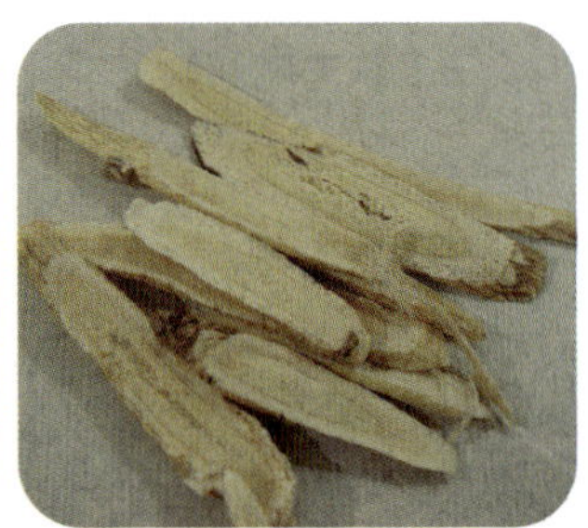

건조한 황기 뿌리(황기)   절단 건조한 황기 뿌리(황기)   절단 건조한 황기 뿌리(황기)

식은땀 치료를 위해서는 황기 12g에 물 1,200mL를 붓고 끓기 시작하면 불을 약하게 줄여서 200~300mL 정도로 달여서 하루 3번에 나누어 식사 후에 먹는다.

황기 15g에 단삼과 산사 각 10g씩을 물 2L에 넣고 끓여서 매일 밤 잠자리에 들기 전에 한 컵씩 마시면 만성신장염을 다스리는 데 도움이 된다.

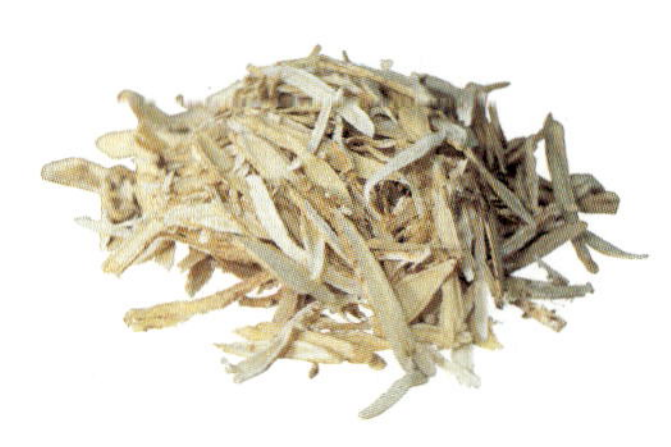

황기의 기능성 및 효능에 관한 특허 자료

황기 추출물을 유효 성분으로 하는 골다공증 치료제

황기를 저급 알코올로 추출하여 물을 가한 다음 다시 헥산으로 부분 정제한 황기 추출물은 골다공증 치료제에 관한 것으로, 이는 노화 또는 폐경 등의 다양한 원인에 의하여 유발되는 골다공증을 부작용이 없이 예방 및 치료하는 데 효과적으로 사용될 수 있다.

— 등록번호 : 10-0284657, 출원인 : 한국한의학연구원

황기 추출물을 포함하는 뇌허혈성 신경세포 손상 방지용 조성물

본 발명은 인체에 무해하고 부작용을 발생시키지 않는 뇌허혈성 신경세포 손상 방지용 조성물을 제공하며, 이를 식품 또는 약제로 활용하여 신경세포 손상으로 인하여 야기되는 질환을 예방할 수 있다.

— 등록번호 : 10-0526404, 출원인 : 학교법인 한림대학교

황기 추출물을 함유하는 간 기능 개선제

이 발명은 황기 추출물을 함유하는 간 기능 개선제에 관한 것이다. 황기의 물 추출물이 간 기능을 개선하는 효과는 황기를 메탄올로 추출한 후 추출액을 각종 유기 용매 처리하고 유기 용매 분획과 물 분획을 분리하여 간 기능 개선 효과를 시험한 결과, 물 추출액이 가장 우수한 간 기능 효과를 나타냄을 확인하였다.

— 공개번호 : 10-1996-0021052, 출원인 : 재단법인 한국인삼연초연구원

효소 분해 방법을 이용하여 제조된 황기 추출물을 유효 성분으로 함유하는 비만 예방 또는 완화용 약학적 조성물

본 발명은 효소 분해 방법을 이용하여 제조된 황기 추출물을 유효 성분으로 함유하는 비만 예방 또는 완화용 조성물에 관한 것으로, 보다 상세하게는 아밀라아제 및 셀루라아제 중 한 종류 이상의 효소를 이용하여 황기를 가수분해함으로써 불용성 물질의 추출 회수율을 높이는 방법에 의하여 제조된 황기 추출물을 유효 성분으로 함유하는 비만 예방 또는 완화용 조성물에 관한 것이다.

— 공개번호 : 10-2011-0069329, 출원인 : 제천시, (주)의림바이오텍

황기 추출물을 유효 성분으로 함유하는 호르몬 대체 치료용 조성물

본 발명은 황기 추출물을 유효 성분으로 하는 호르몬 대체 치료용 조성물에 관한 것으로, 구체적으로 황기로부터 물 또는 저급 알코올을 이용하여 분리, 정제되고 인간 에스트로젠 수용체(human estrogen receptor)에 대한 결합 활성을 나타내는 황기 추출물 및 이를 유효성분으로 하는 약학적 조성물에 관한 것이다.

— 공개번호 : 10-2002-0084877, 출원인 : 알앤엘생명과학(주)

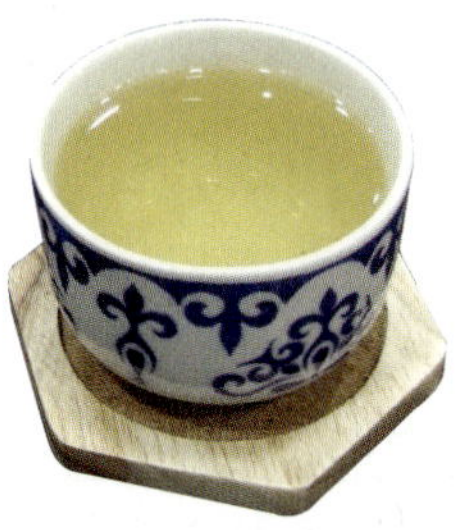

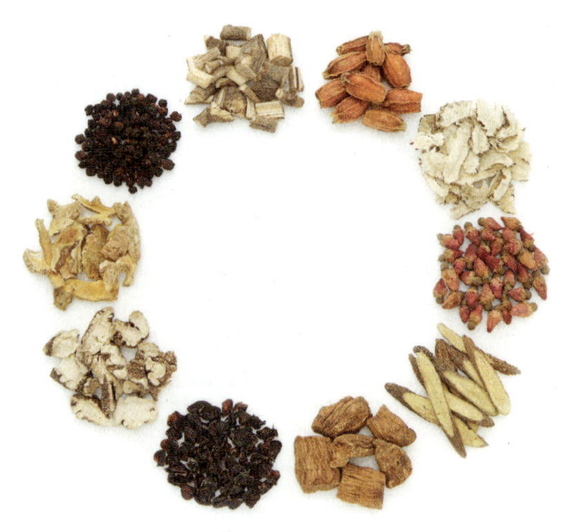